Hemorragia digestiva

Coordinador

Joaquim Balanzó

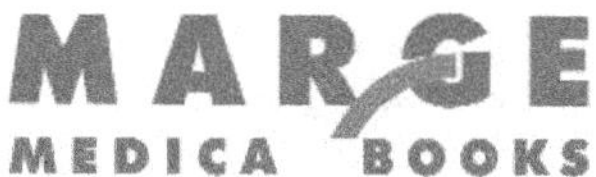

MARGE MEDICA BOOKS

Colección **AVANCES EN PATOLOGÍA DIGESTIVA**

HEMORRAGIA DIGESTIVA
Coordinado por Joaquim Balanzó

1.ª edición, noviembre 2005

© *Copyright* fotografía de la portada Hospital Santa Creu i Sant Pau

Edita
ICG Marge, SL
Valencia, 558, ático 2.ª
08026 Barcelona (España)
Tel. +34-932 449 130
Fax +34-932 310 865
www.marge.es

Director editorial
David Soler

Diseño cubierta
Héctor Soler

Realización editorial
Laura Matos

Coordinación editorial
Sandra González

Impresión
G2B Gràfic (Barcelona)

ISBN: 978-84-92442-60-7
Depósito Legal: B-

Índice

Autores

C. Aracil
Médico Adjunto.
Servicio de Patología Digestiva.
Hospital de la Santa Creu i Sant Pau.
Barcelona

J. Balanzó
Director Servicio Patología Digestiva.
Hospital de la Santa Creu i Sant Pau.
Barcelona

P. Bellot García
Investigador.
Laboratorio de Hemodinámica Hepática.
Servicio de Hepatología. Institut de
Malalties Digestives.
Hospital Clínic i Provincial de Barcelona.
IDIBAPS. Barcelona

S. Benito
Especialista en Medicina Intensiva y
profesor titular de Medicina.
Director del Servicio de Urgencias y
Semicríticos.
Hospital de la Santa Creu i Sant Pau.
Universitat Autònoma de Barcelona.
Barcelona

J. Bosch
Catedrático de Medicina de la Universitat
de Barcelona.
Jefe de Sección, Laboratorio de
Hemodinámica Hepática.
Servicio de Hepatología. ICMDM.
Consultor Senior, Hospital Clínic i
Provincial de Barcelona.
IDIBAPS. Barcelona.

E. Brullet
Jefe Unidad Endoscopia Digestiva.
Servicio de Digestivo.
Hospital de Sabadell, Corporació Parc
Taulí. Sabadell

D. Busquets
Médico Residente.
Servicio de Patología Digestiva.
Hospital de la Santa Creu i Sant Pau.
Barcelona

R. Campo
Jefe del Servicio de Digestivo.
Hospital de Sabadell, Corporació Parc
Taulí. Sabadell

F. J. Carrilho
Profesor Titular y Jefe del Servicio de
Gastroenterología Clínica.
Departamento de Gastroenterología.
Universidade de São Paulo (Brasil)

M. Casas
Médico Residente.
Servicio de Patología Digestiva.
Hospital de la Santa Creu i Sant Pau.
Barcelona

J. Cubero
Investigador
Departamento de Gastroentereología y
Endocrinología.
IRCCS Hospital Policlínico.
Fundación Mangiagalli y Regina Elena.
Universidad de Milán (Italia)

R. De Franchis
Jefe de Gastroenterología y del Servicio de
Endoscopia del Ejército.
Departamento de Gastroenterología y
Endocrinología.
IRCCS Hospital Policlínico.
Fundación Mangiagalli y Regina Elena.
Universidad de Milán
(Italia)

A. Dell'Era
Investigador.
Departamento de Gastroenterología y
Endocrinología.
IRCCS Hospital Policlínico.
Fundación Mangiagalli y Regina Elena.
Universidad de Milán
(Italia)

F. Fabris
Investigador.
Departamento de Gastroenterología y
Endocrinología.
IRCCS Hospital Policlínico.
Fundación Mangiagalli y Regina Elena.
Universidad de Milán
(Italia)

F. Feu
Consultor.
Servicio de Gastroenterología.
Instituto de Enfermedades Digestivas y
Metabólicas.
Hospital Clínic i Provincial de Barcelona.

J. Fontcuberta
Jefe de la Unitat d'Hemostàsia i Trombosi,
Departament Hematologia.
Hospital de la Sant Creu i Sant Pau.
Barcelona.

S. Galter
Médico Becaria.
Servicio de Patología Digestiva.
Hospital de la Santa Creu i Sant Pau.
Barcelona

J. C. García-Pagán
Consultor en Hepatología.
Laboratorio de Hemodinámica Hepática.
Servicio de Hepatología. Institut de
Malalties Digestives. IDIBAPS.
Hospital Clínic i Provincial de Barcelona.

J. P. Gisbert
Médico Adjunto.
Servicio de Aparato Digestivo.
Hospital Universitario de la Princesa.
Madrid

J. González-Abraldes
Investigador.
Laboratorio de Hemodinámica Hepática.
Servicio de Hepatología, Institut de
Malalties Digestives. IDIBAPS.
Hospital Clínic i Provincial de Barcelona.

B. González Suárez
Médico Adjunto.
Servicio de Patología Digestiva.
Hospital de la Santa Creu i Sant Pau.
Barcelona

M. E. González
Especialista en Terapia Intensiva.
Médico Adjunto de la Unidad de Cuidados
Intensivos.
Hospital Privado de la Comunidad
Mar del Plata (Argentina)

M. Hernández-Guerra
Becario de Investigación.
Laboratorio de Hemodinámica Hepática.
Servicio de Hepatología, Institut de
Malalties Digestives. IDIBAPS.
Hospital Clínic i Provincial de Barcelona.

D. Jensen
Professor of Medicine.
David Geffen School of Medicine at
UCLA. Center for the Health Sciences.
Veteran's Administration Greater Los
Ángeles Healthcare Center.
CURE Digestive Diseases Research Center.
Los Ángeles (EEUU)

A. Lanas
Presidente de la Asociación Española de Gastroenterología.
Servicio Aparato Digestivo Hospital Clínico Universitario «Lozano Blesa».
Zaragoza

G. Machicado
Clinical Professor of Medicine.
David Geffen School of Medicine at UCLA. Center for the Health Sciences.
Veteran's Administration Greater Los Ángeles Healthcare Center.
CURE Digestive Diseases Research Center.
Los Ángeles (EEUU)

P. J. Madoz
Médico Adjunto.
Banco de sangre y tejidos.
Hospital de la Santa Creu i Sant Pau.
Barcelona

R. Mazzara
Médico Adjunto.
Servicio de Hemostasia y Hemoterapia.
Hospital Clínic i Provincial de Barcelona.

E. Muñiz
Médico Adjunto.
Banco de sangre y tejidos.
Hospital de la Santa Creu i Sant Pau.
Barcelona

A. Queiroz
Médico del sector de Hepatología.
Servicio de Gastroenterología Clínica.
Hospital das Clínicas.
Facultade da Medicina da Universidade de São Paulo (Brasil)

E. S. Turchetto
Especialista en Terapia Intensiva.
Jefe de la Unidad de Cuidados Intensivos.
Coordinador del Área de Cuidados Críticos.
Hospital Privado de la Comunidad
Mar del Plata (Argentina)

C. Villanueva
Médico Adjunto.
Servicio de Patología Digestiva.
Hospital de la Santa Creu i Sant Pau.
Barcelona

Prólogo

La hemorragia digestiva es un problema clásico y de enorme trascendencia al que se enfrentan con frecuencia el gastroenterólogo y el hepatólogo.

Su manejo supone, de hecho, una de las actividades importantes en los servicios de aparato digestivo de los hospitales de nuestro país y en el mundo entero, habiendo llegado a suponer hasta un tercio de la actividad hospitalaria en sala de muchos servicios. Esta actividad se ha canalizado en algunos centros de forma específica a través de unidades de sangrantes, para así atender mejor esta emergencia que no siempre puede ser adecuadamente manejada en las salas de hospitalización generales. El Servicio de Aparato Digestivo del Hospital de la Santa Creu i Sant Pau de Barcelona ha sido y es pionero, además de referencia para el resto del país, tanto por disponer de esta unidad de sangrantes como por los estudios de altísima calidad publicados en las mejores revistas internacionales que siguen originándose en esa unidad. Sus estudios han abierto camino en este campo y han señalado a los demás cuáles eran las mejores opciones terapéuticas para estos pacientes.

Muchos de nosotros hemos sido alumnos de la Escuela de Patología Digestiva del Hospital de Sant Pau y hemos pasado por la unidad aprendiendo la forma de trabajo que luego hemos intentado reproducir en nuestros hospitales. Fruto de esta actividad y de la de numerosos hospitales españoles, la especialidad de Aparato Digestivo se encuentra hoy en altas cotas de prestigio que obviamente han repercutido en la calidad de la asistencia a nuestros pacientes. En este sentido los resultados que se obtienen del manejo del paciente con hemorragia digestiva en nuestro país son de los mejores disponibles en nuestro entorno. Los datos más recientes obtenidos a partir de un estudio multicéntrico de la Asociación Española de Gastroenterología, llevado a cabo en 2001 y en el que el Hospital de Sant Pau participó, señalan un descenso claro de la incidencia de la hemorragia digestiva. En lo que respecta a la hemorragia digestiva de origen no varicoso, el estudio ha cifrado en 85,7 casos por cada 100.000 habitantes la incidencia de esta complicación en nuestro país, lo cual representa un descenso del 25 % respecto a cifras obtenidas tan sólo diez años antes en otros estudios disponibles, también de nuestro país. Con todo, el estudio señala que la mortalidad de esos episodios de hemorragia ha sido sólo del 5 %, cifra que se encuentra entre las más bajas publicadas en el mundo. Las causas que explican estas cifras son multifactoriales, pero obviamente no debemos pensar que el buen hacer de los profesionales y del sistema sanitario son ajenos a estos resultados.

La publicación de un libro centrado en la hemorragia digestiva y en sus diferentes facetas fisiopatológicas, etiológicas, diagnósticas, terapéuticas y de prevención, escrito por un elenco de entre los mejores especialistas, en su mayoría de nuestro país, es una buena noticia. Que esta obra esté editada por el Dr. Joaquim Balanzó, director de la Escuela de Patología Digestiva y durante muchos años responsable de la unidad de sangrantes de ese servicio, es garantía de calidad de la que todos nos beneficiaremos a buen seguro. Es también una herramienta que debe ser utilizada por los residentes de nuestra especialidad y los de otras especialidades afines, que encontrarán aquí una actualización de los actuales conocimientos, que debiera ahorrarles horas de trabajo en busca de la evidencia. Mi enhorabuena por el trabajo a los autores de los capítulos y a su editor.

DR. ÁNGEL LANAS
Presidente de la Asociación Española de Gastroenterología

Introducción

J. Balanzó

Director Servicio Patología Digestiva
Hospital de la Santa Creu i Sant Pau
Barcelona

Agradecimientos

A todos los autores de la obra, a Marge Medica Books y a Laboratorios ALTANA Pharma, SA por haber patrocinado esta esmerada edición, asi como la distribución de la misma; y a todos los médicos adjuntos, residentes y becarios del Servicio de Patología Digestiva. Al Instituto de Salud Carlos III (C03/02) y a la Agencia de Gestió d'Ajuts Universitaris de Recerca (43/2002SGR).

Dirección para correspondencia
Hospital de la Santa Creu i Sant Pau
Dr. J. Balanzó
jbalanzo@santpau.es

La hemorragia gastrointestinal sigue siendo, sin duda, una de las urgencias digestivas más frecuentes en la práctica clínica hospitalaria y por ello requiere una atención precoz y multi-disciplinar.

Desde un punto de vista práctico, se distinguen dos grandes grupos según el origen del sangrado: la hemorragia digestiva alta y la baja. Los objetivos principales en el manejo de estos pacientes deben ser comunes para ambas situaciones. En primer lugar debe evaluarse rápidamente el estado hemodinámico del paciente e iniciar las medidas de reanimación per-tinentes, si son necesarias. Sólo entonces deben emprenderse los siguientes pasos: determi-nar el origen de la hemorragia (alta o baja), detenerla y, en última instancia, prevenir su recu-rrencia.

Las manifestaciones clínicas de la hemorragia gastrointestinal dependerán, en gran medi-da, de su localización (alta o baja), la rapidez de instauración (aguda o crónica) y de que se trate de una hemorragia digestiva varicosa o no.

El tratamiento de toda hemorragia está basado en dos principios elementales: tratar la hipovolemia resultante de la pérdida de sangre y aplicar una terapéutica que permita detener la hemorragia.

Los dos primeros capítulos de esta monografía tratan sobre el *shock* hemorrágico y las indicaciones de transfusión de concentrados de hematíes en una anemia aguda.

Como es sabido, la consecuencia de toda hemorragia digestiva (HD) es la hipovolemia, que puede derivar en un *shock* hemorrágico si es una HD grave. Por ello, es necesario esta-blecer unas pautas generales de reanimación, así como medidas específicas de tratamiento. En esta última década se ha establecido el concepto de hipotensión controlada, relacionado con la no administración de un volumen excesivo de líquidos en un plazo demasiado corto de tiempo.

Simultáneamente, en toda HD se establece un grado mayor o menor de anemia , y si ésta es relevante precisará la transfusión de concentrado de hematíes, imprescindible para aumentar la capacidad de transporte de O_2, siempre teniendo en cuenta que la primera medi-da que cabe restaurar es la hipovolemia, mediante soluciones coloidales o cristaloides. Ex-cepcionalmente, en una hemorragia masiva deberá transfundirse de inmediato.

El control de la hemorragia aguda varicosa y no varicosa, la reducción de la recidiva hemorrágica, de la necesidad de cirugía y de la mortalidad de la HD se debe fundamental-mente a los nuevos fármacos y a la endoscopia terapéutica que se realiza en la mayoría de nuestros hospitales, donde existen grupos de trabajo multidisciplinarios formados por gas-troenterólogos , hepatólogos, endoscopistas, cirujanos y radiólogos.

En el capítulo 3 se describen las diferentes técnicas diagnósticas y terapéuticas, su efica-cia, indicaciones y los posibles efectos secundarios.

Dado el impacto sanitario y el gasto económico que representa la HD en los hospitales, es un objetivo primordial reducir el ingreso hospitalario o cuando menos disminuir la estancia hospitalaria. Por ello, en el capítulo 4 se refieren los criterios diagnósticos, clínicos y endoscópicos que permiten definir a aquellos pacientes con HD no varicosa, que pueden ser dados de alta unas horas después de la admisión en Urgencias, o bien que precisan tan sólo una corta estancia hospitalaria, como alternativa a la hospitalización convencional.

La causa más prevalente de ingresos por HD sigue siendo la úlcera péptica, que persiste o recidiva en un 20 % de los casos; por ello, es fundamental definir cuáles son los estigmas endoscópicos que nos permiten seleccionar a aquellos pacientes que precisan una endoscopia terapéutica.

Es evidente que la inhibición de la secreción ácida es un objetivo básico para evitar la recidiva hemorrágica; actualmente se logra mediante la perfusión endovenosa continua de inhibidores de la bomba de protones (omeprazol, pantoprazol), ya que se ha demostrado estadísticamente su eficacia en el control de la hemorragia cuando se asocian a la endoscopia terapéutica.

En los capítulos 5 y 6 se establecen los criterios actuales de tratamiento endoscópico y farmacológico de la úlcera péptica.

En el capítulo 7 se hace referencia a uno de los problemas más acuciantes de la HD actualmente, como es el caso de aquellos pacientes con hemorragia y colonoscopia y gastroduodenoscopia normales.

Se describe la estrategia que cabe seguir con el fin de encontrar el origen de la hemorragia de nacimiento oscuro o desconocido y, así, poder realizar un tratamiento efectivo. La cápsula endoscópica y la enteroscopia de doble balón han representado dos importantes avances técnicos para conocer la causa de la misma.

Las hemorragias gastrointestinales de origen oscuro (sangrado visible u oculto) son actualmente muy prevalentes, especialmente en individuos añosos. Es frecuente la prescripción de antiinflamatorios no esteroideos y/o tratamiento anticoagulante. Si revisamos sus historias clínicas, observamos el antecedente común de repetidos ingresos por hemorragia.

La hemorragia digestiva baja, aun cuando es menos habitual que la alta, está aumentando anualmente, debido al amplio uso de anticoagulantes. Como se describe en el capítulo 8, en general son hemorragias autolimitadas, pero debido a su aparición en pacientes con patología asociada grave, tienen una elevada morbilidad y mortalidad.

En aquellos pacientes con hemorragia severa, es importante realizar una colonoscopia precoz, previa preparación por vía oral del tubo digestivo. Si la presentación es en forma de melenas o rectorragia es indispensable realizar previamente una endoscopia alta.

Las indicaciones del tratamiento anticoagulante se incrementan cada año un 20 % y son, actualmente, la prevención de embolias cerebrales, prótesis valvulares, fibrilación auricular y trombosis venosas profundas.

La relevancia que tiene la hemorragia digestiva en el paciente descoagulado viene refrendada por la existencia en España, actualmente, de casi medio millón de pacientes anticoagulados.

En el capítulo 9 se aporta toda la información actual sobre las complicaciones hemorrágicas del tratamiento anticoagulante que están relacionadas con la intensidad de la anticoagulación, las enfermedades asociadas de los pacientes, el uso de fármacos que interfieren en la hemostasia y la duración del tratamiento e, igualmente, sobre la frecuencia de sangrado en estos pacientes. Se trata también en este capítulo del tratamiento de las variaciones del INR en pacientes con hemorragia gastrointestinal.

En capítulos posteriores, esta monografía está dedicada a la hemorragia digestiva por varices esofágicas, que es la complicación más dramática de la cirrosis hepática, con una mortalidad hospitalaria del 20 %, muy superior a la de las otras causas de hemorragia esofagogastrointestinal. En el capítulo 10 se describen el mecanismo de formación de las varices, las consecuencias del aumento de la presión portal y la influencia que tienen el tamaño y la presión intravariceal en la rotura de las varices y la aparición de una hemorragia.

Debido a la elevada mortalidad de la hemorragia por varices esofágicas, está consensuada la realización de un tratamiento profiláctico en los pacientes con hipertensión portal y varices medianas o grandes.

La opción terapéutica inicial, en profilaxis primaria, es el tratamiento farmacológico con betabloqueantes y, en caso de intolerancia, efectos secundarios del fármaco o contraindicaciones, se realizará tratamiento endoscópico mediante ligadura de varices. El capítulo 11 está dedicado a la historia natural de las varices, las indicaciones de la profilaxis primaria y el tratamiento a seguir, con el objetivo primordial de evitar una hemorragia digestiva.

Ante la sospecha de una hemorragia aguda por varices esofágicas debe iniciarse precozmente un tratamiento adecuado farmacológico y/o endoscópico, dada la alta probabilidad de recidiva precoz o de persistencia de la hemorragia.

El objetivo inicial es tratar la hipovolemia y realizar en un corto plazo de tiempo la endoscopia urgente, con el fin de confirmar el origen de la hemorragia y poder actuar sobre ella mediante ligadura o esclerosis de las varices.

Cuando fracasa el tratamiento farmacológico y/o endoscópico está indicada la colocación de prótesis intrahepáticas (TIPS: transyugular intrahepatic portosystemic shunt), siendo excepcional, actualmente, la indicación de cirugía.

En el capítulo 12 se establecen las bases actuales del tratamiento de la hemorragia aguda y de la recidiva precoz.

Dada la gravedad de la hemorragia por varices esofagogástricas, y el riesgo de recidiva de más del 50 % a los dos años (especialmente durante los tres primeros meses), es obligatorio plantear una estrategia terapéutica para evitar un nuevo episodio de hemorragia.

En el siglo XXI el tratamiento farmacológico combinado (agentes vasoconstrictores y vasodilatadores) y/o el endoscópico (ligadura de varices) son los recomendados en las reuniones de consenso (Baveno, 2005).

Si fracasan ambos por recidiva hemorrágica, se deberá indicar como tratamiento de rescate la colocación de un TIPS. En el capítulo 13 se describen las diferentes indicaciones, los estudios comparativos entre las distintas opciones de profilaxis secundaria y la importancia de la monitorización hemodinámica en estos pacientes. Igualmente se describe el problema peculiar de la hemorragia por varices gástricas y el cada vez más frecuente problema de anemia ferropénica o sangrado en los casos de gastropatía hipertensiva.

Un 10 % de las causas de hipertensión portal es de origen no cirrótico, siendo las más relevantes la trombosis o cavernomatosis portal y el síndrome de Budd Chiari.

En el último capítulo de esta monografía se describe la hemorragia por varices secundaria a estas entidades clínicas. Se puntualiza la indicación de tratamiento anticoagulante y la eficacia de un tratamiento farmacológico y/o endoscópico bien como profilaxis primaria o secundaria.

En caso de fracaso de las anteriores terapéuticas, está indicada la colocación de un TIPS o una angioplastia si existe una estenosis segmentaria parcial de una vena suprahepática. En estos enfermos siempre es obligatorio realizar un estudio etiológico de factores trombofílicos, ya que es frecuente encontrar un estado protrombótico subyacente.

Capítulo 1

Shock hemorrágico

E. S. TURCHETTO,* M. E. GONZÁLEZ,** S. BENITO

* Hospital Privado de la Comunidad Mar del Plata
Unidad de Cuidados Intensivos, Área de Cuidados Críticos
Mar del Plata, Argentina

** Hospital de la Santa Creu i Sant Pau
Servicio de Urgencias y Semicríticos
Universitat Autònoma de Barcelona
Barcelona, España

Dirección para correspondencia
Hospital de la Santa Creu i Sant Pau
Dr. S. Benito
sbenito@santpau.es

1.1 Introducción

El término *shock* es la traducción al inglés de la palabra francesa *choc*, publicada por el médico LeDran en 1743 para describir el estado clínico de un paciente con un trauma provocado por una herida de arma de fuego. En su momento este término reflejaba el pensamiento de que los síntomas eran consecuencia del miedo o de otra forma de estado cerebral alterado secundario a la lesión. En el siglo XIX comenzó a comprenderse la fisiopatología de este síndrome y, junto con ello, aparecieron nuevas estrategias terapéuticas. En 1899 Crile fue el primero que para hacer disminuir la mortalidad del *shock* hemorrágico experimental reemplazó el volumen sanguíneo perdido con soluciones endovenosas. A mediados del siglo XX, a partir de las investigaciones de Wiggers describiendo detalladamente la fisiología del *shock*, se inicia una nueva era dentro del tratamiento de este síndrome.[1]

1.2 Definición

Las antiguas definiciones de *shock*, que enfatizaban la disminución de la presión arterial sistémica o su caída precipitada, han sido reemplazadas por otras que destacan los efectos de la hipoperfusión de los órganos vitales. Hoy, el *shock* es entendido como un estado fisiopatológico en el cual el sistema circulatorio es incapaz de perfundir los tejidos y de satisfacer adecuadamente la demanda de oxígeno. Si dicho estado no se corrige, lleva a la disfunción orgánica progresiva, al daño parenquimatoso irreversible y, finalmente, a la muerte.[2] El *shock* hemorrágico está desencadenado por una pérdida aguda de sangre.

El *shock* hemorrágico puede ser inducido por una pérdida sanguínea aguda interna o externa de causas endógena o traumática. Existen casos en los que la pérdida sanguínea es evidente, como en una lesión penetrante, y otros en los que la pérdida sanguínea ocurre en cavidades, como el tórax o el abdomen, haciéndose clínicamente evidente de forma tardía, cuando aparece la descompensación hemodinámica.

Una pérdida sanguínea aguda se define habitualualmente como la pérdida de una volemia en 24 horas, siendo la volemia normal, aproximadamente, un 7 % del peso corporal ideal en adultos y el 8-9 % en niños.[3] Una definición alternativa sería de una pérdida del 50 % de la volemia en tres horas o una tasa de pérdida de 150 ml/min.[4] La causa más frecuente de *shock* hemorrágico es el trauma y representa el 30 % de las causas de muerte en esta población.

Estas definiciones enfatizan la importancia de un reconocimiento temprano de la hemorragia y la necesidad de gestos efectivos para prevenir el estado de *shock* y sus consecuencias, ya que la pérdida aguda de volumen plasmático y la reducción del transporte de oxígeno inducen numerosas alteraciones fisiopatológicas en la circulación sistémica, en la microcirculación, en el sistema inmune y en el metabolismo.[5]

1.3 Fisiopatología

La primera reacción del organismo ante una hemorragia aguda es la respuesta simpáticoadrenal, iniciada por los barorreceptores aórticos y carotídeos y que se caracteriza por un incremento del tono simpático y la liberación de catecolaminas. Esto lleva a un incremento del gasto cardíaco, por aumento en la contractilidad miocárdica y la frecuencia cardíaca, y a la redistribución del volumen sanguíneo circulante por vasoconstricción de tipo a1 del tracto gastrointestinal, riñones, músculos y piel. El corazón y el cerebro permanecen, en principio, bien perfundidos gracias a su baja concentración en receptores a1.

Lesión isquémica. La vasoconstricción renal activa el sistema renina-angiotensina-aldosterona que busca el mantenimiento de niveles aceptables de tensión arterial y perfusión de los órganos nobles a través de la vasoconstricción y la retención hidrosalina. Sin embargo, la microcirculación de la mayor parte de los órganos queda sustancialmente alterada durante el *shock* y después de la resucitación. La vasoconstricción pre y poscapilar, durante la respuesta simpáticoadrenal, provoca una caída del gradiente de presión, de la velocidad del flujo y, por tanto, de la perfusión microvascular, que se suma a la ya inducida por el *shock*. La persistencia del *shock* y el progresivo deterioro en el aporte de oxígeno a los tejidos fuerza a éstos a tener que generar energía a partir de la glucólisis anaeróbica. En consecuencia, el músculo esquelético, y las células hepáticas en especial, liberan ácido láctico como producto de desecho y llevan a la acidosis láctica, que se ve aumentada por la incapacidad del hígado y los riñones en su metabolismo y excreción. Además, la acidosis intracelular disminuye la capacidad del enzima de la glucólisis y compromete a esta fuente alternativa de producción de energía.

En estas circunstancias se liberan sustancias con acción vasoactiva que causan alteraciones adicionales en la microcirculación tisular. La adenosina y el incremento de producción de óxido nítrico (NO), siguiendo la expresión de la NO-sintetasa inducible (iNOS), producen vasodilatación. El incremento de la actividad de la endotelina-1, potente péptido vasoconstrictor, puede causar vasoconstricción en otras áreas de la microcirculación. Estas alteraciones en la circulación periférica provocan un desequilibrio de perfusión en varios lechos microvasculares que lleva a una apertura de *shunts* con mayor reducción del flujo de sangre hacia los tejidos y fallo orgánico.

Lesión por reperfusión. El territorio microvascular y, como consecuencia, el flujo sanguíneo de órganos y tejidos se ve alterado, además, por la injuria producida por la reperfusión, después del *shock* hemorrágico. La secuencia clásica de injuria por reperfusión comprende la producción temprana de radicales del oxígeno por la vía de la xantinooxidasa; entre ellos, el anión superóxido parece ser menos tóxico que el radical hidroxilo que induce peroxidación lipídica de membranas celulares. En este aspecto, es importante resaltar que la generación de radicales hidroxilos depende del hierro y que la sobrecarga de hierro debida a hemorragia y transfusión se ve regularmente tras el *shock* hemorrágico.

La lesión tisular generada por la secuencia isquemia-reperfusión y mediada por cambios en la microvasculatura guarda una estrecha relación con los sistemas inflamatorios celular y humoral. Éstos se encuentran fuertemente activados después del *shock* y la resucitación como consecuencia de los cambios en la microcirculación. La cascada humoral clásica —coagulación, fibrinolisis, liberación de quininas y complemento—, a la vez que es activada por el enlentecimiento del flujo sanguíneo y el atrapamiento celular, compromete aún más la microcirculación al favorecer una mayor activación celular y la formación de edema. La estimulación temprana de monocitos, macrófagos, trombocitos y granulocitos polimorfonucleares libera otros potentes mediadores inflamatorios, en particular, citoquinas y eicosanoides. Como consecuencia de esta activación celular, aumenta la expresión de receptores de adhesión endoteliales y granulocíticos, con la consecuente adhesión intercelular y migración hacia los tejidos circundantes. Las proteasas y los radicales de oxígeno liberados pueden causar más lesiones de células endoteliales y tisulares, perpetuando el círculo. Además, la alteración sustancial del sistema inmune debido a la reducción de la presentación de antígenos complica las defensas del huésped y lo expone a infecciones secundarias.[6]

La lesión por isquemia-reperfusión ocurre básicamente en todos los órganos dependiendo del grado y la duración del *shock* hemorrágico y de las medidas terapéuticas aplicadas. Sin embargo, las condiciones previas del paciente, tanto anatómicas como fisiológicas, determinan diferentes grados de respuesta de los órganos ante la lesión. Sirva como ejemplo el comportamiento del tracto gastrointestinal, el cual, por ser particularmente vulnerable a la hipoxia y reperfusión, compromete rápidamente su función y a menudo muestra disrupción de su función de barrera por lesión de la mucosa. Puede producir traslocación bacteriana y endotoxinas hacia el hígado y la circulación sistémica, aumentando así la respuesta inflamatoria.

Toda esta secuencia ha tenido, desde hace años, una gran difusión relacionada con la infección. Sin embargo, no es exclusiva de la etiología infecciosa y su aparición debe esperarse en estados de *shock* de cualquier etiología. Por esto el síndrome clínico que lo acompaña se conoce como Síndrome de Respuesta Inflamatoria Sistémica (SIRS por sus siglas en inglés), caracterizado por fiebre o hipotermia, taquicardia, taquipnea, leucocitosis o leucopenia. El término *sepsis* ha quedado reservado para cuando este síndrome es desencadenado por una infección demostrada o con alto nivel de sospecha. La progresión lleva a la disfunción orgánica reversible o irreversible, dependiendo del grado de *shock*, del éxito de la reanimación inicial, del control quirúrgico del sangrado y de la comorbilidad preexistente.[7]

1.4 Cuadro clínico

Comprende un conjunto de signos y síntomas que dependen de la claudicación del aparato cardiovascular, de la hipoperfusión periférica y de los trastornos metabólicos de los distintos parénquimas. Se expresa con el síndrome compuesto por hipotensión arterial y signos de hipoperfusión tisular: oliguria, confusión y signos cutáneos de vasoconstricción periférica (palidez, piel fría, livideces, viscocidad, relleno capilar lento y piloerección). Debe recordarse que la hipotensión arterial, por sí sola, no define al *shock*. La hipotensión arterial es, además, una modificación tardía de la insuficiencia circulatoria.

A pesar de los progresos en la reposición de volumen y del apoyo farmacológico a la circulación, la mortalidad por *shock* sigue siendo alta. Constituye una emergencia médica que requiere una terapéutica rápida, con una monitorización continua en las unidades de terapia intensiva.[8]

1.4.1 Clasificación

- *Hemorragia clase I.* Pérdida de menos del 15 % de la volemia (750 ml para una persona adulta de 70 kg de peso). Signos clínicos mínimos: mínima taquicardia. El ejemplo clásico es el donante de sangre. Esta cantidad de pérdida no requiere reemplazo. El relleno transcapilar y otros mecanismos compensatorios restauran el volumen sanguíneo en 24 horas.

- *Hemorragia clase II.* Pérdida del 15 al 30 % de la volemia (750 a 1.500 ml para una persona adulta de 70 kg de peso). Taquicardia, taquipnea, disminución en la presión del pulso (diferencia entre presión sistólica y diastólica). Este descenso en la presión del pulso está relacionado con un aumento en el componente diastólico por efecto de las catecolaminas. Debido a que la presión sistólica cambia de forma mínima, es importante la valoración de la presión del pulso más que la presión sistólica. Se presentan también cambios en el SNC (hostilidad, ansiedad moderada) y el volumen minuto urinario se ve afectado aunque se mantiene con un promedio de 20 a 30 ml/h. La mayoría de estos pacientes puede requerir transfusión de sangre, pero se estabilizan inicialmente con el reemplazo de volumen.

- *Hemorragia clase III.* Pérdida del 30 al 40 % de la volemia (1.500 a 2.000 ml para una persona de 70 kg de peso). Puede llegar a ser devastadora. Los pacientes presentan los signos clásicos de perfusión inadecuada: marcada taquicardia, taquipnea, notable caída en la presión sistólica, confusión. Siempre requieren transfusión. La decisión del momento de transfundir está basada en la respuesta inicial al aporte de líquidos y la evidencia de perfusión orgánica y tisular. Es importante recordar que cuando un paciente tiene signos de *shock* ha perdido por lo menos un 30 % de su volemia.

- *Hemorragia clase IV.* Pérdida mayor del 40 % de la volemia (más de 2.000 ml para una persona adulta de 70 kg de peso). Constituye una hemorragia con riesgo para la vida del paciente. Los síntomas incluyen marcada taquicardia, una significativa disminución de la presión sanguínea sistólica y presión del pulso muy estrecha con imperceptibilidad de la presión diastólica. El volumen minuto urinario es nulo y el estado mental, marcadamente deprimido. La piel está pálida, fría, con lividices y viscosa al tacto. Estos pacientes requieren de una terapéutica rápida y, de ser necesario, intervención quirúrgica inmediata.

1.5 Monitorización inicial del paciente en *shock*

1.5.1 *Clínica*

El diagnóstico inicial del *shock* se basa en reconocer su presencia a través de la apreciación clínica de una perfusión orgánica inadecuada. Dicha apreciación se puede hacer rápidamente a través de la evaluación de:

a) Estado de conciencia: un paciente lúcido raramente tiene déficit importante de su volemia. La reducción de más del 50 % de la volemia origina la pérdida de la conciencia.

b) Color de la piel: una piel rosada en cara, cuello y extremidades indica que la pérdida de la volemia no es crítica. Un color pálido grisáceo es habitualmente signo de hipovolemia severa (> de 30 %).

c) Pulso: un pulso regular, de baja frecuencia y lleno es signo de buen pronóstico. El hallazgo de pulsos centrales, carotídeos o femorales indica volemia de por lo menos un 50 % más de lo normal. La ausencia de pulsos centrales en más de un punto, en ausencia de lesiones directas en esa zona, indica pérdida de volumen mayor de un 50 %. La disminución de la presión del pulso es el signo más incipiente de la presencia de *shock* hipovolémico.

d) Son también indicadores los siguientes parámetros fácilmente medibles: la frecuencia cardíaca, la tensión arterial (especialmente la presión del pulso), el volumen urinario (ml/h) y la presión venosa central. Así tendremos que:

  – La taquicardia es el signo circulatorio más temprano que podemos objetivar.

- Los mecanismos compensatorios en el *shock* pueden ocultar una caída en la presión sistólica, hasta que el paciente haya perdido desde un 20 hasta un 30 % de su volemia.
- El volumen minuto urinario es uno de los primeros indicadores a utilizar para evaluar la respuesta a la resucitación inicial. La resucitación adecuada debería producir una diuresis de aproximadamente 50 ml/h en el adulto (0,7 ml/kg/h). Una resucitación incorrecta comporta un gasto urinario inadecuado.

1.5.2 Laboratorio

Si bien ningún test de laboratorio diagnostica el *shock* de forma inmediata, existen algunos hallazgos comunes a todos los pacientes con *shock*. El nivel de hemoglobina en sangre y el hematocrito expresan directamente la pérdida sanguínea; sin embargo, su modificación está relacionada con el tiempo transcurrido entre la hemorragia y la obtención de la muestra. Se necesitan varias horas para que el nivel de estos parámetros exprese adecuadamente la magnitud de la hemorragia. En la etapa temprana el paciente hipovolémico presenta una alcalosis respiratoria debido a la taquipnea, pero la persistencia del *shock* conduce a la acidosis metabólica severa secundaria a la presencia del metabolismo anaeróbico, como consecuencia de una perfusión tisular inadecuada.

1.6 Objetivos de la resucitación

El cuidado inicial del paciente en *shock* tiene como prioridad asegurar la supervivencia del paciente. Una carga inicial de volumen es la práctica recomendada en la literatura.[9] La normalización de la presión sanguínea y de la frecuencia cardíaca, a esta carga de volumen, estabilizan al paciente y dan tiempo para un adecuado estudio de la fuente de sangrado. Aquellos pacientes que no responden apropiadamente a esta carga inicial requieren mayor aporte de fluidos y estudios diagnósticos dirigidos a identificar fuentes de hemorragia no controladas, que suelen ser una intervención quirúrgica de urgencia o radiología intervencionista.[10]

Como veremos al referirnos al tratamiento del *shock* hemorrágico, en los últimos años se ha planteado una controversia sobre el hecho de que la presión sanguínea y la frecuencia cardíaca deban ser restauradas a la normalidad como objetivo terapéutico. Un reciente trabajo prospectivo en heridas penetrantes de torso mostró que los pacientes reanimados con volumen hasta alcanzar valores normales de tensión arterial, antes de lograrse el control vascular definitivo en quirófano, tenían mayor mortalidad.[11] A partir de este trabajo se retomó el concepto de *hipotensión controlada*, que puede modificar sustancialmente el manejo de los pacientes con *shock* hemorrágico. Sin embargo, antes de analizar esta controversia debemos revisar las medidas terapéuticas tradicionales propuestas para el manejo de estos pacientes.

1.7 Tratamiento

La idea de que las pérdidas sanguíneas deben ser repuestas con fluidos externos es tan antigua como la descripción misma del sistema circulatorio. Poco tiempo después de la descripción hecha por William Harvey en el siglo XVII, se describen los primeros casos de transfusión de sangre en animales y, poco después, los intentos de trasladar esta técnica a humanos.

Éstos fueron en su mayoría seguidos de complicaciones fatales con lo que conocemos como incompatibilidad sanguínea. La investigación permitió que en el año 1875 se obtuviera una solución que imitaba la composición electrolítica de la sangre y que se conoció como *solución salina fisiológica*. El siguiente paso significativo fue la descripción de los tipos sanguíneos entre 1900 y 1902 y del factor Rh en 1932, que permitieron la transfusión de sangre como una estrategia segura.

En el siglo XX el principal avance en el cuidado de pacientes con *shock* hemorrágico ha sido el reconocimiento de la necesidad de una rápida y agresiva reposición de volumen usando sangre y otras soluciones parenterales, lo que permitió disminuir la mortalidad y la morbilidad de este grupo de pacientes. Lo que ahora parece una medida obvia y, por lo tanto, elemental, no lo fue hasta mediados del siglo pasado ya que, por ejemplo, durante la Primera Guerra Mundial, la hipótesis dominante consideraba el *shock* como resultado de la presencia de toxinas provenientes de las heridas, y las medidas terapéuticas aplicadas no incluían la reposición de líquido por vía endovenosa, por lo que la muerte era inevitable y precoz. Durante la Segunda Guerra Mundial se concibió el *shock* circulatorio como consecuencia de la pérdida de volumen sanguíneo y comenzó a utilizarse el aporte de líquidos como tratamiento inicial de los heridos en el frente de batalla. Dicho aporte se basó exclusivamente en el uso de soluciones coloidales y sangre debido a que el concepto de pérdida de volumen, al que se llamó hemoconcentración, sólo se aplicaba al espacio intravascular. La aplicación de este nuevo enfoque médico significó una disminución en la mortalidad precoz, pero muchos de los sobrevivientes murieron después a causa de las complicaciones, en especial la insuficiencia renal aguda.

Ya en la sexta década del siglo XX, durante la guerra de Vietnam, se reconoció que la pérdida de volumen era tanto del espacio intra como extravascular, ya que se estableció que el mecanismo de compensación que el organismo pone en marcha en la hipovolemia aguda consiste en el paso de líquido del espacio intersticial al intravascular. La secuencia que determina este paso se inicia con la vasoconstricción arteriolar, mediada por las catecolaminas, que disminuye la presión hidrostática del lecho capilar favoreciendo el flujo de fluido intersticial hacia el intravascular distal. Como consecuencia de este mecanismo compensatorio se hizo necesario, en el momento de reponer fluidos, el uso de mayores volúmenes e incorporar soluciones cuya composición fuera similar a la de ambos compartimentos. De esta manera las soluciones cristaloides isotónicas se convirtieron en el tratamiento estándar.[12] Estos cambios mejoraron aún más la supervivencia y disminuyeron la frecuencia de aparición de la insuficiencia renal aguda; sin embargo, un nuevo enemigo apareció en el horizonte de los pacientes: la falla orgánica múltiple. La falla secuencial de órganos vitales, comenzando con la insuficiencia respiratoria aguda o *pulmón de* shock, se convirtió en el principal obstáculo para todos los intentos de disminuir la mortalidad de los pacientes con *shock* circulatorio.

Desde la década de los ochenta hasta la actualidad los mayores avances en el tratamiento de los pacientes con *shock* hemorrágico se han debido a la organización intra y extrahospitalaria de sistemas de respuesta rápida que aseguren la aplicación precisa en tiempo y forma de los conceptos ya conocidos. Sin embargo, los pacientes presentan un alto riesgo de desarrollar falla multiorgánica y si bien la mortalidad de este síndrome está disminuyendo lentamente, sigue siendo la mayor causa de hospitalizaciones prolongadas en terapia intensiva y a un coste muy elevado. A medida que aumentan nuestros conocimientos acerca de la relación entre la lesión inicial, la reposición de gran cantidad de volumen de fluidos y la respuesta inflamatoria del organismo que provoca la aparición de la falla multiorgánica, se hace cada vez más necesario revisar nuestro enfoque del manejo de los pacientes en *shock*. A continuación analizaremos el tratamiento de los pacientes con *shock* hemorrágico, comenzando con las medidas generales aplicables a todo paciente con este cuadro, para luego hacer referencia al tratamiento específico sugerido para situaciones especiales.

1.7.1 *Medidas generales*

El diagnóstico de *shock* hemorrágico no es exclusivo del ámbito hospitalario y gran parte de la información más reciente se refiere al tratamiento prehospitalario, pero aquí nos ocuparemos del enfoque en el hospital.

La primera medida es internar al paciente en un ámbito donde el equipo sanitario esté en condiciones de llevar a cabo las medidas terapéuticas y de monitorización necesarias. Las Unidades de Sangrantes y las Unidades de Cuidados Intensivos han demostrado mejorar la evolución de los pacientes críticos.[13, 14] Sin embargo, mientras se consigue su traslado, los pacientes deben recibir los primeros cuidados en el lugar donde se hallen internados con el fin de estabilizar su estado hemodinámico. Un ejemplo de la utilidad de esta recomendación la encontramos en el estudio de Rivers *et al.*,[15] quienes aplicando una estrategia de resucitación precoz (dentro de las primeras seis horas) y agresiva en pacientes con *shock* séptico ingresados en la sala de emergencia, consiguieron reducir la mortalidad de forma significativa.

En el tratamiento del paciente con hemorragia y en estado de *shock* las dos prioridades son obtener la estabilidad cardiorrespiratoria, que asegure una adecuada perfusión tisular, y controlar rápidamente la hemorragia. Nos ocuparemos en este capítulo del tratamiento destinado a establecer el mejor estado hemodinámico y no abordaremos el tratamiento definitivo de la causa de la hemorragia.

1.7.1.1 *Estabilidad cardiorrespiratoria: ABC*

El esquema de resucitación de los pacientes con *shock* hemorrágico no difiere del establecido para cualquier paciente con riesgo para su vida y se basa en las normativas conocidas como **ABC**, que establecen: primero, asegurarse una vía aérea permeable (***A****irway*); segundo, asegurarse una adecuada ventilación y oxigenación (***B****reathing*) y, finalmente, asegurarse un correcto estado circulatorio (***C****irculation*).[8] Para ello debemos:

A-B. *Asegurar una ventilación y oxigenación adecuadas.* En el paciente que mantiene un adecuado nivel de conciencia, en primer lugar recurrimos a los sistemas de cánulas o máscaras que mejoran la fracción inspirada de O_2 (FIO_2) para aumentar los niveles de oxígeno en sangre, mientras que el paciente, con su propio estímulo respiratorio, asegura la ventilación. Cuando el aumento de la FIO_2 no consigue su objetivo o, para lograrlo, el trabajo respiratorio necesario es excesivo o el nivel de conciencia del paciente se deteriora, debe recurrirse a la intubación y a la asistencia respiratoria mecánica (ARM).

C. *Asegurar un adecuado estado circulatorio.* En el paciente con hemorragia severa la principal causa de deterioro circulatorio es la hipovolemia y, por lo tanto, lo prioritario será corregirla. Sin embargo, como veremos más adelante, en grupos especiales de pacientes es posible que la sola corrección de la misma no consiga restablecer una adecuada perfusión tisular y, para lograrlo, será necesario incorporar fármacos que actúen sobre el sistema cardiovascular. Es necesario recordar que la reposición de volumen, para ser eficaz, debe complementarse con los esfuerzos para prevenir mayor sangrado y limitar la lesión tisular. La corrección de la hipovolemia exige cumplir los siguientes pasos: obtener una vía venosa apropiada, estimar el volumen para reponer, seleccionar el fluido con que se iniciará la reposición y establecer metas de resucitación basadas en parámetros de monitorización objetivos.

1.7.1.1.1 Obtención de una vía venosa

Para corregir la hipovolemia es imprescindible obtener rápidamente la cateterización de dos vasos venosos cuyo diámetro permita un flujo de fluidos adecuado para la estabilización del paciente. La cateterización de un vaso venoso central es necesaria sólo cuando necesitamos conocer, como parte de la monitorización del paciente, la presión venosa central (PVC) o la saturación de oxígeno de la sangre venosa (SvO_2) y nunca debe realizarse de emergencia, ya que puede demorar la resucitación y agregar morbilidad si se producen complicaciones. La velocidad de infusión está determinada por el diámetro a la cuarta potencia y la longitud del catéter (ley de Poiseuille) y no por el tamaño de la vena canalizada (véase la tabla 1.1). Por tanto, para la infusión rápida de grandes volúmenes de líquido se eligen catéteres cortos de gran calibre colocados en vías venosas periféricas. La velocidad de infusión de cualquier catéter puede aumentarse mediante los sistemas de infusión rápida, que pueden infundir fluidos a una velocidad de 1.000 ml cada 5 minutos, o utilizando una bolsa presurizada. Las maniobras que impulsan el retorno venoso por gravedad (elevación de los miembros inferiores o posición de Trendelemburg) no está demostrado que sean beneficiosas y pueden empeorar la perfusión celular en los tejidos periféricos. Todos los fluidos endovenosos utilizados deben ser calentados a la temperatura corporal ideal antes de su infusión. Esto puede conseguirse mediante el uso de equipamiento específico para calentar soluciones, como los depósitos con medida de la temperatura. En el caso de no contar con este equipamiento, las soluciones cristaloides pueden calentarse en un microondas; no así los derivados hemáticos y coloides, que sólo pueden calentarse en recipientes con agua caliente.

Dispositivo de infusión	*Longitud (cm)*	*Flujo (ml/min)*
Inroductor 9 French	14	247
Periférico Catéter 14G Catéter 16G	5 5	195 150
Periférico Catéter 14G Catéter 16G	14 30	91 54

Tabla 1.1. Relación entre diámetro y longitud del catéter con el flujo obtenido.

Una vez que ha sido iniciada la resucitación a través de las vías periféricas, o en aquellas ocasiones en que éstas no han podido cateterizarse, se debe recurrir a la cateterización de una vena central, lo que también permitirá monitorizar la resucitación. La elección del acceso estará determinada por la habilidad del operador, ya que deberá elegir aquel con el que se sienta más seguro. Existen limitaciones relativas para ciertos accesos, como es el caso de la vía subclavia en pacientes con coagulopatía o la vía femoral para pacientes que requieran masaje cardíaco. La colocación de las vías venosas centrales durante una urgencia no se habrá realizado bajo condiciones totalmente controladas y estériles; en este caso, estas vías deben cambiarse en un ambiente más controlado en cuanto la condición del paciente lo permita.

1.7.1.1.2 Cálculo del volumen que se debe reponer

Este cálculo es aplicable a pacientes con hipovolemia aguda. En primer lugar se puede estimar el volumen sanguíneo normal (VSN): para el hombre es de 70 ml/kg o 3,2 l/m² y para la mujer, de 60 ml/kg o 2,9 l/m². El volumen de fluidos a reponer está directamente ligado a la magnitud de la pérdida sufrida por el paciente. Para estimar dichas pérdidas debemos recurrir a las manifestaciones clínicas que se relacionan con la gravedad de la hemorragia (véase la tabla 1.2).

Dispositivo de infusión	*Grado I*	*Grado II*	*Grado III*	*Grado IV*
Pérdida sanguínea (ml estimados para un hombre de 70 kg)	< 750	750-1500	1500-2000	> 200
Pérdida sanguínea (% VSN)	< 750 %	15-30 %	30-40 %	> 40 %
Pérdida sanguínea (Lpm)	< 100	> 100	> 120	> 140
Presión arterial	Normal	Normal	Disminuida	Disminuida
Presión de pulso	Normal o aumentada	Disminuida	Disminuida	Disminuida
Frecuencia respiratoria	14-20	20-30	30-40	> 40
Diuresis (ml/h)	> 30	20-30	5-15	< 5
Estado mental/NSC	Ansiedad leve	Ansiedad moderada	Ansiedad confusión	Ansiedad letargo
Reposición de líquidos	Cristaloides	Cristaloides	Cristaloides y sangre	Cristaloides y sangre

Tabla 1.2. Pérdidas estimadas de líquidos y sangre.

1.7.1.1.3 Elección del fluido que sebe aportar

En un paciente en *shock* circulatorio por sangrado, la elección del fluido a reponer debe cumplir con los siguientes requisitos básicos: efectividad, composición similar a la del plasma, fácil disponibilidad y bajo coste. El esquema tradicional de reposición se basa, en términos generales, en el uso de soluciones cristaloides, ya que éstas cumplen con dichos requisitos. El Programa Avanzado de Apoyo Vital en Trauma (ATLS por sus siglas en inglés),[8] como se muestra en la tabla 1.2, recomienda iniciar la resucitación con dichas soluciones cualquiera que sea el nivel de gravedad de la hemorragia. La cantidad a reponer variará según la pérdida estimada y el tipo de solución utilizada (los cristaloides se reponen en una relación 3 : 1 con las pérdidas); en cambio, el concentrado de hematíes permite disminuir esta proporción. La reposición inicial en un paciente en *shock* es de 2 a 3 litros de solución de Ringer Lactato a una temperatura entre 37 y 40 °C, a pasar rápidamente. Éste es el volumen mínimo necesario para compensar las situaciones de menor gravedad.

a) Controversia cristaloides *versus* coloides

El uso de soluciones cristaloides en la resucitación de pacientes con *shock* recibió, en los últimos años, gran número de objeciones por su escaso efecto expansor y por las múltiples complicaciones que se le atribuyen, derivadas de la necesidad de utilizar grandes volúmenes. Entre ellas sobresalen los trastornos del medio interno y el estado ácido-base, que se deben a que en su composición la concentración de electrolitos se aleja de los compartimientos corporales (véanse las tablas 1.3 y 1.4). El uso de solución fisiológica puede dar acidosis hiperclorémica, hipernatremia e hiperosmolaridad. El uso de Ringer Lactato puede comportar hiponatremia y estado hipoosmolar. También se ha descrito, independientemente de la solución utilizada, la aparición de trastornos en la coagulación, en especial coagulopatía dilucional. Sin embargo, estudios recientes han resaltado la asociación entre soluciones cristaloides y la aparición de estado de hipercoagulabilidad, esta última como consecuencia de una disminución de la antitrombina III.

Electrolitos (mmol/ l)	*Comportamiento intersticial*	*Comportamiento plasmático*
Na	144	142
Cl	114	103
K	4	4
HCO$_3$	30	27

Tabla 1.3. Concentración de electrolitos en los compartimientos corporales.

Electrolitos (mmol/ l)	*Solución ideal*	*Solución fisiológica*	*Solución de Ringer Lactato*
Na	144	154	129
Cl	110	154	109
K	5	-	4
Ca	1	-	2,7
Lactato	27 (CO$_3$H)	-	27,2
Osm	290	308	271

Tabla 1.4. Concentración de electrolitos en las soluciones cristaloides.

La importancia clínica, tanto de los trastornos del medio interno y el estado ácido-base como de las alteraciones en la coagulación, aún no fue establecida, por lo que deben ser tomados como una limitación relativa al momento de su indicación.[16] Lo que sí se considera de relevancia clínica y, sin duda, el mayor efecto adverso que se le atribuye al uso de soluciones cristaloides es la producción de edema intersticial y, como consecuencia de éste, las posibles alteraciones en la perfusión tisular en distintos órganos. Estas alteraciones en la perfusión tisular, ocasionadas por el edema acumulado en el espacio intersticial, se deberían a la dificultad que éste impone a la difusión del O$_2$ en los tejidos y que determinaría mayor hipoxia celular. Este trastorno de la perfusión tisular se suma a la tendencia a la hipercoagulabilidad, atribuible a las soluciones cristaloides, y a nuevas investigaciones que sugieren que estas soluciones cristaloides poseen actividad proinflamatoria.[17] Esta secuencia, que tiene la agravante de producirse de forma generalizada, se ha descrito como otra causa potencial para el desarrollo del síndrome de falla orgánica múltiple (FOM) en pacientes cuyo estado ya los predispone a su aparición. En los últimos años, varios autores han descrito que en los pacientes resucitados con grandes volúmenes de soluciones cristaloides el edema intersticial determina la aparición del síndrome compartimental abdominal, y éste a su vez sería el principal mecanismo desencadenante de la FOM.[18] De igual forma, entre los pacientes con *shock* hemorrágico asociado con trauma de cráneo, se ha descrito aumento de la presión intracraneana y disminución de la presión de perfusión cerebral en los pacientes resucitados con soluciones cristaloides.

Variable	*Albúmina 5 %*	*Albú-mina 20 %/25 %*	*HES 70/0,5*	*HES 130/0,4*	*HES 200/0,5*	*HES 200/0,5*	*HES 200/0,62*	*HES 450/0,7*	*Dextran 60*	*Dextran 40*	*Gelatinas*
Concentración (%)	5	20/25	6	6	6	10	6	6	6	10	3,5-5,5
Eficacia expansora (%)	80	130-150	80	100	100	130,150	100	100	100	150-200	80
Duración efecto (h)	Corta (2-3)	Corta (2-3)	Corta (1-2)	Corta (2-3)	Media (3-4)	Media (3-4)	Larga (5-6)	Larga (5-6)	Larga (5)	Media (3-4)	Corta (1-2)
Peso mol. medio (Kd)	69	69	70	130	200	200	200	450	60	40	30-35
Grado de sustitución			0,5	0,4	0,5	0,5	0,62	0,7			
Relación C2/C6			4 : 1	9 : 1	6 : 1	6 : 1	9 : 1	4, 6 : 1			

HES: Hidroxi-etil-starch.

Tabla 1.5. Soluciones de coloides disponibles comercialmente.

Las soluciones de coloides poseen como ventaja sobre los cristaloides que producen una más rápida restauración del volumen circulante con una menor cantidad de líquido infundido. Este efecto es debido a su mayor peso molecular, lo que les permite permanecer más tiempo dentro del espacio intravascular. Si bien la albúmina humana es la solución coloidal más difundida, hoy existe una amplia variedad de soluciones (véase la tabla 1.5). Al igual que con las soluciones cristaloides, los coloides presentan multitud de efectos secundarios que han puesto en duda los beneficios de su uso. La más frecuente ha sido la coagulopatía que se asocia al uso de soluciones como el Dextran y a las primeras generaciones de Hidroxi-etilstarch (Hetastarch 450/0,7) que poseen un alto peso molecular (450 kdalton) y de sustitución (DS: 0,7).[19] Nuevos productos desarrollados para disminuir estos efectos secundarios han podido hacerlo gracias a la disminución de su peso molecular y de sustitución. Así es como se han generado el HES 130/0,4, cuyos efectos sobre la coagulación son menores de acuerdo a estudios realizados en pacientes con cirugía abdominal y cardiovascular.[20, 21] Sin embargo, no hay resultados del comportamiento de estos nuevos productos en pacientes con *shock* hemorrágico que requieran resucitación masiva. Otro efecto secundario relacionado con el uso de soluciones coloidales ha sido la insuficiencia renal aguda. La solución coloide que más se ha relacionado con esta complicación es el Dextran y eso comportó que éste prácticamente ya no se utilice como expansor del volumen plasmático.[22]

Las soluciones coloides más modernas no mostraron efecto nefrotóxico en pacientes críticos que no presentaban insuficiencia renal previa.[23, 24] Las soluciones de HES con menor peso molecular y bajo nivel de sustitución han demostrado mejores resultados que sus antecesores, y en pacientes con niveles basales de creatinina elevados no provocaron deterioro de la función renal.[25] Sin embargo, la información disponible hasta este momento no permite recomendar el uso de estas soluciones en pacientes con alteraciones de la función renal. Estudios recientes han investigado el posible efecto de las soluciones coloidales sobre la perfusión tisular como una forma de oponerse a los efectos negativos relacionados con las soluciones cristaloides, y los resultados no han sido muy alentadores. En un estudio en pacientes sépticos e hipovolémicos, el aporte de 500 ml de gelatina o 500 ml de HES 200/0,62 fue evaluado mediante sus efectos sobre la perfusión del lecho esplácnico medida con tonometría. Sólo la gelatina incrementó el pH intramucoso (de 7,27 ± 0,08 a 7,31 ± 0,07) , un índice de mejora en la perfusión esplácnica, mientras que la solución HES lo disminuyó (de 7,26 ± 0,11 a 7,22 ± 0,08).[26] En otro estudio en pacientes sépticos e hipovolémicos, el aporte de HES de 250 kd (*pentastarch*) no consiguió mejorar los parámetros de tonometría utilizados para monitorizar la perfusión esplácnica (PCO_2 intramucosa, gradiente de PCO_2 gástrico-atrial o pHi), pese a mejorar las variables hemodinámicas (presiones de lleno, índice cardíaco y disponibilidad de O_2).[27]

Por el contrario, un estudio llevado a cabo para comparar los efectos de un HES de tercera generación (HES 130/0,4) y una solución cristaloide (solución fisiológica) sobre la oxigenación tisular, encontró diferencias favorables a la solución coloidal. El estudio se llevó a cabo en pacientes sometidos a cirugía mayor abdominal y la variable monitorizada fue la PO_2 tisular mediante un catéter flexible con microsensor de PO_2. Los resultados mostraron aumento de la PO_2 tisular de hasta un 59 % en el grupo HES y un descenso de hasta el 23 % en el grupo que recibió la solución salina. Esta diferencia se dio pese a que ambas soluciones mostraron un efecto similar sobre las variables hemodinámicas.[28]

Se han realizado cuatro metaanálisis que han encontrado que la resucitación de pacientes críticos con soluciones cristaloides no se acompaña de mayor mortalidad, ni mayor número de fallas orgánicas, ni de días bajo asistencia respiratoria mecánica o en la Unidad de Cuidados Intensivos, que cuando se utilizan soluciones coloides.[29, 30, 31, 32] Si bien estas revisiones sistemáticas muestran resultados comparables, han recibido críticas por evaluar aspectos parciales de la controversia. El principal de ellos radica en la inclusión, en el grupo de coloides, de soluciones con estructuras químicas muy distintas que les otorgan efectos expansores diferentes y también diferentes efectos secundarios. Por otro lado y no menos importante, los pacientes incluidos representan poblaciones de pacientes críticos con distintas patologías cuya respuesta a los fluidos administrados también debiera ser diferente.

Se ha sugerido, a partir de estas revisiones, la necesidad de realizar estudios que analicen, en un número suficiente de pacientes, el comportamiento de soluciones cristaloides contra el uso de una solución coloide determinada. En este sentido, un reciente estudio multicéntrico y prospectivo nos brinda nueva información que ayuda a contrarrestar, por lo menos en parte, estas limitaciones. Se trata del estudio SAFE (Saline *vs.* Albumin Fluid Evaluation), que fue realizado por el grupo de colaboración australianoneozelandés y que compara los efectos de un solo tipo de expansor (en este caso la albúmina) con la solución fisiológica en pacientes internados en Unidades de Cuidados Intensivos.[23] Entre sus resultados sobresale, en primer término, que ambas soluciones pueden ser consideradas clínicamente equivalentes como tratamiento para la resucitación con volumen intravascular en una población heterogénea de pacientes críticos. En segundo término concluye que, en grupos de pacientes seleccionados, la respuesta al tratamiento con alguna de estas soluciones tiende hacia una concreción más favorable, aunque se requieren nuevos estudios para poder confirmarla. Estas tendencias muestran que los pacientes con trauma, en especial aquellos con trauma de cráneo, a quienes se les suministraron soluciones cristaloides, tuvieron menor mortalidad que aquellos que recibieron albúmina (15, 1 % *vs.* 24,5 %; RR: 1, 62; 95 % de intervalo de confianza, 1, 12 a 2, 34; P = 0,009). Por el contrario, los pacientes con *sepsis* severa tuvieron menor mortalidad cuando se les suministraron soluciones coloides que cuando se les resucitó con cristaloides (30,7 % *vs.* 35,3 %; RR: 0,87; 95 % de intervalo de confianza 0,74 a 1, 02; P = 0,06).

En conclusión, existe acuerdo en sugerir que la resucitación inicial de pacientes en *shock* hipovolémico, incluido el *shock* hemorrágico, debe realizarse con soluciones cristaloides y, dentro de éstas, con la solución de Ringer Lactato. Como excepción a esta regla podemos decir que cuando el *shock* hipovolémico se añade, como complicación, en un paciente que se encuentra ingresado o tiene antecedentes de enfermedad crónica asociada con hipoproteinemia, el uso de soluciones coloides brinda la posibilidad de obtener similares resultados con menor volumen de líquido aportado. En estos casos es conveniente que la resucitación contemple el aporte de ambas soluciones como una forma de disminuir las complicaciones asociadas al excesivo aporte y al edema consecuente.

Queda aún por definir con nuevos estudios si el uso de nuevas soluciones cristaloides (por ejemplo, la solución de Ringer Etil Piruvato con propiedades antiinflamatorias o las soluciones hipertónicas de ClNa al 3,5 y 7,5 %, que permiten disminuir el volumen de líquidos y que en modelos animales de *shock* hemorrágico demostraron efectos antiinflamatorios) y coloides (HES con menor peso molecular y nivel de sustitución) puede aportar beneficios y disminuir las complicaciones asociadas a su uso.[34, 35] Como ejemplo puede citarse el uso de una combinación de ambos tipos de soluciones, la solución de ClNa hipertónico en Dextran 70 que ha sido utilizada con éxito en pacientes politraumatizados y ancianos en estado de *shock* por equipos de reanimación extrahospitalarios. Esta combinación ha obtenido mejores resultados en la resucitación de pacientes con traumatismo de cráneo severo y *shock*. Esta observación es coherente con los datos de laboratorio que muestran, al comparar soluciones cristaloides con salina hipertónica o salina hipertónica en Dextrán, que estas últimas producen menor aumento en la presión intracraneana, mejor índice de perfusión cerebral y menor edema cerebral.[36]

b) Transfusiones de sangre

Hasta aquí nos hemos referido a la resucitación del paciente con *shock* hemorrágico mediante el uso de soluciones cristaloides y coloides para conseguir su estabilidad hemodinámica; sin embargo, como vimos en la tabla 1.2, los pacientes con hemorragias severas y *shock* requieren del aporte de sangre para una adecuada resucitación y, más aún, en los casos más severos, el aporte de soluciones cristaloides tal vez no sea la estrategia óptima, por el mayor descenso de los niveles de hemoglobina. En la actualidad, las transfusiones de sangre sólo se utilizan para incrementar el transporte de O_2 mediante el aporte de hemoglobina y no en una forma de reposición de volumen plasmático. Esta conducta ha llevado a debatir un tema que ha creado mucha controversia, como es el del umbral de transfusión.

Si bien estudios realizados en animales con *shock* hemorrágico estimaron que el nivel óptimo de concentración de hemoglobina para obtener la menor mortalidad era de 12 a 13 g/dl, los estudios realizados en seres humanos no pudieron establecer un nivel similar de hemoglobina como objetivo y la recomendación era, hasta hace unos años, mantener un nivel de 10 g/dl para la resucitación de pacientes con *shock* hemorrágico.[37] El aumento de enfermedades infectocontagiosas transmitidas con las transfusiones y la experiencia recogida a partir de la negativa a recibir sangre expresada por motivos religiosos ha llevado, en los últimos años, a revisar dicha recomendación. Por este motivo la Sociedad Americana de Anestesiología recomienda actualmente mantener un nivel de hemoglobina mayor a 6 g/dl, mientras que el Instituto de Salud de EEUU recomienda 7 g/dl.[38, 39] Un estudio prospectivo aleatorio y controlado mostró que pacientes internados en la UCI asignados a una estrategia restrictiva en el aporte de transfusiones de sangre (transfundir si el nivel de hemoglobina era < 7 g/dl) tuvieron una evolución similar, y hasta en algunos aspectos mejor, que otro grupo de pacientes a los que se les transfundió con una estrategia más abierta (transfundir si el nivel de hemoglobina era < 10 g/dl). Otro estudio realizado por Malone *et al.* demostró que las transfusiones de sangre son un factor de riesgo, independientemente de la severidad del *shock*, para una mala evolución de los pacientes.[40]

El mecanismo propuesto para este efecto mortal son las consecuencias inmunológicas adversas que provoca la transfusión de hematíes y los efectos proinflamatorios de los leucocitos que acompañan a los eritrocitos transfundidos y que se incrementan progresivamente cuando la sangre tiene entre 14 y 42 días de conservación. También se ha demostrado que el excesivo tiempo de conservación (> 14 días) disminuye la capacidad de los eritrocitos para deformarse durante su paso por los capilares y, como consecuencia, alterarse más aún la perfusión tisular por obstrucción microvascular.

En resumen, podemos decir que en la actualidad el umbral de transfusión se encuentra entre 6 y 10 g/dl, lo que significa que por encima del mayor valor no parece haber ninguna indicación de transfusiones y por debajo de 6 g/dl hay consenso en que todos los pacientes deben ser transfundidos. Entre estos dos valores se abre un abanico de posibilidades que dependerá de los factores de riesgo para la intolerancia a la caída en la disponibilidad de oxígeno que cada paciente presente, y que se basan en la velocidad de pérdida de sangre, en el estado de reserva cardiovascular, en el consumo de oxígeno y en la extensión de la enfermedad arteriosclerótica. En este sentido servirá el control de las variables cardiovasculares como tensión arterial, frecuencia cardíaca, presión capilar pulmonar, DO_2 y VO_2. Sin embargo, debe recordarse que puede presentarse isquemia miocárdica silente con signos vitales estables. Para su detección es necesario el control continuo del ECG con análisis del segmento ST. Asimismo, es importante resaltar que los niveles iniciales de hemoglobina y hematocrito pueden estar subestimando la pérdida sanguínea dado que, después de una hemorragia, tardan varias horas en alcanzar los valores reales. De igual manera, una vez que se decida corregir estos niveles mediante la transfusión de glóbulos rojos, periódicamente deben controlarse para establecer su eficacia y la necesidad de nuevas transfusiones.

Con respecto a la transfusión, en la actualidad se utilizan en casi todos los servicios de hemoterapia glóbulos rojos sedimentados y deplecionados de leucocitos. La depleción de leucocitos ha permitido disminuir sensiblemente la morbilidad asociada con las transfusiones, en especial las reacciones febriles no hemolíticas, la transmisión de virus asociados a los leucocitos como el citomegalovirus y también sus efectos inmunosupresores. En cuanto a la tipificación, en casos de extrema emergencia deberá transfundirse sangre que será del grupo ORh (D) positivo para hombres y mujeres posmenopáusicas y ORh (D) negativo para mujeres en edad gestacional. De esta forma se evitará la sensibilización y el riesgo de enfermedad hemolítica del recién nacido en futuros embarazos.

c) Técnicas de recuperación de sangre autóloga

En un intento por evitar los problemas derivados de las transfusiones se han desarrollado varios métodos para la recuperación de la sangre del mismo paciente y su posterior reinfusión. El método más simple consiste en la recolección de la sangre en depósitos especiales con o sin anticoagulante y su posterior reinfusión con filtros de microporos para eliminar contaminantes. Este método puede aplicarse en pacientes con hemotórax masivo.
Existen métodos más complejos que suelen utilizarse en cirugías programadas y que consisten en la recuperación y lavado de los glóbulos rojos con solución salina, seguida de concentración de los eritrocitos y posterior reinfusión. Por sus altos costes y necesidad de personal
entrenado, este método no es aplicable a menos que puedan recuperarse más de tres unidades de concentrado de hematíes.

d) Sustitutos de la sangre

Una posible solución a la necesidad de disminuir el aporte masivo de soluciones cristaloides y coloides sería la utilización precoz de sangre, específicamente de glóbulos rojos. Sin
embargo, las limitaciones impuestas por su escasa disponibilidad y alto coste, sumadas a las
complicaciones derivadas de su uso, hacen poco práctica y de riesgo esta opción. Las soluciones con capacidad de transportar oxígeno basadas en hemoglobina pueden proporcionar-
nos una solución intermedia. Existe una larga historia de investigación en el área de los sus-
titutos de la sangre que se remonta a mediados del siglo XX, con los primeros intentos de
administrar soluciones de hemolizado de sangre humana.[41] Lamentablemente, cuando esta
solución fue infundida en humanos presentó muchas complicaciones, atribuidas a la conta-
minación del estroma, que imposibilitaron su difusión. La siguiente generación fueron soluciones libres de estroma pero los efectos secundarios no desaparecieron, posiblemente como
consecuencia de la inestabilidad de los tetrámeros de hemoglobina que se disociaban espontáneamente en dímeros y monómeros. La solución transportadora de oxígeno que alcanzó
más difusión clínica fue la de hemoglobina polimerizada; actualmente se encuentra en desarrollo un estudio de fase III para uso prehospitalario de una solución de tetrámeros de
hemoglobina polimerizada y piroxilada, después de superar estudios de fase I y II en pacientes politraumatizados.

e) Transfusión de plasma y crioprecipitado

La transfusión de glóbulos rojos tiene como única finalidad mejorar la capacidad de
transportar oxígeno para, de esta forma, aumentar la disponibilidad de oxígeno en los tejidos. A la vez, el volumen plasmático se repone con soluciones cristaloides o coloides, como
ya hemos detallado. De esta forma, además de los efectos secundarios de estas soluciones,
la coagulopatía en los pacientes que padecen una hemorragia masiva tiene como origen principal el déficit de factores de coagulación. El nivel de fibrinógeno desciende en primer término, alcanzando su nivel crítico de 1 g/l después de la reposición del 150 % del volumen
sanguíneo.

Luego caen los otros factores débiles de la coagulación cuando la reposición alcanza el
200 %. Este déficit de factores lleva a la prolongación del Tiempo de Tromboplastina Parcial
Activado (TTPA) y del Tiempo de Protrombina (TP) que, al alcanzar 1,5 veces su valor normal, aumenta sensiblemente los riesgos de mayor sangrado y obliga a su corrección.

Si bien las correcciones estandarizadas no están recomendadas, hay acuerdo en que el
aporte de Plasma Fresco Congelado (PFC) debe considerarse cuando se ha transfundido el valor de una volemia. Es importante recordar que la dosis debe ser pensada para mantener los

niveles de factores por encima de los niveles críticos y que para ello el volumen a aportar es elevado. Esto es particularmente cierto para el fibrinógeno, que debe medirse periódicamente y si sus niveles no superan el valor crítico (1 g/l) debe recurrirse al aporte de crioprecipitado. El uso de concentrado de complejo de protrombina ha sido propuesto como alternativa al uso de PFC; sin embargo, debe recordarse que estos complejos son potencialmente trombogénicos y que su uso fuera de las coagulopatías hereditarias no está probado.[5]

1.7.1.1.4   Control farmacológico de la hemorragia

Durante la resucitación del paciente con *shock* hemorrágico, la combinación de hipotermia, coagulopatía y acidosis conforma un síndrome que acelera sus efectos en un círculo que, a menos que se interrumpa, lleva rápidamente a la muerte del paciente. Además de las medidas para conservar o recuperar la temperatura, el aporte de factores de la coagulación y de procoagulantes o antifibrinolíticos puede tener un rol importante al revertir la coagulopatía. El reciente desarrollo con técnica recombinante del factor VII activado (rFVIIa) es una atractiva propuesta terapéutica en este sentido. Después de su administración el rFVIIa se une solamente al factor tisular subendotelial expuesto. Luego, este complejo activa el sistema de la coagulación extrínseco en el sitio de la lesión sin causar activación sistémica y el consecuente estado de hipercoagulabilidad. En varios modelos animales el rFVIIa ha demostrado ser un efectivo procoagulante para el control de la hemorragia.

Actualmente su uso está aprobado para el tratamiento de hemorragias en los pacientes hemofílicos. Se describen casos de pacientes con coagulopatías adquiridas de distinto origen (trauma, cirrosis, hemorragia digestiva, trasplante de médula ósea, cirugía cardiovascular) que demuestran una efectividad variable del rFVIIa pero sin efectos secundarios relevantes.[42] El uso de este factor procoagulante ha sido propuesto para el tratamiento de hemorragias masivas en dos estadios. El inicial, especialmente en pacientes traumatizados, con la finalidad de estabilizar la respuesta del propio organismo, ya que facilita la formación de hematomas en partes blandas y en vísceras con lesión. En este momento la estabilización del coágulo puede proteger al paciente del resangrado que se produce durante la reanimación con fluidos. Esta idea, que aún genera controversias, sugiere el uso de este fármaco para pacientes con trauma simple que no requieren hemostasia mecánica (hemotórax, lesión hepática, esplénica o renal). De igual forma, se beneficiarían de ella los pacientes con sangrado venoso, como aquellos con fractura de pelvis, antes de su hemostasia mecánica.

El segundo estadio dentro de la evolución de las hemorragias masivas para el que se ha sugerido el uso de rFVIIa y que ha causado menos controversia es aquel en el que los pacientes se presentan con *shock* hemorrágico refractario. Se trata de pacientes que se encuentran en lo que se ha llamado «espiral de muerte» y que se caracteriza por hipotermia, coagulopatía por consumo y acidosis. En este estadio los pacientes se muestran resistentes a la terapia procoagulante tradicional con transfusión de plaquetas, PFC y crioprecipitado.

El uso de rFVIIa dentro de una estrategia de control de daño por parte del equipo quirúrgico ha permitido obtener resultados alentadores.[43] En pacientes con sangrado digestivo y enfermedad hepática también se ha sugerido que la corrección de la coagulopatía puede tener efectos beneficiosos. Un reciente estudio multicéntrico, controlado, randomizado y doble ciego sugiere que el uso del rFVIIa mejora la evolución de pacientes con enfermedad hepática moderada a severa y sangrado por varices esofágicas.[44]

Por último, otro grupo de pacientes con alto riesgo de sangrado masivo ha sido propuesto para recibir esta medicación como forma de disminuir el riesgo. Se trata de los pacientes sometidos a cirugía de resección o trasplante hepático. Un estudio multicéntrico, controlado, randomizado y doble ciego evaluó la eficacia hemostática y la seguridad del rFVIIa en pacientes no cirróticos sometidos a hepatectomía parcial debido a tumores benignos o malignos (primarios o metastásicos). Sus resultados demostraron una disminución de los requerimientos de transfusión y de pérdidas de sangre durante la cirugía. Resultados similares se han obtenido en el transplante de hígado.[45]

1.7.1.2 *Objetivos de la resucitación*

1.7.1.2.1 Resucitación inicial: ¿valores normales o hipotensión controlada?

En el cuidado inicial del paciente con *shock* hemorrágico grave es prioritario asegurar la supervivencia y para ello hemos visto que la terapia empírica con fluidos es la primera medida que debemos aplicar. La respuesta de la presión sanguínea y la frecuencia cardíaca a esta carga de volumen define la estabilidad. Para pacientes que no responden apropiadamente, el paso siguiente es identificar las fuentes de hemorragia no controladas, que precisan una actuación rápida quirúrgica o mediante radiología intervencionista. Hasta hace unos pocos años perseguir la estabilidad hemodinámica significaba restaurar la tensión arterial y la frecuencia cardíaca a sus valores normales; sin embargo, un estudio publicado en 1994 por Bickell *et al.* ha colocado un interrogante en los objetivos a cumplir en los pacientes con *shock* hemorrágico. En su estudio los autores comparan, en un grupo de 598 pacientes adultos con trauma penetrante de tórax e hipotensión prehospitalaria, un tratamiento basado en la resucitación convencional inmediata *versus* otro de resucitación retardada o hipotensión controlada. En este último grupo, los objetivos de resucitación, en lo que respecta a la tensión arterial, permitían valores menores a los normales hasta que la fuente de hemorragia fuera controlada en el quirófano. Los resultados demostraron para el grupo de resucitación retardada menor mortalidad (30 % *vs.* 38 %), menores complicaciones (23 % *vs.* 30 %) y menor estancia en el hospital.

Esta estrategia de hipotensión controlada tiene antecedentes bastante alejados en el tiempo. Ya en 1918 Cannon *et al.* postularon que la normalización de la presión arterial durante el sangrado activo tal vez no fuese la terapia óptima «si la presión es aumentada antes de que el cirujano esté listo para detectar la pérdida y cohibir la hemorragia». Existe asimismo una amplia base de estudios de investigación animal que muestran resultados similares a los de Bickell. Sin embargo, una reciente revisión realizada sobre estudios experimentales afirma que la estrategia de hipotensión controlada tiene resultados contradictorios según sea el modelo utilizado. En aquellos modelos de lesión más severa, esta estrategia reduce el riesgo de muerte pero el resultado es el opuesto cuando se aplicó a modelos de hemorragias menos severas.[46]

De acuerdo con la información disponible en la actualidad no puede concluirse que sea apropiado demorar la resucitación de un paciente en *shock* hemorrágico hasta que la fuente de la hemorragia pueda ser controlada de forma definitiva. En cambio, pueden sugerirse algunas diferencias en los objetivos que cabe alcanzar según el tipo de pacientes. En el caso de pacientes que se hallan lejos de centros asistenciales, en pacientes ancianos o con reserva cardíaca disminuida por enfermedades asociadas y en pacientes con fuente de sangrado controlada, la resucitación debe seguir la estrategia tradicional de optimización de variables hemodinámicas. Igual estrategia debe seguirse en pacientes en quienes el *shock* hemorrágico se asocia con traumatismo de cráneo o con otra causa de hipertensión endocraneana, ya que en ellos la demora en mejorar la presión de perfusión cerebral tiene efectos devastadores sobre el sistema nervioso central.

Por el contrario, en pacientes con hemorragia no controlada y con rápido acceso a un centro de alta complejidad que pueda resolver la causa del sangrado, puede utilizarse una estrategia de resucitación menos agresiva que tenga como meta valores de tensión arterial inferiores a los normales (40 a 60 mmHg de tensión arterial media).[47] Afortunadamente, en la mayoría de los pacientes contamos con tiempo para obtener más información y al control estricto de los valores de TAM y frecuencia cardíaca se añade el control de la saturación de oxígeno de la hemoglobina por oximetría de pulso, la búsqueda de un flujo urinario adecuado, de niveles de presión venosa central entre 8 y 15 mmHg y de mejoría en los signos de perfusión tisular analizables en el examen físico (nivel de conciencia, temperatura y coloración de la piel). También es útil y de fácil realización la toma de una muestra de gases en sangre arterial para establecer el nivel del exceso de base y, cuando es posible, el nivel de ácido láctico.

1.7.1.2.2 Resucitación avanzada

Una vez que la resucitación inicial se ha completado y la causa de la hemorragia ha podido ser resuelta, el aporte de líquidos continuará de acuerdo con los objetivos que nos fijemos, aunque ahora serán más complejos en su interpretación y más invasivos en su obtención.

El grupo liderado por W. Shoemaker es el que más ha trabajado en la definición de las variables que mejor se relacionan con la respuesta «ideal» del organismo que facilite una buena evolución de los pacientes que presentan un cuadro de *shock*. En sus primeros trabajos prospectivos de la década de los ochenta, sobre un gran número de pacientes quirúrgicos de alto riesgo, comprobó que la estrategia de resucitación «supranormal», consistente en llevar los índices hemodinámicos (específicamente el Índice Cardíaco [IC] y la Disponibilidad de Oxígeno [DO_2]) a valores superiores a los fisiológicos, consiguió disminuir la mortalidad. Estos trabajos le llevaron a plantear la hipótesis de que los pacientes críticos en estado de *shock* tienen una deuda de oxígeno no reconocida u oculta como consecuencia de la disminución del consumo de oxígeno (VO_2), dependiente de la presencia de una DO_2 que no alcanza a cubrir las necesidades aumentadas que presentan los pacientes.[48] Esta atractiva hipótesis, avalada por los trabajos de su grupo, no pudo ser reproducida en otros centros y, más aún, los resultados obtenidos por otros autores son opuestos a los suyos, ya que encontraron que el aumento de la DO_2 en pacientes críticos puede ser perjudicial para su supervivencia.[49]

Estas diferencias tan notables quizá se expliquen por la selección de los pacientes. Los trabajos de Shoemaker *et al.* se basaron en la resucitación de pacientes en el perioperatorio de acuerdo con los resultados de las mediciones hemodinámicas y puede decirse que el trabajo fue precoz en cuanto a la aparición de complicaciones derivadas del estado de *shock*. Los otros estudios se realizaron en pacientes con diagnóstico de *sepsis, shock* séptico o síndrome de dificultad respiratoria aguda (SDRA), que en el momento de incluirlos ya presentaban evidencias de fallos orgánicos.

Si bien la estrategia ideada por W. Shoemaker ha ido perdiendo vigencia, su hipótesis de la deuda de oxígeno oculta y la necesidad de monitorizar a los pacientes críticos con catéter de Swan-Ganz e intentar llevar la DO_2 a valores de 600 ml/min/m² se ha mantenido en la mayoría de los grandes centros en todo el mundo, aunque con pequeñas variaciones. Si bien hay acuerdo en que el principal objetivo de la resucitación del *shock* es establecer una DO_2 adecuada, sigue la controversia en torno a la definición de «adecuada».

La experiencia de otros autores es que una DO_2 mayor de 500 ml/min/m² obtenía una respuesta similar con menor necesidad de aporte de volumen y de transfusiones sanguíneas.[1] Otra alternativa es mantener elevada la DO_2 hasta que el lactato retorne a valores normales;

sin embargo, en la experiencia de algunos autores la VO_2 no aumenta a pesar del incremento de la DO_2, y las concentraciones de lactato permanecen persistentemente elevadas. Este hallazgo representa, probablemente, un defecto en la función mitocondrial en los tejidos periféricos, y estos pacientes a menudo desarrollan fallo multiorgánico. Conceptualmente esta respuesta es similar a la que ocurre durante la resucitación del *shock* séptico avanzado. Una carga temprana de volumen demostró ser beneficiosa, pero la resucitación tardía agresiva no mejora el pronóstico y un lactato persistentemente elevado es predictor de muerte. Una explicación alternativa sería que el lactato se eleva, después de lesión severa, porque la excesiva movilización de sustratos no puede metabolizarse por el ciclo de Krebs; entonces el piruvato intracelular se transforma en lactato, que luego sale de la célula y es recaptado en el hígado para ser transformado en glucosa (ciclo de Cori). Por lo tanto, un lactato elevado al final de la resucitación refleja una respuesta más severa al estrés.[51, 52]

La posibilidad de contar con un catéter en la arteria pulmonar permite obtener una serie de variables que ayudan a optimizar la reposición de volumen en el paciente crítico. Dichas variables se dividen en aquellas que reflejan la precarga de los ventrículos (PVC, presión capilar pulmonar o presión de enclavamiento), la función ventricular (IC, índice de trabajo ventricular derecho e izquierdo) y la poscarga ventricular (índice de resistencia vascular pulmonar y sistémica). Asimismo, permite conocer variables que expresan de forma más global la respuesta del organismo a la resucitación, como las ya mencionadas VO_2 y DO_2, y otras como la saturación de oxígeno en la sangre venosa mezclada (SvO_2). En relación con esta última variable, la SvO_2, la gran difusión que ha experimentado en los últimos años se debe a que expresa la relación entre el aporte de sangre a los tejidos y el consumo de oxígeno de los mismos y, por lo tanto, sus variaciones permiten detectar cambios en la DO_2 y/o el VO_2. La SvO_2 disminuye cuando desciende el aporte de oxígeno a los tejidos (DO_2) o cuando aumenta el consumo de oxígeno tisular (VO_2); estos cambios son consecuencia de la capacidad de los tejidos para aumentar la extracción de oxígeno. Normalmente los tejidos extraen el 25 % del contenido de oxígeno que se les ofrece dejando un amplio margen de extracción para los estadios en que la oferta de oxígeno disminuye o el consumo aumenta. Cuando esto sucede la SvO_2 disminuye rápidamente y su monitorización nos permitirá detectarlo precozmente. Éste es el fundamento por el cual se han desarrollado catéteres con fibra óptica que tienen la capacidad de medir esta saturación de forma continua, sin necesidad de extraer una muestra de sangre.

Los primeros catéteres de este tipo fueron modificaciones de los catéteres de Swan-Ganz; en la actualidad se utilizan también catéteres venosos centrales con fibra óptica y si bien su localización no permite medir la saturación de la sangre venosa mezclada sino de la sangre venosa de la vena cava, muestra buena correlación con la misma. En el estudio ya citado de Rivers *et al.*[15] se utilizó la tensión arterial, la PVC y el flujo urinario para monitorizar la resucitación de un grupo de pacientes con *sepsis* severa mientras que a un grupo similar se le monitorizaba además con la medición continua de la SvO_2 a través de un catéter en la vena cava superior. Los valores de SvO_2 se utilizaron para guiar el tratamiento y se buscaba obtener un valor[3] del 70 %; si no se conseguía, se debía continuar con aporte de fluidos, fármacos inotrópicos y transfusión de glóbulos rojos. El grupo que recibió este esquema de tratamiento precoz, agresivo y guiado por SvO_2 tuvo menor mortalidad que el grupo control (30,5 % *vs.* 46,5 %; P = 0,009), a la vez que requirió mayores cantidades de fluidos, inotropos y transfusión de glóbulos rojos. *Debe recordarse que la colocación de un catéter que mida la presión venosa central es una línea optativa de monitorización y no una vía de emergencia para la resucitación inicial.*

Otras variables que expresan la respuesta del organismo y que no requieren de un catéter de Swan-Ganz pueden ayudar en el seguimiento de la resucitación de estos pacientes. Se trata de la medición de ácido láctico arterial y de la medición de la Tonometría Gástrica (TG). El ácido láctico es un producto directo del metabolismo anaeróbico y como tal expresa un insuficiente aporte de oxígeno a los tejidos. Tiene como ventajas su amplia disponibilidad y su bajo coste pero posee importantes limitaciones, entre las que sobresalen su dependencia del estado de funcionamiento hepático y su tardía aparición ante estados progresivos de *shock*.

La TG consiste en la medición de la presión de CO_2 en la mucosa gástrica y, a partir de ella, la obtención del pH de la mucosa en dicho órgano mediante la aplicación de la fórmula de Henderson-Hasselbach incorporando el bicarbonato obtenido en una muestra de sangre arterial. La obtención del pH de la mucosa gástrica se utiliza como un índice de perfusión tisular y ante situaciones de deterioro en la oferta de oxígeno a los tejidos esta variable desciende de forma marcada a niveles $< 7{,}35$. El gran aporte de esta técnica se basa en su capacidad de medir el estado de un órgano específico y en no estar sujeta a la compensación de otras zonas del organismo que puedan enmascarar los resultados, como sucede con las variables más globales (pH arterial, VO_2, DO_2 y ácido láctico). Ha demostrado ser una variable que se modifica precozmente en los estados de déficit de aporte de oxígeno a los tejidos. Entre las limitaciones que se le han adjudicado, la más importante es la que deriva del uso del bicarbonato arterial en el cálculo del pH; por ese motivo, en los últimos años ha ganado más aceptación utilizar directamente el valor de la presión de CO_2 de la mucosa gástrica (PCO_2 gástrica) y su diferencia con la PCO_2 arterial (PCO_2 gástrica–$PaCO_2$) como un índice de perfusión tisular.

Pese a todas estas virtudes, su uso no se difundió en relación con los potenciales beneficios que otorga; esto se debe en parte a lo inestable de sus resultados y en parte a la mala relación coste-beneficio de la información que otorga, ya que más allá de sus resultados, sigue siendo necesaria la colocación de un catéter de Swan-Ganz para evaluar la respuesta hemodinámica ante las medidas terapéuticas utilizadas.

Como vemos, el gran aporte de la TG ha sido su capacidad para detectar precozmente alteraciones en la perfusión de un órgano que, a su vez, sufra una vasoconstricción desproporcionada durante el inicio del *shock*. Si bien la mucosa del aparato digestivo cumple con estos requisitos, no es el único tejido que lo hace ya que tanto la piel, como la grasa subcutánea, el músculo y la mucosa oral también se comprometen en el inicio del *shock*. A partir de este concepto se han desarrollado otros métodos de medida de la perfusión tisular localizada. La espectroscopia infrarroja es un método que puede cuantificar la saturación de oxígeno de la hemoglobina en el músculo esquelético y el tejido subcutáneo (StO_2), y que puede funcionar como un índice de perfusión tisular. En un estudio reciente se utilizó este método para monitorizar la StO_2 en la región deltoidea durante la resucitación del *shock* y se demostró que la StO_2 se relaciona bien con la DO_2. Otra alternativa sería colocar pequeños electrodos o sensores de fibra óptica para PO_2, PCO_2 y pH directamente en el tejido elegido. Se ha mostrado que el pH del músculo esquelético es una variable indicativa del estado metabólico, muy útil para monitorizar la resucitación. Una tercera posibilidad es un sensor de dióxido de carbono con fibra óptica, comercialmente disponible, que se coloca debajo de la lengua. Este monitor se basa en el principio de que la hipoperfusión lleva a un incremento de la PCO_2 en el líquido intersticial similar al utilizado por la TG.

1.8 Resumen

El *shock* es un estado fisiopatológico en el cual el sistema circulatorio es incapaz de perfundir los tejidos y de satisfacer adecuadamente la demanda de oxígeno que, sin su corrección, lleva a la disfunción orgánica progresiva, al daño parenquimatoso irreversible y, finalmente, a la muerte. El *shock* hemorrágico es el desencadenado por una pérdida aguda de sangre. La pérdida aguda de volumen plasmático y la reducción del transporte de oxígeno originan isquemia tisular y, como consecuencia, numerosas alteraciones fisiopatológicas en la circulación sistémica, microcirculación, sistema inmune y metabolismo. Durante la resucitación del *shock*, a la lesión inducida por la isquemia se asocia el daño provocado por la reperfusión. La lesión tisular generada por la secuencia isquemia-reperfusión y mediada por cambios en la microvasculatura guarda una estrecha relación con los sistemas inflamatorios celular y humoral. Éstos se encuentran fuertemente activados después del *shock* y la resucitación como consecuencia de los cambios en la microcirculación. La lesión por isquemia-reperfusión puede darse en todos los órganos, dependiendo del grado y la duración del *shock* hemorrágico y de las medidas terapéuticas aplicadas.

El *shock* se expresa por hipotensión arterial y signos de hipoperfusión tisular. Debe recordarse que la hipotensión arterial, por sí sola, no define el *shock*. Su aparición dentro de la clasificación de las hemorragias se da en el tercer estadio, lo que revela que la hipotensión arterial es una modificación tardía de la insuficiencia circulatoria y revela que quien la padece ha perdido por lo menos un 30 % de su volemia. El diagnóstico inicial del *shock* se basa en reconocer su presencia a través de la apreciación clínica de una perfusión orgánica inadecuada. Dicha apreciación puede hacerse rápidamente a través de la evaluación del estado de consciencia, de la piel y de la frecuencia y características del pulso. Ningún test de laboratorio diagnostica el *shock*.

El principal avance en el cuidado de pacientes con *shock* hemorrágico ha sido el reconocimiento de la necesidad de una rápida y agresiva reposición de volumen usando sangre y otras soluciones parenterales. El esquema de resucitación de los pacientes con *shock* hemorrágico no difiere del establecido para cualquier paciente con riesgo para su vida y se basa en las normativas conocidas como **ABC** (**A**irway, **B**reathing y **C**irculation). Una vez asegurada la ventilación, para obtener la estabilidad cardiorrespiratoria que asegure una adecuada perfusión tisular, la práctica recomendada es una carga empírica inicial de volumen que corrija la hipovolemia. La reposición inicial en un paciente en *shock* es de 2 a 3 litros de solución de Ringer Lactato a una temperatura entre 37 y 40 °C. Aquellos pacientes que no responden adecuadamente a esta carga inicial requieren mayor aporte de fluidos y que se establezca rápidamente el control de la hemorragia. La corrección de la hipovolemia exige cumplir los siguientes pasos: obtener una vía venosa apropiada, estimar el volumen a reponer, seleccionar el fluido con que se iniciará la reposición y establecer objetivos de resucitación basados en parámetros objetivos de monitorización.

El mayor efecto secundario que se atribuye al uso de soluciones cristaloides es el edema intersticial y, como consecuencia de éste, las posibles alteraciones en la perfusión tisular en distintos órganos de la economía y la generación de síndrome compartimental abdominal. Las soluciones de coloides poseen como ventaja sobre los cristaloides que comportan una restauración más rápida del volumen circulante con una menor cantidad de líquido infundido. Sin embargo, al igual que con las soluciones cristaloides, los coloides presentan una multiplicidad de efectos secundarios que ha puesto en duda los beneficios de su uso. Como conclusión diremos que existe acuerdo en sugerir que la resucitación inicial de pacientes en *shock* hipovolémico, incluido el *shock* hemorrágico, debe realizarse con soluciones cristaloides.

Las transfusiones de sangre sólo se utilizan para incrementar el transporte de O_2 mediante el aporte de hemoglobina y no como una forma de reposición de volumen plasmático. El umbral de transfusión se encuentra entre 6 y 10 g/dl. En cuanto al uso de plasma fresco congelado (PFC), si bien las correcciones estandarizadas no están recomendadas, existe acuerdo respecto a que el aporte debe considerarse para el tratamiento de la coagulopatía cuando se ha transfundido el valor de una volemia. El uso de procoagulantes como el rFVIIa, en pacientes con sangrado masivo, dentro de una estrategia de control de daño, ha permitido obtener resultados alentadores.

De acuerdo con la información disponible en la actualidad, no puede concluirse que sea apropiado demorar la resucitación de un paciente en *shock* hemorrágico hasta que la fuente de la hemorragia pueda ser controlada de forma definitiva. Si bien pueden sugerirse algunas diferencias en los objetivos que cabe alcanzar según el tipo de pacientes, como es el caso de aquellos con hemorragia no controlada y con rápido acceso a un centro de alta complejidad, en quienes puede utilizarse una estrategia de hipotensión controlada.

Una vez que la resucitación inicial se ha completado y la causa de la hemorragia ha podido ser controlada, el aporte de líquidos, así como la necesidad de utilizar fármacos con efecto inotrópico, continuará de acuerdo con los objetivos que nos fijemos. En ellos debe contemplarse que los requerimientos de oxígeno del organismo durante el *shock* no han sido satisfechos y que esta deuda de oxígeno puede ser causa posterior del fracaso multiorgánico.

Bibliografía

1. Neugebauer E, y col. Pharmacotherapy of Shock, In Pharmacology Approach to the Critically Ill Patient. Bart Chernow (editor). Williams & Wilkins, 1994.

2. Revel M, Greaves I, Porter K. Endpoints for fluid resuscitation in hemorrhagic shock. J Trauma. 2003; 54: S63-S67.

3. Hewitt PE, Machin SJ. Massive blood transfusion. In: Contreras M, ed. ABC of transfusion. London: BMJ Publishing, 1992.

4. British Committee for standards in Haematology. Guidelines. The administration of blood and blood components and the management of transfused patients. Transfusion Med 1999; 9: 227-238.

5. Stainsby D, MacLennan S, Hamilton PJ. Management of massive blood loss: a template guideline. Br J Anaesth 2000; 85:487-491.

6. Chaudry IH, Ayala A. Immune consequences of hypovolemic shock and resuscitation. Curr Opin Anesthesiol 1993: 6: 385-392.

7. Baue AE. Multiple organ failure, multiple organ dysfunction syndrome, and the systemic inflammatory response syndrome- Where do we stand? Shock 1994: 2: 385-397.

8. American College of Surgeons. Advanced Trauma Life Support Course Manual. Chicago, Illinois. 1997; 103-112.

9. Moore FA, Moore EE. Trauma resuscitation. In Willmore DW, Cheung LY, Harken AH, Holcroft JW, Meakins JL, Soper NJ, eds. American college of Surgeons: ACS surgery. New York: WebMD Corporation, 2002: 31-37.

10. Moore FA, McKinley BA, Moore EE. The next generation in shock resuscitation. Lancet 2004; 363: 1988-1996.

11. Bickell WH, Wall MJ, Pepe PE, *et al.* Immediate versus delayed fluid resuscitation for hypotensive patients with penetrating torso injuries. N Engl J Med 1994; 331: 1105-1109.

12. Shires T., Coln D., Carrico J. *et al.* Fluid therapy in hemorrhagic shock Arch. Surg. 1964; 88: 688-93. Dillon J., Lunch L.J. Myers R. *et al.* A bioassay of treatment of hemorrhagic shock. Arch. Surg. 1966; 93: 537-555.

13. Bennett D, Bion J. ABC of Intensive Care: Organization of intensive care. BMJ 1999; 318: 1468-1470.

14. Bennett D, Treasure T. Reducing the risk of major elective surgery. *BMJ* 1999; 318: 1087-1088.

15. Rivers E., Nguyen B., Havstad S. *et al.* Early goal-directed therapy in the treatment of severe sepsis and septic shock. N Engl J Med 2001; 345: 1368-1377.

16. New Light on Intravascular Volume Replacement Regimens: What Did We Learn from the Past Three Years? J Boldt, Anesth Analg 2003; 97: 1595–604.

17. Rhee P, Wang D, Ruff P, *et al.* Human neutrophil activation and increased adhesion by various resuscitation fluids. Crit Care Med 2000; 28: 74-78.

18. Balogh Z, McKinley BA, Cocanour CS, *et al.* Supranormal trauma resuscitation causes more cases of abdominal compartment syndrome. Arch Surg 2003; 138: 637-642.

19. Knutson JE, Deering JA, Hall FW, *et al.* Does intrao-

perative hetastarch administration increase blood loss and transfusion requirements after cardiac surgery? Anesth Analg 2000; 90: 801–807.

20. Haisch G, Boldt J, Krebs C, *et al.* The influence of a new hydroxyethyl starch preparation (6% HES 130/0.4) on coagulation in cardiac surgical patients. J Cardiothorac Vasc Anesth 2001; 15: 316–321.

21. Haisch G, Boldt J, Krebs C, *et al.* The influence of intravascular volume therapy with a new hydroxyethyl starch preparation (6% HES 130/0.4) on coagulation in patients undergoing major abdominal surgery. Anesth Analg 2001; 92: 565–571.

22. Biesenbach G, Kaiser W, Zazgornik J. Incidence of acute oligoanuric renal failure in dextran 40 treated patients with acute ischemic stroke stage III or IV. Ren Fail 1997; 19: 69–75.

23. Schortgen F, Lacherade JC, Bruneel F, *et al.* Effects of hydroxyethylstarch and gelatin on renal function in severe sepsis: a multicenter randomised study. Lancet 2001; 357: 911–6. 24.

24. Dehne MG, Muhling J, Sablotzki A, *et al.* Hydroxyethylstarch (HES) does not directly affect renal function in patients with no prior renal impairment. J Clin Anesth 2001; 13: 103–111.

25. Jungheinrich C, Scharpf R, Wargenau M, *et al.* The pharmacokinetics and tolerability of an intravenous infusion of the new hydroxyethyl starch 130/0.4 (6%, 500 mL) in mild-to-severe renal impairment. Anesth Analg 2002; 95: 544–551.

26. Asfar P, Kerkeni N, Labadie F, *et al.* Assessment of hemodynamic and gastric mucosal acidosis with modified fluid gelatin versus hydroxyethyl starch: a prospective, randomized study. Intensive Care Med 2000; 26: 1282–1287.

27. Forrest D, Baigorri F, Chittock D, *et al.* Volume expansion using pentastarch does not change gastric-arterial PCO2 gradient or gastric intramucosal pHi in patients who have sepsis syndrome. Crit Care Med 2000; 28: 2254–2258.

28. Lang K, Boldt J, Suttner S, Haisch G. Colloids versus crystalloids and tissue oxygen tension in patients undergoing major abdominal surgery. Anesth Analg 2001; 93: 405–409.

29. Cochrane Injuries Group Albumin Reviewers. Human albumin administration in critically ill patients: systematic review of randomized controlled trials. BMJ 1998; 317: 235-240.

30. Choi PT, Yip G, Quiñónez LG, Cook DJ. Crys-talloid vs colloids in fluid resuscitation: a systematic review. Crit. Care Med 1999; 27: 200-210.

31. Wilkes MM, Navickis RJ. Patients survival after human albumin administration: a meta-analysis of randomized, controlled trials. Ann Intern Med 2001; 135: 149-164.

32. Cook D, Guyatt G. Colloid use for fluid resuscitation: evidence and spin. Ann Intern Med 2001; 135: 205-208.

33. A Comparison of Albumin and Saline for Fluid Resuscitation in the Intensive Care Unit. SAFE Study Investigators. N Eng J Med 2004; 350: 2247-2256.

34. Sims CA, Wattanasirichaigoon S, Menconi MH, *et al.* Ringer´s ethyl pyruvate solution ameliorates ischemia/reperfusion-induced intestinal mucosal injury in rats. Crit Care Med 2001; 1513-1518.

35. Rotstein OD. Novel strategies for immunomodulation after trauma; revisiting hypertonic saline as a resuscitation strategy for hemorrhagic shock. J Trauma 2000; 49: 580-583.

36. Doyle JA, Davis DP, Hoyt DB. The use of hypertonic saline en the treatment of traumatic brain injury. J Trauma 2001; 50:367-383.

37. Czer LSC, Shoemaker WC. Optimal hematocrit value in critically ill postoperative patients. Surg Gyn Obs 1978; 147: 262.

38. Practice guidelines for blood component therapy; a report by American Society of Anesthesiologists Task Force on Blood Component Therapy. Anesthesiology 1996; 84: 732-747.

39. National Institute of Health Consensus Confe-rence. Perioperative red blood cell transfusion. JAMA 1988; 260: 2700-2703.

40. Malone DL, Dunne J, Tracy JK, *et al.* Blood transfusion, independent of shock severity, is associated with worse outcome in trauma. J Trauma 2003; 54: 898-905.

41. Amberson WR, Jennings JJ, Rhode CM. Clinical experience with hemoglobin-saline solutions. H Appl Physiol 1949; 1: 469-489.

42. O´Neil PA, Bluth M, Gloste ES, *et al.* Successful use of recombinant activated factor VII for trauma-associated hemorrhage in a patient without preexisting coagulopathy. J Trauma 2002; 52: 400-405.

43. Hoyt BD. A clinical review of bleeding dilemmas in Trauma. Seminars in Hematology. 2004; 41: 40-43.

44. Bosh J, Abraldes JG. Management of gastrointestinal bleeding in patients with cirrhosis of the liver. Seminars in Hematology. 2004; 41: 8-11.

45. Hendriks HG, Meijer K, de Wolf JT, *et al.* Effects of recombinant activated factor VII on coagulation measured by thromboelastography in liver transplantation. Blood Coagul Fibrinolysis. 2002; 13: 309-313.

46. Mapstone J, Roberts I, Evans P. Fluid Resuscitation Strategies: A systematic Review of Animal Trials. J Trauma; 2003: 571-589.

47. Tremblay L, Rizoli S, Brenneman F. Advances in fluid resuscitation of hemorrhagic shock. Can J of Surg; 2001: 172-179.

48. Shoemaker WC, Appel PL, Kram HB, *et al.* Prospective trial of supranormal values of survivors as therapeutic goals in high-risk surgical patients. Chest 1988; 94: 1176-1186.

49. Gattinoni L, Brazzi L, Pelosi P, *et al.* A trial of goal-oriented hemodynamic therapy in critically ill patients. N Eng J Med 1995; 333: 1025-1032.

50. McKinley BA, Kozar RA, Cocanour CS, *et al.* Normal versus supranormal O2 delivery goals in shock resuscitation/ the response is the same J Trauma 2002; 53: 825-842.

51. James JH, Luchette Fa, McCarter FD, *et al.* Lactate is un unreliable indicator of tissue hypoxia in injury or sepsis. Lancet 1999; 354: 505-508.

52. Gore DC, Jahoor F, Hibbert JM, *et al.* Lactic acidosis during sepsis is related to increased pyruvate production, not deficits in tissue oxygen availability. Am Surg 1996; 224:97-102

Capítulo 2

Anemia aguda y transfusión

P. J. Madoz, R. Mazzara,* E. Muñiz

Hospital de la Santa Creu i Sant Pau
Banco de sangre y tejidos
Barcelona

* Hospital Clínic i Provincial de Barcelona
Servicio de Hemostasia i Hemoterapia
Barcelona

Dirección para correspondencia
Hospital de la Santa Creu i Sant Pau
Dr. P. J. Madoz
pmadoz@santpau.es

2.1 Respuesta fisiológica a la anemia aguda

El oxígeno (O_2) es transportado por la sangre de dos formas, disuelto en el plasma y unido a la hemoglobina (Hb) intraeritrocitaria. Cuando está totalmente saturada de oxígeno, una molécula de Hb fija cuatro moléculas de oxígeno; un gramo de Hb puede transportar 1,34 ml de O_2. Habitualmente, más del 98 % del oxígeno es transportado por la hemoglobina y la cantidad de oxígeno disuelto en el plasma es despreciable (el 1,4 % del O_2 combinado con la Hb).[1]

La cantidad total de O_2 transportado en la sangre arterial (CaO_2) puede calcularse con la fórmula: $CaO_2 = (1,34 \times Hb \times SaO_2) + (0,003 \times PaO_2)$ ml/l. Normal: 16-22 ml/min, donde SaO_2 es la saturación en O_2 de la sangre arterial (en %), Hb la concentración de hemoglobina en g/dl y PaO_2 la presión parcial de oxígeno en la sangre arterial (en mmHg).

El aporte total de oxígeno (DO_2) es la cantidad de oxígeno puesto a disposición de los tejidos por unidad de tiempo. Es igual al producto del gasto cardíaco (GC) en l/min, y del CaO_2 en 100 ml de sangre: $DO_2 = GC \times CaO_2 \times 10$. El valor medio del DO_2 es de 500-750 ml/m²/min.

A la vista de estas ecuaciones, resulta evidente que el aporte de oxígeno a los tejidos depende de tres factores: el gasto cardíaco, la Hb y la SaO_2. En el curso de la anemia aguda, la capacidad de transporte de oxígeno (DO_2) puede disminuir como consecuencia de la disminución de la Hb y de la posible disminución del gasto cardíaco debido o bien a la pérdida de volumen no compensada, o bien a la hipoxia miocárdica con reducción del volumen de eyección sistólico. Por último, en esta situación de anemia el DO_2 puede disminuir por el descenso de la SaO_2 causado por alteración de la función de ventilación y del intercambio gaseoso.

En reposo, un sujeto sano consume unos 100 a 180 ml/m²/min de O_2 (consumo sistémico de oxígeno, VO_2) que representa la utilización global de oxígeno por todo el organismo: $VO_2 = GC \times (CaO_2 - CvO_2) \times 10$ CvO_2: contenido de O_2 en sangre venosa mezclada.

El VO_2 refleja la cantidad de O_2 requerida para satisfacer las demandas del metabolismo aeróbico del organismo. Al porcentaje de oxígeno consumido con respecto al oxígeno transportado se le llama cociente o porcentaje de extracción periférica de oxígeno (EO_2): $EO_2 = VO_2/DO_2$.

El cociente de extracción de oxígeno normal es del 0,2-0,3, lo que indica que sólo un 20-30 % del O_2 transportado a los capilares es captado por los tejidos.

Cuando la Hb está totalmente saturada (es decir, 100 % de saturación) existe una relación directa entre su concentración y el contenido arterial de oxígeno. La disminución de la Hb (anemia) causa un descenso en la capacidad de la sangre para transportar oxígeno. La respuesta fisiológica a la anemia varía según la rapidez de la instauración y la causa. El conocimiento de la respuesta fisiológica a la anemia aguda y de los factores clínicos que potencialmente pueden limitar o mejorar la capacidad de transporte de un individuo permitirá definir mejor la indicación de transfusión en cada paciente.

El organismo responde a la anemia poniendo en marcha una serie de mecanismos fisiológicos de compensación destinados a mantener la oxigenación tisular, que incluyen un aumento en el gasto cardíaco y un incremento en el porcentaje de extracción periférica de oxígeno por los tejidos.[2]

Si el volumen sanguíneo permanece constante (anemia normovolémica), la oxigenación tisular es mantenida, en primer lugar, gracias a un aumento del gasto cardíaco, y la magnitud de su incremento está estrechamente relacionada con la reducción en la viscosidad sanguínea producida por la disminución de la masa eritrocitaria. Un descenso en la viscosidad sanguínea reduce la resistencia al flujo sanguíneo en la microcirculación capilar y venosa, lo que, consecuentemente, junto con el incremento del tono venoso, aumenta el retorno venoso y facilita el vaciamiento del ventrículo izquierdo. El efecto neto es un incremento del gasto cardíaco mediante una elevación del volumen de eyección sistólica.

El aumento de la frecuencia cardíaca y/o de la contracción miocárdica tiene un papel secundario en el aumento del gasto cardíaco de un corazón sano, en tanto se mantenga la normovolemia. En personas jóvenes puede permanecer dentro de límites de normalidad hasta que el hematocrito desciende por debajo del 15 %.

Estos mecanismos de compensación requieren que se mantenga el volumen intravascular y que exista una amplia reserva cardíaca. En los pacientes cuya función ventricular está alterada, el aumento del gasto cardíaco se produce, sobre todo, mediante el incremento de la frecuencia cardíaca.

El segundo grupo de mecanismos compensadores intenta igualar el aporte de oxígeno con la demanda de oxígeno de los tejidos, al permitir que la extracción de oxígeno tisular se incremente.Hay una redistribución del flujo sanguíneo con desvío de éste desde los lechos capilares con menor requerimiento de oxígeno a aquellas áreas de alta demanda, tales como el miocardio y el cerebro. Este desvío de la sangre a tejidos con elevado requerimiento de oxígeno actúa como una reserva de oxígeno capaz de compensar un descenso hasta de un tercio en el gasto cardíaco o un aumento del 50 % en las necesidades de oxígeno. Desgraciadamente, tal redistribución puede causar isquemia gastrointestinal, incluyendo anoxia hepática y septicemia. Sin el aumento de esta redistribución, la hipoxia tisular se instala precozmente en el curso de la anemia.

Con excepción del corazón, el aporte de oxígeno a los tejidos supera a la demanda en reposo en unas 3-4 veces. Así, el porcentaje de extracción de oxígeno en los tejidos periféricos es de un 20-30 % (0,2-0,3). Sin embargo, el corazón en reposo tiene un índice de extracción de O_2 superior al resto de los tejidos, aproximadamente un 60-70 % del oxígeno aportado a través de la circulación coronaria. En un corazón sano, el mecanismo de compensación normal ante un aumento de la demanda de O_2 es el incremento del flujo coronario. Para conseguir esto, las arterias coronarias deben dilatarse. La presencia de estenosis en esos vasos sanguíneos puede causar isquemia miocárdica cuando aumenta el trabajo del corazón. Se considera que el corazón es el órgano que determina el límite de tolerancia a la anemia.

La disminución de la afinidad de la Hb por el oxígeno es un elemento añadido que favorece el EO_2 tisular. En efecto, una elevación local de la presión parcial de CO_2 (PCO_2), de los iones H^+, de la temperatura y de la concentración intraeritrocitaria de 2,3-difosfoglicerato (2,3-DPG) inducen un desplazamiento de la curva de disociación de la Hb hacia la derecha (aumento de la P_{50}), lo que disminuye la afinidad de la Hb por el oxígeno y facilita la liberación tisular del oxígeno. El aumento de la síntesis del 2,3-DPG comienza a aparecer al cabo de 12 horas de anemia.

En la anemia aguda por hemorragia, la hipovolemia se asocia a la disminución del CaO_2 (anemia hipovolémica) y disminuye la capacidad de incrementar el gasto cardíaco debido a que hay una disminución del retorno venoso.[3] Es decir, la rápida disminución en el volumen sanguíneo causada por la hemorragia puede conducir a una disminución en el gasto cardíaco y en el aporte total de oxígeno (DO_2), con pocos cambios en el consumo sistémico de oxígeno (VO_2), debido a que el flujo sanguíneo es distribuido, preferentemente, a los tejidos con mayores necesidades metabólicas. La elevación de la extracción tisular de oxígeno (EO_2) se convertirá en el mecanismo principal para el mantenimiento de la oxigenación tisular.

Igualmente, si bien la disminución de la viscosidad puede ser beneficiosa, las capacidades de extracción pueden estar limitadas por la disminución del débito microvascular debida a la hipovolemia. Así, los mecanismos de compensación de una anemia son menos funcionales durante la anemia hipovolémica que durante la anemia normovolémica:

a) La respuesta inicial a la pérdida sanguínea es mediada por barorreceptores e incluye el aumento de la frecuencia cardíaca e hiperventilación, incrementando así el gasto cardíaco Sólo una vez restablecida la normovolemia, el incremento del gasto cardíaco será a expensas del aumento del volumen de eyección y de la contractilidad.

b) La 2.ª fase de la respuesta a la hemorragia aguda es la restauración de la presión arterial. Es mediada por la casi inmediata secreción de hormonas vasoactivas, catecolaminas y angiotensina II. El grado de respuesta hormonal es proporcional al grado de pérdida sanguínea. Ambos mecanismos, barorreflejos y secreción hormonal, incrementan la presión arterial y la resistencia vascular periférica selectivamente. Es decir, el flujo sanguíneo es redistribuido de un modo predecible, disminuyéndolo agudamente en las circulaciones musculocutánea y esplénica (músculo, piel, intestino, riñones, etc.), mientras lo conserva en la circulación coronaria y cerebral.

c) La 3.ª respuesta a la pérdida sanguínea es la redistribución del agua desde el espacio extravascular al intravascular. Esta redistribución es responsable del descenso de la Hb observado después de la hemorragia y se produce con sorprendente rapidez.

   Conforme se rellena el volumen vascular, el hematocrito (Hto) desciende y la viscosidad sanguínea disminuye. Esta disminución reduce la resistencia al flujo sanguíneo, aumenta el retorno venoso al corazón y mantiene o incrementa el gasto cardíaco. Si estos mecanismos compensadores son inadecuados para preservar las necesidades tisulares de oxígeno, puede producirse ácido láctico y disminución del pH arterial. La acidosis supone un estímulo adicional a la hiperventilación y reduce la afinidad de la Hb por el oxígeno vía efecto Bohr. Esto puede aumentar realmente el aporte de oxígeno a los tejidos, especialmente en aquellas regiones de la circulación en las que las necesidades de oxígeno son altas, tales como el músculo cardíaco y el cerebro.

d) Por último, se estimula la eritropoyesis por aumento de la secreción de eritropoyetina, detectable ya al cabo de 2-3 días de la hemorragia. A los 2-7 días hay reticulocitosis y la cifra de Hb comienza a elevarse a los 7 días de poshemorragia. En muchos pacientes, esta secuencia de hechos puede verse retrasada o abolida por limitaciones a la eritropoyesis tales como inflamación crónica, deficiencia en hierro o problemas similares.

Aunque la mayoría de los pacientes previamente sanos pueden tolerar pérdidas de hasta el 40 % de su volumen sanguíneo, muchos pacientes que no están sanos sólo pueden tolerar pérdidas sanguíneas inferiores. Por ej. pacientes ancianos, o con cardiopatía isquémica, pueden sufrir infarto tisular como consecuencia de un flujo sanguíneo orgánico disminuido. Pacientes con una función pulmonar en el límite o insuficiente tal vez no sean capaces de mantener la oxigenación arterial cuando el tiempo de paso capilar de los hematíes por el pulmón disminuye con el aumento del gasto cardíaco. Los pacientes con hepatopatías tal vez no sean capaces de aumentar la síntesis de albúmina para incrementar la presión oncótica plasmática. Todos estos factores se deben tener en cuenta cuando se consideran las indicaciones clínicas de la transfusión en un paciente concreto.

2.2 Tolerancia a la anemia (Hb) crítica

La respuesta fisiológica a la anemia normovolémica mantiene la oxigenación tisular conforme la Hb desciende. Así, gracias a la elevación del gasto cardíaco y del EO_2, el DO_2 está preservado hasta un hematocrito (Hto) sistémico cercano al 20 %.

Ocasionalmente se alcanza un punto en el cual el gasto cardíaco y la extracción de oxígeno son máximos y ya no pueden aumentar más. Otra disminución en la Hb conducirá a una disminución en el aporte de oxígeno y, a su vez, en el consumo de oxígeno. Este punto es llamado el «DO_2 crítico» y en él la producción de energía por las células resulta limitada por el oxígeno disponible, es decir, el consumo de oxígeno se hace dependiente del oxígeno suministrado. A la Hb correspondiente al «DO_2 crítico» se le da el nombre de «Hb crítica». El «DO_2 crítico» no es un valor fijo, sino que varía entre órganos y depende de la actividad metabólica del tejido. Estudios[4] realizados en voluntarios jóvenes sometidos a hemodilución normovolémica han demostrado que, cuando se alcanzaban cifras de 5 g/dl de Hb, la frecuencia cardíaca, el volumen de eyección y el gasto cardíaco aumentaban y la liberación de oxígeno a los tejidos se reducía, aunque no había pruebas de inadecuada oxigenación tisular utilizando índices globales. Sin embargo, algunos de los voluntarios mostraban signos ECG, asintomáticos, sugestivos sin duda de isquemia miocárdica con cifras de Hb de 5-7 g/dl.[5]

Otros estudios[6] han mostrado que la reducción aguda de la Hb a 6 g/dl producía un sutil y reversible incremento en el tiempo de reacción y una alteración de la memoria inmediata y retardada. Tales cambios no se producían con una Hb igual o superior a 7 g/dl. Sin embargo, la experiencia adquirida con los testigos de Jehová hace pensar que la anemia aguda es bien tolerada en muchas circunstancias. Algunos autores[7] han publicado que la mortalidad únicamente aumentaba con concentraciones de Hb muy bajas (< 5 g/dl) y que algunos pacientes sobrevivían con una cifra de Hb tan extremadamente baja como 1,4 g/dl.[8] Alexis *et al.*[90] estudiaron a 72 pacientes con hemorragia digestiva activa por úlcera péptica, tratados precozmente con cirugía y expansores del plasma sin que aparecieran complicaciones. En esta serie, el promedio de la Hb fue de 8 g/dl, aunque pacientes con una cifra de Hb de 5 g/dl no fallecieron.

En pacientes gravemente enfermos la concentración crítica de Hb puede ser muy diferente. Estas personas pueden tener alteraciones previas tales como isquemia o lesiones valvulares cardíacas que pueden dificultar los mecanismos de adaptación a la anemia. Además, la misma grave enfermedad puede impedir la actuación de los mecanismos de adaptación e incrementar el consumo de oxígeno. Esto significa que el «DO_2 crítico» puede variar ampliamente entre pacientes y en un mismo paciente de unos momentos a otros.

Factores clínicos que pueden elevar la Hb crítica son:

a) Aporte de oxígeno reducido por disminución del gasto cardíaco (consecuencia de cardiopatía isquémica, valvulopatía, arritmia cardíaca, insuficiencia cardíaca, hipovolemia, toma de medicamentos betabloqueantes e inhibidores de los canales del calcio, etc.) o hipoxemia secundaria a insuficiencia respiratoria.

b) Aumento del consumo de oxígeno. Ansiedad, fiebre, escalofríos, infección grave, etc.

Los pacientes gravemente enfermos con cardiopatía isquémica pueden requerir niveles mas elevados de Hb, según demuestran los estudios sobre cinéticas de la oxigenación miocárdica realizados en animales en los que se simulaba una enfermedad arterial coronaria y anemia, y los estudios clínicos de pacientes afectados de enfermedad de las arterias coronarias que posteriormente eran sometidos a cirugía o enfermaban gravemente.[10]

El consumo de oxígeno por el miocardio está directamente relacionado con la cantidad de trabajo que realiza el corazón. Por lo tanto, dicho consumo se ve incrementado por la taquicardia, por el aumento de la poscarga (hipertensión) y, en menor medida, por una precarga incrementada. Debido a que, en reposo, el porcentaje de extracción de oxígeno es casi máximo (aproximadamente 0,6), un aumento en la demanda de oxígeno por el miocardio debe ser cubierta mediante el incremento del flujo arterial coronario. Esto se consigue, principalmente, por vasodilatación. Cualquier limitación a la vasodilatación, como la que se produce en la enfermedad arterial coronaria, puede limitar el flujo sanguíneo coronario y el aporte de oxígeno al miocardio. El riesgo de isquemia miocárdica (hipoxia) en un paciente gravemente enfermo con cardiopatía isquémica previa depende, no sólo de su grado de anemia, sino también de su estado cardiovascular en ese momento (frecuencia cardíaca, presión sanguínea y gasto cardíaco).

2.3　Umbrales de transfusión

En una situación clínica concreta, una Hb cualquiera será adecuada si la cantidad de oxígeno transportado a los tejidos es suficiente para cubrir las necesidades metabólicas. En la práctica, es difícil detectar la hipoxia tisular, a menos que sea grave. No hay signos clínicos específicos de hipoxia tisular. Tampoco hay ninguna prueba analítica que proporcione información exacta sobre el estado real de oxigenación de cada tejido del paciente y que sirva para establecer la necesidad de mejorar el aporte de oxígeno mediante la transfusión de hematíes, si bien hay algunas que pueden proporcionar una información global de la oxigenación tisular. Un índice de extracción de oxígeno > 50 % y una reducción en el consumo de oxígeno a < 50 % del basal son valores por encima (en el primer caso) o por debajo (en el segundo) de los cuales estaría indicado transfundir hematíes.[11] Una extracción de oxígeno superior al 50 % muestra el agotamiento de los mecanismos de compensación de la anemia y representa una clara indicación de transfusión de hematíes. Una saturación venosa mixta de oxígeno (SvO_2) inferior al 40 % debe hacer sospechar de una inadecuación entre las necesidades globales de O_2 y el aporte de O_2. Sin embargo, una SvO_2 superior al 40 % no permite excluir una inadecuación, principalmente regional

Globalmente, los beneficios de la transfusión de hematíes están relacionados con la capacidad del paciente para compensar la anemia. Obviamente, los pacientes más jóvenes y menos enfermos toleran la anemia mejor que los pacientes de edad avanzada y más enfermos. El problema es determinar, en los pacientes, cuál es el grado de anemia que son capaces de tolerar. El dilema de la transfusión de hematíes es conocer el grado de anemia a partir del cual la transfusión aporta un beneficio (corrigiendo los peligros de la anemia) superior a los riesgos que supone.

La transfusión de hematíes es el único tratamiento actualmente disponible de la anemia aguda mal tolerada. Al margen de aquellos casos en los que la mala tolerancia es evidente, existen situaciones en las cuales la anemia no aparece como claramente mal tolerada, pero es percibida como un obstáculo a la recuperación funcional o como un peligro de isquemia miocárdica o cerebral subyacente. Estas situaciones son frecuentes en la práctica clínica diaria, especialmente en enfermos de edad avanzada y, de hecho, la mayoría de las transfusiones se administran de forma profiláctica, antes de que se produzca la hipoxia tisular, con la finalidad de evitar los riesgos de la anemia.

Al carecer de una prueba analítica que pueda establecer, sin equivocación, la necesidad de transfusión de hematíes, la decisión debe estar basada en el juicio clínico ayudado por determinados datos analíticos. Esto ha conducido a la adopción de «umbrales de transfusión» basados en la Hb. Un «umbral de transfusión» es la cifra de Hb en la que una transfusión estaría indicada, en ausencia de otros signos o síntomas clínicos de anemia. Sin embargo, no debe olvidarse nunca que estas cifras son orientativas y que la decisión de transfundir hematíes, como cualquier otro componente sanguíneo, debe estar basada en la valoración clínica del paciente. Así, un paciente con hemorragia aguda por antiinflamatorios y enfermedad pulmonar y/o cardíaca, puede requerir transfusión con una cifra de Hb más elevada que otro joven y previamente sano.

Sorprendentemente, considerando la enorme cantidad de transfusiones de hematíes que se administran cada año, se han publicado muy pocos ensayos clínicos controlados aleatorios sobre su indicación. Un ensayo clínico controlado y aleatorio de gran calidad, «Transfusión Requirements in Critical Care» (TRICC)[12] y una revisión Cochrane,[13] de éste y de otros estudios más breves, han sido muy útiles para establecer los umbrales.

El TRICC investigó si una política transfusional restrictiva, ideada para mantener la Hb entre 7-9 g/dl, era equivalente a una política más liberal que mantenía una Hb entre 10-12 g/dl. Pacientes gravemente enfermos con una Hb < 9g/dl eran aleatoriamente asignados, o bien al grupo restrictivo, o bien al grupo liberal. *Los pacientes con hemorragia aguda activa eran excluidos del estudio.* Las transfusiones de hematíes se administraban cuando la Hb descendía por debajo de 7 g/dl o 10 g/dl, respectivamente. Los pacientes recibían una sola unidad de hematíes cada vez. Se incluyeron 838 pacientes. La Hb media después de la transfusión era de 10,7 en el grupo liberal y de 8,5 g/dl en el restrictivo. Los pacientes del grupo restrictivo recibieron un 54 % menos de hematíes que los del grupo liberal. Además, un 33 % de enfermos del grupo restrictivo no fueron transfundidos. Ningún paciente del grupo liberal quedó sin transfundir. La mortalidad global era algo menor en el grupo restrictivo (18,7 % *vs.* 23,3 %), pero la diferencia no era significativa. Las complicaciones cardíacas, en particular los infartos de miocardio nuevos y el edema pulmonar eran más frecuentes en el grupo liberal. La mortalidad a los 30 días era significativamente más baja con la estrategia restrictiva entre los pacientes menos graves y entre los de edad inferior a 55 años, pero no entre los pacientes con cardiopatía grave. En este subgrupo de 257 pacientes con cardiopatía isquémica conocida había una tendencia hacia unos mejores resultados en pacientes cuya Hb se mantenía por encima de 10 g/dl.[14]

El estudio sugiere que una política restrictiva es al menos tan efectiva como, y probablemente superior, a una estrategia liberal en pacientes críticamente graves y proporciona datos que apoyan que una Hb entre 7-9 g/dl es bien tolerada por la mayoría de los pacientes graves controlados. Asimismo sugiere que un umbral transfusional de 9-10 g/dl puede ser más apropiado que un umbral con una menor concentración de Hb en pacientes con cardiopatía isquémica o insuficiencia cardíaca congestiva.[15]

En resumen, en situaciones de normovolemia está ampliamente aceptado como guía general[16] que en:

— Un paciente previamente sano es apropiado un umbral transfusional de 7 g/dl, lo que deja un margen de seguridad por encima del nivel crítico de 4-5 g/dl. El objetivo es mantener una Hb entre 7-9 g/dl.

— En pacientes con antecedentes cardiovasculares puede ser más seguro mantener una cifra igual o superior a 8 g/dl (entre 8-10 g/dl) de Hb.[19]

— En pacientes con insuficiencia cardíaca o coronaria, en ocasiones puede ser necesario mantener una Hb superior a 10 g/dl.

— Algunos pacientes normovolémicos con anemia sintomática mal tolerada deben ser transfundidos independientemente de la Hb.

En cualquier caso, el médico que toma la decisión de transfundir debe considerar los peligros de la transfusión, peligros que no son estáticos, sino que muchas veces varían con la edad de los pacientes, y los beneficios que quieren conseguirse con la transfusión, así como los riesgos de no transfundir.

2.4 Transfusión de hematíes en la hemorragia gastrointestinal aguda (HGI)

Los principales objetivos del tratamiento de la hemorragia digestiva son detener la hemorragia y reponer el volumen sanguíneo circulante. Nos referiremos sólo a este último punto.

La reposición de las pérdidas sanguíneas en la hemorragia digestiva aguda[18, 19, 20, 21] (véase la tabla 2.1) es, básicamente, similar al tratamiento seguido en hemorragias espontáneas de otra etiología. Se carece prácticamente de estudios en que basar las recomendaciones para la transfusión de hematíes, por lo que es necesario extrapolar datos generados en otro tipo de pacientes, generalmente quirúrgicos o de cuidados intensivos.

Gravedad	*Datos clínicos*	*Actuaciones*	*Objetivos*
Grave	Historia de colapso y/o *shock:* - Presión sanguínea sistólica <100 mmHg. - Pulso > 100 latidos/min.	- Reponer volemia con expansores del plasma. - Solicitar con urgencia hematíes. - Transfundir hematíes según criterio clínico y Hb.	- Mantener diuresis > 40 ml/h y presión sanguínea sistólica > 100 mmHg. - Mantener Hb > 9 g/dl.
Importante	- Pulso en reposo > 100 min y /o Hb < 10 g/dl.	- Reponer volemia con expansores del plasma. - Solicitar una reserva de 2 concentrados de hematíes.	- Mantener Hb > 8-9 g/dl.
Banal	- Pulso y Hb normales.	- Conservar los accesos venosos permeables hasta que el diagnóstico esté claro. - Solicitar una reserva de 2 CH.	

Tabla 2.1. Reposición de las pérdidas sanguíneas en pacientes con HGI.

Los pacientes con hepatopatía crónica son un caso especial[22, 23] (véase la tabla 2.2). Su pronóstico está relacionado más con la gravedad de la hepatopatía que con la intensidad de la hemorragia. Suelen tener alteraciones importantes de la hemostasia, que contribuyen al desarrollo o mantenimiento de la hemorragia, y puede ser necesario tratar simultáneamente la coagulopatía. La hemorragia proviene muchas veces, pero no siempre, de varices esofágicas. Es importante subrayar que la hemorragia varicosa cesa espontáneamente en un 40-50 % de los pacientes. Ello está, probablemente, influido por el hecho de que la hipovolemia conduce a una vasoconstricción esplénica refleja con presión parcial y flujo sanguíneo reducido, una respuesta beneficiosa que puede ser anulada por la transfusión sanguínea. Por ello, no es aconsejable intentar corregir las anomalías de la coagulación si la pérdida sanguínea ha cesado.

2.4.1 Guías generales

La evaluación de un paciente con sospecha de HGI requiere una valoración clínica inicial que incluya una historia y un examen físico centrado sobre la posible etiología y la gravedad de la hemorragia. Son factores a identificar aquellos que complican el curso, tales como la edad avanzada, la coexistencia de comorbilidades médicas, la toma de anticoagulantes y la existencia de alteraciones (congénitas o adquiridas) de la coagulación.

Hallazgos	*Manejo transfusional*	*Objetivos finales*
La hemorragia varicosa cesa espontáneamente en un 40-50 % de los pacientes porque la hipovolemia conduce a vasoconstricción esplénica refleja con presión parcial y flujo sanguíneo reducido.	La reposición de la volemia debe ser realizada cuidadosamente utilizando expansores del plasma y concentrados de hematíes para mantener estabilidad hemodinámica, evitando una excesiva transfusión que eleve la presión portal y favorezca la hemorragia.	Presión sistólica > 100 mmHg; Hb > 9 g/dl; diuresis > 40 ml/h. PVC 0-5 mmHg (pero no más elevada).
Siempre que se haya repuesto la volemia y la función cardiorrespiratoria sea normal, una Hb de 8 g/dl parece adecuada. En pacientes con comorbilidad o hemorragia incoercible parece más aconsejable una Hb > 9 g/dl.		Transfundir CH para acercar, pero no superar, los 810 g/dl de Hb.
Es frecuente que haya trombocitopenia, a veces inferior a 50.000/µL. Si el recuento es superior, es improbable que la transfusión de plaquetas evite o controle la hemorragia.	Rara vez es necesario transfundir plaquetas. Si hay hemorragia continua con una cifra de plaquetas < 50.000 µL, puede estar indicado transfundir plaquetas en un esfuerzo por controlar la hemorragia.	La recuperación postransfusional puede ser pobre en pacientes con esplenomegalia.
La deficiencia en factores de la coagulación, excepto FVIII y fibrinógeno, es frecuente.	El PFC únicamente está indicado si hay una coagulopatía analíticamente demostrada TP > 1,6-1,7 veces el valor normal y la hemorragia persiste.	Mantener TP < 1,6-1,7. Es casi imposible corregirlo totalmente debido al gran volumen de plasma necesario.

Tabla 2.2. Reposición de pérdidas sanguíneas en pacientes con hepatopatía crónica.

La valoración inicial debe incluir una estimación de la intensidad de la hemorragia, puesto que puede ser necesario simultanear evaluación y reanimación. La evaluación debe centrarse en la búsqueda de datos que nos informen de si se ha producido o no una hemorragia importante.

El primer paso en el tratamiento de la HGI aguda, si ha sido importante, e independientemente del lugar de la hemorragia y de la causa de base, es la reanimación y estabilización del paciente. La prioridad básica será reponer la volemia[24] para estabilizar hemodinámicamente al paciente y que no se vea comprometida la oxigenación tisular. Siempre que se mantenga el volumen sanguíneo circulante, el paciente podrá tolerar una Hb baja. Se recomienda, asimismo:

- Insertar catéteres I.V. de elevado calibre (14 a 18) para evitar restricciones del flujo durante la infusión de líquidos y de hematíes, si llegan a ser necesarios.

- Obtener muestras de sangre para analizar: hemoglobina, recuento de plaquetas, leucocitos, etc.; urea y electrolitos; pruebas de función hepática; estudio de hemostasia y solicitud de sangre (urgente o reserva). Si se trata de una hemorragia masiva es aconsejable advertir de tal hecho al laboratorio de transfusiones. Todos estos datos son importantes para la valoración global del paciente y su posterior seguimiento.

- Valorar la gravedad de la hemorragia e identificar comorbilidades que se deban tratar simultáneamente (edad avanzada, insuficiencia cardíaca, cardiopatía isquémica, insuficiencia respiratoria, antecedentes de AVC, etc.) o se deban tener en cuenta a la hora de establecer la indicación de transfusión de hematíes. Puede ser difícil establecer la cantidad de sangre perdida, pero la valoración del volumen circulante perdido puede ser útil para guiar el manejo transfusional.

- Administrar soluciones cristaloides/coloides hasta que se restablezca una aceptable estabilidad hemodinámica. La reposición de la volemia debe hacerse cuidadosamente y de forma conservadora, con precaución y evitando la sobretransfusión.

- Tratar otros aspectos del estado del paciente (oxígeno, mantener temperatura, etc.).

2.4.2 *Indicación de transfusión de hematíes*

Las transfusiones de hematíes están indicadas para aumentar la capacidad de transporte de oxígeno de la sangre y, como consecuencia, el aporte de oxígeno a los tejidos, elevando la Hb de los pacientes con anemia.

2.4.2.1 *Necesidad de transfusión basada en la estimación del volumen circulante perdido*

Basándose en el porcentaje de pérdida de volemia, el American College of Surgeons distingue cuatro grados de pérdida aguda de sangre[25] (véase la tabla 2.3).

Grado I. Pérdida inferior al 15 % del volumen sanguíneo total (unos 750 ml en un adulto). La pérdida sanguínea suele compensarse totalmente por el desplazamiento de líquidos intersticiales hacia el interior de los capilares (relleno transcapilar). Puesto que se mantiene la volemia, las manifestaciones clínicas de hipovolemia son mínimas o están ausentes. No se suele precisar transfusión, a menos que haya una anemia previa o el paciente sea incapaz de compensar la sangre perdida debido a enfermedad cardíaca o respiratoria grave.

Pérdidas sanguíneas (ml) (% volemia en un adulto)	Grado I -750 ml (< 15 %)	Grado II-750-1.500 ml (15-30 %)	Grado III-1.500-2.000 ml (30-40 %)	Grado IV-> 2.000 ml (> 40 %)
Presión A. sistólica	Sin cambios	Normal o algo disminuida	Disminuida	Muy baja
Presión A. diastólica	Sin cambio	Aumentada	Disminuida	Muy baja o inmedible
Pulso (pulsaciones/minuto)	Taquicardia moderada	100-120	> 120 (pulso débil)	> 140 (pulso muy débil)
Pulse pressure	Normal o aumentada	Disminuida	Disminuida	Disminuida
Frecuencia respiratoria	Normal (14-20)	Algo aumentada (20-30)	Taquipnea (30-40)	Taquipnea (> 35)
Recoloración capilar	Normal	Lenta (> 2 seg)	Lenta (> 2 seg)	Inmedible
Diuresis (ml/min)	> 30	20-30	10-20	0-10
Extemidades	Normales	Pálidas	Pálidas	Pálidas y frías
Coloración	Normal	Pálida	Pálida	Grisácea
Consciencia	Normal o ligeramente ansioso	Ansiedad o agresividad	Ansiedad o alterada (confusión)	Alterada o coma

Tabla 2.3. Sintomatología en función de las pérdidas sanguíneas.

Grado II. Pérdida del 15-30 % de la volemia sanguínea (750-1.500 ml). Los hallazgos clínicos pueden consistir en taquicardia de reposo y cambio de la frecuencia cardíaca y la presión arterial en ortostatismo, si bien estas manifestaciones no siempre aparecen. Suele ser suficiente administrar soluciones cristaloides y coloides; es improbable que se necesite transfundir hematíes a menos que el paciente tenga anemia previa, reserva cardiorrespiratoria reducida o que la hemorragia persista.

Grado III. La pérdida del 30-40 % de la volemia (1.500-2.000 ml) suele marcar el comienzo del *shock* hipovolémico, con disminución de la presión arterial y de la diuresis. La respuesta frente a la hemorragia de aceleración de la frecuencia cardíaca y la vasocontricción puede perderse, provocando un brusco e importante descenso en la presión arterial. Rápida reposición de la volemia con cristaloides/coloides; probablemente se necesitará transfundir hematíes. La decisión de transfundir es, en gran parte, empírica. Es frecuente que un paciente hipotenso, que no ha respondido a la infusión de 2-3 litros de soluciones cristaloides/coloides sea transfundido.

Grado IV. Con una pérdida superior al 40 % de la volemia (> 2.000 ml), la coexistencia de hipotensión grave y oliguria o cualquier otra evidencia de fracaso orgánico hace imperativa y urgente la reanimación volumétrica. Rápida reposición de la volemia incluyendo transfusión de hematíes.

Los pacientes con una hemorragia profusa y mantenida, masiva, deben ser transfundidos inmediatamente para evitar exanguinación. Se acepta que en pacientes con una pérdida aguda masiva de sangre (> 50 % de la volemia) tienen que tomarse decisiones empíricas sobre el inmediato uso de transfusiones de hematíes. Puede ser necesario iniciar la transfusión sin demora, sin realización de pruebas de compatibilidad pretransfusional y, excepcionalmente, administrando hematíes de grupo O. Sin embargo, es importante definir las necesidades de componentes sanguíneos y de reposición con líquidos tan específicamente como sea posible, para asegurar que la sangre se prescribe racionalmente.

2.4.2.2 *Necesidad de transfusión basada en la Hb*

La Hb no debe considerarse aisladamente sino asociada a otros factores como la velocidad de la pérdida sanguínea, la sintomatología y la presencia de comorbilidades.

Inicialmente, la cifra de Hb no constituye un índice apropiado para estimar las pérdidas sanguíneas y la necesidad de transfusión. En la hemorragia aguda, los cambios en la Hb muestran una mala correlación con las deficiencias de volumen de sangre y eritrocitos. De hecho, no se debe esperar que la pérdida de sangre modifique, de entrada, la Hb ya que no cambia la proporción relativa entre volumen de plasma y de hematíes. El descenso de la Hb se produce cuando el riñón comienza a retener sodio, proceso que tarda varias horas en manifestarse, y cuando se repone el volumen perdido mediante la administración de líquidos intravenosos acelulares. Así pues, en las primeras horas después del comienzo de la hemorragia, la Hb es un reflejo de los esfuerzos de reanimación volumétrica, no de la importancia de la hemorragia.

En cualquier caso, si de entrada la Hb es normal y la hemorragia ha cesado, es lógico abstenerse de transfundir y esperar la evolución. Si la hemorragia persiste o si el paciente continúa relativamente hipotenso, o presenta ortostatismo a pesar de la adecuada reposición de la volemia, algunos autores aconsejan transfundir hematíes si la Hb es inferior a 9-10 g/dl debido a que la Hb continuará descendiendo en las horas siguientes.[26]

En pacientes jóvenes, previamente sanos, la transfusión de hematíes está indicada para mantener la Hb por encima de 7-8 g/dl durante la fase de hemorragia activa.

En pacientes con comorbilidades que pueden tolerar mal la anemia (pacientes > 65 años, pacientes con enfermedad cardiovascular o respiratoria) o con hemorragia incontrolable o impredecible, puede estar indicado transfundir con cifras de Hb más elevadas (entre 9-10 g/dl). Debe prestarse una atención especial al riesgo de isquemia miocárdica o cerebral. El riesgo de isquemia miocárdica es mayor si hay patología coronaria, valvulopatía o insuficiencia cardíaca congestiva. Se ha descrito la aparición de infarto cerebral asociado a anemia aguda (Hb < 9 g/dl).

No está indicado transfundir cuando la cifra de Hb actual y la prevista son superiores a 10 g/dl, a no ser que el paciente presente signos importantes de mala tolerancia a la anemia. Evidentemente, los pacientes con síntomas graves de anemia como ángor, deben ser transfundidos inmediatamente, en cantidad suficiente para controlar los síntomas y proporcionar una reserva suficiente por si se repite la hemorragia.

2.4.2.3 *Valoración del riesgo de nueva hemorragia* [27]

Cuando se trata de hemorragias digestivas altas ciertos factores favorecen que la hemorragia se reproduzca. En un análisis prospectivo[28] se observó que el *shock*, el ortostatismo, la taquicardia, la hemorragia activa rápida y los antecedentes de malformaciones vasculares, eran predictores de un índice elevado de posibilidades de nueva hemorragia. La ASGE incluye[29] otros criterios: edad avanzada, presencia de comorbilidades (por ej. enfermedad arterial coronaria, insuficiencia cardíaca congestiva, nefropatía, hepatopatía y cáncer diseminado), neoplasia gastrointestinal, presencia de lesiones de alto riesgo (por ej. hemorragia arterial) y alteraciones adquiridas de la coagulación como consecuencia de tratamiento anticoagulante o de enfermedad (CID, hepatopatía). En estos pacientes puede ser aconsejable mantener una Hb cercana a los 10 g/dl.

2.4.2.4   *Existencia de anomalías de la hemostasia*

Las alteraciones de la hemostasia (coagulopatía y trombocitopenia) asociadas con hepatopatía o causadas por la transfusión de un volumen importante de hematíes (transfusión masiva) pueden contribuir al mantenimiento y gravedad de la hemorragia, precisando tratamiento específico.

2.4.3   Dosis y velocidad de transfusión de hematíes

La transfusión debe continuarse hasta que se alcance la estabilidad hemodinámica y la Hb deseada. La velocidad de infusión estará guiada por el estado del paciente y la velocidad e intensidad de la hemorragia.

Podemos distinguir dos situaciones diferentes:

- *El origen de la hemorragia ha sido determinado y tratado, la hemorragia ha cesado y la volemia se ha normalizado.* La Hb que cabe alcanzar con la transfusión parece ser aquella que permite la desaparición de los signos de mala tolerancia y/o eleva la cifra de Hb a un nivel aceptable teniendo en cuenta los criterios antes citados. La transfusión se efectúa sobre la base de un concentrado de hematíes (seguido de evaluación clínica), el cual puede ser suficiente para hacer desaparecer los síntomas de mala tolerancia. La opinión según la cual no conviene transfundir un solo concentrado de hematíes no tiene razón de ser.

  La eficacia transfusional se valorará por la desaparición de los signos clínicos de mala tolerancia a la anemia y por los controles biológicos postransfusionales. Por término medio, cabe esperar que la administración de 1 CH eleve la cifra de Hb, aproximadamente, en 1,4 g/dl en un paciente de 50 kg y 0,7 g/dl en uno de 90 kg/dl.

- *La hemorragia causante de la anemia persiste.* El mantenimiento de la normovolemia con la infusión de soluciones cristaloides y coloides es indispensable. La asociación de transfusión de hematíes estará indicada para controlar los signos clínicos de anemia y mantener la Hb algo por encima de los límites antes recomendados mientras persista la hemorragia.

- En pacientes con hemorragia por varices esofágicas o gástricas debe evitarse la excesiva transfusión, no sólo por los peligros inherentes a toda transfusión, sino también porque puede haber un incremento en la presión portal con el consiguiente riesgo de hemorragia persistente o de recidiva. Un grado moderado de hipovolemia contribuye a una presión portal y un flujo sanguíneo menores, lo que puede ayudar a detener la hemorragia. Es decir, la reposición de la volemia debe hacerse muy cuidadosamente, evitando la transfusión rápida e intentando mantener la estabilidad hemodinámica, pero sin empeñarse en recuperar valores «normales», puesto que un cierto grado de hipovolemia puede ser realmente beneficioso.

2.5 Trastornos de la hemostasia en los pacientes con HGI

Cuando se presenta un paciente con hemorragia gastrointestinal grave, es importante interrogarse acerca de antecedentes de trastornos hereditarios o adquiridos que afecten a la hemostasia. La anomalía más común de la hemostasia que se observa en el contexto de las hemorragias gastrointestinales es la coagulopatía secundaria a enfermedad hepática.

La hemostasia consiste en una complicada secuencia de eventos que previenen la excesiva pérdida de sangre cuando se producen lesiones de la pared vascular. El sistema de la hemostasia se basa en un delicado equilibrio entre procesos pro y anticoagulantes. Las alteraciones de este sistema pueden conducir a una diátesis hemorrágica o a un trastorno trombótico.

El hígado tiene un papel primordial en la hemostasia, y las hepatopatías agudas y crónicas se asocian, invariablemente, con trastornos de la coagulación que están motivados por una gran diversidad de causas, entre las cuales destacan: alteraciones cuantitativas y cualitativas de las plaquetas, síntesis disminuida de factores de la coagulación y de sus inhibidores, aclaramiento disminuido de factores activados, hiperfibrinolisis y CID.

2.5.1 *Alteraciones de la cantidad y la función de las plaquetas*

En los pacientes con hepatopatías crónicas o agudas pueden observarse trombocitopenias leves o moderadas. La trombocitopenia es una característica común de las hepatopatías crónicas avanzadas. Se observa en alrededor del 30 al 65 % de los pacientes cirróticos, aunque el recuento plaquetario raramente desciende por debajo de 30-40.000/μL y la hemorragia espontánea no es habitual.

Se considera que la causa más importante de trombocitopenia en los pacientes cirróticos es el incremento de la secuestración esplénica de las plaquetas debido a la esplenomegalia congestiva. Se ha sugerido también que una disminución de la producción hepática de trombopoyetina puede contribuir al descenso del recuento de las plaquetas en los pacientes con insuficiencia hepática. No obstante, en la literatura se han referido hallazgos contradictorios al determinar los niveles de trombopoyetina plasmática en pacientes con insuficiencia hepática crónica.[30, 31]

En los pacientes con cirrosis inducida por el alcohol, la trombocitopenia también puede ser consecuencia de un déficit de ácido fólico o de un descenso de la producción de plaquetas debido al efecto tóxico directo del etanol sobre la megacariocitopoyesis. Otra causa de trombocitopenia que se ha sugerido en las hepatopatías es la presencia de CID crónica. Sin embargo, la existencia de este trastorno en los pacientes con insuficiencia hepática es todavía motivo de controversia.

A menudo se encuentran defectos de la función plaquetaria en los pacientes con hepatopatías agudas o crónicas, que se expresan en el laboratorio por resultados deficientes de las agregaciones *in vitro* en respuesta al difosfato de adenosina (ADP), a la epinefrina, al ácido araquidónico, al colágeno, a la ristocetina y a la trombina. También está afectada la interacción de las plaquetas con el subendotelio, estudiada bajo condiciones de flujo.

La trombocitopenia es poco común en pacientes con hemorragia gastrointestinal que no padecen hepatopatías. Cuando ocurre tal situación, deben plantearse diagnósticos alternativos que expliquen el origen de la trombocitopenia (aplasia medular, destrucción periférica aumentada de causa inmune o no inmune, etc.).

2.5.2 *Trastornos de la síntesis de factores de la coagulación*

El hígado es el lugar donde se sintetizan todos los factores de la coagulación, con la excepción del factor von Willebrand (vWF). El grado de alteración de los factores procoagulantes como expresión de la disminución de la capacidad de síntesis hepática está relacionado con la severidad del daño hepático, la tendencia hemorrágica y el pronóstico de la hepatopatía. Los factores de la coagulación medidos por las pruebas habituales de escrutinio se muestran dentro de los límites normales hasta que el nivel plasmático de los compuestos procoagulantes desciende por debajo del 30-40 %. La determinación de los niveles plasmáticos de factores aislados proporciona poca información adicional. La determinación de la actividad de los factores V, VII y VIII es de utilidad en algunas situaciones clínicas específicas como el fallo hepático fulminante y la CID.

El FVIII no suele estar disminuido en las hepatopatías. Aunque el hígado es probablemente el sitio donde se sintetiza la mayor parte de este factor de la coagulación, otros tejidos son también capaces de producirlo, y esta capacidad puede ser estimulada por la hepatopatía. Otra posibilidad es que en el hígado no sean sólo los hepatocitos los que sinteticen el FVIII, sino que también lo hagan las células endoteliales sinusoidales, cuya capacidad de síntesis podría mantenerse incluso cuando la función hepática esté intensamente afectada. Además, una capacidad de aclaramiento reducida por parte del hígado podría contribuir a un incremento de los niveles de FVIII.

Los niveles plasmáticos del factor von Willebrand (vWF) están sustancialmente aumentados en los pacientes con hepatopatía, lo que presumiblemente se debe a una disfunción endotelial.

La reducción de los niveles plasmáticos de los factores II, VII, IX y X, y de las proteínas C y S que se observan en la insuficiencia hepática pueden ser consecuencia de una deficiencia de vitamina K. Estos factores requieren vitamina K como un cofactor para la gammacarboxilación de los residuos de ácido glutámico en su región aminoterminal. Los residuos gammacarboxilados permiten la unión de iones de calcio, esenciales para la actividad funcional de los factores de la coagulación dependientes de la vitamina K. La deficiencia de vitamina K no está causada por el daño hepático *per se*, pero frecuentemente se asocia a la hepatopatía.

El factor V, un factor de la coagulación cuya producción no depende de la vitamina K, está también disminuido en la insuficiencia hepática, tanto en las formas crónicas como en las agudas.

Se cree que el fibrinógeno se sintetiza exclusivamente en el hígado. Los niveles de fibrinógeno se mantienen dentro de la normalidad en los pacientes con hepatopatías crónicas estables, pero disminuyen en los que padecen cirrosis avanzadas o insuficiencia hepática aguda. Un aclaramiento acelerado y el consumo debido a una CID pueden también contribuir a la hipofibrinogenemia que se observa en estos pacientes.

Un estado de hipercoagulabilidad puede estar presente en los pacientes con cirrosis biliar primaria y colangitis esclerosante primaria. Los inhibidores naturales de la coagulación (antitrombina III, proteína C y proteína S) se sintetizan también en el hígado. Sus niveles están disminuidos en las hepatopatías avanzadas, pero valores entre el 50 y el 70 % no suelen asociarse con un incremento de episodios trombóticos. No obstante, aunque niveles bajos de proteínas anticoagulantes podrían compensar la capacidad deficitaria de generar trombina, en ocasiones pueden facilitar la aparición de trombosis. Aunque los pacientes con insuficiencia hepática, en general, presentan una tendencia hemorrágica, no es infrecuente que desarrollen también complicaciones de signo contrario, como la trombosis de la vena porta.

Además del descenso de los niveles de los factores de coagulación, debido a la afectación de la capacidad de síntesis, también se observan proteínas disfuncionales en los pacientes con insuficiencia hepática. La disfibrinogenemia es la alteración cualitativa más frecuente de los factores de la coagulación y se encuentra en un 60-70 % de los pacientes con hepatopatías agudas y crónicas. Se caracteriza por una polimerización anormal de los monómeros de la fibrina, lo que condiciona un alargamiento del tiempo de trombina (TT), a pesar de encontrarse cantidades normales de fibrinógeno y tiempos de protrombina (TP) y de tromboplastina parcial activada (TTPA) sólo levemente prolongadas. Un número excesivo de residuos de ácido siálico sobre la molécula de fibrinógeno interfiere con la actividad enzimática de la trombina. La disfibrinogenemia inducida por el daño hepático es una alteración reversible.

Los factores dependientes de la vitamina K (II, VII y X) y el factor V son los primeros en disminuir en la enfermedad hepática progresiva, mientras que el factor IX puede permanecer inicialmente dentro de valores normales. El déficit de los factores II, V, VII y X en etapas tempranas de la enfermedad hepática explica que la alteración analítica más habitual en este período sea un tiempo de protrombina prolongado. El tiempo de tromboplastina parcial sólo se prolonga más adelante, cuando el déficit de los factores de la coagulación se vuelve más intenso.

2.5.3 Fibrinolisis

Una fibrinolisis aumentada es un hallazgo común en los pacientes con enfermedad hepática avanzada, que se expresa por la presencia de niveles aumentados de D-dímero y de productos de degradación del fibrinógeno y de la fibrina (PDF) en el plasma. La fibrinolisis se explica por la existencia de niveles altos de los activadores del plasminógeno, especialmente del activador tisular del plasminógeno (tPA), como consecuencia de un aclaramiento hepático disminuido. La hiperfibrinolisis se observa en pacientes con hepatopatía crónica avanzada, pero no en pacientes con hepatopatía aguda. Está presente en el 31 % de los pacientes con cirrosis hepática compensada[32] y en el 93 % de los pacientes con ascitis,[33] y está relacionada con la gravedad de la enfermedad.

2.5.4 Coagulación intravascular diseminada (CID)

La CID consiste en una deposición generalizada de fibrina debida a una activación extensa de la cascada de la coagulación. La deposición intravascular de fibrina es el resultado de una generación exagerada de trombina que sobrepasa la posibilidad de ser compensada por los anticoagulantes naturales. La activación de la trombina está mediada exclusivamente por altos niveles de FT. Los depósitos de fibrina en los vasos de pequeño y mediano calibre provocan trombosis arteriales o venosas y un fallo multiorgánico progresivo. El consumo de factores de la coagulación y de plaquetas y la activación secundaria de la fibrinolisis son responsables de las manifestaciones hemorrágicas. El curso clínico de la CID puede ser extremadamente variable, desde formas asintomáticas hasta formas agudas o crónicas, dependiendo principalmente de la causa subyacente, la rapidez de la activación de la coagulación y la eficacia de los mecanismos compensadores.

2.5.5 Los procedimientos invasivos en pacientes con coagulopatía

Los pacientes con hepatopatía avanzada tienen un riesgo elevado de padecer complicaciones hemorrágicas durante la realización de procedimientos invasivos diagnósticos o terapéuticos debido a la coagulopatía subyacente. Los pacientes con cirrosis hepática sometidos a cirugía abdominal tienen un riesgo alto de morbilidad y mortalidad

Por esta razón, es obligatorio realizar una evaluación preoperatoria precisa de los pacientes cirróticos que van a ser sometidos a procedimientos quirúrgicos de cualquier naturaleza. La hemorragia intraperitoneal es la principal complicación de la biopsia hepática.

El tiempo de protrombina y el recuento plaquetario son pruebas ampliamente aceptadas para evaluar el riesgo de hemorragia en pacientes sometidos a biopsia hepática. No obstante, no se ha encontrado ningún parámetro de la coagulación que sirva para predecir el riesgo hemorrágico relacionado con maniobras invasivas,[34] y diversos estudios controlados han mostrado resultados extremadamente contradictorios en este aspecto. Los recuentos de plaquetas por encima de los cuales se puede realizar con seguridad una biopsia hepática se han establecido entre 30.000 y 80.000/µL en diferentes centros especializados.[35,36, 37] Generalmente se acepta que una biopsia hepática puede realizarse con seguridad si el recuento plaquetario es superior a 50.000/µL y el TP no presenta una prolongación mayor de 4 segundos con respecto al valor de normalidad. Procedimientos invasivos menores, como la paracentesis, la toracocentesis o la punción lumbar, generalmente no requieren transfusiones de plaquetas o de plasma.

2.5.6 *Tratamiento y prevención de las hemorragias en las coagulopatías*

La influencia de la coagulopatía y de la trombocitopenia en el curso de la hemorragia digestiva, especialmente en la varicosa aguda, y el empleo de terapéutica de reposición (plasma fresco, crioprecipitado y plaquetas), aunque intuitivamente es útil para lograr controlar la hemorragia y reducir la probabilidad de una nueva hemorragia, no ha sido valorada en conferencias de consenso.

En cualquier caso, debemos emplearla guiados por los resultados de las pruebas de coagulación y es necesario recordar que, en algunos casos, como por ejemplo en las hemorragias por varices esofágicas, responden mejor a medidas hemostáticas locales que a la infusión de plasma.

El tratamiento de la coagulopatía no deberá intentar la completa corrección de las anomalías analíticas. El objetivo es conseguir una buena hemostasia (lo cual suele lograrse con unas cifras de plaquetas > 50-60.000), un tiempo de protrombina < 1,6-1,7 veces superior al valor del control (Quick > 40-50 %), un fibrinógeno > 1 g y también con el control de la hemorragia.

Aunque la deficiencia en vitamina K es infrecuente en los pacientes con hepatopatía, a pesar de su frecuente mal estado nutricional, es prudente administrar vitamina K1 (10 mg i.v.) a todo paciente con hepatopatía y alargamiento del TP con hemorragia, o que va a ser sometido a una exploración cruenta o cirugía.

Los pacientes cuyos recuentos de plaquetas están por encima de 50.000/µL, generalmente no presentan riesgo de una hemorragia aguda espontánea ni de sangrar durante los procedimientos invasivos menores. Cuando los recuentos de plaquetas están por debajo de 50.000/µL, están indicadas las transfusiones de plaquetas durante los episodios hemorrágicos o antes de realizar procedimientos invasivos como la biopsia hepática. El incremento postransfusional del recuento de plaquetas puede ser mucho menor en un paciente con insuficiencia hepática en comparación con el que se consigue en individuos con una función hepática conservada, una consecuencia de la secuestración esplénica de las plaquetas transfundidas. Por esta razón, siempre debería realizarse un recuento plaquetario antes de iniciar cualquier maniobra invasiva, aun cuando el paciente haya recibido recientemente una transfusión de plaquetas.

Las deficiencias de factores de la coagulación pueden ser corregidas mediante la administración de plasma fresco congelado (PFC).

El PFC es un producto adecuado para el tratamiento de las múltiples deficiencias encontradas en la hepatopatía grave. Sin embargo, muchas veces se usa de forma inadecuada. El error más habitual es considerar que la hemorragia es debida a la coagulopatía y administrar tratamiento sistémico con PFC cuando la hemorragia tiene una causa local. Así, por ej., las hemorragias por varices hemorrágicas responden mejor a medidas hemostáticas locales que a la infusión de plasma. Un segundo error frecuente es centrarse excesivamente en el tiempo de protrombina. Éste no es necesario que alcance valores normales para que cese una hemorragia grave.

No está indicado el PFC en aquellos pacientes que tienen niveles anormales de factores de la coagulación pero no tienen hemorragia, o ésta ha cesado, o no van a ser sometidos a cirugía.

La desventaja del PFC estriba en los elevados volúmenes requeridos para corregir una coagulopatía grave y en la escasa duración de su efecto, debida a la corta vida media de algunos factores de la coagulación, en particular del FVII (6 horas). La sobrecarga de líquidos puede ser otra complicación en la administración de PFC.

Un nuevo enfoque para tratar la coagulopatía de los pacientes con hepatopatía es la administración de antifibrinolíticos o de rFVIIa.

El factor VII activado recombinante (rFVIIa) es un análogo del FVIIa, una serinproteasa natural que comprende alrededor del 1 % del FVII circulante en el plasma. Ha sido empleado con éxito en situaciones caracterizadas por el desarrollo de hemorragias graves refractarias a otros tratamientos. Así, se consiguió iniciar la hemostasia en pacientes con trombocitopenia, trastornos funcionales de las plaquetas, deficiencias de factor XI y deficiencias congénitas de factor VII. La generación deficitaria de trombina es un rasgo común en todas estas situaciones, aunque obedece a mecanismos diversos. También se ha observado que el rFVIIa puede inducir la hemostasia en pacientes con pérdidas sanguíneas profusas provocadas por lesiones tisulares importantes o por procedimientos quirúrgicos de gran amplitud, como los traumatismos graves. Estos pacientes generalmente habían recibido múltiples transfusiones con varios productos sanguíneos y habían desarrollado una coagulopatía caracterizada por un descenso del recuento plaquetario y niveles bajos de diversas proteínas de la coagulación como el fibrinógeno, el factor VIII o el factor V. También fue común en ellos la existencia de una actividad fibrinolítica aumentada. Todas estas alteraciones contribuyen a una disminución de la generación de trombina que puede condicionar la formación de un coágulo de fibrina defectuoso, con escasa capacidad para resistir la acción de enzimas proteolíticas. La experiencia acumulada sobre el empleo del rFVIIa en estas situaciones se basa esencialmente en referencias en las que se exponen casos aislados o pequeñas series, a partir de las cuales es imposible hacer una evaluación adecuada de su verdadera eficacia. Hasta hoy sólo se ha completado un número limitado de ensayos clínicos aleatorios acerca del empleo de FVIIa para tratar hemorragias que acontecen en pacientes que no son hemofílicos, y los resultados han sido contradictorios.[38]

Actualmente se están realizando diversos ensayos clínicos focalizados en el análisis de trastornos hemorrágicos de difícil abordaje, incluyendo los que tienen origen en el tracto digestivo superior. El papel de la coagulopatía en el curso de la hemorragia varicosa aguda y los posibles efectos beneficiosos de su corrección han sido valorados recientemente en estudios clínicos. Los primeros informes demuestran que el rFVIIa corrige el tiempo de protrombina en cirróticos, tanto en no hemorrágicos como en el curso de una hemorragia aguda por varices. La administración de este producto mejora notablemente los resultados del tratamiento habitual de pacientes con insuficiencia hepática moderada o avanzada, en los que la hemorragia por varices comporta un peor pronóstico. El rFVIIa puede ser útil también en pacientes con hemorragia incontrolada o con muy temprana recidiva de la hemorragia.[39]

Mientras se esperan sus resultados, continúa siendo un desafío establecer criterios para decidir cuándo y en qué pacientes con hemorragias incoercibles está justificado el empleo del rFVIIa.

2.6 Complicaciones de la transfusión masiva[40]

La transfusión de importantes cantidades de concentrados de hematíes (CH) –transfusión masiva– puede originar complicaciones que en algunos casos pueden ser graves: alteraciones de la coagulación, hipocalcemia, hipotermia, hipercaliemia, hipocaliemia, sobrecarga circulatoria, *distress* respiratorio, CID, alteraciones de la oxigenación tisular, etc. Aquí nos referiremos, únicamente, a las cinco primeras.

Clásicamente se define como pérdida masiva de sangre la reposición del volumen sanguíneo total del paciente o la transfusión de más de 10 CH en 24 horas a un adulto. Esta definición incluye todas las variantes clínicas que van desde la exanguinación inminente a la pérdida sanguínea moderada persistente. El factor tiempo es un asunto importante con relación a las consecuencias hemostáticas de la transfusión masiva y la urgencia de la situación clínica. Por ello, actualmente se prefieren otras definiciones tales como: reposición de más del 50 % del volumen sanguíneo circulante en un plazo de tiempo inferior a las 3 horas, o pérdidas superiores a 150 ml/min, ya que reflejan mejor la situación clínica. Una hemorragia persistente moderada se tolera mejor y las complicaciones que produce aparecen, si lo hacen, más tardíamente que en una pérdida sanguínea profusa y repentina.

2.6.1 Alteraciones de la coagulación en la transfusión masiva

La reposición de las pérdidas sanguíneas con CH y líquidos no plasmáticos (soluciones coloides o cristaloides) tiene como consecuencia la progresiva dilución de las plaquetas y de los factores de la coagulación (coagulopatía dilucional) que han sido implicados en la génesis de la hemorragia difusa, microvascular, que puede verse en el contexto de la transfusión masiva. Aunque los recuentos de plaquetas, los tiempos de coagulación y los niveles de algunos factores de la coagulación se relacionan con los volúmenes transfundidos, contrariamente a lo esperable según un simple modelo dilucional, tal correlación es extraordinariamente variable. El análisis de los parámetros de laboratorio en los pacientes que desarrollan diátesis hemorrágica demuestra que el déficit de plaquetas tiene mayor importancia para provocar la hemorragia que las deficiencias de factores de la coagulación

El contenido en plasma del componente eritrocitario es un factor crucial con respecto a la aparición y naturaleza de la coagulopatía asociada a la transfusión masiva. Los CH actuales contienen sólo una cantidad residual de plasma. Cuando se usaba sangre total la principal anomalía de la hemostasia solía ser la trombocitopenia. Actualmente, cuando sólo se utilizan CH en solución aditiva la deficiencia en factores de la coagulación es la principal causa de la coagulopatía. En personas con una hemostasia previa normal, la hipofibrinogenemia es la primera anomalía en aparecer y la mayoría de pacientes accede hasta el nivel crítico de 1 g/l cuando la pérdida sanguínea llega al 150 % (80-150 %). La evolución del resto de factores es mucho más impredecible, y los niveles considerados críticos se alcanzan después de la pérdida equivalente a dos volemias. La razón descansa en la gran distribución extravascular de la mayoría de los factores de la coagulación. Excepto los factores V, VIII y fibrinógeno, la mayoría tiene una distribución intravascular (40 %) y extravascular (60 %). Hay, pues, una gran capacidad «tampón» extravascular para mitigar los efectos de la solución de los factores intravasculares cuando el paciente recibe concentrados de hematíes y líquidos. Se acepta que la hemostasia es normal cuando la concentración de los factores de la coagulación es superior al 30-35 %. El factor VIII nunca es un problema pues hay suficiente reserva intravascular (endotelio vascular) que es liberada por el estrés. El posible efecto adverso sobre la hemostasia de múltiples defectos simultáneos de factores de la coagulación asociados a trombocitopenia no se conoce suficientemente.

Evidentemente, en pacientes con alteraciones previas de la hemostasia, habituales en los pacientes con hepatopatía, su aparición es mucho más temprana.

Por otra parte, estudiando grupos de pacientes que recibieron cantidades similares de transfusiones se demostró que los trastornos de la coagulación y de las plaquetas se relacionan con el tiempo durante el cual los pacientes se mantienen hipotensos e hipóxicos, lo que sugiere que la causa más importante era la CID debida al *shock*. Basándose en estos datos, se ha afirmado que «la coagulopatía que se observa en los pacientes transfundidos masivamente es debida a la hipoperfusión, no a la transfusión». Por ello, es posible que la evolución antes descrita sólo pueda aplicarse a pacientes bien controlados que reciben transfusiones masivas en el curso de las cuales se puede prevenir la hipotensión debida a la pérdida de volumen.[41, 42, 43]

El modelo dilucional de la coagulopatía en la transfusión masiva podría sugerir que la reposición profiláctica de los componentes hemostáticos basada en el volumen de CH o sangre total transfundida podría prevenir el desarrollo de una diátesis hemorrágica. Sin embargo, estudios prospectivos han demostrado consistentemente que tales criterios no son eficaces, debido quizás a la variabilidad que se observa entre los pacientes. Por lo tanto, la reposición de plaquetas y de factores de la coagulación en los pacientes que se transfunden masivamente debe basarse, en lo posible, en el análisis de los resultados de los recuentos de plaquetas, del TP, del TTPA y del fibrinógeno (y de los PDF, en ocasiones).

El momento de la infusión de plasma (y de plaquetas) depende, en parte, del contexto clínico. La valoración de la hemorragia, junto con la demostración analítica de la alteración de la coagulación, son los mejores indicadores de transfusión de PFC (y de plaquetas). Cuando las pérdidas sanguíneas se han producido como consecuencia de una hemorragia moderada, prolongada a lo largo de varias horas, con una normovolemia mantenida, la indicación debe apoyarse en los datos de las pruebas de coagulación.

En situaciones de hemorragia masiva, con una deficiencia inicial de la volemia y una situación rápidamente cambiante, no es posible esperar los resultados analíticos que, por otro lado, ya no reflejan la situación del momento, y la indicación tiene que basarse en el volumen repuesto, asistido por un buen juicio clínico. En estos pacientes es aceptable iniciar el aporte de plasma cuando las pérdidas se acerquen al 75 % de la volemia, e incluso antes si existían anomalías previas a la hemostasia. Hay que recordar que el PFC necesita 30-45 minutos para descongelarse.La dosis de PFC se calcula en relación con el peso del paciente. Se acostumbra a transfundir 15-20 ml de plasma/kg de peso (46 unidades de PFC en un adulto).

La necesidad de reponer plaquetas debe evaluarse mediante recuentos de plaquetas repetidos a lo largo del soporte transfusional de la hemorragia masiva, o por la aparición de hemorragia difusa microvascular que, como ya se ha indicado, suele producirse cuando la trombocitopenia es muy intensa o cuando el fibrinógeno desciende por debajo de 1 g/l.

2.6.2 Hipocalcemia

Los componentes sanguíneos son anticoagulados con citrato trisódico. La transfusión de grandes volúmenes de componentes sanguíneos citratados puede disminuir transitoriamente los niveles de calcio iónico y magnesio en la sangre de los receptores. Por otro lado, los hepatópatas tienen reducida la capacidad para metabolizar y excretar el citrato. La caída del calcio ionizado se manifiesta por hormigueos, parestesias peribucales y acras, escalofríos y mareos, seguidos de una sensación de temblor, náuseas y tetania, con calambres, fasciculaciones y espasmos musculares. Se piensa que, en el sistema nervioso central, la hipocalcemia incrementa la sensibilidad del centro respiratorio al CO_2, provocando hiperventilación.

Pero los efectos más importantes de la hipocalcemia se manifiestan en el sistema cardiovascular, especialmente los relacionados con los efectos negativos de los anticoagulantes citratados sobre la contractilidad miocárdica. Sin embargo, el riesgo de que se desarrolle una hipocalcemia clínicamente significativa en adultos que reciben grandes volúmenes de sangre parece muy pequeño.

2.6.3 Hipotermia

Pueden ocurrir arritmias ventriculares en pacientes que reciben infusiones rápidas de grandes volúmenes de sangre fría. Esta complicación resulta más probable si la sangre es administrada a través de un catéter central, colocado en los grandes vasos o en cavidades cardíacas. La hipotermia aumenta la toxicidad cardíaca de la hipocalcemia y la hipercaliemia y puede condicionar una disminución de la función ventricular izquierda. Los efectos adversos de la hipotermia pueden prevenirse utilizando calentadores de sangre. Sólo se deben emplear aparatos diseñados específicamente para calentar sangre, que eviten cualquier posibilidad de hemólisis por sobrecalentamiento, lo que podría tener consecuencias fatales.

2.6.4 Hipercaliemia e hipocaliemia

Cuando los hematíes son almacenados a 1-6 °C, los niveles de potasio en el plasma sobrenadante aumentan. Aunque la concentración en la porción de plasma/anticoagulante de una unidad de CH puede ser alta, debido a su escaso volumen la carga total de potasio extracelular es menor de 0,5 mEq para las unidades frescas y sólo de 5 a 7 mEq para las unidades que han llegado a su fecha de caducidad. Esto raramente causa problemas de hipercaliemia en el receptor, debido a que su rápida dilución y su redistribución en las células disminuyen su efecto. En cambio, la hipocaliemia se observa con mayor frecuencia, porque las células que han perdido potasio reacumulan este ion intracelular, y el metabolismo del citrato provoca un movimiento del potasio hacia el interior de las células.

La hipercaliemia puede constituir un problema en niños que reciben transfusiones en un volumen relativamente grande. En otras situaciones la hipercaliemia sólo puede observarse como un efecto transitorio en transfusiones muy rápidas (150 ml/min).

Generalmente no es necesario ningún tratamiento, a condición de que el paciente reciba medidas de soporte vital adecuadas, cualquiera que sea la condición que haya requerido la transfusión masiva.

Bibliografía

1. McLellan SA, McClelland, Walsh TS. Anaemia and red blood cell transfusion in the critically ill patient. Blood Review 2003; 17: 195-208.

2. Menitove JE. Red Cell Transfusion Therapy in Anemia. En: Mintz PD, edit. Transfusion Therapy: Clinical Principles and Practice. 2.ª Edición Bethesda MD; AABB Press, 2005. Pag 319-333.

3. Winslow RM. A Physiological Basis for the Transfusión Trigger. En: Spiess BD, Counts RB, Gould SA, Edit Perioperative Transfusion Medicina 1.ª Edición Baltimore. Williams & Wilkins 1998, pag 27-43.

4. Weiskopf R, Viele M, Feiner J, Kelley S, Lieberman J, Noorani M, Leung JM, Fisher DM, Murray WR, Toy P, Moore MA. Human cardiovascular and metabolic response to acute, severe isovolemic anemia. JAMA 1998; 279: 217-221.

5. Leung JM, Weiskopf RB, Feiner J, Hopf HW, Kelley S, Viele M Lieberman J, Watson J, Noorani M, Pastor D, Yeap H, Ho R, Toy P. Electrocardigraphic ST-segment changes during acute, severe isovolemic hemodilution in humans. Anesthesiology 2000; 93: 1004-1010.

6. Weiskopf RB, Kramer JH, Viele M, Neumann M, Feiner JR, Watson JJ; Hopf HW, Toy P. Acute severe isovolemic anemia impairs cognitive function and memory in humans. Anesthesiology 2000; 92: 1646-1652.

7. Carson JL, Noveck, Berlin JA, Gould SA. Mortality and morbidity in patients with very low postoperative Hb levels who decline blood transfusion. Transfusion 2002; 42: 812-818.

8. Brimacombe J, Skippen P, Talbutt P. Acute anaemia to a haemoglobin of 14 g/l with survival. Anaesth Intensive Care 1991; 19: 581-583.

9. Alexius O, Mircea N, Balaban N. Furtunescu B. Gastrointestinal haemorrage from peptic ulcer. An evaluation of bloodless transfusion and early surgery. Anaesthesia 1975; 30: 609-615.

10. Levy B. Transfusion and heart disease in ICU. Reanimation 2003; 12: 557-563.

11. Simon TJ, Alverson DC, AuBuchon L y col. Practice parameter for the use of red blood cells transfusions: developed by the Red Blood Cell Administration Practice Guideline Development Task Force of the College of American Pathologists. Arch Pathol Lab Med 1998; 122: 130-138.

12. Hebert PC, Wells G, Blajchman M, Marshall J, Martin C, Pagliarello G, Tweeddale M, Schweitzer I, Yetisir E. A multicenter, randomized, controlled clinical trial of transfusion requirements in critical care. Trans-fusion Requirements in Critical Care Investigators, Canadian Critical Care Trials Group. N Engl J Med 1999; 340: 409-417.

13. Hill SR, Carless PA, Henry DA, Carson JL, Hebert PC, McClelland DB, Henderson KM. Transfusion Thresholds and other strategies for guiding allogeneic red blood cell transfusion. Cochrane Database Syst Rev 2002; (2): CD002042.

14. Hebert PC, Yetisir E, Martin C, Blajchman M, Wells G, Marshall J. Tweeddale M, Pagliarello G, Schweitizer I. Transfusion Requeriments in Critical Care Investigatos for the Canadian Critical Care Trials Group: is a low transfusion threshold safe in critically ill patients with cardiovascular diseases? Crit Care Med 2001; 29: 227-234.

15. Carson JL, Duff A, Poses RM, Berlin JA, Spence RK, Trout R, Noveck H, Strom BL. Effect of anaemia and cardiovascular disease on surgical mortality and morbidity. Lancet 1996; 348: 1055-1060.

16. Afssaps. Recommandations pour la transfusion de globules rouges: produits, indications, alternatives; aout.2002 (www.afssaps.sante.fr).

17. Walsh TS, McClelland DB. When should we transfuse critically ill and perioperative patients with known coronary artery disease? Br J Anaesth 2003; 90: 719-722.

18. Transfusion for acute gastrointestinal bleeding. Handbook of Transfusion Medicine 3.ª Edicion 2001. www. transfusionguidelines.org.uk.

19. Palmer KR. Non-variceal upper gastrointestinal haemorrhage: guideliness. British Society of Gastroente-rology Endoscopy Committee. Gut 2002; 51(Suppl IV) iv1-iv6.

20. Dallal HJ, Palmer KR. ABC of the upper gastrointestinal tract. Upper gastrointestinal haemorrhage. BJM 2001; 323: 1115-1117.

21. Eisen GM. ASGE (American Society for Gastrointestinal Endoscopy, Standards of Practice Committee) An annotated algorithmic approach to acute lower gastrointestinal bleeding. Gastrontest Endosc. 2001; 53: 859-863.

22. Jalan R, Hayes PC. UK guidelines on the management of variceal haemorrhage in cirrhotic patients. Gut 2000; 46: 1-15.

23. Bosch J, Abraldes JG, Management of Gastrointestinal Bleeding in Patients with Cirrosis of the liver. Semin Hematol 2004 41 (suppl 1) 8-12.

24. Gutierrez G, Reines HD, Wulf-Gutierrez ME. Clinical review: Hemorrhagic shock. Critical Care 2004; 8: 373-381

25. Committee on Trauma. Advanced Trauma Life Support Manual. Chicago. American College Of Surgeons, 1997: 103-112.

26. Maltz GS, Siegel JE, Carson JL. Hematologic management of gastrointestinal bleeding. Gastroenterol Clin North Am. 2000; 29: 169-187.

27. Barkun A, Bardou M, Marshall JK, Consensus Recommentations for Managing Patients with Non-variceal Upper Gastrointestinal bleeding. Ann Intern Med 2003; 139: 843-857.

28. Spears J, Fogel R, Ben-Menachem T. History and physical examination identifies patients at low risk of recurrent hemorrhage from either upper or lower gastrointestinal causes. Interm analysis of a prospective validation study. Gastroenterology 1998; 114: A43.

29. Eisen GM. ASGE (American Society for Gastrointestinal Endoscopy, Standards of Practice Committee) An annotated algorithmic approach to upper gastrointestinal bleeding. Gastrointest Endosc. 2001; 53: 853-858.

30. Goulis J, Chau TN, Jordan S, Mehta AB, Watkinson A, Rolles K, *et al.* Thrombopoietin concentrations are low in patients with cirrhosis and thrombocytopenia and are restored after orthotopic liver transplantation. Gut 1999; 44: 754–758.

31. Stockelberg D, Andersson P, Bjornsson E, Bjork S, Wadenvik H. Plasma thrombopoietin levels in liver cirrhosis and kidney failure. J Intern Med 1999; 246: 471–475.

32. Hu KQ, Yu AS, Tiyygura L, *et al.* Hyperfibrinolytic activity in hospitalized cirrhotic patients in a referral liver unit. Am J Gastroenterol 2001; 96: 1581–1586.

33. Agarwal S, Joyner KA, Swaim MW. Ascites as a possible origin for hyperfibrinolysis in advanced liver disease. Am J Gastroenterol 2000; 95: 3218–3224.

34. Ewe K. Bleeding after liver biopsy does not correlate with indices of peripheral coagulation. Dig Dis Sci 1981; 26: 388–393.

35. Gilmore IT, Burroughs A, Murray-Lyon IM, *et al.* Indications, methods, and outcomes of percutaneous liver biopsy in England and Wales: an audit by the British Society of Gastroenterology and the Royal College of Physicians of London. Gut 1995; 36: 437–441.

36. Grant A, Neuberger J. Guidelines on the use of liver biopsy in clinical practice. Gut 1999; 45(suppl IV):1–11.

37. de Franchis R, Arcidiacono PG, Carpinelli PG, *et al.* Randomized controlled trial of desmopressin plus terlipressin and terlipressin alone for the treatment of acute variceal hemorrhage in cirrhotic patients: a multicenter, double blind study. Hepatology 1993; 18: 1102–1107.

38. Key NS. Recombinant FVIIa for intractable hemorrhage: more questions than answers. Transfusion 2003; 43: 1649-1651.

39. Bosch J, Thabut D, Bendtsen F, D'Amico G, Albillos A, González AJ *et al.* Recombinant factor VIIa for upper gastrointestinal bleeding in patients with cirrhosis: a randomized, double-blind trial. Gastroenterology 2004; 127(4): 1123-1130.

40. Stainsby D, MacLennan S, Hamilton PJ. Management of massive blood loss: a template guideline. Br J Anaesthes 2000; 85: 487–491.

41. Hebert PC, Wells G, Blajchman M, Marshall J, Martin C, Plagirello G *et al.* A multicenter, randomized, controlled clinical trial of transfusion requirements in critical care. N Engl J Med 1999; 340: 409-41742 Spahn DR. Strategies for transfusion therapy. Best Practise & Research Clinical Anaesthe-siology 2004: 18: 661-67343 Gutierrez G, Reines HD, Wulf Gutirrez ME. Clinical Review: Hemorragic shock. Critical Care 2004: 8: 3732- 381.

42. Committee on Trauma. Advanced Trauma Life Support Manual. Chicago. American College Of Surgeons, 1997: 103-112.

43. Maltz GS, Siegel JE, Carson JL. Hematologic management of gastrointestinal bleeding. Gastroenterol Clin North Am. 2000; 29: 169-187.

44. Barkun A, Bardou M, Marshall JK, Consensus Recommentations for Managing Patients with Nonvariceal Upper Gastrointestinal bleeding. Ann Intern Med 2003; 139: 843-857.

45. Spears J, Fogel R, Ben-Menachem T. History and physical examination identifies patients at low risk of recurrent hemorrhage from either upper or lower gastrointestinal causes.

Interm analysis of a prospective validation study. Gastroenterology 1998; 114: A43.

46. Eisen GM. ASGE (American Society for Gastrointestinal Endoscopy, Standards of Practice Committee) An annotated algorithmic approach to upper gastrointestinal bleeding. Gastrointest Endosc. 2001; 53: 853-858.

47. Goulis J, Chau TN, Jordan S, Mehta AB, Watkinson A, Rolles K, *et al.* Thrombopoietin concentrations are low in patients with cirrhosis and thrombocytopenia and are restored after orthotopic liver transplantation. Gut 1999; 44: 754-758.

48. Koike Y, Yoneyama A, Shirai J, Ishida T, Shoda E, Miyazaki K, *et al.* Evaluation of thrombopoiesis in thrombocytopenic disorders by simultaneous measurement of reticulated platelets of whole blood and serum thrombopoietin concentrations. Thromb Haemost 1998; 79: 1106-1110.

49. Stockelberg D, Andersson P, Bjornsson E, Bjork S, Wadenvik H. Plasma thrombopoietin levels in liver cirrhosis and kidney failure. J Intern Med 1999; 246: 471-475.

50. Hu KQ, Yu AS, Tiyygura L, *et al.* Hyperfibrinolytic activity in hospitalized cirrhotic patients in a referral liver unit. Am J Gastroenterol 2001; 96: 1581-1586.

51. Agarwal S, Joyner KA, Swaim MW. Ascites as a possible origin for hyperfibrinolysis in advanced liver disease. Am J Gastroenterol 2000; 95: 3218-3224.

52. Ewe K. Bleeding after liver biopsy does not correlate with indices of peripheral coagulation. Dig Dis Sci 1981; 26: 388-393

53. Piccinino F, Sagnelli E, Pasquale G, *et al.* Complications following percutaneous liver biopsy. J Hepatol 1986; 2: 165-173.

54. Gilmore IT, Burroughs A, Murray-Lyon IM, *et al.* Indications, methods, and outcomes of percutaneous liver biopsy in England and Wales: an audit by the British Society of Gastroenterology and the Royal College of Physicians of London. Gut 1995; 36: 437-441.

55. Grant A, Neuberger J. Guidelines on the use of liver biopsy in clinical practice. Gut 1999; 45 (suppl IV): 1-11.

56. de Franchis R, Arcidiacono PG, Carpinelli PG, *et al.* Randomized controlled trial of desmopressin plus terlipressin and terlipressin alone for the treatment of acute variceal hemorrhage in cirrhotic patients: a multicenter, double blind study. Hepatology 1993; 18: 1102-1107.

57. Gardner FH, Helmer RE III. Aminocaproic acid: use in control of hemorrhage in patients with amegakaryocytic thrombocytopenia. JAMA 1980; 243: 35-37.

58. Bartholomew JR, Salgia R, Bell WR. Control of bleeding in patients with immune and nonimmune thrombocytopenia with aminocaproic acid. Arch Intern Med 1989; 149: 1959-1961.

59. Henry DA, O'Connell DL. Effects of fibrinolytic inhibitors on mortality from upper gastrointestinal haemorrhage. BMJ 1989; 298: 1142-1146.

60. Key NS. Recombinant FVIIa for intractable hemorrhage: more questions than answers. Transfusion 2003; 43: 1649-1651.

61. Harke H, Rahman S. Haemostatic disorders in massive transfusion. Bibl Haematol. 1980; 46: 179-188.

62. Collins JA. Recent developments in the area of massive transfusion. World J Surg. 1987 Feb; 11(1): 75-81

63. Stainsby D, MacLennan S, Hamilton PJ. Management of massive blood loss: a template guideline. Br J Anaesthes 2000; 85: 487-491

Capítulo 3

Técnicas diagnósticas y terapéuticas en la hemorragia digestiva

F. Feu

Hospital Clínic i Provincial de Barcelona
Institut de Malalties Digestives i Metabóliques
Servicio de Gastroenterología
Barcelona

Dirección para correspondencia
Hospital Clínic i Provincial de Barcelona
Dr. F. Feu
ffeu@clinic.ub.es

La hemorragia digestiva alta, originada en una lesión situada por encima del ángulo de Treitz, es una emergencia médica frecuente con una incidencia anual de 50-150 casos por cada 100.000 habitantes.[1] Clínicamente se manifiesta en forma de hematemesis, de melenas, de ambas o, con menor frecuencia, como hematoquecia. La causa más frecuente de hemorragia digestiva alta es la úlcera péptica gastroduodenal, que representa el 60-70 % de los casos, pero también puede ser debida a varices esofagogástricas, lesiones agudas de la mucosa gástrica, esofagitis, síndrome de Mallory-Weiss, tumores o lesiones vasculares. La hemorragia digestiva baja tiene su origen por debajo del ángulo de Treitz y suele manifestarse en forma de hematoquecia, aunque algunos casos lo hace en forma de melenas. Su incidencia es inferior a la de la hemorragia digestiva alta y se sitúa alrededor de 20 casos por cada 100.000 habitantes.[2]

A pesar de los importantes avances de los últimos años, la mortalidad asociada a la hemorragia digestiva alta todavía es elevada en algunas series,[3, 4] aunque se observa un descenso en estudios más recientes.[5] La reducción de la mortalidad observada en las series más recientes se debe, principalmente, al mejor conocimiento de los factores pronósticos en la hemorragia digestiva alta[3, 4, 6-10] y, sobre todo, a la introducción y desarrollo de diferentes técnicas de terapéutica endoscópica que han comportado un notable descenso de la incidencia de recidiva de la hemorragia y de la necesidad de tratamiento quirúrgico.[11] No obstante, existen otros factores que han contribuido a este descenso de mortalidad, y entre ellos debemos destacar el tratamiento de estos pacientes en «unidades de sangrantes». En ellas, los pacientes son atendidos por un equipo médico multidisciplinario (formado por gastroenterólogo, cirujano, endoscopista y radiólogo) y personal de enfermería especializado y altamente cualificado en el manejo de la hemorragia digestiva. Estas unidades también favorecen la concentración de recursos terapéuticos y la aplicación de protocolos que conducirán a un manejo más homogéneo de los pacientes. En cualquier caso, es fundamental tratar a los pacientes con hemorragia digestiva en centros que dispongan del personal y recursos necesarios para su tratamiento.

Las técnicas diagnósticas y terapéuticas utilizadas en la evaluación de los pacientes con hemorragia digestiva pueden agruparse en tres tipos principales: endoscópicas (endoscopia digestiva alta, colonoscopia, enteroscopia, cápsula endoscópica), radiológicas (angiografía, angio-TC, tránsito intestinal) y de radioisótopos (hematíes marcados, Tc pertecnetato). A lo largo de este capítulo, revisaremos las diferentes técnicas utilizadas en el diagnóstico y tratamiento de los pacientes con hemorragia digestiva aguda, agrupándolas según el origen alto o bajo de la hemorragia.

3.1 Hemorragia digestiva alta

En la evaluación inicial del paciente con hemorragia digestiva alta deberemos centrarnos simultáneamente en realizar una rápida anamnesis que nos permita conocer los antecedentes patológicos y la forma de presentación de la hemorragia, confirmar la hemorragia digestiva y evaluar su actividad mediante el tacto rectal y la sonda nasogástrica, y realizar la evaluación hemodinámica del paciente mediante la determinación de la tensión arterial y la frecuencia cardíaca. Una vez asegurada la estabilidad hemodinámica del paciente podremos realizar la endoscopia digestiva alta para efectuar el diagnóstico y aplicar un tratamiento hemostático si es necesario.

3.1.1 Endoscopia digestiva alta

La endoscopia ha demostrado su elevado valor para identificar la lesión responsable de la hemorragia, establecer el pronóstico y, además, permite aplicar un tratamiento hemostático si está indicado.[12] Realizada de forma precoz, ofrece importantes ventajas: en primer lugar, nos permite detectar aquellos pacientes con lesiones de bajo riesgo y que pueden ser dados de alta precozmente;[13-17] en pacientes con lesiones de alto riesgo podremos aplicar un tratamiento hemostático, lo que disminuye la recidiva, la cirugía y la mortalidad;[18-20] y, finalmente, tiene un efecto positivo sobre el coste de la asistencia, ya que evita ingresos innecesarios de pacientes de bajo riesgo y acorta la estancia de aquellos con lesiones de alto riesgo.[10, 17-21]

3.1.1.1 ¿Cuándo cabe realizar la endoscopia?

La endoscopia inicial debe realizarse tan pronto como sea posible. En pacientes con hemorragia grave se puede realizar cuando consigamos la estabilidad hemodinámica del paciente. Si no es posible y persiste la hipovolemia grave, debemos valorar la indicación de cirugía urgente con eventual endoscopia peroperatoria. En el resto de pacientes, la mayoría de autores coincide en que la endoscopia debería realizarse dentro de las 12 horas siguientes al ingreso por hemorragia digestiva, y nunca después de las 24 horas porque disminuye de forma marcada el rendimiento diagnóstico.[14, 17-20] De forma ideal, la endoscopia precoz sería aquella realizada dentro de las 6 horas siguientes al ingreso. En algunas situaciones muy concretas debe valorarse el posible riesgo que supone la realización de la endoscopia, como ocurre en pacientes con infarto agudo de miocardio reciente, en aquellos con insuficiencia respiratoria grave y en los que han tenido una cirugía reciente. Cualquiera que sea la situación, la endoscopia en un paciente con hemorragia digestiva deberá realizarse en un lugar acondicionado para ello, que disponga del material necesario para realizar terapia hemostática y que permita la adecuada monitorización del paciente.

Forrest	*Hallazgo endoscópico*
Hemorragia activa	
Ia	Hemorragia en chorro
Ib	Hemorragia en babeo
Hemorragia reciente	
IIa	Vaso visible no sangrante
IIb	Coágulo adherido
IIc	Hematina
Ausencia de estigmas	
III	Base de fibrina

Tabla 3.1. Clasificación de Forrest para la úlcera péptica sangrante.

3.1.1.2 Valoración de las lesiones en la endoscopia

Será importante una correcta descripción de las lesiones y la presencia de signos de hemorragia reciente, para lo cual puede ser de utilidad la clasificación de Forrest para la úlcera péptica (véase la tabla 3.1). En otras lesiones no varicosas (erosiones gastroduodenales, Dieulafoy, esofagitis, angiodisplasia) también podemos encontrar estigmas de hemorragia reciente, de forma similar a lo descrito para la úlcera péptica gastroduodenal, que nos permitan estimar el riesgo de recidiva y planificar la terapia.

En pacientes con hipertensión portal, la endoscopia permite objetivar las varices esofágicas o gástricas y la gastropatía de la hipertensión portal. El diagnóstico de certeza de hemorragia por varices esofagogástricas lo podemos hacer cuando se observa una hemorragia activa procedente de una variz, cuando existe un punto de hemorragia reciente (coágulo o tetón de fibrina) o cuando las varices esofágicas son la única lesión potencialmente sangrante en presencia de sangre en el estómago.

Lesión limpia	2 % (0-5 %)
Restos de hematina	7 % (5-10 %)
Coágulo adherido	22 % (14-37 %)
Vaso visible no sangrante	43 % (35-55 %)
Hemorragia activa	55 % (17-100 %)

Tabla 3.2. Incidencia de rediciva de la hemorragia por úlcera péptica gastroduodenal según el signo de hemorragia reciente.

3.1.1.3 Valor pronóstico de los hallazgos endoscópicos

- En pacientes con *hemorragia digestiva alta aguda no varicosa*, los hallazgos endoscópicos pueden ser de gran utilidad para establecer el riesgo de recidiva de la hemorragia y de mortalidad. Los principales factores endoscópicos con valor pronóstico son:

  - *Tipo de lesión sangrante*: es bien conocido que la lesión de Mallory-Weiss o las erosiones gástricas tienen una baja incidencia de recidiva. Contrariamente, la recidiva en la hemorragia digestiva alta suele concentrarse en los pacientes con úlceras pépticas.[1, 9, 10]
  - *Localización de la úlcera*: las úlceras localizadas en la parte alta de la pequeña curvatura gástrica o en la cara posterior del bulbo duodenal tienen una mayor incidencia de recidiva.[22-24] Ello puede ser debido a la presencia de grandes vasos arteriales en ese nivel.
  - *Tamaño de la úlcera*: las úlceras de tamaño superior a 2 cm tienen mayor riesgo de recidiva. Además, se ha demostrado que el tamaño > 2 cm es un factor predictivo independiente de fracaso del tratamiento endoscópico.[22, 25-27]
  - *Signos endoscópicos de hemorragia reciente*: son el principal factor pronóstico de recidiva de la hemorragia.[3, 6, 9, 10, 21, 28] Las lesiones ulcerosas se clasifican según su aspecto endoscópico de acuerdo con la clasificación de Forrest, tal como muestra la tabla 3.1. El significado de cada tipo es muy diferente ya que se asocia a un riesgo de recidiva distinto (véase la tabla 3.2).[1] Así, la úlcera limpia (véase la figura 3.1) o con restos de hematina tiene una probabilidad muy baja de recidiva, mientras que ésta es del 43 % en el vaso visible no sangrante (véase la figura 3.2) y del 55 % cuando encontramos una hemorragia activa (véase la figura 3.3). La importancia pronóstica del coágulo adherido ha sido muy controvertida, pero estudios recientes confirman que se trata de un estigma con elevado riesgo de recidiva (35 %) que se puede beneficiar de la terapia endoscópica.[29, 30]

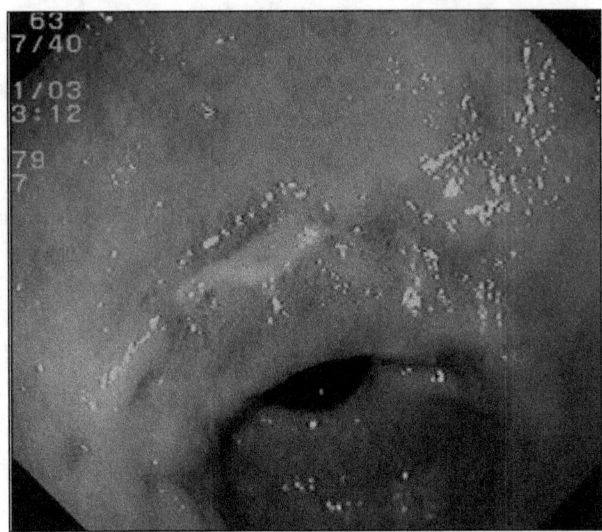

Figura 3.1. Úlcera gástrica sin estigmas de hemorragia reciente (Forrest III).

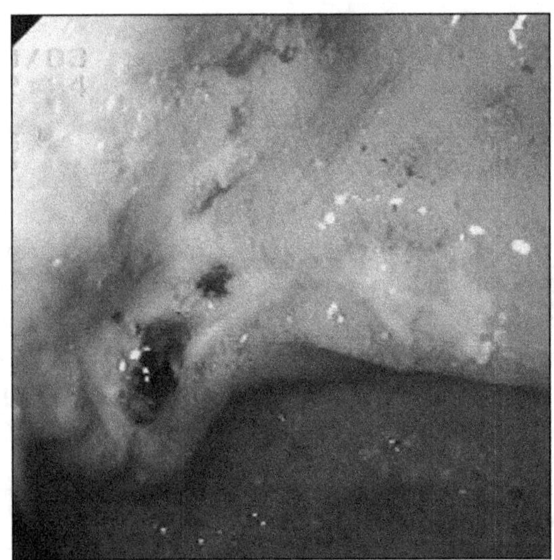

Figura 3.2. Úlcera gástrica extensa con un vaso visible no sangrante (Forrest IIa).

Si bien los factores endoscópicos tienen una gran importancia para establecer el pronóstico de un paciente con hemorragia digestiva alta aguda no varicosa, el riesgo de cada paciente en concreto dependerá de la combinación con otras variables pronósticas como son la edad y la comorbilidad.[9, 10] Es evidente que un individuo joven, sin enfermedades asociadas y con una úlcera limpia tiene un pronóstico excelente con una probabilidad de recidiva o mortalidad muy bajas.[9, 10] Contrariamente, un paciente anciano con varias enfermedades asociadas y una lesión con estigmas de hemorragia reciente tiene un riesgo muy elevado de recidiva y mortalidad. Entre estos extremos se encuentra gran número de pacientes para los cuales deberíamos poder estimar su riesgo en el ingreso. La estimación del riesgo en el ingreso tiene una gran importancia, porque podemos adecuar la asistencia que reciben los pacientes y la estancia hospitalaria.[9, 10] Así, podremos dar el alta precozmente a un paciente con riesgo muy bajo, mientras que podremos considerar necesario el ingreso en la unidad de cuidados intensivos de un paciente con riesgo alto.

Para estimar el riesgo de un paciente cuando ingresa por hemorragia digestiva alta, podemos hacerlo mediante la evaluación de determinadas variables con valor pronóstico conocido[31] o con la utilización de índices numéricos pronósticos.[9, 10, 21, 28, 32] De todos los índices numéricos pronósticos, el propuesto por Rockall es el más conocido y utilizado.[8, 9] El índice se confeccionó a partir de los resultados de un estudio prospectivo con 4.200 pacientes ingresados por hemorragia digestiva alta, y se validó prospectivamente por los mismos autores en una serie de 1.600 pacientes en los que observaron una buena correlación con la recidiva de la hemorragia y la mortalidad.[9, 10] Este índice ha sido validado por otros autores que han confirmado la buena correlación de este índice con la mortalidad y la recidiva hemorrágica.[4, 33-35] Un inconveniente del índice de Rockall es que procede de una época en la que no se utilizaba de forma habitual la terapia endoscópica, lo que explicaría la mayor incidencia de recidiva y mortalidad que la observada en estudios recientes.[34] La ventaja principal de este índice es que permite diferenciar claramente a dos grupos de pacientes: unos con riesgo muy bajo, que presentan una incidencia de recidiva <5 % y una mortalidad del 0,1 %, para los cuales se sugiere el alta precoz y tratamiento ambulatorio. Por otro lado, tenemos los pacientes de riesgo alto, que presentan un riesgo de recidiva > 25 % y una mortalidad del 17 %, para los que deberemos adecuar la asistencia para evitar complicaciones. El índice pronóstico de Rockall es fácil de calcular en la práctica clínica diaria, y para ello deberemos evaluar cinco variables que se obtienen fácilmente en el ingreso del paciente:[9, 10] edad, situación hemodinámica, enfermedades asociadas, lesión responsable de la hemorragia y la presencia de signos de hemorragia reciente.

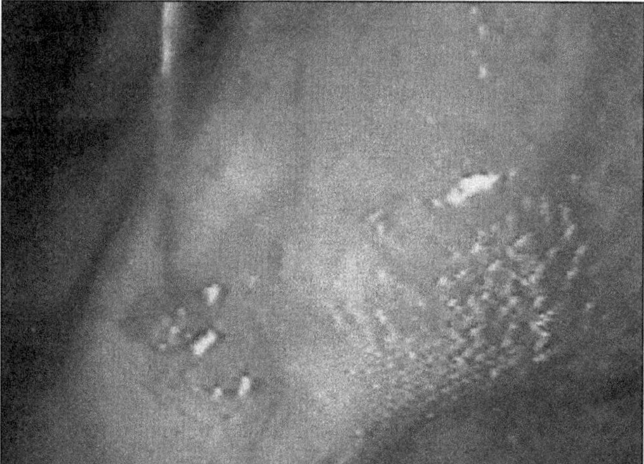

Figura 3.3. Úlcera con hemorragia activa en forma de chorro (Forrest Ia).

La estimación del riesgo de un paciente en su ingreso permite adecuar la asistencia que reciba y la estancia hospitalaria. En los pacientes de bajo riesgo se puede considerar el alta hospitalaria precoz[10, 21, 28, 31]o incluso el tratamiento domiciliario,[10, 36, 37] sin que ello ocasione un aumento de la incidencia de recidiva ni tampoco de la mortalidad. Hay *et al.*[21] consiguen reducir la estancia hospitalaria en 1,7 días, mediante la aplicación de una guía clínica basada en la estimación del riesgo con un índice pronóstico, sin empeorar la recidiva ni la mortalidad. Moreno *et al.*[31] reducen la estancia media en 3 días, sin empeorar la morbimortalidad. Estos resultados ponen de manifiesto la importancia de la endoscopia precoz, cuyo resultado contribuye a estimar el pronóstico del paciente en su ingreso. Ello permite adecuar la asistencia que reciben los pacientes y aprovechar mejor los recursos sanitarios, lo que contribuye a reducir el coste de la asistencia.

- La *hemorragia por varices esofagogástricas* es una de las principales complicaciones de los pacientes con cirrosis hepática e hipertensión portal, y representa el 20-30 % de las causas de hemorragia digestiva alta. El pronóstico de estos pacientes es notablemente diferente al de otras causas de hemorragia digestiva alta. La hemorragia recidiva en el 50 % de los pacientes durante los primeros 7 días tras el episodio inicial y la mortalidad asociada llega a ser del 35 %. La aparición de hemorragia por varices esofágicas depende principalmente de tres factores: el grado de insuficiencia hepática valorado por la clasificación de Child-Pugh, el tamaño de las varices esofágicas y la presencia de los llamados signos rojos en la superficie de las varices.[38] El riesgo es mayor cuanto peor es la función hepática, mayor el tamaño de las varices y si existen signos rojos en la superficie de éstas.

3.1.1.4 Terapia endoscópica

Un aspecto de gran importancia es la posibilidad de aplicar tratamiento hemostático durante la endoscopia diagnóstica. La terapia endoscópica se ha mostrado altamente eficaz en úlceras gastroduodenales con alto riesgo de recidiva,[1, 5, 29, 30, 39, 40] y en el control de la hemorragia y prevención de la recidiva precoz en pacientes con hemorragia por varices esofágicas.

a) Hemorragia digestiva alta no varicosa

El desarrollo y amplia difusión de la terapia endoscópica ha sido el avance más importante de los últimos años en el tratamiento de la hemorragia digestiva por úlcera péptica gastroduodenal.[1] El objetivo fundamental del tratamiento endoscópico es conseguir la hemostasia y prevenir la recidiva. Tal como muestra un reciente metaanálisis,[11] las diferentes técnicas endoscópicas hemostáticas son altamente eficaces; así, consiguen reducir la incidencia de recidiva hemorrágica de las lesiones de alto riesgo hasta el 15-20 % actual y, asimismo, disminuyen de forma marcada la necesidad de tratamiento quirúrgico (inferior al 5 %) y la mortalidad.

Para poder realizar la endoscopia terapéutica es imprescindible disponer de una infraestructura que permita aplicar la técnica con seguridad (personal entrenado y material apropiado), la posibilidad de tratamiento adecuado en caso de inducción inesperada de la hemorragia (catéter venoso grueso para reponer la volemia, sangre en reserva, posibilidad de monitorización), y disponibilidad de cirugía urgente.

- **Indicaciones**

El tratamiento endoscópico es el de primera elección en la úlcera péptica gástrica o duodenal que presente los siguientes estigmas de hemorragia reciente en la endoscopia diagnóstica:

– hemorragia activa en forma de chorro o babeo;[1, 5, 11, 39]
– vaso visible no sangrante[1, 11, 41, 44] –coágulo adherido, que no se desprende con los lavados.[29, 30]

En las siguientes lesiones no se ha demostrado en ensayos controlados la eficacia del tratamiento endoscópico, pero existen evidencias suficientes para aplicarlo si encontramos estigmas de hemorragia reciente: úlcera esofágica, esofagitis, enfermedad de Dieulafoy[45-47] y angiodisplasia. En el caso del Mallory-Weiss, se ha publicado recientemente un estudio que muestra un claro efecto beneficioso del tratamiento endoscópico en las lesiones con estigmas de hemorragia reciente.[48]

- **Técnica hemostática**

La hemostasia puede obtenerse mediante la aplicación de cualquiera de las técnicas que se describen a continuación o con una combinación de ellas:

1. *Técnicas de inyección*

   Se consigue la hemostasia mediante la inyección de sustancias hemostáticas en la base de la úlcera, como adrenalina, polidocanol, alcohol, suero salino o trombina.[5, 11, 39, 49] La inyección de estas sustancias puede ocasionar compresión sobre el vaso, vasoconstricción y trombosis venosa o arterial. La técnica más utilizada es la inyección de adrenalina sola o asociada a polidocanol.[5, 11, 39, 44, 50-52] Generalmente se inyectan de 5 a 20 ml de adrenalina diluida al 1/10000 y 5-10 ml de polidocanol al 1 %.[51] Este tratamiento reduce de forma significativa la incidencia de recidiva, la necesidad de cirugía y la transfusión y también puede disminuir la mortalidad.[11] Actualmente es el método más utilizado por su elevada eficacia, facilidad de aplicación y bajo coste del material necesario.

2. *Electrocoagulación y termocoagulación*

   Ambas técnicas consiguen la coagulación tisular mediante la aplicación de calor. La electrocoagulación monopolar se utiliza poco debido a la dificultad de controlar la profundidad de la coagulación, lo que puede generar complicaciones. Esta desventaja se resuelve con la utilización de la electrocoagulación multipolar, que ocasiona una coagulación más superficial y disminuye el riesgo de perforación.[41]

   La termocoagulación se basa en la aplicación directa de calor sobre la lesión mediante una sonda térmica. En un estudio realizado por Llach *et al.*[5] se muestra que la eficacia de la termocoagulación es similar a la de la inyección en la incidencia de recidiva (inyección: 20 %; termocoagulación: 23 %), la necesidad de tratamiento quirúrgico (4 % *vs.* 4 %) y la mortalidad (2 % *vs.* 2 %). También se ha investigado su asociación con la inyección de adrenalina frente a la inyección de adrenalina sola, sin observar diferencias significativas entre ambas pautas de tratamiento.[54]

   Los diferentes estudios controlados que han evaluado la eficacia de ambas técnicas muestran una reducción significativa de la recidiva y de la necesidad de cirugía en úlceras gastroduodenales de alto riesgo.[5, 11, 43, 55]

3. *Técnicas mecánicas*

   En el tratamiento de la hemorragia digestiva alta se ha mostrado eficaz la utilización de clips hemostáticos[56, 57] y la aplicación de bandas elásticas.[58, 59] Las bandas elásticas se han utilizado con éxito para el tratamiento de lesiones de Mallory-Weiss,[58] malformaciones vasculares,[59] enfermedad de Dieulafoy[45, 46, 59] y en algunos casos de úlceras.[59] La eficacia del tratamiento con clips hemostáticos en la úlcera péptica no está bien contrastada, pero ya se han publicado estudios que sugieren una mayor eficacia del tratamiento, sobre todo en lesiones con hemorragia activa tipo Forrest Ia.[56]

4. *Fotocoagulación con láser*

Los diferentes estudios publicados han utilizado el láser de argón o el láser Nd-YAG para conseguir la coagulación tisular.[60-62] La eficacia es elevada, con reducción de la recidiva, la cirugía y la mortalidad.[11] No obstante, este tratamiento plantea importantes inconvenientes que limitan su utilización. Es necesaria una gran experiencia en su utilización para evitar el riesgo de complicaciones como la perforación. Por otro lado, el equipamiento necesario tiene un coste elevado y sus características impiden que pueda ser trasladado. Por estos motivos no se puede considerar una técnica de primera elección.

5. *Tratamiento combinado*

Se han publicado numerosos estudios que sugieren una mayor eficacia del tratamiento combinado con adrenalina y otro método hemostático[5, 11, 39, 44, 50-52] frente al uso aislado de adrenalina, aunque éste seguía siendo un tema controvertido hasta hace poco tiempo. Recientemente, Calvet *et al.*[63] han publicado los resultados de un metaanálisis de 16 estudios clínicos aleatorios que incluyen un total de 1.673 pacientes tratados con adrenalina sola o asociada con otra técnica endoscópica hemostática. El tratamiento combinado fue significativamente superior al tratamiento con adrenalina sola en relación con la recidiva de la hemorragia (10,6 % *vs.* 18,4 %), la necesidad de cirugía (7,6 % *vs.* 11,3 %) y la mortalidad (2,6 % *vs.* 5,1 %). Por tanto, el tratamiento endoscópico combinado con adrenalina y una técnica endoscópica adicional es opcional para el tratamiento de la úlcera péptica gastroduodenal con elevado riesgo de recidiva.

• Frecuencia del tratamiento

Estudios recientes[64, 65] indican que la revisión endoscópica sistemática no es necesaria en pacientes con hemorragia digestiva alta por úlcera péptica que han recibido tratamiento endoscópico. No obstante, algunos autores han sugerido la posible utilidad del retratamiento precoz en aquellas lesiones con elevado riesgo de fracaso de un primer tratamiento endoscópico.[49]

• Factores de riesgo de fracaso del tratamiento endoscópico

En diferentes estudios se han evaluado los posibles factores con valor predictivo independiente de fracaso del tratamiento endoscópico. Todos ellos coinciden en la mayoría de los factores de mal pronóstico, que serían los siguientes:

— Presentación de *shock* hipovolémico.[25, 27]
— Presencia de enfermedades asociadas graves.[22, 23]
— Localización de la úlcera: tienen peor pronóstico las localizadas en la parte alta de la pequeña curvatura gástrica[26] y las de la cara posterior del bulbo duodenal.[22-25]

– Tamaño de la úlcera superior a 2 cm.[22, 25-27, 66]
– Hemorragia activa en la endoscopia diagnóstica.[26, 27]

La presencia de alguno de estos factores predictivos de fracaso del tratamiento endoscópico puede condicionar la actitud ante el paciente, de manera que puede valorarse la administración de un IBP en infusión continua endovenosa, o la posibilidad de retratamiento endoscópico precoz, o incluso la indicación quirúrgica ante una primera recidiva de la hemorragia.

- **Controles endoscópicos**

En general, no es necesario realizar controles endoscópicos posteriores de la lesión porque ello no mejora el pronóstico ni la incidencia de recidiva.[64, 65] Sólo es necesario repetir la endoscopia en caso de recidiva o para obtener biopsias de úlceras gástricas o esofágicas.

b) Hemorragia digestiva alta por varices esofagogástricas

La inyección de sustancias hemostáticas, como el polidocanol 1 %, tiene una elevada eficacia en el control de la hemorragia, lo que se consigue entre el 80 y el 90 % de casos.[67] Estudios recientes sugieren que la ligadura de las varices con bandas elásticas (véase la figura 3.4) puede ser más eficaz que la inyección de sustancias hemostáticas y asociarse a una menor incidencia de complicaciones y mortalidad.[68] El tratamiento endoscópico de la hemorragia por varices gástricas no está tan bien establecido como en las esofágicas. Estudios con pocos pacientes sugieren que la inyección intravariceal de sustancias como el bucrilato[69] o la trombina[70] puede ser eficaz en el control de la hemorragia y la prevención de la recidiva precoz, aunque este tratamiento no está exento de complicaciones (embolia pulmonar, cardiovasculares).

3.1.2 *Ultrasonografía endoscópica*

La ultrasonografía endoscópica se ha intentado utilizar para valorar el pronóstico de recidiva en úlceras gastroduodenales tras el tratamiento endoscópico. La persistencia de señal detectada mediante Doppler indicaría un riesgo elevado de recidiva,[71] aunque los estudios publicados son escasos y la utilización está limitada por el coste elevado del equipamiento y la necesidad de personal entrenado.

Se ha sugerido que la ultrasonografía endoscópica podría ser también de utilidad en el tratamiento de las varices esofagogástricas. En concreto, permitiría valorar la presencia de colaterales esofágicas que, en pacientes que hubieran recibido tratamiento endoscópico, se relaciona con la incidencia de recidiva de la hemorragia en el seguimiento.[72, 73]

3.1.3 *Tratamiento angiográfico*

En lesiones pépticas con hemorragia activa, el tratamiento angiográfico mediante la perfusión intrarterial de vasoconstrictores consigue un elevado porcentaje de éxitos en la consecución de la hemostasia, cuando se cateteriza selectivamente la arteria que irriga la lesión.[74] Resultados parecidos pueden obtenerse con la embolización selectiva de la arteria sangrante. Aunque con ello se consigue la hemostasia inicial en la mayoría de las ocasiones, también es cierto que suele producirse un porcentaje elevado de recidivas durante las horas siguientes. La indicación actual de este tipo de tratamiento es muy limitada y podría considerarse en caso de imposibilidad de aplicar el tratamiento endoscópico (por masividad de la hemorragia o inaccesibilidad a la lesión por su situación), si se produce el fallo del tratamiento endoscópico y se considera que el riesgo quirúrgico es inaceptable, o cuando se requiera la arteriografía como método diagnóstico de la lesión sangrante. Estas técnicas las realizan sólo radiólogos intervencionistas expertos y están sujetas a complicaciones frecuentes.

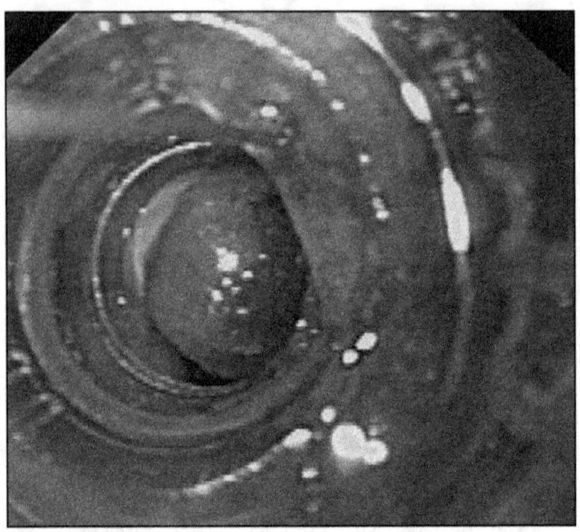

Figura 3.4. Ligadura de una variz esofágica con banda elástica.

3.2 Hemorragia digestiva baja

Para el diagnóstico de la hemorragia digestiva baja disponemos de distintas pruebas que pueden ser de utilidad y que se agrupan en técnicas endoscópicas, radiológicas y radioisotópicas. La rentabilidad de estas exploraciones depende de su utilización apropiada según la gravedad y evolución de la hemorragia. Algunas de ellas permiten además la aplicación de tratamiento para el control de la hemorragia.

3.2.1 Endoscopia

3.2.1.1 Colonoscopia

La colonoscopia es, en general, la exploración inicial en esta situación por su sensibilidad, seguridad y potencial terapéutico. Distintos estudios indican que la rentabilidad de la colonoscopia va de moderada a alta, con diagnóstico entre el 50 y el 90 % de los casos.[75] Esta diferencia de eficacia diagnóstica podría ser debida al tiempo en que se realiza la colonoscopia en relación con la primera manifestación de la hemorragia y a la utilización de diferentes criterios diagnósticos. Aunque la colonoscopia evidencia lesiones potencialmente sangrantes en la mayoría de los casos, a menudo no es posible asegurar que la lesión observada es la causa de la hemorragia si aquélla no presenta signos de hemorragia reciente, como son la hemorragia activa, el vaso visible no sangrante o el coágulo adherido.[76]

La colonoscopia debe realizarse en pacientes con sospecha de hemorragia digestiva baja y siempre tras la estabilización hemodinámica del paciente. La colonoscopia debe ser precoz, lo que permite mejorar el rendimiento diagnóstico y acortar la estancia hospitalaria. Estudios recientes indican que la colonoscopia urgente, realizada en las primeras 12 horas de la hospitalización por hematoquecia, es un procedimiento eficaz y seguro.[76-80] La colonoscopia urgente permite mejorar el rendimiento diagnóstico y la aplicación de tratamiento endoscópico, lo que puede reducir la necesidad de cirugía[76, 79, 80] y la estancia hospitalaria.[81] Strate *et al.* han publicado un estudio que muestra que la estancia hospitalaria fue sólo de 1,7 días en aquellos pacientes en que se efectuó la colonoscopia dentro de las primeras 12 horas del ingreso, mientras que ésta fue de 4,4 días cuando se realizó más allá de las 48 horas. Para obtener un buen rendimiento diagnóstico es imprescindible conseguir una buena limpieza del colon, lo que se logra mediante la administración de solución evacuante oral 3-4 horas antes del procedimiento.[76-80]

- **Tratamiento endoscópico.** El tratamiento endoscópico es una opción cuando la colonoscopia demuestre una lesión con hemorragia activa o con signos de hemorragia reciente de alto riesgo de recidiva como vaso visible o coágulo adherido. Sin embargo, la incidencia de hemorragia activa o de estos signos de hemorragia reciente es baja. En un estudio reciente, la colonoscopia demostró sangrado activo o signos de hemorragia reciente en el 19 % de los pacientes con hemorragia por divertículos.[76] Es probable que, en la práctica clínica habitual, esta incidencia de lesiones con signos de hemorragia reciente tributarias de tratamiento sea aún más baja.

  El tratamiento endoscópico mediante la inyección de adrenalina asociada a diferentes agentes hemostáticos, distintos tipos de coagulación y métodos mecánicos (ligadura con bandas elásticas o colocación de clips metálicos), puede conseguir la hemostasia prácticamente en cualquier lesión sangrante. El tratamiento endoscópico se ha utilizado con éxito en la hemorragia por divertículos de colon en casos aislados y los resultados de un estudio reciente sugieren que este tratamiento previene la recidiva de la hemorragia por divertículos y la necesidad de tratamiento quirúrgico.[76] Sin embargo, la eficacia del tratamiento endoscópico debe ser aún evaluada en estudios prospectivos controlados con mayor número de pacientes.

  Las lesiones vasculares son otra causa de hemorragia digestiva que ha sido tratada con éxito mediante distintas técnicas hemostáticas endoscópicas. Sin embargo, bajo este término se incluyen frecuentemente lesiones vasculares distintas en las que los resultados terapéuticos son difícilmente comparables. Por ejemplo, la lesión de Dieulafoy suele ser una lesión única y, si puede ser localizada con precisión, el tratamiento endoscópico con cualquier modalidad consigue generalmente la hemostasia definitiva a largo plazo. En cambio, la angiodisplasia de colon es una lesión difusa y aunque el tratamiento endoscópico consigue la hemostasia de la hemorragia aguda en la mayoría de los casos,[82] el elevado riesgo de recidiva durante el seguimiento sugiere que este tratamiento no modifica significativamente la historia natural de la hemorragia por esta lesión.[83] No hay que olvidar la posibilidad de complicaciones como la hemorragia o la perforación, sobre todo a nivel del colon derecho debido a su delgada pared.

3.2.1.2 Enteroscopia

La enteroscopia por pulsión, que es la técnica habitualmente utilizada, consiste en hacer avanzar por el intestino delgado un videoenteroscopio de más de 200 cm de longitud mediante una presión axial continua.[84] Para facilitar la exploración es posible utilizar un sobretubo de dudosa eficacia,[85] el cual puede incrementar el riesgo de complicaciones, principalmente perforación.[86] La exploración endoscópica del intestino delgado mediante enteroscopia es un avance significativo para el diagnóstico de la hemorragia digestiva baja, aunque la rentabilidad diagnóstica sea del 30 %,[87-90] probablemente debido a que, en general, se consigue explorar únicamente la porción proximal del yeyuno. Una de sus principales ventajas es que permite aplicar tratamiento hemostático si se consigue identificar la lesión sangrante.[91]

Recientemente se ha introducido una nueva técnica denominada enteroscopia de doble balón. Se trata de un endoscopio especialmente diseñado que está formado por un sobretubo, en el interior del cual se desliza un endoscopio de menor diámetro que incluye canal de trabajo y que, por tanto, permite obtener muestras o aplicar tratamiento hemostático. En el extremo distal del sobretubo y del endoscopio existe un balón que puede inflarse y desinflarse mediante una bomba. Una vez en el yeyuno, se hincha el balón del sobretubo para que quede fijado, lo que permite avanzar el endoscopio interior; a continuación se hincha el balón del endoscopio para que quede fijado y se deshincha el del sobretubo, lo que permite que este último avance deslizándose por encima del endoscopio; luego se hincha el balón del sobretubo y se deshincha el del endoscopio para permitir su avance.[92] Estas maniobras deben ir repitiéndose para conseguir el avance del endoscopio. Con esta técnica endoscópica puede llegar a explorarse todo el intestino delgado, aunque ello puede costar más de 2 horas de exploración. En un estudio piloto publicado recientemente, esta técnica fue capaz de identificar lesiones en los 8 pacientes incluidos, principalmente angiodisplasia y enfermedad de Crohn.[92] Es una técnica novedosa y atractiva, pero se requiere mayor experiencia para establecer su rentabilidad diagnóstica y la seguridad de la misma.

3.2.1.3 Enteroscopia intraoperatoria

Se realiza en el curso de una laparotomía exploradora, mediante la endoscopia a través de una o más enterotomías. El endoscopio avanza con la ayuda del cirujano que va plegando el intestino sobre el endoscopio y examinando la serosa por transiluminación.[93-95] Está indicada en casos de hemorragia masiva, persistente o recurrente que no ha podido ser diagnosticada por otros medios y requiere laparotomía exploradora. La enteroscopia intraoperatoria permite explorar la totalidad del intestino delgado y consigue identificar lesiones en más del 70 % de los casos.[93-95] Durante la exploración, el cirujano puede marcar la localización de lesiones potencialmente sangrantes, con la finalidad de realizar posteriormente la resección intestinal.

3.2.1.4 Cápsula endoscópica

La cápsula disponible en la actualidad está constituida por una cubierta externa de plástico resistente a la descomposición dentro del intestino y sus dimensiones son de 11 mm de diámetro y 27 mm de largo, con 3,7 g de peso.[96] Su forma y tamaño (véase la figura 3.5) facilita la deglución y el tránsito a través del intestino gracias a los movimientos peristálticos. La cápsula contiene una pequeña cámara de vídeo en color, 4 diodos emisores de luz blanca, 2 baterías, un transmisor y antena (véase la figura 3.6). Cuando está en funcionamiento realiza dos fotografías por segundo, que son transmitidas por radiotelemetría a unos sensores adheridos a la pared abdominal que permiten captar las imágenes y grabarlas en un dispositivo portátil. Una vez realizada toda la exploración, en un período que oscila entre 6 y 8 horas,[97] la información grabada se descarga en un ordenador, en un proceso que dura unas 2-3 horas. Posteriormente será necesario revisar todas las imágenes obtenidas por la cápsula, lo que puede requerir hasta 2 horas de observación.[97] El sistema actual no permite la localización exacta de la cápsula en el intestino, por lo que suele estimarse la situación de las lesiones en función del tiempo de tránsito. No obstante, este tiempo de tránsito puede ser variable: el vaciado gástrico puede durar entre 10 y 300 minutos (con un promedio de 60 minutos) y el tránsito por el intestino delgado puede prolongarse de 70 a 300 minutos, con un promedio de 190 minutos.[98] En la mayoría de pacientes la cápsula se elimina con la deposición al cabo de 10-96 horas de su deglución.

La exploración con cápsula puede realizarse de forma ambulatoria sin ningún problema, y como única preparación se necesita un ayuno de 12 horas. Algunos autores han sugerido la utilización de soluciones evacuantes, de forma similar a la preparación realizada para la colonoscopia, pero su eficacia no está bien definida y no se utilizan de forma rutinaria. Es importante evitar la ingesta de medicamentos que puedan alterar la visualización del intestino, como son los preparados de hierro oral o los antiácidos. Una vez deglutida la cápsula se mantiene el ayuno durante 2 horas y, a continuación, puede ingerirse comida ligera. Los pacientes pueden realizar su actividad normal, evitando movimientos bruscos que pudieran alterar la transmisión de las imágenes. Tras 8 horas de registro, se retiran todos los dispositivos colocados para captar las imágenes y se advierte al paciente para que vigile sus deposiciones con la finalidad de confirmar la expulsión de la cápsula. Si hay dudas de la expulsión, será necesario realizar una radiografía simple de abdomen.[98]

La exploración del intestino delgado mediante cápsula endoscópica está considerada la técnica de elección en pacientes con hemorragia digestiva baja y negatividad de la endoscopia alta y baja. La cápsula endoscópica ha mostrado una eficacia diagnóstica (55-76 %) superior a otras técnicas diagnósticas como la enteroscopia (30 %) y el tránsito intestinal (sólo un 5 %),[87-90, 99] y similar a la enteroscopia intraoperatoria,[100] lo cual ha permitido modificar la conducta terapéutica en un número importante de pacientes[88-90] (véase la figura 3.7). Sus principales inconvenientes derivan de las limitaciones técnicas que todavía tiene la cápsula, como son la incapacidad de localizar exactamente la lesión, imposibilidad de conseguir un diagnóstico definitivo al no poder obtener biopsias y la imposibilidad de realizar procedimientos terapéuticos.

La utilización de la cápsula está contraindicada en pacientes con historial clínico de obstrucción intestinal y en aquellos con sospecha de estenosis intestinal.[98] Existen otras circunstancias en las que debe valorarse la utilización de la cápsula, como son pacientes portadores de marcapasos, aquellos con problemas de deglución o en los que conocemos la existencia de divertículos de gran tamaño (divertículo de Zenker, divertículos intestinales). La cápsula no se expulsa de forma natural en el 1 % de los casos,[98] lo que hace necesaria la extracción quirúrgica tras un período de espera de 6-8 semanas.

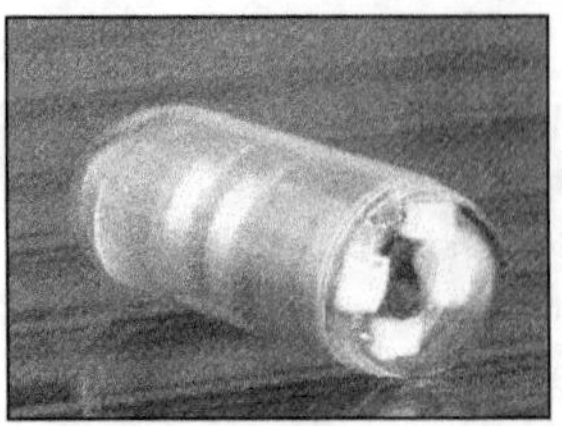

Figura 3.5. El pequeño tamaño de la cápsula facilita su deglución.

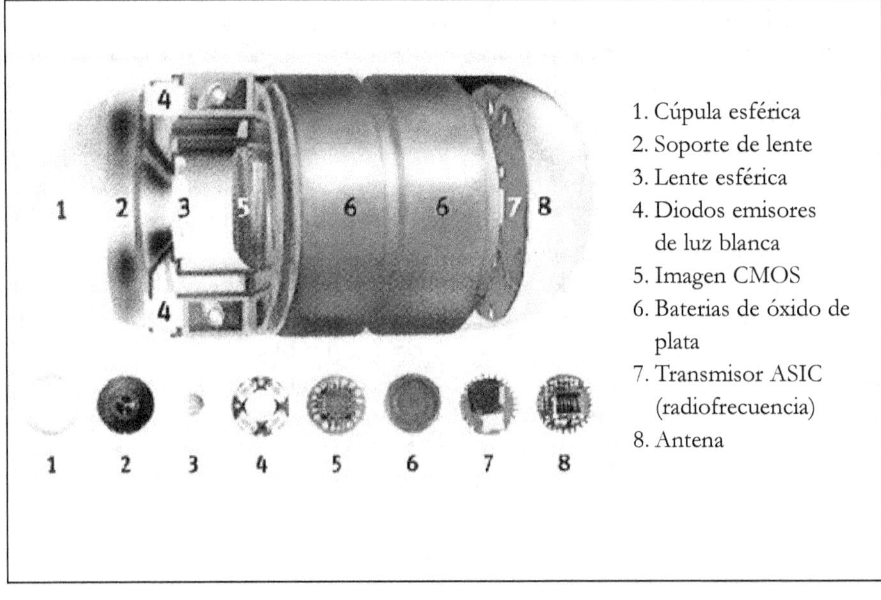

Figura 3.6. Esquema de la cápsula endoscópica con sus componentes principales.

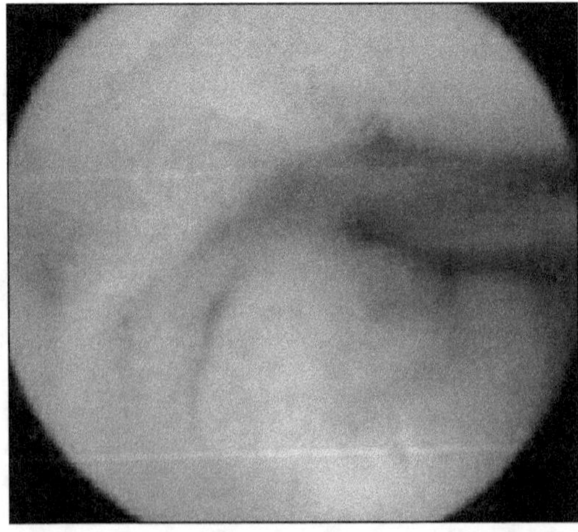

Figura 3.7. Tumor ileal ulcerado causante de hemorragia digestiva recurrente que fue diagnosticado mediante la cápsula endoscópica. La resección intestinal segmentaria por laparoscopia resolvió definitivamente el problema de la hemorragia digestiva.

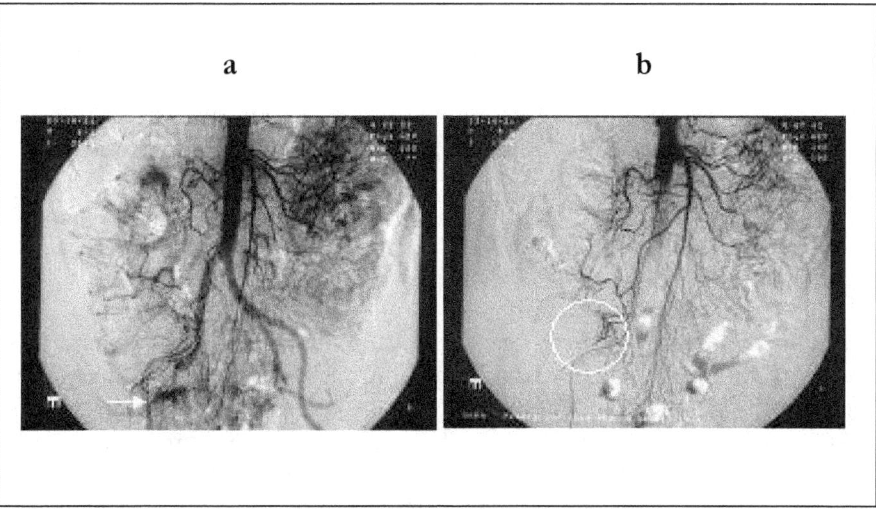

Figura 3.8. Arteriografía selectiva de la arteria mesentérica superior que muestra la extravasación de contraste a la luz intestinal (a), que indica el origen de la hemorragia digestiva. Tras la embolización mediante microcatéter se consigue el control completo de la hemorragia (b).

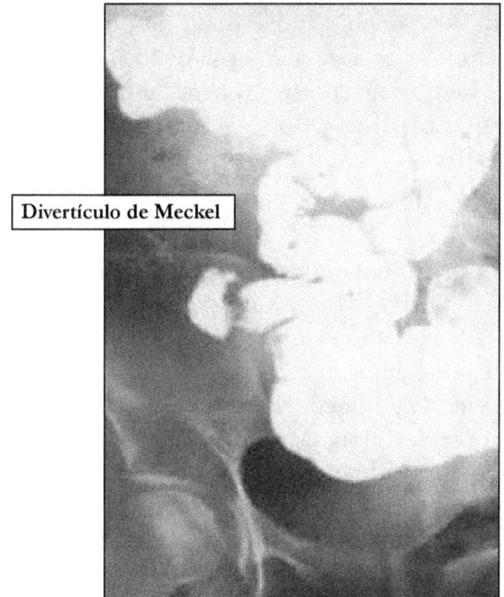

Figura 3.9. Divertículo de Meckel diagnosticado mediante el tránsito intestinal con bario.

3.2.2 Radiología

3.2.2.1 Angiografía

La arteriografía mesentérica selectiva puede demostrar extravasación de contraste cuando exista hemorragia activa con un débito superior a 0,5 ml/min. La positividad global de la arteriografía en la hemorragia digestiva baja oscila entre el 27 y el 77 %,[101, 102] con una media del 47 %, que puede ser superior en aquellos pacientes con hemorragia activa. La arteriografía mesentérica selectiva puede ser la primera exploración en pacientes con hemorragia masiva, o es una alternativa cuando la hemorragia persiste o recidiva y la colonoscopia no consigue establecer el diagnóstico definitivo. Aunque no exista hemorragia activa, también puede identificar lesiones potencialmente sangrantes como la angiodisplasia, que se caracteriza por un patrón hipervascular característico y retorno venoso precoz y persistente en las fases tardías,[83] o los tumores intestinales. Su principal inconveniente son las complicaciones que se presentan hasta en el 11 % de los casos, en la mayoría de los cuales están relacionadas con la punción arterial y la insuficiencia renal por la administración de contraste.[102]

- **Tratamiento angiográfico.** La embolización mesentérica es una alternativa terapéutica cuando la arteriografía demuestra hemorragia activa (véase la figura 3.8). La disponibilidad de microcatéteres que permiten la cateterización y embolización superselectiva del vaso sangrante ha mejorado la seguridad de este procedimiento al minimizar el riesgo de necrosis isquémica, y ha renovado el interés por este tratamiento.[103, 104] Series recientes indican una eficacia hemostática de, aproximadamente, un 90 % con un riesgo de recidiva muy bajo o prácticamente nulo, mientras que el porcentaje de complicaciones también es razonable, situándose alrededor del 10 %.[103-105] Sin embargo, aún no disponemos de ensayos clínicos controlados definitivos. Será necesario comparar estos resultados con la eficacia y seguridad de la alternativa quirúrgica en estas condiciones. Por el momento y debido al riesgo potencial de complicaciones graves, es aconsejable una selección cuidadosa de los pacientes, reservando esta técnica para los casos de hemorragia masiva o persistente en pacientes de edad avanzada y con enfermedades asociadas, en los que está indicado el tratamiento quirúrgico pero el riesgo es excesivo.

3.2.2.2 *Angiografía con tomografía computarizada helicoidal*

El importante avance que ha experimentado la técnica de la tomografía computarizada helicoidal (TC) permite realizar el estudio del intestino delgado y grueso mediante una técnica no invasiva, en busca de alteraciones a nivel de la pared intestinal o de las estructuras vasculares potencialmente causantes de hemorragia digestiva baja.[106]

La tomografía computarizada (TC) puede identificar la presencia de lesiones potencialmente sangrantes como el cáncer de colon, tumores de intestino delgado, enfermedad inflamatoria intestinal o diverticulosis.[107] Además, la angiografía mediante TC ha demostrado su utilidad para el diagnóstico de distintas patologías vasculares, que previamente requerían arteriografía convencional, incluyendo malformaciones arteriovenosas o angiodisplasia de colon, con una sensibilidad del 78 %.[108] Mediante esta técnica es posible diagnosticar angiodisplasia de colon en el 50 % de pacientes con hemorragia digestiva baja y colonoscopia negativa y en el 90 % de aquellos en que la angiografía es positiva.[108] Ello indica que la angiografía con TC podría sustituir a la angiografía convencional en el estudio de los pacientes con hemorragia digestiva baja o con hemorragia de origen indeterminado. La angiografía con TC tiene todavía algunas limitaciones que reducen su aplicabilidad, como son la posibilidad de realizar una exploración dinámica sólo en áreas seleccionadas, la dificultad para demostrar una hemorragia activa y la incapacidad de aplicar un tratamiento hemostático.

3.2.2.3   Radiología intestinal baritada

El enema opaco no está indicado en la hemorragia aguda, ya que la presencia de bario impediría la realización de otras exploraciones. Asimismo, el tránsito intestinal o la enteroclisis han sido superadas por nuevas alternativas. No obstante, en algunos pacientes todavía puede ser de alguna utilidad, por ejemplo, para diagnosticar un divertículo de Meckel, como se muestra en la figura 3.9.

3.2.3   Radioisótopos

3.2.3.1   Gammagrafía con hematíes marcados

La gammagrafía con hematíes marcados con ^{99m}Tc requiere que exista hemorragia activa (mínimo de 0,5 ml/min). Su ventaja principal viene dada por la larga vida media intravascular del marcador, lo que permite repetir la exploración a lo largo de 24 horas, aunque las imágenes tardías son de poca utilidad para localizar el origen de la hemorragia. Los datos de su utilidad son limitados, pero en distintos estudios entre el 37 y el 65 % de las exploraciones fueron positivas.[101] Sin embargo, un 15 % son falsos positivos y entre el 12 y el 23 % son falsos negativos.[101]

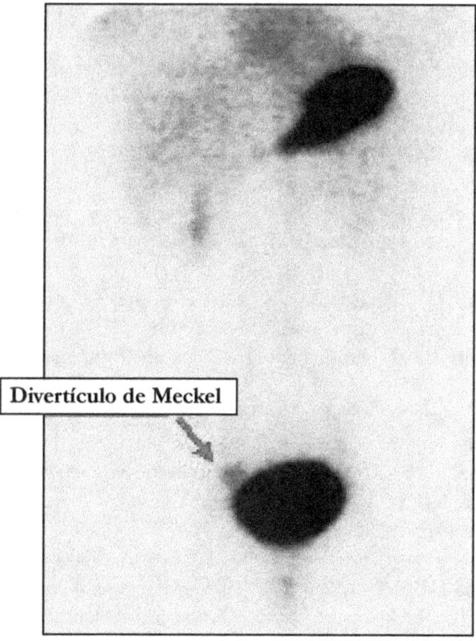

Figura 3.10. Gammagrafía con pertecnetato de ^{99m}Tc que pone en evidencia una captación patológica (flecha) sugestiva de divertículo de Meckel.

3.2.3.2   Gammagrafía con pertecnetato de ^{99m}Tc

La gammagrafía con pertecnetato de ^{99m}Tc es la técnica de elección para el diagnóstico del divertículo de Meckel (véase la figura 3.10).[109] Tiene una sensibilidad del 85 al 90 % en niños y del 60 % en adultos, probablemente en relación con una menor presencia de mucosa gástrica ectópica en el divertículo en adultos. Puede mejorarse el resultado de la exploración mediante la administración previa de antagonistas de los receptores H2 de la histamina o con pentagastrina, con la finalidad de aumentar la captación de pertecnetato por la mucosa ectópica. Los escasos falsos positivos son debidos en general a captación uterina, tumores de intestino delgado y quiste ovárico infectado.

Bibliografía

1. Laine, L., Peterson, W.L. Bleeding peptic ulcer. N Engl J Med 1994; 331: 717-727.

2. Longstreth GF. Epidemiology and outcome of patients hospitalized with acute lower gastrointestinal hemorrhage: a population-based study. Am J Gastroenterol 1997; 92: 419-424.

3. Branicki FJ, Coleman SY, Fok PJ, Pritchett CJ, Fan ST, Lai EC, et al. Bleeding peptic ulcer: a prospective evaluation of risk factors for rebleeding and mortality. World J Surg 1990; 14: 262-269.

4. Vreeburg EM, Terwee CB, Snel P, Rauws EAJ, Bartelsman JFWM, Meulen JHP, et al. Validation of the Rockall risk scoring system in upper gastrointestinal bleeding. Gut 1999; 44: 331-335.

5. Llach, J., Bordas, J.M., Salmerón, J.M. y cols. A prospective randomized trial of heater probe thermocoagulation versus injection therapy in peptic ulcer hemorrhage. Gastrointest Endosc 1996; 43: 117-120.

6. Bornman PC, Theodorou NA, Suttleworth RD, Essel HP, Marks IN. Importance of hypovoloamic shock and endoscopic signs in predicting recurrent haemorrhage from peptic ulceration: a prospective evaluation. BMJ 1985; 291: 245-247.

7. Bordley DR, Mushlin AI, Dolan JG, Richardson WS, Barry M, Polio J, et al. Early clinical signs identify low-risk patients with acute upper gastrointestinal hemorrhage. JAMA 1985; 253: 3282-3285.

8. De Dombal FT, Clarke JR, Clamp SE, Malicia G, Kotwal MR, Morgan AG. Prognostic factors in upper GI bleeding. Endoscopy 1986; 18 (Suppl. 2):6-10.

9. Rockall TA, Logan RFA, Devlin HB, Northfield TC. Risk assessment after acute upper gastrointestinal haemorrhage. Gut 1996; 38: 316-321.

10. Rockall TA, Logan RFA, Devlin HB, Northfield TC, for the National Audit of Acute Upper Gastrointestinal Haemorrhage. Selection of patients for early discharge or outpatient care after acute upper gastrointestinal haemorrhage. Lancet 1996; 347: 1138-1140.

11. Cook DJ, Guyatt GH, Salena BJ, Laine LA. Endoscopic therapy for acute nonvariceal upper gastrointestinal hemorrhage: a metaanalysis. Gastroenterology 1992; 102: 139-148.

12. Chak A, Cooper GS, Lloyd LE, Kolz CS, Barnhart BA, Wong RCK. Effectiveness of endoscopy in patients admitted to the intensive care unit with upper GI hemorrhage. Gastrointest Endosc 2001; 53: 6-13.

13. Hsu P, Lai K, Lin X, et al. When to discharge patients with bleeding peptic ulcers: a prospective study of residual risk of bleeding. Gastrointest Endosc 1996; 44: 382-387.

14. Campo R, Brullet E, Calvet X, et al. Safety of outpatient management of nonvariceal upper gastrointestinal bleeding: preliminary results of a randomized study. Gastrointest Endosc 1998; 47: AB81 (A228).

15. Lai K, Hui W, Wong B, Cing C, Lam S. A retrospective and prospective study on the safety of discharging selected patients with duodenal ulcer bleeding on the same day as endoscopy. Gastrointest Endosc 1998; 45: 26-30.

16. Longstreth GF, Feitelberg SP. Successful outpatient management of acute upper gastrointestinal hemorrhage: use of practice guidelines in a large patient series. Gastrointest Endosc 1998; 47: 219-221.

17. Lee JG, Turnipseed S, Romano PS, Vigil H, Azari R, Melnikoff N, et al. Endoscopy-based triage significantly reduces hospitalization rates and costs of treating upper GI bleeding: a randomized controlled trial. Gastrointest Endosc 1999; 50: 755-761.

18. Lin HJ, Wang K, Perng CL, et al. Early or delayed endoscopy for patients with peptic ulcer bleeding: a prospective randomized study. J Clin Gastroenterol 1996; 22: 267-271.

19. Cooper GS, Chak A, Connors AF, Harper DL, Rosenthal GE. The effectiveness of early endoscopy for upper gastrointestinal hemorrhage. Med Care 1998; 36: 462-474.

20. Cooper GS, Chak A, Way L, Hammar P, Harper D, Rosenthal G. Early endoscopy in upper gastrointestinal hemorrhage: associations with recurrent bleeding, surgery, and length of hospital stay. Gastrointest Endosc 1999; 49: 145-152.

21. Hay JA, Maldonado L, Weingarten SR, Ellrodt GA. Prospective evaluation of a clinical guideline recommending hospital length of stay in upper gastrointestinal tract hemorrhage. JAMA 1997; 278: 2152-2156.

22. Villanueva C, Balanzó J, Espinos JC, Domenech JM, Sainz S, Call J, et al. Prediction of therapeutic failure in patients with bleeding peptic ulcer treated with endoscopic injection. Dig Dis Sci 1993; 38: 2062-2070.

23. Saeed ZA, Ramirez FC, Hepps KS, Cole RA, Graham DY. Prospective validation of the Baylor bleeding score for predicting the likelihood of rebleeding after endoscopic hemostasis of peptic ulcers. Gastrointest Endosc 1995; 41: 561-565.

24. Park KG, Steele RJ, Mollison J, Crofts TJ. Prediction of recurrent bleeding after endoscopic haemostasis in non-

variceal upper gastrointestinal haemorrhage. Br J Surg 1994; 81: 1465-1468.

25. Brullet E, Calvet X, Campo R, Rue M, Catot L, Donoso L. Factors oredicting failure of endoscopic injection therapy in bleeding duodenal ulcer. Gastroin-test Endosc 1996; 43: 111-116.

26. Brullet E, Campo R, Calvet X, Coroleu D, Rivero E, Simo Deu J. Factors related to the failure of endoscopic injection therapy for bleeding gastric ulcer. Gut 1996; 39: 155-158.

27. Wong SK, Yu LM, Lau JY, Lam YH, Chan AC, Ng EK, et al. Prediction of therapeutic failure after adrenaline injection plus heater probe treatment in patients with bleeding peptic ulcer. Gut 2002; 50: 322-325

28. Hay JA, Lyubashevsky E, Elashoff J, Maldonado L, Weingarten SR, Ellrodt GA. Upper gastrointestinal hemorrhage clinical guideline – Determining the optimal hospital length of stay. Am J Med 1996; 100: 313-322.

29. Jensen DM, Kovacs TOG, Jutabha R, Machicado GA, Gralnek IM, Savides TJ, et al. Randomized trial of medical or endoscopic therapy to prevent recurrent ulcer hemorrhage in patients with adherent clots. Gastroenterology 2002; 123: 407-413.

30. Bleau BL, Gostout CJ, Sherman KE, Shaw MJ, Harford WV, Keate RF, et al. Recurrent bleeding from peptic ulcer associated with adherent clot: a randomized study comparing endoscopic treatment with medical therapy. Gastrointest Endosc 2002; 56: 1-6.

31. Moreno P, Jaurrieta E, Aranda H, Fabregat J, Farran L, Biondo S, et al. Efficacy and safety of an early discharge protocol in low-risk patients with upper gastrointestinal bleeding. Am J Med 1998; 105: 176-181.

32. Blatchford O, Murray WR, Blatchford M. A risk score to predict need for treatment for upper-gastrointestinal haemorrhage. Lancet 2000; 356: 1318-1321.

33. Phang TS, Vornik V, Stubbs R. Risk assessment in upper gastrointestinal haemorrhage: implications for resource utilisation. N Z Med J 2000; 113: 33-333.

34. Church NI, Palmer KR. Relevance of the Rockall score in patients undergoing endoscopic therapy for peptic ulcer haemorrhage. Eur J Gastroenterol Hepatol 2001; 13: 1149-1152.

35. Feu F, Mata A, Peñalva M, Blasco A, Piqué JM. Application of a clinical guideline for upper gastrointestinal bleeding using Rockall score shortens hospital stay without affecting mortality. Gastroenterology 2002; 122: A477 (T1541).

36. Longstreth GF, Feitelberg SB. Successful outpatient management of acute upper gastrointestinal hemorrhage: use of practice guidelines in a large patient series. Gastrointest Endosc 1998; 47: 219-222.

37. Cipolletta L, Bianco MA, Rotondano G, Marmo R, Piscopo R. Outpatient management for low-risk nonvariceal upper GI bleeding: a randomized controlled trial. Gastrointest Endosc 2002; 55: 1-5.

38. The North Italian Endoscopic Club for the study and treatment of esophageal varices. Prediction of the first variceal hemorrhage in patients with cirrhosis of the liver and esophageal varices. A prospective multicenter study. N Engl J Med 1988; 319: 983-989.

39. Panés J., Viver J., Forné M., García-Olivares E., Marco C., Garau J. Controlled trial of endoscopic sclerosis in bleeding peptic ulcers. Lancet 1987; 2: 1292-1294.

40. Palmer KR, Choudari CP. Endoscopic intervention in bleeding peptic ulcer. Gut 1995; 37: 161-164.

41. Laine L. Multipolar electrocoagulation in the treatment of peptic ulcers with nonbleeding visible vessels. Ann Intern Med 1989; 110: 510-514.

42. Lin HJ, Lee FY, Kang WM, Tsai YT, Lee SD, Lee CH. A controlled study of therapeutic endoscopy for peptic ulcer with non-bleeding visible vessel. Gastroin-test Endosc 1990; 36: 241-246.

43. Jaramillo JL, Carmona C, Gálvez C, de la Mata M, Miño G. Efficacy of the heater probe in peptic ulcer with a non-bleeding visible vessel. A controlled, randomised study. Gut 1993; 34: 1502-1506.

44. Rutgeerts P, Gevers AM, Hiele M, Broeckaert L, Vantrappen G. Endoscopic injection therapy to prevent rebleeding from peptic ulcers with a protruding vessel: a controlled comparative trial. Gut 1993; 34: 348-350.

45. Parra-Blanco A, Takahashi H, Mendez Jerez PV, Kojima T, Aksoz K, Kirihara K, et al. Endoscopic mangement of Dieulafoy lesions of the stomach: a case study of 26 patients. Endoscopy 1997; 29: 834-839.

46. Chung IK, Kim EJ, Lee MS, et al. Beeding Dieulafoy's lesions and the choice of endoscopic method: Comparing the hemostatic efficacy of mechanical and injection methods. Gastrointest Endosc 2000; 52: 721-724.

47. Kasapidis P, Georgopoulos P, Delis V, Balatsos V, Konstantinidis A, Skandalis N. Endoscopic management and long-term follow-up of Dieulafoy's lesions in the upper GI tract. Gastrointest Endosc 2002; 55: 527-531.

48. Llach J, Elizalde JI, Guevara MC, Pellise M, Castellot A, Gines A, et al. Endoscopic injection therapy in bleeding Mallory-Weiss syndrome: a randomized controlled trial. Gastrointest Endosc 2001; 54: 679-681.

49. Rutgeerts P, Rauws E, Wara P, Swain P, Hoos A, Solleder E, et al. Randomised trial of single and repeated fibrin glue compared with injection of polidocanol in treatment of bleeding peptic ulcer. Lancet 1997; 350: 692-696.

50. Balanzó J, Sainz S, Such J, Espinós JC, Guarner C, Cussó X, et al. Endoscopic hemostasis by local injection of epinephrine and polidocanol in bleeding ulcer. A prospective randomized trial. Endoscopy 1988; 20: 289-291.

51. Chung SCS, Leung JWC, Steele RJC, Crofts TJ, Li AKC. Endoscopic injection of adrenaline for actively bleeding ulcers: a randomized trial. Br Med J 1988; 296: 1631-1633.

52. Oxner RBG, Simmonds NJ, Gertner DJ, Nigh-tingale JMD, Burnham WR. Controlled trial of endoscopic injection treatment for bleeding from peptic ulcers with visible vessels. Lancet 1992; 339: 966-968.

53. Lin HJ, Hsieh YH, Tseng GY, Perng CL, Chang FY, Lee SD. A prospective, randomized trial of large- versus small-volume endoscopic injection of epinephrine for peptic ulcer bleeding. Gastrointest Endosc 2002; 55: 615-619.

54. Chung SC, Lau JL, Sung JJ. Randomised comparison between adrenaline injection alone and adrenaline injection plus heater probe treatment for actively bleeding peptic ulcers. BMJ 1997; 314: 1307-1317.

55. Lin HJ, Lee FY, Kang WM, Tsai YT, Lee SD, Lee CH. Heat probe thermocoagulation and pure alcohol injection in massive peptic ulcer haemorrhage: a prospective, randomised controlled trial. Gut 1990; 31: 753-757.

56. Chung IK, Ham JS, Kim HS. Comparison of the hemostatic efficacy of the endoscopic hemoclip method with hypertonic saline-epinephrine injection and a combination of the two for the management of bleeding peptic ulcers. Gastrointest Endosc 1999; 49: 13-18.

57. Cipolletta L, Bianco MA, Marmo R, Rotondano G, Piscopo R, Vingiani AM, et al. Endoclips versus heater probe in preventing early recurrent bleeding from peptic ulcer: a prospective and randomized trial. Gastrointest Endosc 2001; 53: 147-151.

58. Abi-Hanna D, Williams SJ, Gillespie PA, Bourke MJ. Endoscopic band ligation for nonvariceal non ulcer gastrointestinal hemorrhage. Gastrointest Endosc 1998; 48: 510-514.

59. Wong RM, Ota S, Katoh A, et al. Endoscopic ligation for non-variceal esophageal upper gastrointestinal hemorrhage. Endoscopy 1998; 30: 774-777.

60. Rutgeerts P, Vantrappen G, Broeckaert L, Coremans G, Janssens J, Hiele M. Comparison of endoscopic polidocanol injection and YAG laser therapy for bleeding peptic ulcers. Lancet 1989; 1: 1164-1167.

61. Krejs GJ, Little KH, Westergaard H, Hamilton JK, Spady DK, Polter DE. Laser photocoagulation for the treatment of acute peptic ulcer bleeding. N Engl J Med 1987; 316: 1618-1621.

62. Swain CP, Kirkham JS, Salmon PR, Brown SG, Northfield TC. Controlled trial of Nd-YAG laser photocoagulation in bleeding peptic ulcers. Lancet 1986; 2: 1113-1116.

63. Calvet X, Vergara M, Brullet E, Gisbert JP, Campo R. Addition of a second endoscopic treatment following epinephrine injection improves outcome in high-risk bleeding ulcers. Gastroenterology 2004; 126: 441-450.

64. Villanueva C, Balanzó J, Tores X, et al. Value of second-look endoscopy after injection therapy for bleeding peptic ulcer: a prospective and randomized trial. Gastrointest Endosc 1994; 40: 34-39.

65. Elizalde JI, Llach J, Bordas JM, Bataller R, Mondelo F, Panés J, et al. Valor del control endoscópico tras la escleroterapia por lesión péptica gastroduodenal. Gastroenterol y Hepatol 1994; 17: 11-13.

66. Choudari CP, Rajgopal C, Elton RA, Palmer KR. Failures of endoscopic therapy for bleeding peptic ulcer: an analysis of risk factors. Am J Gastroenterol 1994; 89: 1968-1972.

67. D'Amico G, Pagliaro L, Bosch J. The treatment of portal hipertensión: a meta-analytic review. Hepatology 1995; 22: 332-354.

68. Laine L, Cook D. Endoscopic ligation compared with sclerotherapy for the treatment of esophageal variceal bleeding. A meta-analysis. Ann Intern Med 1995; 123: 280-287.

69. Sarin SK, Jain AK, Jain M, Gupta R. A randomized con-trolled trial of cyanoacrilate versus alcohol injection in patients with isolated fundic varices. Am J Gastroenterol 2002; 97: 1010-1015.

70. Yang WL, Tripathi D, Therapondos G et al. Endoscopic use of human thrombin in bleeding gastric varices. Am J Gastroenterol 2002; 97: 1381-1385.

71. Rollhauser C, Fleischer DE. Nonvariceal upper gastrointestinal bleeding. Endoscopy 2002; 34: 111-118.

72. Suzuki T, Matsutani S, Umebara K et al. EUS changes predictive for recurrence of esophageal varices in patients treated by combined endoscopic ligation and sclerotherapy. Gastrointest Endosc 2000; 52: 611-617.

73. Konishi H, Nakamura T, Kida H. Catheter US probe EUS evaluation of gastric cardia and perigastric vascular structures to predict esophageal variceal recurrence. Gastrointest Endosc 2002; 55: 197-203.

74. Mallory A, Shaefer JW, Cohen JR, et al. Selective intraarterial vasopressin infusion for upper gastrointestinal tract hemorrhage. Arch Surg 1980; 115: 30-32.

75. Jensen DM. Diagnosis and treatment of patients with severe hematochezia: a time for change. Endoscopy 1998; 30: 724-726.

76. Jensen DM, Machicado GA, Jutabha R, Kovacs TOG. Urgent colonoscopy for the diagnosis and treatment of severe diverticular hemorrhage. N Engl J Med 2000; 342: 78-82.

77. Jensen DM, Machicado GA. Diagnosis and treatment of severe hematochezia. The role of urgent colonoscopy after purge. Gastroenterology 1988; 95: 1569-1574.

78. Jensen DM. Current management of severe lower gastrointestinal bleeding. Gastrointest Endosc 1995; 41: 171-173.

79. Jensen DM, Machicado GA. Colonoscopy for diagnosis and treatment of severe lower gastrointestinal bleeding. Routine outcomes and cost analysis. Gastrointest Endosc Clin N Am 1997; 7: 477-498.

80. Ohyama T, Sakurai Y, Ito M, et al. Análisis of urgent colonoscopy for lower gastrointestinal tract bleeding. Digestion 2000; 61: 189-192.

81. Strate LL, Syngal S. Timing of colonoscopy: impact on length of hospital stay in patients with acute lower intestinal bleeding. Am J Gastroenterol 2003; 98: 317-322.

82. Gupta N, Longo WE, Vernava AM. Angiodysplasia of the lower gastrointestinal tract: an entity readily diagnosed by colonoscopy and primarily managed nonoperatively. Dis Colon Rectum 1995; 38: 979-982.

83. Junquera F, Feu F, Papo M, Videla S, Saperas E, Bordas JM, et al. A multicenter randomized controlled clinical trial of hormonal therapy in the prevention of rebleeding from gastrointestinal angiodysplasia. Gastroenterology 2001; 121: 1073-1079.

84. Jensen DM. Current diagnosis and treatment of severe obscure GI hemorrhage. Gastrointest Endosc 2003; 58: 256-266.

85. Benz C, Jakobs R, Riemann TF, Do we need the overtube for push enteroscoy? Endoscopy 2001; 33: 658-661.

86. Yang R, Laine L. Mucosal stripping: a complication of push enteroscopy. Gastrointest Endosc 1995; 41: 156-158.

87. Hartmann D, Schilling D, Bolz G, Hahne M, Jakobs R, Siegel F, *et al.* Capsule endoscopy versus push enteroscopy in patients with occult gastrointestinl bleeding. Z Gastroenterol 2003; 41: 377-382.

88. Saurin JC, Delvaux M, Gaudin JL, Fassler I, Villarejo J, Vahedi K, *et al.* Diagnostic value of endoscopic capsule in patients with obscure digestive bleeding: blinded comparison with video push-enteroscoy. Endoscopy 2003; 35: 576-584.

89. Mylonaki M, Fritscher-Ravens A, Swain P. Wireless capsule endoscopy: a comparison with push enteroscopy in patients with gastroscopy and colonoscopy negative gastrointestinal bleeding. Gut 2003; 52: 1122-1126.

90. Mata A, Bordas JM, Feu F, Ginès A, Pellisé M, Fernández-Esparrach G, *et al.* Wireless capsule endoscopy in patients with obscure gastrointestinal bleeding: a comparative study with push enteroscopy. Aliment Pharmacol Ther 2004; 20: 189-194.

91. Hayat M, Axon ATR, O'Mahony S. Diagnostic yield and effect on clinical outcomes of push enteroscopy in suspected small-bowel bleeding. Endoscopy 2000; 32: 369-372.

92. May A, Nachbar L, Wardak A, Yamamoto H, Ell C. Double-ballon enteroscopy: preliminary experience in patients with obscure gastrointestinal bleeding or chronic abdominal pain. Endoscopy 2003; 35: 985-991.

93. Cave DR, Cooley JS. Intraoperative eneteroscopy. Indications and techniques. Gastrointest Endosc Clin N Am 1996; 6: 793: 802.

94. Zaman A, Sheppard B, Katon RM. Total peroral intraoperative enteroscopy for obscure GI bleeding using a dedicated push enteroscope: diagnostic yield and patient outcome. Gastrointest Endosc 1999; 50: 506-510.

95. Douard R, Wind P, Panis Y, Marteau P, Bouhnik Y, Cellier C, *et al.* Intraoperative enteroscopy for diagnosis and management of unexplained gastrointestinal bleeding. Am J Surg 2000; 180: 181-184.

96. Iddan G, Meron G, Glukovsky A, *et al.* Wireless capsule endoscopy. Nature 2000; 405: 417.

97. Swain P. Wireless capsule endoscopy. Gut 2003; 52 (Suppl IV): 48-50.

98. Appleyard MN, Glukovsky A, Jacob H, Gat D, Lewkowicz S, Swain P. Transit times of the wireless capsule endoscope. Gastrointest Endosc 2001; 53: A122.

99. Costamagna G, Shah A, Riccioni ME, Foschia F, Mutignani M, Perri V, *et al.* A prospective trail comparing small bowel radiographs and video capsule endoscopy for suspected small bowel disease. Gastroenterology 2002; 123: 999-1005.

100. Hartmann D, Schmidt H, Bolz G, Schilling D, Kinzel F, Eickhoff A, *et al.* A prospective two-center study comparing wireless capsule endoscopy with intraoperative enteroscopy in patients with obscure GI bleeding. Gastrointest Endosc 2005; 61: 826-832.

101. Zuckerman GR, Prakash C. Acute lower intestinal bleeding. Gastrointest Endosc 1998; 48: 606-617.

102. Cohn SM, Moller BA, Zieg PM, *et al.* Angiography for preoperative evaluation in patients with lower gastrointestinal bleeding: are the benefits worth the risk? Arch Sur 1998; 133: 50-55.

103. Bandi R, Shetty PC, Sharma RP, Burke TH, Burke MW, Kastan D. Superselective arterial embolization for the treatment of lower gastrointestinal hemorrhage. J Vasc Interv Radiol 2001; 12: 1399-1405.

104. DeBarros J, Rosas L, Cohen J, Vignati P, Sardella W, Hallisey M. The changing paradigm for the treatment of colonic hemorrhage: superselective angiographic embolization. Dis Colon Rectum 2002; 45: 802-808.

105. Funaki B, Kostelic JK, Lorenz J, Van Ha T, Yip DL, Rosenblum JD, *et al.* Superselective microcoil embolization of colonic hemorrhage. AJR 2001; 177: 829-836.

106. Miller FH, Hwang CM. An initial experience using helical CT imaging to detect obscure gastrointestinal bleeding. J Clin Imag 2004; 28: 245-251.

107. Ernst O, Bulois P, Saint-Drenant S, Leroy C, Paris JC, Sergent G. Helical CT in acute lower gastrointestinal bleeding. Eur Radiol 2003; 13: 114-117.

108. Junquera F, Quiroga S, Saperas E, Pérez-Lafuente M, Videla S, Álvarez-Castells A, *et al.* Accuracy of helical computed tomographic angiography for the diagnsosis of colonic angiodysplasia. Gastroenterology 2000; 119: 293-299.

109. Lefkovitz Z, Cappell MS, Kaplan M, *et al.* Radiology in the diagnosis and the therapy of gastrointestinal bleeding. Gastroenterol Clin N Am 2000; 29: 489-512.

Capítulo 4

Tratamiento ambulatorio de la hemorragia digestiva alta

E. BRULLET, R. CAMPO

Hospital de Sabadell, Corporació Parc Taulí
Endoscopia Digestiva, Servicio Digestivo
Sabadell (Barcelona)

Dirección para correspondencia
Hospital de Sabadell, Corporació Parc Taulí
Dr. E. Brullet
ebrullet@cspt.es

Este capítulo contempla exclusivamente el tratamiento ambulatorio de la hemorragia digestiva alta no varicosa (no asociada a la hipertensión portal).

4.1 Introducción

El ingreso en el hospital representa un notable impacto personal, familiar y social para la gran mayoría de personas que en algún momento lo precisan. Aparte de una no despreciable tasa de iatrogenia,[1] el ingreso hospitalario comporta también un elevado coste económico. El constante crecimiento de la demanda de salud, con el consecuente aumento del gasto sanitario, ha promovido la implantación de políticas sanitarias orientadas a adecuar el ingreso hospitalario y a potenciar procedimientos diagnósticos y terapéuticos de corta estancia, e incluso sin ingreso. Actualmente diversas patologías médicas (ascitis, dolor torácico, neumonía adquirida en la comunidad, etc.)[2-4] y, especialmente, numerosos procesos quirúrgicos son tratados de forma ambulatoria, con resultados similares en términos de efectividad y de seguridad a los de la hospitalización convencional, e indudablemente con menor coste económico y mayor confort para los pacientes.

La hemorragia digestiva alta (HDA) no ha sido una excepción, y en los últimos diez años se han publicado diversos estudios que valoran la seguridad del tratamiento ambulatorio en pacientes con esta complicación. Dado que la HDA es uno de los motivos más frecuentes de ingreso en los servicios de digestivo, la implantación de tratamiento ambulatorio modificará directamente la práctica clínica en gastroenterología. Ello obligará a los gastroenterólogos a diseñar protocolos para tratamiento ambulatorio basados en la evidencia científica disponible y adaptados a la particularidad de cada hospital.

4.2 Impacto sanitario de la HDA

Asumiendo que la tasa de incidencia de HDA en nuestro país es similar a la registrada en otros países occidentales (media de 75 casos por cada 100.000 habitantes y año),[5-7] puede considerarse que la HDA origina en España entre 35.000 y 40.000 ingresos hospitalarios anuales. Cabe destacar que una gran proporción de estos pacientes son de edad avanzada y frecuentemente con enfermedades asociadas y polimedicación. Este hecho explicaría, al menos en parte, que la tasa de mortalidad por HDA no haya experimentado un descenso significativo en las últimas décadas a pesar de los espectaculares avances clínicos, endoscópicos y farmacológicos.[8]

En clave económica, el ingreso hospitalario por HDA representa un elevado consumo de recursos sanitarios. Se ha estimado que la reducción de la estancia hospitalaria en pacientes con HDA de 4 a 2 días implicaría el ahorro de 20.000 días de estancia hospitalaria anuales en el Reino Unido.[9] Diversos estudios han estimado que el coste medio por paciente hospitalizado por un episodio de HDA (no asociada a hipertensión portal) es de 3.000 a 4.000 €.[10-11] Dicho coste se eleva a 5.000 € si se requiere tratamiento endoscópico, y supera con creces los 6.000 € en caso de ser necesaria la atención en cuidados intensivos o una intervención quirúrgica.[12] Aunque en España no se dispone de estudios específicamente diseñados a tal efecto, Lanas[13] ha estimado que el coste por paciente por HDA asociada a úlcera péptica representa 1.646 €, lo que puede dar una idea aproximada del impacto económico anual de esta complicación en nuestro país.

Se acepta que, aproximadamente en el 75 % de los casos, el episodio hemorrágico es autolimitado, y que sólo en un pequeño porcentaje de pacientes (menos del 3 %) se precisa una intervención quirúrgica para el control de la hemorragia.[8] Independientemente de la forma de presentación y de la gravedad del sangrado, la práctica usual siempre ha consistido en la hospitalización sistemática de los pacientes. No obstante, la experiencia clínica demuestra que tras el diagnóstico etiológico del sangrado, la mayoría de los pacientes hospitalizados no requiere otro tipo de actuación médica que la reposición de la volemia en aquellos casos en que la pérdida hemática ha sido relevante, los controles rutinarios y la supresión farmacológica de la secreción ácida. A pesar de ello, no ha sido hasta muy recientemente cuando se ha considerado el tratamiento ambulatorio de la HDA como una alternativa al tratamiento hospitalario convencional.

4.3   Evidencia sobre la seguridad del tratamiento ambulatorio

La posibilidad de tratamiento ambulatorio en pacientes con HDA empezó a sugerirse a principios de los noventa; en parte como consecuencia del amplio conocimiento sobre los factores relacionados con el pronóstico del episodio hemorrágico. Numerosos estudios aportaron suficiente evidencia sobre el valor predictivo de diversas variables clínicas y endoscópicas en la recidiva hemorrágica y la mortalidad. Así, algunos autores ya insinuaron en 1992 la posibilidad de tratamiento domiciliario (o alta precoz tras estabilización) en pacientes estables hemodinámicamente y sin estigmas endoscópicos de riesgo.[14-16]

4.4   Estudios publicados sobre tratamiento ambulatorio o alta precoz

El primer estudio sobre tratamiento ambulatorio de pacientes con HDA fue el publicado por Longstreth y Feitelberg (San Diego) en 1995.[17] Sobre la base de un estudio retrospectivo previo que incluyó a 933 pacientes con HDA, de los que 78 se trataron ambulatoriamente sin ninguna recidiva, los autores elaboraron una guía clínica con criterios clínicos, analíticos y endoscópicos para la selección de pacientes tributarios de tratamiento ambulatorio. Posteriormente realizaron un estudio prospectivo aplicando la guía de práctica en 141 pacientes, 34 de los cuales fueron tratados ambulatoriamente con una sola recidiva hemorrágica (2,9 %). Asimismo, los autores estimaron en cerca de 1.000 dólares el ahorro medio por paciente no hospitalizado. Utilizando la misma guía clínica, los mismos autores publicaron en 1998 otro estudio prospectivo que incluyó una serie amplia de 176 pacientes catalogados de bajo riesgo. Confirmaron la seguridad del tratamiento ambulatorio al constatar un único episodio de recidiva hemorrágica (0,5 %) con nula mortalidad.[18]

Hay *et al.*[19] (Los Ángeles) publicaron en 1997 un trabajo en el que estimaron la seguridad y el impacto de la reducción de la estancia hospitalaria en pacientes con HDA. Mediante un estudio retrospectivo, elaboraron una guía clínica que combina variables endoscópicas y clínicas (duración de los síntomas hemorrágicos, estatus hemodinámico y presencia de enfermedades asociadas) con la que desarrollaron un índice pronóstico para identificar el riesgo *(Cedars Sinai Medical Center Prospective Index).* Los autores realizaron un estudio prospectivo de 14 meses de duración que incluyó a 208 pacientes catalogados de bajo riesgo, de tal forma que en meses alternos facilitaban información del riesgo de cada paciente a los médicos del servicio de urgencias encargados del manejo de los pacientes, para que éstos, en función de dicha información, actuasen según su propio criterio. A pesar de que la endoscopia se realizó entre las 24-72 horas tras el ingreso, el estudio demostró que la aplicación del protocolo (información sobre el riesgo) reducía significativamente la estancia hospitalaria de 4,6 a 2,9 días (media de 1,7 días de reducción por paciente). Las tasas de recidiva fueron del 3,7 % en los meses control (no información del riesgo) y del 3 % en los meses de intervención (información del riesgo). Los citados autores concluyeron que la implantación de un protocolo en pacientes identificados como de bajo riesgo reduce la estancia sin empeorar el pronóstico, y que la variable independiente que predice dicha disminución es la realización de endoscopia de forma precoz.

Estos alentadores resultados pronto despertarán el interés en nuestro país. Dos grupos de Valencia y Sabadell comunicaron los resultados de series de casos de tratamiento ambulatorio en pacientes de bajo riesgo. El estudio de Benages *et al.*[20,21] comunicó un solo caso de recidiva hemorrágica (0,49 %) en 202 pacientes tratados ambulatoriamente (comunicó 3 muertes, una de ellas por fístula aortoentérica y dos por procesos no relacionados con la hemorragia). El estudio de Sabadell tuvo la particularidad de ser el primer estudio aleatorio (tratamiento domiciliario frente a ingreso en hospital)[22-23] con resultados preliminares que no mostraron diferencias (recidiva hemorrágica del 4 % y sin mortalidad) entre ambos grupos.

Moreno *et al.* (Departamento de Cirugía del Hospital de Bellvitge)[24] publicaron en 1998 un estudio prospectivo de 2 años de duración para valorar la seguridad de un protocolo de «alta precoz» (antes de los 3 días tras el ingreso) en pacientes con HDA e identificados como de bajo riesgo según criterios clínicos y endoscópicos.[8] Durante el primer año (período control), trataron a los pacientes según el estándar habitual, mientras que durante el segundo año (período de estudio), los pacientes fueron tratados por un único equipo médico según el protocolo de alta precoz. El 52 % de la serie (488 de 942 pacientes) fue catalogada como de bajo riesgo. Se constató un índice de recidiva hemorrágica del 4 % y la necesidad de cirugía en el 1,2 % en ambos períodos, con nula mortalidad. Aunque no se trataba de un estudio puramente sobre tratamiento ambulatorio, los autores constataron que el porcentaje de pacientes catalogados como de bajo riesgo y dados de alta precozmente fue significativamente superior en el período de estudio (74 frente a 11 %, p < 0,001), y además se observó una reducción de la estancia media de 6 a 3 días.

Paralelamente, Hsu PI *et al.*[25] (Taiwan) publicaron un trabajo prospectivo para estudiar la evolución de los estigmas de sangrado en pacientes HDA por úlcera péptica, con el objetivo de optimizar la duración de la estancia hospitalaria. Se excluyeron los pacientes con enfermedades asociadas severas y consumidores de alcohol y antiinflamatorios. Se estudiaron 392 pacientes con endoscopia antes de las 24 horas, constatándose dos recidivas (1,4 %) en el grupo de pacientes con úlceras limpias y dos recidivas (3,7 %) en el grupo de pacientes con úlceras y manchas de hematina. La tasa de recidiva fue del 13 % en los pacientes con estigmas de riesgo (coágulo adherido o vaso visible tratados endoscópicamente). Los autores señalan que los pacientes con úlceras limpias pueden darse de alta el mismo día, pero recomiendan 3-4 días de hospitalización para los pacientes con estigmas de riesgo (que es el tiempo en que los estigmas tardan en desaparecer de la lesión).

Lai KC *et al.* (Hong Kong), reportaron un estudio retrospectivo previo en 72 pacientes seleccionados (menores de 60 años, estables hemodinámicamente y sin estigmas endoscópicos de riesgo) con HDA por úlcera duodenal. No se constató ninguna recidiva hemorrágica y la estancia media fue de 1,4 días, sin caída significativa de la hemoglobina. Con esta base, realizaron un estudio prospectivo en 75 pacientes de similares características obteniendo idénticos resultados. Concluyeron que pacientes menores de 60 años, estables y sin signos de riesgo endoscópico pueden ser dados de alta con seguridad el mismo día que son atendidos en el hospital.

En 1999, Cebollero-Santamaria *et al.*[27] (Nueva Orleans) publicaron un trabajo que evaluó la seguridad de tratamiento ambulatorio en 84 pacientes mayores de 65 años. Mediante datos retrospectivos propios del centro recogidos durante 6 años, elaboraron unos criterios de riesgo (datos clínicos y endoscópicos) y estratificaron a los pacientes en tres grupos de riesgo: bajo, moderado y alto. Los pacientes catalogados como de bajo riesgo se consideraron individualmente para asignarlos a tratamiento ambulatorio, los de riesgo moderado permanecieron en observación un mínimo de 24 horas y los de alto riesgo pasaron directamente a una unidad de cuidados intensivos. Dentro de los pacientes de bajo riesgo, el 29 % fue tratado en régimen ambulatorio sin observarse ningún episodio de recidiva hemorrágica, mientras que en los grupos de riesgo moderado y alto el índice de recidiva fue del 12 %. Los autores abogaron por el tratamiento ambulatorio en pacientes mayores de 65 años e identificados como de bajo riesgo.

Almela *et al.*[28, 29] (Hospital Clínico de Valencia) publicaron en 2000 y 2001 los resultados de un mismo estudio prospectivo sobre una cohorte de 983 pacientes con HDA no relacionada con la hipertensión portal. Tras una estratificación según el riesgo mediante criterios propios, evaluaron los resultados de 201 pacientes tratados ambulatoriamente. Aunque la severidad del episodio hemorrágico fue menor en el grupo de pacientes tratados ambulatoriamente, se constató una tasa de recidiva a los 10 días del 7,3 % en el grupo hospital frente al 0,5 % en el grupo ambulatorio (p < 0,01). Asimismo, la necesidad de cirugía a los 15 días fue significativamente menor (p < 0,01) en el grupo ambulatorio (2,6 %) respecto al grupo hospital (5,6 %). La mortalidad a los 30 días fue del 2,6 % en el grupo hospital frente al 1,5 % en el grupo ambulatorio. Los autores concluyeron que, ajustando el riesgo individualmente a cada paciente, el tratamiento ambulatorio es seguro si la HDA no va asociada a la hipertensión portal.

Sin embargo, no ha sido hasta muy recientemente cuando se ha publicado el primer estudio aleatorio comparando tratamiento ambulatorio frente a hospitalización convencional. En 2002, Cipolleta *et al.*[11] reportan los resultados de un estudio prospectivo de 2 años de duración realizado en la región italiana de la Campania. Se incluyeron 464 pacientes con HDA no asociada a la hipertensión portal, 95 de los cuales fueron catalogados como de bajo riesgo (puntuación < 4 del índice de Rockall),[9] asignándose aleatoriamente 48 al grupo de tratamiento ambulatorio y 47 al grupo de hospitalización. A pesar de que la muestra es relativamente pequeña, se trata de un estudio de exquisito diseño, con realización de la endoscopia dentro de las primeras 12 horas, y con un exhaustivo seguimiento telefónico y en consulta externa. Ningún paciente requirió cirugía ni se registraron muertes. La tasa de recidiva hemorrágica fue similar en ambos grupos (2,1 % en el grupo ambulatorio y 2,2 % en el grupo hospital). Un aspecto remarcable del estudio fue la diferencia significativa en el coste económico medio por paciente (340 dólares en el grupo ambulatorio respecto a 3.940 dólares en el grupo hospital [p = 0.001]).

A pesar de estos buenos resultados, los datos disponibles en la literatura revelan que el tratamiento ambulatorio no puede ser aplicable a una gran proporción de pacientes que presentan un episodio de HDA. Ello se debe fundamentalmente a la presencia de enfermedades asociadas graves y/o de hallazgos endoscópicos de alto riesgo. Basándose en datos retrospectivos, Rockall[6,9] estima que sólo un 25 % de los pacientes podría beneficiarse de tratamiento ambulatorio, aunque en estudios posteriores se acredita que dicha proporción es superior y oscila entre el 40-55 % de los pacientes atendidos por HDA.[11, 17-22, 29-32] Sin embargo, la posibilidad de reducir en un 50 % la tasa de hospitalización de un proceso como la

HDA parece remarcable, tanto si se valora en términos de ahorro económico por la utilización de recursos hospitalarios, como de confort para los pacientes y sus familiares.

Posteriormente, considerando la evidencia disponible sobre la utilidad de los tratamientos endoscópicos y farmacológicos,[33-35] se ha sugerido incluso si podría incrementarse la proporción de pacientes tributarios de tratamiento ambulatorio.[36] En este sentido, en el Hospital de Sabadell realizamos un estudio aleatorio para valorar la seguridad del tratamiento domiciliario en pacientes seleccionados (sin patología asociada, estables hemodinámicamente, con adecuado soporte familiar) que habían sangrado por úlcera péptica con vaso visible tratada endoscópicamente.[37] Se analizaron 82 pacientes (42 en el grupo hospital, 40 en el grupo domicilio), que desde la admisión en urgencias fueron tratados con omeprazol intravenoso y después oral durante 4 semanas. El grupo hospital fue tratado según el estándar habitual, mientras que el grupo domicilio fue estrechamente seguido (contacto telefónico y posteriormente en consulta). En ambos grupos la recidiva hemorrágica fue del 5 %, sin requerirse cirugía en ningún caso y con nula mortalidad. Asimismo, se constató una diferencia significativa (p < 0,001) entre el coste económico de cada tratamiento (970 € en el grupo domicilio frente a 1.595 € en el grupo hospital).

4.5   Nivel de evidencia y grado de recomendación del tratamiento ambulatorio

Para valorar el nivel de evidencia de la seguridad del tratamiento ambulatorio, se dispone en la actualidad de 3 estudios aleatorios de calidad (uno en forma de *abstract*), pero con una muestra relativamente pequeña de pacientes.[11, 23, 37] Dichos estudios muestran una tasa de recidiva del 1-5 % con nula mortalidad. Existen además 3 estudios prospectivos de cohortes que incluyen cerca de 900 pacientes,[19, 24, 29] con tasa de recidiva hemorrágica entre el 0,5-3,7 % y de mortalidad del 0 al 2,8 %, y finalmente 5 estudios de series de casos con algo más de 450 pacientes,[17, 18, 25-27] que reflejan tasas de recidiva entre el 0,5-8 % con nula mortalidad. Los hallazgos de dichos estudios, a pesar de las diferencias de diseño, objetivos y variables estudiadas (recidiva, mortalidad, reducción de la estancia, alta precoz, reducción de costes, etc.), permiten establecer un nivel de evidencia 2a con un grado B de recomendación: existe evidencia (no concluyente) como para recomendar favorablemente el tratamiento ambulatorio de pacientes con HDA identificados como de bajo riesgo.

4.6   Selección de pacientes para tratamiento ambulatorio: identificación del riesgo

Como se ha visto en los estudios anteriormente comentados, el tratamiento ambulatorio de la HDA no varicosa es exclusivamente aplicable a pacientes que se identifican como de «bajo riesgo». Por lo tanto, esta política de tratamiento será más segura cuanto más precisos sean los criterios utilizados para la estratificación o identificación del riesgo. Se acepta que el grupo de pacientes con HDA de «bajo riesgo» sería aquel con unas tasas de recidiva hemorrágica y mortalidad inferiores al 5 % y 1 % respectivamente.[32]

Numerosos estudios han demostrado el valor pronóstico de diversas variables clínicas, endoscópicas y analíticas en el resultado de la HDA.[35] Entre ellas la edad, las enfermedades asociadas, la existencia de *shock* o inestabilidad hemodinámica, la presencia de estigmas de alto riesgo (sangrado activo, vaso visible y coágulo adherido) y la cifra de hemoglobina han sido las variables más utilizadas, tanto en forma cualitativa como cuantitativa (índices numéricos desarrollados con modelos estadísticos) para la estratificación de pacientes según el riesgo de recidiva y mortalidad.

Por lo tanto, parece racional disponer de un método fiable y de fácil aplicación que permita conocer el riesgo de cada paciente tras la admisión por un episodio de HDA. En este sentido, en la última década han aparecido diversos índices pronósticos o modelos predictivos para facilitar la estratificación y seleccionar a los pacientes tributarios de tratamiento ambulatorio.

4.7 Índices pronósticos

La primera guía de actuación para la selección de pacientes fue la elaborada por Longstreth y Feitelberg.[17] Dicha guía contenía un criterio absoluto (ausencia de estigmas endoscópicos de alto riesgo, varices o gastropatía de la hipertensión portal) y varios relativos (véase la tabla 4.1). Aparte de ser la primera guía para considerar el tratamiento ambulatorio, ha constituido la base para el diseño de otros modelos predictivos, a la vez que aportó una importante novedad: la inclusión de la situación sociofamiliar (adecuado soporte familiar) como variable para considerar.

Probablemente el índice pronóstico más utilizado y conocido es el descrito por Rockall.[38] Dicho índice (véase la tabla 4.2) incluye tres variables no endoscópicas (edad, situación hemodinámica y enfermedades asociadas) y dos variables endoscópicas (diagnóstico endoscópico y presencia de estigmas). En el estudio original, una puntuación igual o inferior a 2 se asoció con un bajo riesgo de recidiva hemorrágica (4,3 %) y mortalidad (0,1 %), mientras que una puntuación igual o superior a 3 comportaba una recidiva superior al 12 %. El índice de Rockall fue desarrollado mediante un modelo de regresión logística múltiple para determinar factores relacionados con mortalidad (no con recidiva hemorrágica) en un estudio prospectivo de casi 4.000 casos de HDA, siendo posteriormente validado por los autores en el mismo estudio sobre 1.584 pacientes. Comparado con la guía de Longstreth y Feitelberg,[17] el índice Rockall identifica con más fiabilidad a un mayor número de pacientes de bajo riesgo. Cabe también destacar que dicho índice ha sido el único validado de forma independiente,[39-42] y ha constituido el modelo de otros estudios diseñados para valorar la seguridad del tratamiento ambulatorio.[11, 27]

Absolutos
Ausencia de estigmas endoscópicos de alto riesgo.
Ausencia de varices.
Ausencia de gastropatía asociada a la hipertensión portal.

No absolutos
Ausencia de inestabilidad hemodinámica.
Ausencia de hepatopatía grave.
Ausencia de enfermedades asociadas graves.
Ausencia de tratamiento anticoagulante o coagulopatía.
Ausencia de hematemesis severa o múltiples melenas en el día de presentación.
Ausencia de anemia severa (hemoglobina < 80 g/l).
Adecuado soporte familiar.

Tabla 4.1. Criterios de Longstreth y Feitelberg para la selección de pacientes con HDA para tratamiento ambulatorio.[17]

Variable	Puntuación
A. Edad	
< 60	0
60-79	1
≥ 80	2
B. *Shock*	
No *shock* (TAS ≥ 100 mmHg, pulso ≤ 100 ppm).	0
Taquicardia (pulso ≥ 100 ppm) y TAS ≥ 100 mmHg.	1
Hipotensión (TAS ≤ 100 mmHg).	2
C. Enfermedades asociadas	
No enfermedades asociadas.	0
Fallo cardíaco, enfermedad coronaria, cualquier enfermedad grave.	1
Fallo renal, fallo hepático, neoplasia diseminada.	2
D. Diagnóstico endoscópico	
No lesiones, lesiones limpias, Mallory-Weiss.	0
Resto de diagnósticos.	1
Neoplasia digestiva alta.	2
E. Estigmas de hemorragia reciente	
No estigmas, manchas oscuras sobre la lesión.	0
Observación de sangre fresca, coágulo adherido, vaso visible.	2

Riesgo bajo: puntuación ≤ 2.
Riesgo intermedio: puntuación 3-4.
Riesgo alto: puntuación ≥ 5.

Tabla 4.2. Índice pronóstico de Rockall.[38]

El índice de Baylor[43] fue desarrollado mediante un modelo de regresión logística múltiple para valorar el riesgo de recidiva hemorrágica en pacientes con úlcera péptica sangrante. El índice tiene tres componentes (véase la tabla 4.3): uno preendoscópico (edad, número y severidad de enfermedades asociadas), uno endoscópico (localización de la lesión, tipo de estigma endoscópico) y otro postendoscópico basado en la suma de los dos anteriores. Dicho índice ha sido únicamente validado por el mismo grupo de investigadores en un estudio de cohortes en pacientes con úlcera péptica tratada endoscópicamente.[44]

El *Cedars Sinai Medical Center Predictive Index* es un índice diseñado por Hay *et al.*[45] para valorar mortalidad, necesidad de cirugía urgente y recidiva hemorrágica. Desarrollado igualmente mediante un modelo de regresión logística múltiple en pacientes con hemorragia varicosa y no varicosa, se basa en cuatro variables que los mismos autores habían validado en un estudio previo (véase la tabla 4.4): hallazgos endoscópicos, tiempo desde el inicio de los síntomas de HDA, estatus hemodinámico y enfermedades asociadas. Aunque no ha sido validado en otros estudios, los mismos autores lo validaron y utilizaron en un posterior estudio para predecir la estancia hospitalaria y recomendar tratamiento ambulatorio en pacientes identificados como de bajo riesgo.[19]

Variable	Puntuación
A. Edad	
< 30	0
30-49	1
50-59	2
60-69	3
≥ 70	5
B. Número de enfermedades asociadas (suma de diagnósticos)	
Ninguna	0
1-2	1
3-4	4
≥ 5	5
C. Severidad de las enfermedades agudas asociadas	
Ninguna	0
Enfermedad crónica que no supone amenaza vital.	4
Enfermedad aguda que supone amenaza vital.	5
D. Localización del sangrado	
Cualquier localización.	0
Cara posterior bulboduodenal.	4
E. Estigmas de hemorragia reciente	
No estigma, lesión limpia, manchas oscuras sobre la lesión.	0
Coágulo.	1
Vaso visible.	3
Sangrado activo.	5

Índice preendoscópico: A+B+C.

Índice postendoscópico: A+B+C+D+E.

Riesgo bajo: índice preendoscópico ≤ 5 o índice postendoscópico ≤ 10.

Riesgo alto: índice preendoscópico > 5 o índice postendoscópico > 10.

Tabla 4.3. Índice de Baylor (Baylor bleeding score).[43]

El índice propuesto por Blatchford *et al.*[46] posee dos grandes diferencias con el resto de índices pronósticos (véase la tabla 4.5): 1) no incluye datos endoscópicos, y 2) la variable principal del estudio es la necesidad de intervención clínica para el control del sangrado (transfusión, tratamiento endoscópico o quirúrgico). Desarrollado sobre la base de una cohorte de 1.748 pacientes hospitalizados por HDA mediante un modelo de regresión logística múltiple, no ha sido validado en otros estudios.

Finalmente, el índice más reciente es el reportado por Almela *et al.* (véase la tabla 4.6),[47] desarrollado prospectivamente (regresión logística) por medio de una cohorte de 983 pacientes atendidos por HDA no asociada a hipertensión portal. El índice contiene variables clínicas y endoscópicas, así como una variable analítica (INR). El objetivo del índice fue determinar variables asociadas a recidiva hemorrágica y la necesidad de cirugía, mostrando una alta capacidad de discriminación (sensibilidad 100 % y especificidad 29 %). Dada su reciente publicación, dicho índice no ha sido validado por otros grupos.

Variable	*Puntuación*
A. Hallazgos endoscópicos Úlcera limpia, M.-Weiss no sangrante, enfermedad erosiva, no lesión. Úlcera con mancha plana o coágulo, angiodisplasia. Úlcera con vaso no sangrante. Hemorragia persistente, varices, neoplasia digestiva alta.	0 1 2 4
B. Tiempo desde el inicio de los síntomas hemorrágicos $\geq$ 48 horas. < 48 horas. Hemorragia intrahospitalaria.	0 1 2
C. Estatus hemodinámico Estable. Intermedio. Inestable.	0 1 2
D. Enfermedades asociadas (respiratoria, cardíaca, hepática, renal, neurológica, neoplasia, cirugía mayor reciente, otra enfermedad asociada inestable, edad > 60 años) 4 o más 3 2 ninguna o 1.	 3 2 1 0

Riesgo bajo: puntuación = 0-2.
Riesgo intermedio: puntuación = 3-4.
Riesgo alto: puntuación $\geq$ 5.

Tabla 4.4. Cedars Sinai Medical Center Predictive Index.[45]

4.8   Utilidad y nivel de evidencia de los índices pronósticos

El manejo de pacientes con procesos patológicos graves y de potencial riesgo vital como la HDA, requiere la toma de decisiones clínicas que pueden incluir desde el tratamiento ambulatorio al ingreso hospitalario, del ingreso en una unidad de hospitalización convencional al ingreso en una unidad de cuidados intensivos o una intervención quirúrgica mayor. Parece racional, por lo tanto, que los médicos de los servicios de urgencias que atienden a pacientes con HDA dispongan de herramientas fiables y de fácil aplicación que les permita estratificar a los pacientes según el riesgo, y tomar las decisiones terapéuticas adecuadas. Por otro lado, la aplicación de índices pronósticos puede aportar ventajas adicionales como permitir la comparación de resultados entre diferentes estrategias terapéuticas o resultados entre distintos centros. No obstante, la aplicación de dichos índices no parece estar muy extendida, y suele ceñirse únicamente a centros concretos con particular interés en la HDA. Una explicación de la escasa generalización de su uso es la reticencia de los propios médicos, pero, sobre todo, la falta de evidencia objetiva sobre si dichos índices son mejores instrumentos pronósticos que el juicio clínico de cada médico, lo cual, sorprendentemente, todavía no ha sido estudiado.

No existe un índice pronóstico ideal.[48] A pesar de las diferencias entre los índices existentes, las variables que los componen son similares, aunque con peso distinto. Así, la edad tiene

Variable	Puntuación	Variable	Puntuación
A. Urea (mmol/l)*		**C. Tensión arterial sistólica**	
< 6,5	0	**(mmHg)**	0
6,5 - < 8	2	≥ 110	1
8 - < 10	3	100 - 109	2
10 - < 25	4	90 - 99	3
= 25	6	< 90	
B. Hemoglobina (g/dl)		**D. Otras**	
≥ 120 en mujeres, ≥ 130 en hombres,	0	Pulso ≥ 100 por minuto.	1
100 - <120 en mujeres, 120 - < 130		Presentación con melenas.	1
en hombres,	1	Presentación con síncope.	2
100 - <120 en hombres,	3	Hepatopatía.	2
< 100 en hombres y mujeres.	6	Fallo cardíaco.	2

* Conversión unidades de la urea: 1 mg/dl equivale a 0,357 mmol/l.

Tabla 4.5. Índice de Blatchford.[46]

Variable	Puntuación	Variable	Puntuación
A. Antecedentes patológicos		**B. Compromiso hemodinámico**	
Alcoholismo crónico.	1	Moderado.	2
Neoplasia activa.	1	Severo.	3
Síndrome tóxico.	2		
Cirugía previa digestiva.	2	**C. Endoscopia**	
Soporte sociofamiliar inadecuado.	3	Hemorragia de origen desconocido.	1
Coagulopatía severa (INR ≥ 5).	3	Úlcera duodenal como causa del	
Accidente vascular cerebral reciente.	3	sangrado.	1
Infarto agudo de miocardio reciente.	3	Sangrado activo, vaso visible o	
Fallo cardíaco severo.	3	coágulo adherido.	3
		Imposibilidad de realizar la	
		endoscopia.	3

Puntuación ≥ 3 indica necesidad de hospitalización.
Puntuación < 3 indica bajo riesgo y posibilidad de tratamiento ambulatorio.

Tabla 4.6. Índice de Almela et al.[47]

un fuerte peso en los índices de Rockall y Baylor, mientras que no se tiene en cuenta en el resto. Probablemente el índice de Rockall, el único validado prospectivamente de forma independiente en otros estudios, parece ser el más conocido y extendido por su fácil aplicabilidad y ausencia de criterios analíticos.[49, 50] Un reciente estudio de un grupo independiente recomienda el uso del índice de Rockall, dado que identifica de forma significativa más pacientes de bajo riesgo que el índice de Blatchford. No obstante, los autores del índice de Blatchford aducen que su ventaja radica en no incluir variables endoscópicas, además de predecir con más fiabilidad la necesidad de cualquier intervención clínica y relacionarse mejor con marcadores de severidad, como la duración de la estancia o la necesidad de transfusiones, que el índice de Rockall. Probablemente sería un índice de utilidad en centros sin disponibilidad inmediata de endoscopia. Finalmente, la reciente publicación de una guía de consenso para el manejo de pacientes con HDA[51] establece que existe evidencia concluyente para recomendar la estratificación de pacientes con HDA según el riesgo de recidiva hemorrágica y mortalidad (grado de recomendación A, basado en un nivel de evidencia I).

4.9 Papel de la endoscopia en la selección de pacientes

A pesar de que no existe unanimidad sobre cuándo debe realizarse la endoscopia en pacientes con HDA (< 6 horas ?, < 12 horas ?, < 24 horas ?, < 48 horas ?), parece evidente su utilidad en la identificación del riesgo y estratificación de los pacientes.[8, 11, 12, 17, 19, 21, 24-30, 35-37, 42, 51] Lee *et al.*[30] muestran en un estudio aleatorio que la realización de endoscopia urgente (en las 2 horas siguientes al ingreso) permite dar de alta con seguridad al 46 % de los pacientes identificados como de bajo riesgo el mismo día del ingreso, y con ahorro significativo del coste económico respecto al grupo de pacientes hospitalizados (grupo en el que la endoscopia se realizó entre las 24 y 48 horas del ingreso). Otro estudio con revisión sistemática de la literatura muestra que la realización urgente de la endoscopia disminuye significativamente la necesidad de transfusión y estancia hospitalaria.[52] Por lo tanto, la endoscopia es un elemento clave para la estratificación de los pacientes que acuden por HDA, permitiendo adecuar la estancia hospitalaria y, sobre todo, seleccionar junto a parámetros clínicos a una gran proporción de pacientes tributarios de tratamiento domiciliario.

4.10 Resumen

En el contexto de las actuales políticas hospitalarias orientadas a potenciar procedimientos diagnósticos y terapéuticos sin ingreso o de corta estancia, existe un alto nivel de evidencia para recomendar el tratamiento ambulatorio de pacientes seleccionados con HDA no varicosa. Dicha estrategia representa una alternativa al tratamiento hospitalario convencional, tanto en términos de coste-efectividad, como de seguridad y de confort para los pacientes y familiares, que apreciarán las ventajas de una rápida incorporación a su vida normal, alimentación inmediata y de toma oral de medicación. La implantación de protocolos de tratamiento ambulatorio debe adecuarse a las particularidades de cada centro, aunque su seguridad y coste-eficacia requiere de una rápida evaluación del riesgo, disponibilidad de endoscopia de urgencia, equipos medicoquirúrgicos expertos en el manejo de la HDA y personal e infraestructura suficientes para el control y seguimiento ambulatorio. La endoscopia de urgencia, no exenta de costes de personal y materiales, continuará teniendo en todos los casos un papel fundamental, tanto para la selección de pacientes como para la aplicación de técnicas hemostáticas. La aplicación de índices pronósticos puede ser de gran utilidad en los servicios de urgencias para la estratificación de pacientes, toma de decisión terapéutica inicial y adecuación de la estancia.

Bibliografía

1. Aranaz JM, Aibar C, Gea MT, León MT. Efectos adversos en la asistencia hospitalaria. Una revisión crítica. Med Clin (Barc) 2004; 123: 21-25.

2. Torras X, Cussó X, Gallego A, Gomez G, Soriano G, Villanueva C, *et al.* Valoración de la utilidad y eficacia de un hospital de día en un servicio de patología digestiva. Gastroenterol Hepatol 2001; 24: 223-227.

3. Fine MJ, Auble TE, Yaly DM, Hanusa BH, Weissfeld LA, Singer DE, *et al.* A prediction rule to identifiy low-risk patients with community-acquired pneumonia. N Engl J Med 1997; 336: 243-250.

4. Nichol G, Walls R, Goldman L, Pearson S, Hartley LH, Antman E, *et al.* A critical pathway for management of patients with acute chest pain who are at low risk for myocardial ischemia: recommendations and potencial impact. Ann Intern Med 1997; 127: 996-1005

5. Longstreth GF. Epidemiology of hospitalization for acute upper gastrointestinal hemorrhage: a population-based study. Am J Gastroenterol 1995; 90: 206-210.

6. Rockall TA, Logan RF, Devlin HB, Northfield TC. Incidence and mortality from acute upper gastrointestinal haemorrhage in the United Kingdom. BMJ 1995; 311: 222-226.

7. Hochain P, Colin R. Epidemiology and etiology of acute digestive hemorrhage in France. Rev Prat. 1995; 45: 2277-2282.

8. Laine L, Peterson WL. Bleeding peptic ulcer. N Engl J Med 1994; 331: 717-727.

9. Rockall TA, Logan RF, Devlin HB, Northfield TC. Selection of patients for early discharge or outpatient care after acute upper gastrointestinal haemorrhage. Lancet 1996; 347: 1138-1140.

10. Ritcher JM, Wang CW, Fawaz K, Bynum TE, Fallon D, Shapleigh C. Practice patterns and cost of hospitalization for upper gastrointestinal haemorrhage. J Clin Gastroenterol 1991; 13: 268-273.

11. Cipolleta L, Bianco MA, Rotondano G, Marmo R, Piscopo R. Outpatient management of upper gastrointestinal bleeding: a randomized controlled trial. Gastrointest Endosc 2002; 55: 131-134.

12. Gralnek I, Jensen D, Gornbein J, Kovacs T, Jutabha R, Freeman M, et al. Clinical and economic outcomes of individual with severe peptic ulcer hemorrhage and non bleeding visible vessel: an analysis of two prospective clinical trials. Am J Gastroenterol 1998; 93: 2047-2056.

13. Lanas A. Impacto de los efectos secundarios gastrointestinales asociados a antiinflamatorios no esteroideos en el Servicio Nacional de salud. Med Clin (Barc) 2000; 114 Supl 3: 46-53.

14. Gostout CJ. Medical therapy of bleeding ulcers. Semin Gastrointest Dis 1992; 3: 53-64.

15. Laine L, Cohen H, Brodhead J, Cantor D, García F, Mosquera M. Prospective evaluation of immediate versus delayed refeeding and prognostic value of endoscopy in patients with upper gastrointestinal hemorrhage. Gastroenterology 1992; 102: 314-316.

16. Harland R, Neilson D. Criteria for selective admission of patients with haematemesis. J Roy Soc Med 1992; 85: 26-28.

17. Longstreth GF, Feitelberg SP. Outpatient care of selected patients with acute non-variceal upper gastrointestinal haemorrhage. Lancet 1995; 345: 108-111.

18. Longstreth GF, Feitelberg SP. Successful outpatient management of acute upper gastrointestinal hemorrhage: use of practice guidelines in a large patient series. Gastrointest Endosc 1998; 47: 219-222.

19. Hay JA, Maldonado L, Weingarten SR, Ellrodt AG. Prospective evaluation of a clinical guideline recommending hospital length of stay in upper gastrointestinal tract hemorrhage. JAMA 1997; 278: 2151-2156.

20. Grau F, Almela P, Ortega I, Piquer I, Sempere J, Sanchiz V et al. Control ambulatorio de la hemorragia digestiva alta (abstract). Rev Esp Enf Digest 1996; 88 (Supl I): 72-73.

21. Benages A, Almela P, Peiró S, Minués M, Mora F, Peña A, Pascual I. Hospitalización frente a control ambulatorio de los pacientes con hemorragia digestiva alta no ligada a la hipertensión portal. Gastroentrol Hepatol 1998; 21: 420-421.

22. Cabrol J, Brullet E, Catot Ll, Campo R, García N, Calvet X, Laporte E. Estudio de la eficacia del tratamiento ambulatorio versus hospitalario en la hemorragia digestiva alta no complicada. Resultados preliminares. Rev Esp Enf Digest 1997; 89 (Supl I): 84.

23. Campo R, Brullet E, Calvet X, Catot LL, Cabrol J, Laporte E. Safety of outpatient management of non-variceal upper gastrointestinal bleeding. Preliminary results of a randomized study (abstract): Gastrointest Endosc 1998; 47: AB102.

24. Moreno P, Jaurrieta E, Aranda H, Fabregat J, Farran L, Biondo S, et al. Efficacy and safety of an early discharge protocol in low-risk patients with upper gastrointestinal bleeding. Am J Med 1998; 105: 176-181.

25. Hsu PI, KH Lai, XZ Lin, YF Yang, M Lin, JS Shin, et al. When to discharge patients with bleeding peptic ulcers: a prospective study of residual risk of rebleeding. Gastrointest Endosc 1996; 44: 382-387.

26. Lai KC, Hui WM, Wong BC, Ching CK, Lam SK. A retrospective and prospective study on the safety of discharging selected patients with duodenal ulcer bleeding on the same day as endoscopy. Gastrointest Endosc 1997; 45: 26-30.

27. Cebollero-Santamaria F, Smith J, Gioe S, Van Frank T, Mc Call R, Airhart J, et al. Selective outpatient management of upper gastrointestinal bleeding in the elderly. Am J Gastroenterol 1999; 94: 1242-1247.

28. Almela P, Benages A, Peiro S, Minguez M, Pena A, Pascual I, Mora F. Tratamiento ambulatorio de la hemorragia digestiva alta no relacionada con la hipertensión portal. Med Clin (Barc) 2000; 114 (Supl 2): 68-73.

29. Almela P, Benages A, Peiro S, Minguez M, Pena A, Pascual I, Mora F. Outpatient management of upper digestive hemorrhage not associated with portal hypertension: a large prospective cohort. Am J Gastroenterol 2001; 96: 2341-2348.

30. Lee JG, Turnipseed S, Romano PS, Vigil H, Azari R, Melnikoff N, et al. Endoscopy-based triage significantly reduces hospitalization rates and costs of treating upper gastrointestinal bleeding: a randomized controlled trial. Gastrointest Endosc 1999; 60: 755-761.

31. Gisbert JP, Pajares JM. Hemorragia digestiva por úlcera péptica. ¿Se puede estimar con fiabilidad suficiente su pronóstico y evitar el ingreso de algunos pacientes?. Med Clin (Barc) 2001; 117: 227-232.

32. Gralnek IM. Outpatient management of «low-risk» nonvariceal upper GI hemorrhage. Are we ready to put evidence into practice?. Gastrointest Endosc 2002; 55: 131-133.

33. Cook DJ, Guyatt GH, Salena BJ, Laine LA. Endoscopic therapy for acute nonvariceal upper gastrointestinal hemorrhage: a meta-analysis. Gastroente-rology 1992; 102: 139-148.

34. Lau JY, SPNG JJ, Lee KK, Wong RW, FANH GX, Ji YL, et al. Effect of intravenous omeprazole on recurrent bleeding after endoscopic treatment of bleeding peptic ulcers. Gisbert JP, González L, Calvet X, Roque M, Gabriel J, Pajares JM.

Capítulo 5

Tratamiento endoscópico de la hemorragia digestiva por úlcera péptica

C. Villanueva, C. Aracil, M. Casas, D. Busquets

Hospital de la Santa Creu i Sant Pau
Servicio de Patología Digestiva
Barcelona

Agradecimientos
Los autores agradecen la ayuda del Instituto de Salud Carlos III (CO3/O2) y de l'Agencia de Gestió d'Ajuts Universitaris de Recerca (43/2002SGR).

Dirección para correspondencia
Hospital de la Santa Creu i Sant Pau
Dr. C. Villanueva
cvillanueva@santpau.es

La hemorragia digestiva es una de las principales urgencias médicas. Su incidencia en nuestro medio se sitúa entre 50 a 150 episodios por 100.000 habitantes y por año, lo que representa un elevado número de ingresos hospitalarios anuales y un consumo apreciable de recursos sanitarios.[1] La causa más frecuente de hemorragia digestiva alta es la úlcera péptica, que es responsable de más de la mitad de los casos.[1] Es posible que con la generalización del tratamiento con *Helicobacter pylori* su incidencia disminuya en un futuro próximo. Sin embargo, hasta el momento no se ha constatado todavía una disminución en el número de admisiones hospitalarias como consecuencia de una úlcera sangrante.[2] Las lesiones erosivas de la mucosa gastroduodenal representan otra causa frecuente de hemorragia digestiva alta. Sin embargo, por definición estas lesiones no son responsables de hemorragias graves ni precisan tratamiento endoscópico hemostático, ya que están confinadas a la mucosa donde no hay vasos sanguíneos de calibre significativo, con la excepción del Dieulafoy.

En los últimos años se ha producido un descenso de la mortalidad asociada a la hemorragia digestiva alta no varicosa que, en la actualidad, alcanza tasas inferiores al 5 % de los casos, lo que representa un descenso sustancial respecto a las observaciones de hace poco más de una década, en que se constataban índices entre el 5 y el 10 % de los casos.[3, 4] Esta reducción de la mortalidad puede atribuirse a distintos factores; uno de ellos es la introducción y desarrollo de diferentes técnicas de terapéutica endoscópica que han comportado un notable descenso de la incidencia de recidiva hemorrágica y de la necesidad de tratamiento quirúrgico. Otro factor que ha contribuido a este descenso es la optimización de las medidas de apoyo que precisan estos pacientes, que requieren atención de equipos médicos multidisciplinarios formados por gastroenterólogos, cirujanos, endoscopistas, radiólogos y personal de enfermería especializado y altamente cualificado en el manejo del paciente sangrante. Para el adecuado funcionamiento de estos recursos, las Unidades de sangrantes representan un avance cualitativo, ya que permiten la concentración de recursos terapéuticos y la aplicación de protocolos que conducirán a un manejo más homogéneo de los pacientes. En cualquier caso, es fundamental tratar a los pacientes con hemorragia digestiva en centros que dispongan del personal y recursos necesarios para atenderlos adecuadamente.

La hemorragia por úlcera péptica se autolimita en más del 80 % de los casos sin ningún tratamiento específico.[5] Sin embargo, cuando la hemorragia persiste o recidiva se plantea un problema médico apreciable que determina una morbilidad sustancial. Además, este curso desfavorable de la hemorragia constituye el principal determinante de la mortalidad asociada con esta complicación, junto a otros factores como la avanzada edad de los pacientes y la presencia de enfermedades asociadas.[6, 7]

La definición de los estigmas endoscópicos de hemorragia ha permitido estratificar razonablemente el curso evolutivo de esta complicación. La identificación de un sangrado arterial activo se asocia con persistencia o recidiva hemorrágica en más del 85 % de los casos, mientras que la presencia de un vaso visible no sangrante se asocia con recidiva hemorrágica entre un 35 y un 55 % de éstos.[8] Dado este elevado riesgo de una evolución desfavorable, en estos casos estará indicada una intervención endoscópica terapéutica durante el mismo procedimiento endoscópico inicial.[4, 5] Por otra parte, en caso de ausencia de estigmas de hemorragia el riesgo de recidiva es negligible, y es igualmente muy bajo cuando sólo se identifican signos indirectos de hemostasia (inferior al 10 %).[8] En estas situaciones se podrá plantear un tratamiento ambulatorio si la condición del paciente no requiere ingreso hospitalario por algún otro motivo, como la presencia de patología asociada o de complicaciones derivadas del episodio hemorrágico.[5]

5.1 Fisiopatología de la hemorragia por úlcera: el vaso sangrante

Las úlceras sangran cuando el proceso erosivo afecta a un vaso sanguíneo, habitualmente arterial y situado en la base de la lesión.[9-11] El examen anatomopatológico de piezas obtenidas mediante resección quirúrgica ha permitido observar que el vaso responsable de la hemorragia, en ocasiones visible en el fondo ulceroso durante la endoscopia, puede corresponder realmente a un vaso arterial, pero puede también tratarse de un seudoaneurisma o de un coágulo que tapona la lesión de la pared vascular.[9,12] En la mitad de los casos, aproximadamente, corresponde a una dilatación aneurismática de la pared vascular –(o seudoaneurisma)– de localización excéntrica y con la protrusión dirigida al cráter ulceroso.[9] Se ha sugerido que tanto la rotura del seudoaneurisma como la recanalización del trombo que ocluye la pared vascular podrían estar implicados en la aparición de la recidiva hemorrágica.[13]

En la mayoría de los casos, la lesión de la pared vascular originaria de la hemorragia se halla rodeada por un infiltrado inflamatorio, con predominio de polimorfonucleares, que aparentemente se produce como consecuencia de la secreción acidopéptica.[9,13] Se ha sugerido que esta arteritis puede conducir a la necrosis de la pared vascular, originando la erosión que ocasiona la hemorragia.[13] Una adecuada capacidad hemostática, tanto de la función plaquetaria como de las proteínas responsables de la coagulación sanguínea, resultará básica para la estabilidad del trombo que ocluye la lesión vascular. Distintos datos sugieren que la secreción acidopéptica puede comprometer este proceso hemostático.[13] De esta forma se ha sugerido que la tendencia a la recidiva hemorrágica puede deberse a la contraposición de dos factores: por un lado, la formación espontánea de un trombo que inicialmente ocluye la lesión vascular sangrante y, por otra parte, la presencia de distintos factores que tienden a diluir el trombo, entre los que podría incluirse la acción del ácido y la pepsina, la fibrinolisis y la presión arterial.[13]

Aunque habitualmente el vaso arterial afectado es de localización submucosa, hasta en un 40 % de los casos puede estar ubicado en la serosa.[9] El calibre de este vaso suele ser pequeño, con una media de 0,7 mm, aunque puede llegar a ser superior a 3 mm. Distintas observaciones sugieren que el mayor tamaño del vaso es el principal determinante del curso desfavorable de la hemorragia.[9,14] La localización de la úlcera en el borde posteroinferior del bulbo duodenal o en la vertiente posterior de la pequeña curvatura gástrica se asocia a un mayor riesgo de persistencia o recidiva hemorrágica, como consecuencia de la proximidad anatómica con los vasos de mayor calibre del tubo digestivo proximal (arterias gastroduodenal y gástrica izquierda, respectivamente).[15]

5.1.1 *El vaso visible en la endoscopia*

La prevalencia del vaso visible no sangrante (VVNS) varía del 6 al 48 % en los casos de los distintos estudios, mientras que la incidencia de recidiva hemorrágica asociada a este signo oscila del 0 al 85 %.[5] Esta amplia variabilidad puede ser debida en parte a factores como la ausencia de una definición uniforme o a variaciones metodológicas entre los distintos estudios, aunque probablemente refleja también la existencia de distintas lesiones incluidas bajo una única categoría.[16] Se ha intentado, por ejemplo, diferenciar el VVNS del coágulo centinela.[10,11] Como se ha comentado previamente, aunque a veces la estructura que mediante endoscopia se identifica como un VVNS corresponde realmente a la pared del vaso arterial submucoso o subseroso, en otras muchas ocasiones corresponde a un seudoaneurisma o a un coágulo que ocluye la lesión de la pared vascular.[9,14]

Habitualmente se entiende por VVNS la presencia de una protrusión pigmentada en el fondo de la úlcera, cuyo color puede ser rojo u oscuro (azul, púrpura o negro).[4] Más recientemente se ha observado que también las protrusiones de color blanco (o «transparente») que, en muchas ocasiones, se confunden con el suelo del fondo ulceroso, se asocian con una tasa muy alta de recidiva hemorrágica.[17] Por otra parte, tanto en estudios patológicos como en los clínicos se ha sugerido que el riesgo de recidiva depende también del tamaño del vaso, siendo más elevado en los mayores.[14, 18] Sin embargo, la dificultad para evaluar este parámetro de una forma objetiva limita apreciablemente su utilidad actual.

La evolución natural del vaso visible se ha evaluado en diferentes estudios mediante endoscopias repetidas con periodicidad diaria. Se ha observado que, en la mayoría de las ocasiones (más del 90 %), el vaso desaparece durante los tres primeros días tras el ingreso del paciente.[17, 18] Antes de su desaparición, el aspecto (color) del vaso puede cambiar y, eventualmente, transformarse en un signo indirecto antes de su desaparición.[18] El riesgo de recidiva hemorrágica sigue un curso paralelo al de la evolución del vaso visible,[16] siendo particularmente elevado durante los tres primeros días (especialmente en las primeras 48 horas) y muy escaso después del cuarto día.[16] Conviene tener en cuenta estos hechos para adecuar de forma conveniente la vigilancia médica de los pacientes.

5.2 Evaluación del paciente con hemorragia digestiva alta. Medidas generales de tratamiento

Para un tratamiento adecuado del paciente con hemorragia digestiva alta, hay una determinada información de la que es conveniente disponer en la evaluación inicial, por la repercusión que puede tener en el manejo ulterior. Es preciso aclarar si existen enfermedades asociadas relevantes a las que se deberá adaptar el tratamiento de refuerzo, como insuficiencia renal crónica, cirrosis, cardiopatía isquémica, insuficiencia cardíaca, valvulopatía, insuficiencia respiratoria crónica, diabetes, neoplasia u otras. Además, es preciso averiguar determinados antecedentes patológicos como son los hábitos tóxicos (alcohol, drogodependencias), ingesta de fármacos potencialmente gastrolesivos (antiinflamatorios no esteroideos, ácido acetilsalicílico) o descoagulación terapéutica, historia de enfermedad ulcerosa gastroduodenal o de dispepsia, antecedente de hepatopatía crónica o signos sugestivos de su presencia en la exploración física como estigmas cutáneos, ictericia, hepatoesplenomegalia o ascitis.

Es conveniente precisar en lo posible la forma de presentación de la hemorragia. La hematemesis de sangre fresca o los signos de hipoperfusión periférica pueden sugerir una pérdida hemática cuantiosa, mientras que el vómito en «poso de café» suele indicar una hemorragia de bajo débito o inactiva en ese momento.[16] Además es preciso, obviamente, confirmar la presencia de hemorragia digestiva y evaluar su actividad, para lo cual será útil la realización de un tacto rectal para detectar la presencia de sangre en las deposiciones y la colocación de una sonda nasogástrica que permita confirmar la presencia de sangre, valorar la actividad de la hemorragia y evacuar el contenido gástrico para facilitar la endoscopia diagnóstica. Finalmente, debe realizarse una evaluación hemodinámica básica del paciente que incluirá la determinación de la tensión arterial y la frecuencia cardíaca y también una evaluación de la perfusión periférica.

5.2.1 Medidas generales del tratamiento inicial

El tratamiento inicial de la hemorragia digestiva se basa en tres pilares principales: la reposición de la volemia, la prevención de complicaciones y las medidas específicas para conseguir la hemostasia.[5, 16] Los dos primeros puntos son independientes del origen de la hemorragia y requieren una actuación inmediata. Para el tratamiento hemostático específico será preciso establecer de forma exacta el origen de la hemorragia, para lo que se requerirá la práctica de la endoscopia urgente. Cabe subrayar que una vez conseguida una adecuada reposición inicial de la volemia debe considerarse el traslado del paciente a una unidad de vigilancia especial, idealmente una Unidad de sangrantes, que garantice la disponibilidad de las distintas técnicas de tratamiento médico o quirúrgico que puedan necesitarse en cada caso.

Las determinaciones complementarias deben incluir una analítica con hemoglobina, hematocrito, recuento y fórmula leucocitarios, recuento de plaquetas y estudio de hemostasia, urea, creatinina y electrólitos plasmáticos, pruebas de función hepática y gasometría arterial. También será preciso disponer de la práctica de un electrocardiograma, de radiografías de tórax y de un sedimento de orina y hemocultivos en caso de fiebre. En los pacientes con ascitis deberá practicarse una paracentesis diagnóstica. Igualmente deberá contactarse con el banco de sangre para practicar pruebas cruzadas.

5.2.2 Reposición de la volemia

Es imprescindible disponer, por lo menos, de una cánula intravenosa de grueso calibre que permita una rápida infusión de líquidos en los casos en que ésta es precisa. También deberá colocarse una vía venosa central que permitirá una monitorización hemodinámica adecuada cuando ésta se requiera y disponer la reserva de, al menos, cuatro Unidades de concentrados de hematíes, por si fuera necesaria su transfusión inmediata.

No se precisa una transfusión sanguínea para reponer la volemia. Ésta debe llevarse a cabo utilizando otros expansores, como cristaloides o coloides, y a un ritmo adecuado para prevenir las complicaciones derivadas de la hipoperfusión de los órganos vitales, lo que se conseguirá manteniendo una tensión arterial sistólica de 90 mmHg, una presión venosa central de 0 a 5 mmHg y un volumen urinario superior a 30 ml por hora.[5, 16] El objetivo de la transfusión de Unidades de concentrados de hematíes debe estribar en mantener la hemoglobina sobre 9 g/dl o el hematocrito sobre el 27 %, lo que permitirá la aportación de una adecuada cantidad de oxígeno a los tejidos.

Distintos estudios sugieren que una conducta restrictiva en la transfusión de derivados de la sangre puede ser más beneficiosa.[19-22] En estudios experimentales se ha demostrado que la reposición rápida de la volemia dificulta la hemostasia, mientras que la hipotensión ocasionada por la hemorragia es un factor que la facilita.[23] En la práctica clínica se ha sugerido que los pacientes traumáticos muestran un mejor pronóstico con una conducta restrictiva con la transfusión.[19] En pacientes con hemorragia digestiva alta no disponemos de mucha información, pero se ha sugerido que la transfusión restrictiva se asocia a un mejor pronóstico y a una menor incidencia de recidiva hemorrágica.[21, 22] De acuerdo con estos datos, actualmente las guías elaboradas por expertos recomiendan valorar la transfusión con hematocrito < 25 % o hemoglobina < 8 g/dl. Los valores de hematocrito y hemoglobina se equilibran rápidamente después de la transfusión de concentrados de hematíes, de manera que el valor obtenido 15 minutos después de finalizar la transfusión es similar al observado 24 horas más tarde.[24] También se recomienda transfundir sólo concentrados de hematíes y realizar pruebas cruzadas. En caso de politransfusión (6 o más concentrados en 24 horas), se puede valorar la posibilidad de transfundir plasma fresco, aunque es preferible adecuar su indicación a las pruebas de coagulación.

5.2.3 Prevención de complicaciones

Una hemorragia digestiva aguda puede desencadenar diversas complicaciones. Su prevención debe iniciarse de forma precoz. La broncoaspiración es especialmente frecuente en los pacientes con disminución del nivel de consciencia como consecuencia del *shock* hipovolémico o de encefalopatía. Aunque puede ocurrir en cualquier momento, el riesgo es más elevado durante maniobras como las propias de la gastroscopia o en el curso de los episodios de hematemesis. Para su prevención es útil colocar una sonda nasogástrica para aspirar el contenido gástrico, así como una estrecha vigilancia por personal experimentado de enfermería. Deberá valorarse la posibilidad de intubación orotraqueal en los pacientes comatosos. Por otra parte, ante una sospecha fundamentada de que haya ocurrido esta complicación, deberá administrarse un tratamiento antibiótico adecuado y proceder a las maniobras diagnósticas necesarias.

Como se ha comentado anteriormente, es básico también conseguir una perfusión y oxigenación tisular correctas. Factores como la broncoaspiración, la hipovolemia mantenida o la multitransfusión pueden provocar un inadecuado intercambio gaseoso pulmonar. Será, por tanto, necesario disponer de gasometría arterial o de oximetría con una determinada periodicidad que dependerá de la situación clínica. La oxigenoterapia y la fisioterapia respiratoria deberán formar parte del tratamiento en los casos adecuados.

El deterioro de la función renal deberá prevenirse mediante una reposición hidroelectrolítica adecuada. Deberá también evitarse el uso de fármacos con potencial nefrotóxico como los contrastes yodados, los antiinflamatorios no esteroideos o los aminoglicósidos en pacientes con cirrosis. Será igualmente conveniente disponer de determinaciones periódicas de urea y creatinina séricas, así como de las concentraciones de electrólitos séricos y deberá monitorizarse el volumen urinario y el balance de líquidos para adecuar la reposición hidroelectrolítica. Por otra parte, la supresión de la ingesta oral durante el episodio hemorrágico agudo puede empeorar el estado nutricional, por lo que será conveniente reiniciarla sin demora una vez controlada la hemorragia.[5, 16] La ingesta oral no parece tener ninguna influencia sobre la evolución de la hemorragia y el riesgo de recidiva, por lo que podrá reiniciarse una vez conseguida la hemostasia inicial.[25, 26] En aquellos pacientes con lesiones de alto riesgo de recidiva parece aconsejable mantener el ayuno o una ingesta líquida durante las primeras 12-24 horas, para no interferir en una posible endoscopia terapéutica o cirugía urgente.

Hay otras complicaciones más específicas de la hemorragia digestiva en determinados casos, como son la encefalopatía hepática o las infecciones bacterianas en pacientes con cirrosis, en los que se pueden desarrollar estas complicaciones incluso cuando la hemorragia sea de origen no varicoso.[27] Los pacientes alcohólicos también pueden presentar síndrome de abstinencia como consecuencia de la hemorragia; este síndrome requerirá un tratamiento adecuado.

5.2.4 Medidas específicas para facilitar la hemostasia

Cuando haya una evidencia clara de la presencia de una hemorragia digestiva alta, es aconsejable iniciar tratamiento con fármacos vasoactivos (somatostatina o terlipresina) en caso de sospecha fundamentada de hepatopatía,[27] o iniciar tratamiento intravenoso con inhibidores de la bomba de protones en caso de sospecha de enfermedad ulcerosa.[28] Estas medidas terapéuticas podrán discontinuarse o no una vez que se disponga del diagnóstico definitivo del origen de la hemorragia.

5.3. Tratamiento endoscópico de la úlcera sangrante: mecanismos de acción

Diversos procedimientos endoscópicos pueden resultar útiles en el tratamiento de esta complicación de la úlcera péptica (véase la tabla 5.1). Actualmente se utilizan, sobre todo, métodos térmicos (de contacto o no) y métodos de inyección; para ésta se emplea una gran variedad de sustancias, siendo la adrenalina al 1/10.000, sola o combinada con polidocanol al 1 % la más utilizada en nuestro ámbito.[5, 16]

De una forma esquemática puede afirmarse que el principal mecanismo mediante el que actúan los distintos métodos de tratamiento endoscópico consiste en el efecto ocasionado sobre los tejidos, de tipo químico con la inyección o mediante calor con los métodos térmicos que acabarán originando en el endotelio la formación de un trombo que ocluye la lesión sangrante de la pared vascular.[29, 30] También la inducción de vasoconstricción (principalmente con la inyección de adrenalina) y de un edema que comprima el vaso sangrante contribuyen a obtener la hemostasia de la lesión vascular.[29] Para evitar complicaciones es importante que el efecto del tratamiento quede confinado selectivamente a su lugar de acción y que no afecte a otras capas de la pared.

Métodos térmicos
Métodos de contacto
    Electrocoagulación monopolar.
    Electrocoagulación bipolar/multipolar.
    Termocoagulación: sonda de calor *(Heater probe)*.
Métodos que actúan a distancia
    Fotocoagulación con láser *(Argon laser, Nd. Yag Laser)*.
    Gas argón.
    Microondas.

Métodos de inyección
Sustancias no esclerosantes
    Adrenalina, suero fisiológico.
Sustancias esclerosantes
    Polidocanol, alcohol absoluto, etanolamina, tetradecil sulfato.
    Adhesivos tisulares (bucrilato, cianocrilato).
    Inductores del coágulo de fibina (trombina, cola de fibrina (fibrinógeno + trombina).

Métodos mecánicos
    Clips hemostáticos, endoloops, bandas elásticas.

Tabla 5.1. Diferentes posibilidades disponibles para el tratamiento endoscópico de la hemorragia digestiva alta no varicosa.

En modelos experimentales de úlcera sangrante, los métodos térmicos se han mostrado más efectivos que la inyección para la consecución de una hemostasia completa;[30] mientras que entre los métodos térmicos, los de contacto han resultado ser más efectivos que los que actúan sin contactar con la pared vascular.[30] Los métodos térmicos de contacto utilizan el principio de coagulación coaptiva, mediante el cual se emplea la sonda para ejercer una presión mecánica que comprima el vaso para conseguir el contacto de las paredes vasculares opuestas y, posteriormente, se aplica calor para sellar estas paredes entre ellas (véase la figura 5.1).[31, 32]

Teóricamente la compresión física del vaso detiene el flujo sanguíneo, lo que facilita la aplicación de calor y potencia su efecto. Cabe señalar que, en los estudios experimentales, incluso los métodos térmicos han resultado ser escasamente efectivos para conseguir hemostasia en los vasos de mayor calibre (de más de 2 mm).[33] Sólo determinados métodos mecánicos, no disponibles en la práctica clínica rutinaria, parecen efectivos en vasos de gran calibre.[33] Sin embargo, los modelos de úlcera experimental parece que no se adecuan suficientemente a la úlcera péptica crónica de los humanos.[34] Es probable, por ejemplo, que el prolongado efecto compresivo que se consigue con la inyección de sustancias, por la acción física del volumen depositado en un espacio tan reducido como es el fondo fibrótico de una úlcera péptica, no se reproduzca en los modelos experimentales de úlcera, habitualmente inducidas en sacabocados y con escaso componente fibrótico (véase la figura 5.2). De hecho, en múltiples estudios clínicos comparativos no se han observado diferencias significativas entre los distintos tratamientos endoscópicos.[5, 16]

En la práctica clínica, los métodos de inyección son los más disponibles, posiblemente debido a que constituyen la opción más simple, barata y fácil de ejecutar, mientras que su eficacia es comparable a las otras opciones.[5, 16] Probablemente, los métodos térmicos más empleados son la sonda caliente (*heater probe*) y la electrocoagulación bipolar o multipolar. Con los dispositivos de electrocoagulación bipolar, el electrodo positivo y el negativo que completan el circuito eléctrico están muy cerca entre sí (los dos en la punta de la sonda), lo que produce un flujo puntual de corriente entre ambos.[31, 32] Como consecuencia de ello, tienen menos riesgo de inducir quemaduras profundas que la coagulación unipolar y, por lo tanto, menor riesgo de perforación, además de otras ventajas como la de permitir la compresión mecánica previa y la aplicación tangencial de la sonda.[31, 32] Los dispositivos de electrocoagulación multipolar tienen tres pares de electrodos en la punta de la sonda, y cualquiera de ellos puede completar el circuito al contactar con el tejido, lo que facilita su empleo. En algunos modelos de electrocoagulación multipolar los electrodos se alternan en una disposición espiral en la punta de la sonda, lo que facilita su aplicación tangencial.

5.3.1 Particularidades técnicas de los distintos métodos de tratamiento endoscópico

- *Electrocoagulación monopolar.* Éste fue el primer método disponible para el tratamiento endoscópico de la hemorragia digestiva.[35] El equipamiento necesario está ampliamente disponible y su eficacia ha sido constatada en estudios clínicos. Sin embargo, este método es poco recomendable y de hecho hoy apenas se emplea, dado que produce un daño tisular de penetración impredecible, con el subsiguiente riesgo de perforación.

- *Láser.* Esta técnica está escasamente disponible en la actualidad. Su eficacia no supera a la de otros métodos, mientras que el equipo necesario para aplicarla es caro, de difícil manejo, pesado y difícilmente transportable.[5] Por otra parte, como ocurre con otros métodos unipolares el riesgo de perforación que conlleva no es despreciable.

- *Argón plasma.* Recientemente introducido en el tratamiento de la hemorragia digestiva, es un método de electrocoagulación no coaptivo, que transmite la corriente hasta la diana tisular mediante gas argón ionizado.[36] El equipamiento es de dos a tres veces más caro que un generador estándar de electrocoagulación. Sin embargo, este generador está incluido en el equipo, lo que posibilita, además, su utilización para electrocoagulación bipolar o monopolar.

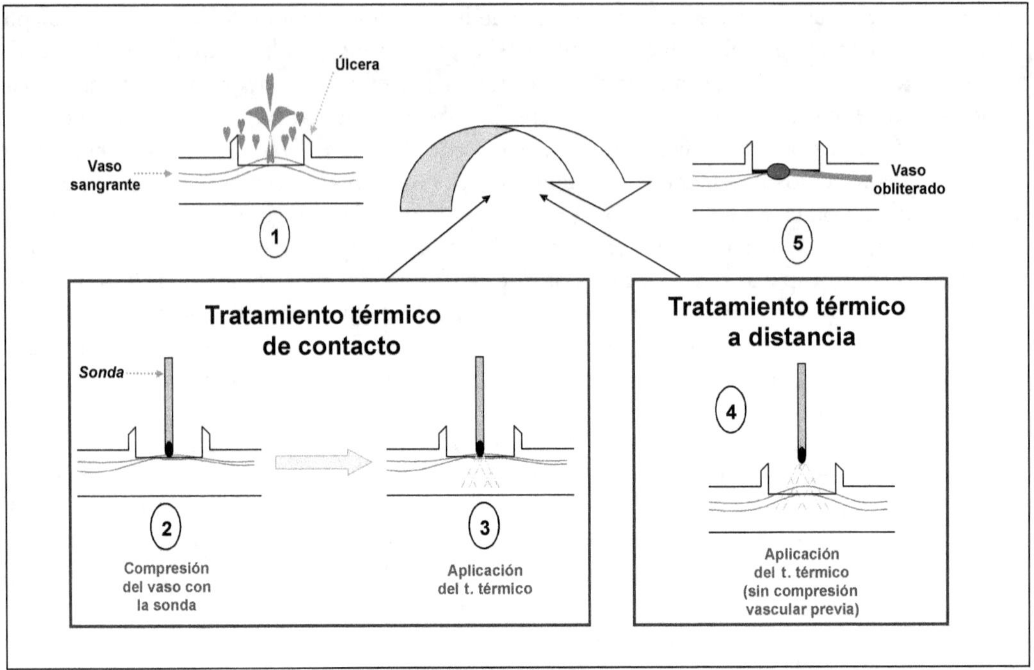

Figura 5.1. Representación esquemática de los mecanismos de acción de los tratamientos térmicos en la hemorragia por úlcera péptica (n.º 1). Tanto con métodos térmicos de contacto (n.º 2 y n.º 3), como con métodos a distancia (n.º 4) se consigue la hemostasia mediante la obliteración del vaso sangrante (n.º 5).

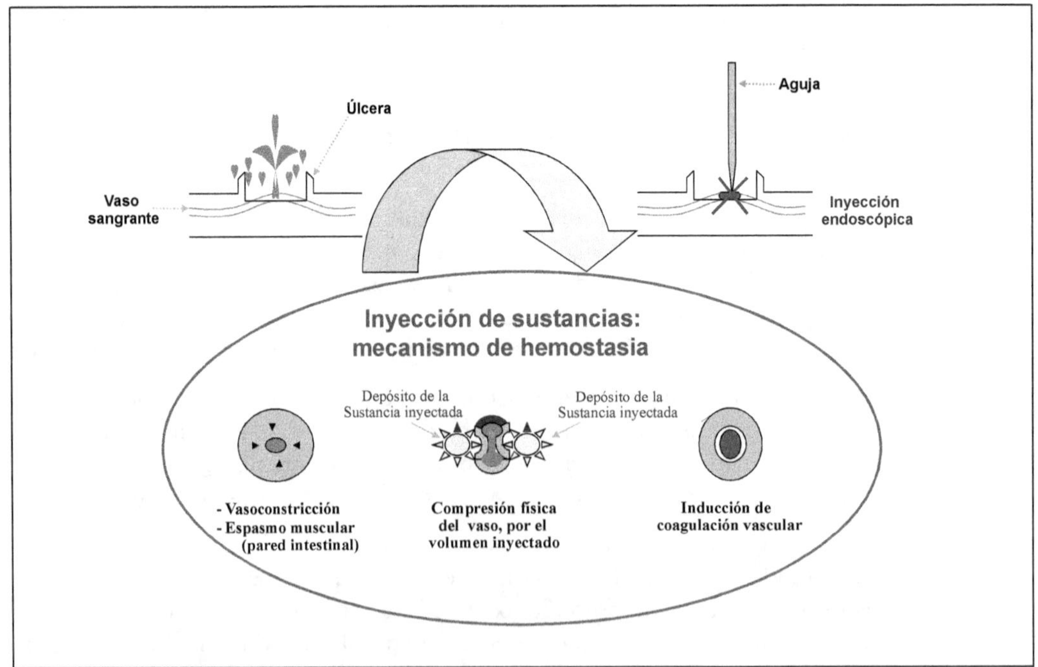

Figura 5.2. Representación esquemática de los mecanismos de acción de los métodos de inyección.

- *Electrocoagulación bipolar o multipolar.* Se aplica mediante un generador transportable y con sondas que permiten un posicionamiento tangencial respecto a la lesión y la irrigación dirigida mediante un chorro de agua.[31, 32] Estos generadores incluyen también la posibilidad de aplicar electrocoagulación monopolar y pueden emplearse para otros procedimientos endoscópicos como polipectomías o esfinterotomías. Por todo ello se encuentran disponibles en numerosas unidades de endoscopia. Se recomienda aplicar la electrocoagulación bipolar, o preferiblemente multipolar, comprimiendo previamente la lesión con la sonda de forma enérgica y emplear las sondas de mayor tamaño (3,2 mm), ya que su eficacia es algo mayor, usar pulsos prolongados (de 10 a 14 segundos) y repetidos (al menos 6 a 8) de no más de 15 a 20 watt.[5] Idealmente se pretende conseguir la hemostasia y allanar completamente el vaso sangrante.

- *Heater probe.* Este método tiene ventajas teóricas similares a las de la electroagulación multipolar. A diferencia de ésta, produce directamente energía térmica (no precisa la transformación de energía eléctrica en térmica) que se transmite al tejido mediante la punta de teflón de las sondas.[37] Los generadores son de un precio similar o algo mayor a los de electrocoagulación y tienen, respecto a éstos, el inconveniente de que sólo pueden emplearse para el tratamiento hemostático. Se recomienda usar estas sondas aplicando una compresión vigorosa de la lesión previa a la liberación de pulsos de 20 a 30 J, que se repiten hasta conseguir la hemostasia y allanar en lo posible el vaso sangrante.

- *Métodos de inyección.* Son los métodos más simples, baratos, seguros y sencillos de ejecutar. Como equipamiento sólo requieren una aguja retráctil, cuyo precio es muy inferior al de las sondas para tratamiento térmico, y la solución a inyectar. Se ejecutan inyectando depósitos de 0,5 a 2 ml (según la solución empleada), inicialmente alrededor del vaso y luego en el propio vaso sangrante. La sustancia más empleada es la adrenalina, generalmente diluida al 1/10.000, de la que habitualmente se inyectan un total de 5 a 20 ml. La adrenalina se emplea sola o asociada a otras sustancias como el polidocanol, generalmente al 1 %, o la etanolamina, de la que se inyecta de 5 a 10 ml. Aunque rara vez en nuestro entorno, también se emplean otras sustancias como alcohol absoluto, del que habitualmente no se inyecta más de 1 ml por el riesgo de perforación, tetradecil sulfato de sodio o suero salino.[5, 16]

Entre las sustancias inyectadas también se emplea la trombina y la cola de fibrina (asociación de fibrinógeno y trombina). Dado que la trombina promueve la conversión del fibrinógeno en fibrina, teóricamente estos agentes provocan la formación localizada de un coágulo de fibrina en el sitio de inyección. Como consecuencia de ello son presumiblemente más seguros, ya que provocan menor daño tisular que los métodos térmicos o la inyección de esclerosantes.

5.4 Tratamiento endoscópico de la úlcera sangrante: eficacia clínica en el tratamiento de la hemorragia por úlcera péptica

Por su simplicidad, su bajo coste económico y su seguridad y eficacia, probablemente la inyección endoscópica es el método más empleado en la mayoría de ámbitos. Tanto los estudios controlados como su metaanálisis han constatado la eficacia de esta terapéutica endoscópica en el control de la hemorragia por úlcera.[38, 39] Otros parámetros como los requerimientos transfusionales, la necesidad de intervención quirúrgica y la duración de la estancia hospitalaria también mejoran significativamente con este tratamiento,[40-45] mientras que el metaanálisis ha demostrado igualmente una mejoría en la supervivencia.[38, 39] Con la inyección endoscópica es posible conseguir la hemostasia inicial en más del 95 % de las úlceras sangrantes.[42, 44] Sin embargo, aunque también disminuye significativamente la tasa de recidiva hemorrágica, ésta se sitúa todavía en alrededor del 20 % de los casos en la mayoría de los estudios.[42, 44] La técnica más utilizada es la inyección de adrenalina sola o asociada a polidocanol o etanolamina.[5, 16] Los estudios comparativos no han demostrado que ninguna sustancia sea más efectiva que las demás.[46-51] Incluso la inyección de suero salino ha resultado efectiva, aunque menos que otros métodos,[52, 53] lo que sugiere la trascendencia del efecto compresivo sobre el vaso conseguido por el volumen depositado en un espacio reducido como el fondo ulceroso.

Empleando métodos térmicos de contacto o no, se han conseguido resultados similares a los observados con las técnicas de inyección.[38, 39] En concordancia con esto, los estudios comparativos han conducido a resultados similares con ambas modalidades terapéuticas.[54-61]

Por otra parte, hace poco se ha sugerido que la eficacia obtenida con la inyección de adrenalina puede ser mejorada significativamente añadiendo a ésta otras técnicas de tratamiento endoscópico.[62, 63] Un número considerable de estudios clínicos ha evaluado la inyección de adrenalina sola o asociada con distintos esclerosantes como etanol, polidocanol o etanolamina, sin observar diferencias entre ambas modalidades terapéuticas.[46-51] Sin embargo, el metaanálisis de estos estudios, que en su conjunto incluye más de 1.000 pacientes, sugiere que la asociación de adrenalina con un segundo agente esclerosante disminuye significativamente la incidencia de fracaso terapéutico y mejora la supervivencia.[62] El número de estudios en los cuales se ha evaluado la inyección de adrenalina sola frente a su combinación con un tratamiento térmico ha sido sustancialmente menor (véase la figura 5.3).[61, 64-67] Cada uno de estos estudios sugiere un beneficio con la combinación terapéutica que no alcanza significación estadística, probablemente como consecuencia de un tamaño de muestra insuficiente.[61, 64-67] Estos estudios han demostrado que la asociación de un método térmico mejora significativamente el control de la hemorragia en los pacientes con sangrado arterial activo, pero no se han observado diferencias en los otros parámetros evaluados como, principalmente, en la supervivencia.[61, 64-67] El metaanálisis de estos estudios, que en su conjunto incluyen alrededor de 400 pacientes, sugiere que la asociación de adrenalina con un método térmico disminuye significativamente la incidencia de fracaso terapéutico, aunque tampoco aclara si la supervivencia mejora de forma significativa.[62, 63] Cuando el tratamiento térmico que se asocia es un método no coaptivo como el láser, no parece observarse ningún beneficio sustancial.[65] Por otra parte, tampoco se ha demostrado que la combinación de un método térmico con la inyección de adrenalina mejore los resultados obtenidos empleando sólo tratamiento térmico.[63]

La colocación endoscópica de clips es un método mecánico para conseguir hemostasia que teóricamente actúa de forma similar a la ligadura quirúrgica del vaso sangrante.[68] En estudios experimentales este método resulta menos efectivo que los métodos térmicos de contacto.[33] En la práctica clínica, la asociación de clips a la inyección de adrenalina ha resultado ser más efectiva que el empleo aislado de este método de inyección para conseguir la hemostasia definitiva en pacientes con sangrado arterial activo en algunos estudios, pero no en otros.[69-73] Otros parámetros como, principalmente, la supervivencia no han mejorado con este tratamiento, por lo que es posible que, en la actualidad, su uso se limite a determinados casos con hemorragia persistente a pesar del tratamiento con inyección o métodos térmicos. En estudios no controlados se han utilizado con éxito las bandas elásticas para el tratamiento de lesiones como el Mallory-Weiss, malformaciones vasculares o la enfermedad de Dieulafoy.[74, 75] Se dispone de escasa experiencia con el empleo de bandas en la úlcera péptica. La dificultad técnica de emplazar las bandas de forma adecuada sobre una superficie fibrótica limita, en principio, su uso potencial a úlceras de pequeño tamaño capaces de ser aspiradas completamente en el dispositivo empleado para la colocación de bandas.

Distintos estudios sugieren que el argón plasma, un método térmico que no requiere contacto y cuyos efectos en la pared gástrica son superficiales (lo que disminuye el riesgo de complicaciones), puede ser útil en el tratamiento de lesiones sangrantes de forma difusa como el *watermellon* o las lesiones actínicas. Recientemente, en algunos estudios controlados se ha empleado también la termocoagulación con argón plasma en el tratamiento de la hemorragia por úlcera péptica.[36, 76] Sin embargo, los resultados no han mejorado los conseguidos empleando inyección u otros métodos térmicos.[36, 76]

5.5 Utilidad clínica de un segundo tratamiento endoscópico en la hemorragia por úlcera péptica

Distintos estudios indican que la revisión endoscópica electiva sistemática no es útil en pacientes con hemorragia digestiva alta por úlcera péptica que han recibido tratamiento endoscópico.[77-80] No obstante, algunos autores han sugerido la posible utilidad de un segundo tratamiento electivo precoz en aquellas lesiones con elevado riesgo de fracaso del primer tratamiento endoscópico.[81] En estos subgrupos con riesgo elevado de fracaso del tratamiento inicial se ha sugerido que la revisión endoscópica electiva precoz puede prevenir el fracaso del tratamiento, aunque no se ha demostrado que esta opción mejore la supervivencia de estos pacientes.[81]

5.5.1 *Factores de riesgo de fracaso del tratamiento endoscópico inicial*

Los principales factores responsables del fracaso del tratamiento endoscópico están relacionados con distintas características del vaso sangrante, con el entorno en que éste se encuentra (secreción acidopéptica) y con determinadas condiciones sistémicas que dificultan la estabilidad del proceso de coagulación.

Se ha observado que este fracaso es más frecuente cuando existe *shock* hipovolémico en el ingreso,[82-86] en úlceras de gran tamaño (más de 1 cm),[82, 87, 88] en úlceras situadas en la cara posterior del bulbo duodenal,[82, 85, 86, 88, 89] cuando se observa sangrado arterial activo en la endoscopia diagnóstica,[85, 88, 90] y en vasos de gran tamaño (aunque este parámetro se ha evaluado de forma escasamente contrastada).[87] Todos estos factores reflejan las características del vaso implicado en el episodio hemorrágico. Se ha intentado mejorar la evaluación del vaso sangrante mediante el empleo de sondas *Doppler,* con resultados poco concluyentes.[91] También se ha sugerido que distintas condiciones de los pacientes afectos de hemorragia por úlcera, posiblemente relacionadas con el proceso de coagulación y cicatrización, pueden favorecer el fracaso del tratamiento endoscópico. Entre estos factores se incluyen la presencia de enfermedades asociadas,[82, 92] la obesidad[89] y las alteraciones de la coagulación.[80] Sin embargo, en otros estudios no se ha confirmado la trascendencia de estos factores.

a) Úlcera con vaso visible.

b) Vaso visible obliterado tras la aplicación de tratamiento térmico de contacto.

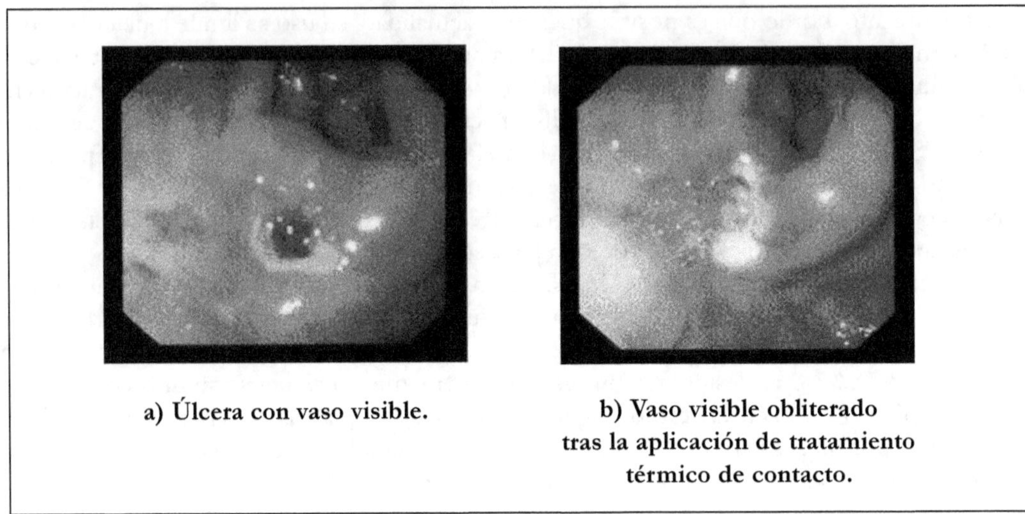

Figura 5.3. Imagen endoscópica de un vaso visible no sangrante, antes del tratamiento (a) y después de aplicar tratamiento térmico de contacto (b).

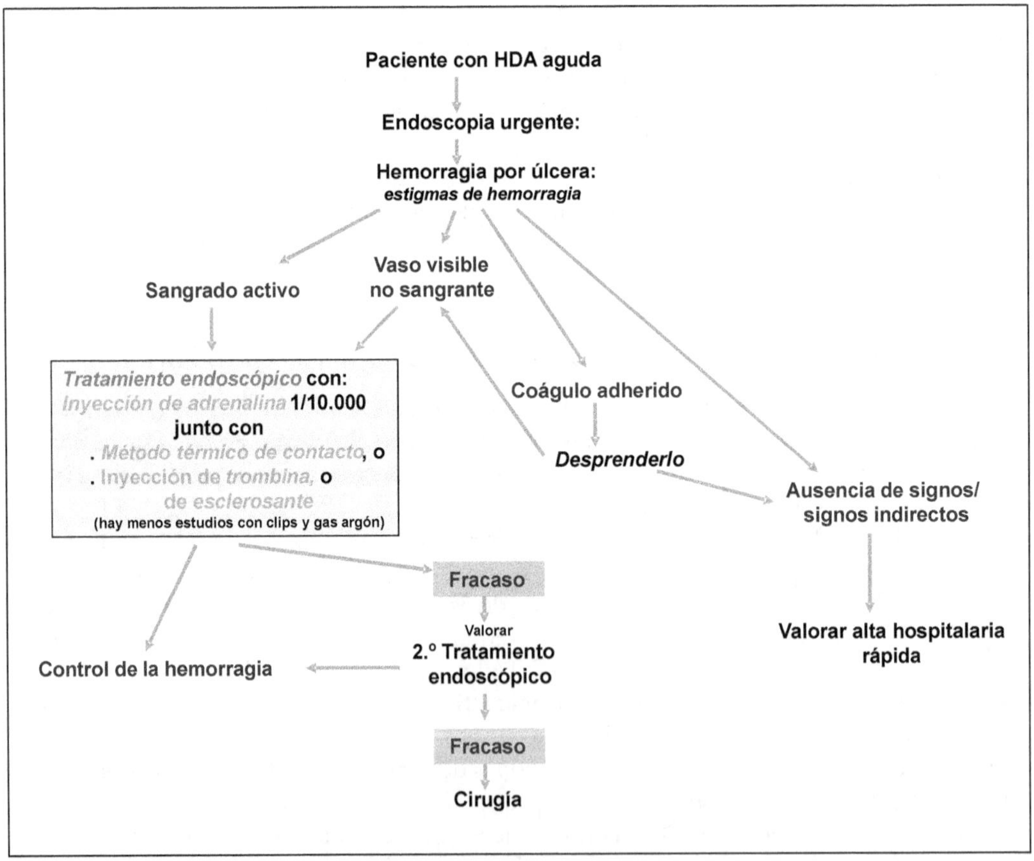

Figura 5.4. Anagrama del manejo de los pacientes con hemorragia digestiva alta aguda ocasionada por úlcera péptica.

Un mecanismo de defensa precoz ante la hemorragia por úlcera péptica, junto a la vasoconstricción inicial, consiste en la formación de un agregado plaquetario que puede mantener la hemostasia de forma transitoria pero que precisa de la formación de un coágulo de fibrina para mantenerla de manera prolongada.[13] La secreción ácida y la pepsina son capaces de producir profundas alteraciones en distintos puntos de la cascada de la coagulación.[93, 94] En estudios efectuados *in vitro* se ha observado que con un pH inferior a 6,8 se alteran la agregación plaquetaria y la coagulación plasmática, mientras que con un pH inferior a 6 las plaquetas se desagregan, con un pH inferior a 5,4 tanto la agregación plaquetaria como la coagulación plasmática son virtualmente abolidas y con un pH por debajo de 4 los coágulos de fibrina se disuelven.[93, 94] En función de estos datos cabe esperar un efecto beneficioso utilizando tratamientos antisecretores en la hemorragia por úlcera. Sin embargo, no se observó ninguna ventaja con el uso de antagonistas H_2.[95-98] Tampoco en los estudios iniciales se constató ningún beneficio relevante con la utilización de inhibidores de la bomba de protones,[99, 100] ni se apreció que la utilización combinada de omeprazol con tratamiento endoscópico mediante inyección mejorara apreciablemente los resultados de ésta.[101] Sin embargo, de acuerdo con los estudios de Phmetría efectuados, ni las dosis utilizadas en estos trabajos ni la forma de administración de los fármacos (en *bolus*) parecen adecuados para mantener el pH por encima de 6 de forma sostenida.[102-104] Esto sí que se logra utilizando inhibidores de la bomba de protones (omeprazol o pantoprazol) en infusión endovenosa continua en dosis de 8 mg/hora, tras un *bolus* inicial de 80 mg, según se observó en un estudio en el que se efectuó Phmetría de 24 horas en pacientes con úlcera péptica sangrante.[105-108] Tras su administración oral o intravenosa, estos fármacos se unen de forma irreversible a las bombas de protones que están activas en ese momento en las células parietales gástricas. Teniendo en cuenta que las bombas de protones se activan continuamente y que la vida media plasmática de estos fármacos es corta, se explica por qué es necesario mantener una administración continuada para conseguir un aumento marcado y sostenido del pH intragástrico. Los estudios clínicos efectuados usando de esta forma inhibidores de la bomba de protones, muestran que al asociar estos fármacos con el tratamiento endoscópico mejora de forma significativa la eficacia de este tratamiento.[109-112]

5.5.2 Segundo tratamiento endoscópico en caso de fracaso del tratamiento inicial

Desde que se demostró la eficacia del tratamiento endoscópico en la hemorragia por úlcera, se planteó la cuestión de cuándo es necesario indicar cirugía en pacientes con fracaso inicial del tratamiento endoscópico o cuándo es preferible intentar un nuevo tratamiento endoscópico. En la actualidad disponemos de un estudio randomizado cuyos resultados sugieren que un segundo tratamiento endoscópico urgente consigue evitar la cirugía en una proporción considerable de casos, disminuye la incidencia de complicaciones y logra una supervivencia similar a la observada indicando directamente el tratamiento quirúrgico.[113] En ese estudio, un 27 % de los pacientes tratados con endoscopia presentaron un nuevo fracaso y finalmente requirieron intervención quirúrgica para conseguir el control de la hemorragia.[113] Queda por aclarar hasta qué punto la demora en la indicación quirúrgica pudo empeorar el pronóstico en este subgrupo con un nuevo fracaso del segundo tratamiento endoscópico. Ante un segundo fracaso del tratamiento endoscópico deberemos indicar la cirugía. Está por establecerse hasta qué punto puede ser preferible la indicación quirúrgica precoz en pacientes con riesgo elevado de fracaso de un segundo tratamiento endoscópico.[114]

Las guías actuales elaboradas por expertos sugieren que, en función de la evidencia disponible, en caso de recidiva hemorrágica un nuevo tratamiento endoscópico urgente es la primera elección (véase la figura 5.4).[115-117] No se recomienda aplicar más de dos tratamientos endoscópicos en el mismo episodio de hemorragia. Es razonable indicar cirugía urgente, como tratamiento de la recidiva de la hemorragia en las recidivas asociadas a hipovolemia grave y mantenida a pesar de una reposición adecuada de la volemia y, obviamente, en caso de fracaso de un segundo tratamiento endoscópico.[116-117]

No hay una definición uniforme de recidiva o persistencia de la hemorragia digestiva alta y, de hecho, se observa una cierta heterogeneidad de criterios entre los diferentes estudios clínicos publicados. Obviamente, éste es un punto relevante ya que en él se basará la indicación o no de un nuevo tratamiento más o menos agresivo. No parece aconsejable definir la persistencia o recidiva de la hemorragia en función, únicamente, de la presencia de hematemesis o de signos de actividad hemorrágica (aspirado gástrico hemático y/o melenas), ya que éstos pueden ser restos remanentes de una hemorragia previa u estar ocasionados por traumatismo (en pacientes con SNG). Para una definicón exacta, es preferible que los signos de actividad hemorrágica se asocien a signos de hipovolemia (TAS < 100 mmHg y/o Fc > 100 ppm) y/o anemización (descenso de la hemoglobina > 2 g/l en un período inferior a 12 horas).

Bibliografía

1. Gilbert DA. Epidemiology of upper gastrointestinal bleeding. Gastrointest Endosc 1990; 36: S8-S13.

2. Kurata JH, Corboy, ed, Current peptic ulcer time trends: an epidemiological profile. J Clin Gastroenterol 1988; 10: 259-268.

3. Gustavsson S, Kelly KA, Melton LJ, et al. Trends in peptic ulcer surgery: a population-based study in Roches-ter, Minnesota, 1956-1985. Gastroenterology 1988; 94: 688-694.

4. NIH Consensus Conference. Therapeutic endoscopy and bleeding ulcers. JAMA 1989; 262: 1369-1372.

5. Laine L, Peterson WL. Bleeding peptic ulcer. N Engl J Med 1994; 331: 717-727.

6. Rockall TA, Logan RFA, Devlin HB, Northfield TC, and the steering committee and members of the National Audit of Acute Upper Gastrointestinal Hae-morrhage. Risk assessment after acute upper gastrointestinal haemorrhage. Gut 1996; 38: 316-321.

7. Rockall TA, Logan RFA, Devlin HB, Northfield TC, for the National Audit of Acute Upper Gastrointestinal Hae-morrhage. Selection of patients for early discharge or outpatient care after acute upper gastrointestinal haemorrhage. Lancet 1996; 347: 1138-40.

8. Johnston JH. Endoscopic risk factors for bleeding peptic ulcer. Gastrointest Endosc 1990; 36: S16-S20.

9. Swain CP, Storey DW, Bown SG, et al. Nature of the bleeding vessel in recurrently bleeding gastric ulcers. Gastroenterology 1986; 90: 595-608.

10. Johnston JH. The sentinel clot and invisible vessel: pathologic anatomy of bleeding peptic ulcer. Gastroin-tets Endosc 1984; 30: 313-315.

11. Johnston JH. The sentinel clot/visible vessel revisited. Gastrointest Endosc 1986; 32: 238-239.

12. Chen JJ, Changchien CS, Lin CC, Chang WC. The visible vessel on the bleeding gastric ulcer: an endoscopic-pathological study. Endoscopy 1997; 29: 821-826.

13. Swain CP. Pathophysiology of bleeding lesions. Gastrointest Endosc 1990; 36: S21- S22.

14. Swain CP, Lai KC, Kalabakas A, et al. A comparison of the size and pathology of vessel and ulcer in patients dying from bleeding gastric and duodenal ulcers [abstract]. Gastroenterology 1993; 104 Suppl.:A202.

15. Swain CP, Salmon PR, Northfield TC. Does ulcer position influence presentation or prognosis of upper gastrointestinal bleeding? [abstact]. Gut 1986; 27: A632.

16. Villanueva C, Balanzó J. A practical guide to the management of bleeding ulcers. Drugs 1997; 53: 389-403.

17. Freeman ML, Cass OW, Peine CJ, et al. The non-bleeding visible vessel versus the centinel clot: natural history and risk of rebleeding. Gastrointestinal Endoscopy 1993; 39: 359-366.

18. Lin HJ, Perng CL, Lee FY, Lee CH, Lee SD. Clinical courses and predictors for rebleeding in patients with peptic ulcers and non-bleeding visible vessel: a porspective study. Gut 1994; 35: 1389-93.

19. Bickell WH, Wall MJ, Pepe PE, et al. Immediate versus delayed resuscitation for hypotensive patients with penetrating torso injuries. N Engl J Med 1994; 331: 1105-1109.

20. Herbert PC, Wells G, Blajchman MA, et al. A multicenter, randomized controlled clinical trial on transfusion requirements in critical care. N Engl J Medical 1999; 340: 409-417.

21. Duggan JM. Review article: transfusion in gastrointestinal hemorrhage- if, when and how much? Aliment Pharmacol Ther 2001; 15: 1109-1113.

22. Blair SD, Janvrin SB, McCollum CN, Greenhalgh RM.

Effect of early blood transfusion on gastrointestinal hemorrhage. Br J Surg 1986; 73: 783-85.

23. Stern SA, Dronen SC, Birrer P, Wang X. Effect of blood pressure on haemorrhage volume and survival in a near-fatal hemorrhage model incorporating a vascular injury. Ann Emerg Med 1993; 22: 155-163.

24. Elizalde JI, Clemente J, Marin JL, Panes J, Aragón B, Mas A, Piqué JM, Teres J. Early changes in hemoglobin and hematocrit levels after packed red cell transfusion in patients with acute anemia. Transfusion 1997; 37: 573-6.

25. Laine L, Cohen H, Bordead J, Cantor D, García F, Mosquera M. Prospective evaluation of immediate versus delayed refeeding and prognostic value of endoscopy in patients with upper gastrointestinal hemorrhage. Gastroenterology 1992; 102: 314-316.

26. de Ledinghen V, Beau P, Mannant PR, Ripault MP, Borderie C, Silvain C, Morichau-Beauchant M. When should patients with bleeding peptic ulcer resume oral intake? A randomized controlled study. Gastroenterol Clin Biol 1998; 22: 282-5.

27. Bosch J, Abraldes JG, Groszmann R. Current management of portal hypertension. J Hepatol 2003; 38: S54-S68.

28. Bardou M, Toubouti Y, Benhaberou-Brun D, Rahme E, Barkun AN. Meta-analysis: proton-pump inhibition in high-risk patients with acute peptic ulcer bleeding. Aliment Pharmacol Ther. 2005; 21: 677-86.

29. Rutgeerts P, Geobes K, Vantrappen G. Experi-mental studies of injection therapy for severe nonvariceal bleeding in dogs. Gastroenterology 1989; 97: 610-621.

30. Johnston JH, Jensen DM, Auth D. Experimental comparison of endoscopic yttrium-aluminum-garnet laser, electrosurgery, and heater probe for canine gut arterial coagulation: importance of compression and avoidance of erosion. Gastroenterology 1987; 92: 1101-1108.

31. Laine L. Multipolar electrocoagulation in the treatment of peptic ulcers with nonbleeding visible vessels: a prospective, controlled trial. Ann Intern Medical 1989; 110: 510-514.

32. Laine L. Multipolar electrocoagulation in the treatment of active upper gastrointestinal tract hemorrhage: a prospective controlled trial. N Engl J Medical 1987; 316: 1613-1617.

33. Hepworth CC, Kadirkamanathan SS, Gong F, Swain CP. A randomised controlled comparison of injection, thermal, and mechanical endoscopic methods of haemostasis on mesenteric vessels. Gut 1998; 42: 462-469.

34. Randall GM, Jensen DM, Hirabayashi K, et al. Controlled study of different sclerosing agents for coagulation of canine gut arteries. Gastroenterology 1989; 96: 1274-1281.

35. Papp JP. Electrocoagulation in upper gastrointestinal bleeding. Dig Dis Sci 1981; 26: 41.

36. Cipolleta L, Bianco MA, Rotondano G, Piscopo R, Prisco A, Garogano ML. Prospective comparison of argon plasma coagulator and heater probe in the endoscopic treatment of major peptic ulcer bleeding. Gastrointest Endosc 1998; 48: 191-5.

37. Llach, J., Bordas, J.M., Salmerón, J.M. y cols. A pros-

pective randomized trial of heater probe thermocoagulation versus injection therapy in peptic ulcer hemorrhage. Gastrointest Endosc 1996; 43: 117-120.

38. Cook DJ, Guyatt GH, Salena BJ, et al. Endoscopic therapy for acute nonvariceal upper gastrointestinal hemorrhage: a meta-analysis. Gastroenterology 1992; 102: 139-148.

39. Sacks HS, Chalmers TC, Blum AL, et al. Endoscopic hemostasis. An effective therapy for bleeding peptic ulcers. JAMA 1990; 264: 494-499.

40. Panés J, Viver J, Forné M, et al. Controlled trial of endoscopic sclerosis in bleeding peptic ulcers. Lancet 1987; II: 12921294.

41. Balanzó J, Sainz S, Such J, et al. Endoscopic hemostasis by local injection of epinephrine and polidocanol in bleeding ulcer. A prospective randomized trial. Endoscopy 1988; 20: 2892291.

42. Balanzó J, Villanueva C, Espinós JC, et al. Endoscopic injection therapy in bleeding peptic ulcers. Low mortality in a high risk population. Can J Gastroenter 1992; 6: 265-268.

43. Chung SCS, Leung JWC, Steele RJC, et al. Endoscopic injection of adrenaline for actively bleeding ulcers: a randomized trial. Br Med J 1988; 296: 16311633.

44. Rajgopal C, Palmer KR. Endoscopic injection sclerosis: effective treatment for bleeding ulcer. Gut 1991; 32: 727-729.

45. Oxner RBG, Simmonds NJ, Gertner DJ, et al. Controlled trial of endoscopic injection treatment for bleeding peptic ulcers with visible vessels. Lancet 1992; 339: 966968.

46. Villanueva C, Balanzó J, Espinós JC, et al. Endoscopic injection therapy of bleeding ulcer: a prospective and randomized comparison of adrealine alone or with polidocanol. J Clin Gastroenterol 1993; 17:195-200.

47. Sollano JD, Ang VN, Moreno JA. Endoscopic hemostasis of bleeding peptic ulcers: 1/10000 adrenaline injection vs 1/10000 adrenaline + 1 %aethoxysclerol injection vs heater probe. Gastroenterol Jpn 1991; 26 Suppl.3: 83-85.

48. Balanzó J, Villanueva C, Sainz S, et al. Injection therapy of bleeding peptic ulcer. A prospective, randomized trial using adrenaline and thrombin. Endoscopy 1990; 22: 157-159.

49. Chung SCS, Leung JWC, Leong HT, et al. Adding a sclerosant to epinephrine injection in actively bleeding ulcers: a randomized trial. Gastrointest Endosc 1993; 39: 611-615.

50. Lin HJ, Perng CL, Lee SD. Is sclerosant injection mandatory after an epinephrine injection for arrest of peptic ulcer haemorrhage? A prospective, randomized, comparative study. Gut 1993; 34: 1182-1185.

51. Choudari CP, Palmer KR. Endoscopic injection therapy for bleeding peptic ulcer; a comparison of adrenaline alone with adrenaline plus ethanolamine oleate. Gut 1994; 35: 608-610.

52. Lin HJ, Perng CL, Lee FY, et al. Endoscopic injection for arrest of peptic ulcer hemorrhage: final results of a prospective, randomized comparative study. Gastrointest Endosc 1993; 39: 15-19.

53. Laine L, Estrada R. Randomized trial of normal saline solution injection versus bipolar electrocoagulation for treatment of patients with high-risk bleeding ulcers: is local tamponade enough?. Gastrointest Endosc. 2002; 55: 6-10.

54. Pulanic R, Vucelic B, Rosandic M, et al. Comparison of injection sclerotherapy and laser photocoagulation for bleeding pepetic ulcers. Endoscopy 1995; 27: 291-297.

55. Laine L. Multipolar electrocoagulation versus injection therapy in the treatment of bleeding peptic ulcers, a prospective randomized trial. Gastroenterology 1990; 99: 1303-1306.

56. Waring JP, Sanowski RA, Sawyer RL, et al. A randomized comparison of multipolar electrocoagulation and injection sclerosis for the treatment of bleeding peptic ulcer. Gastrointest Endosc 1991; 37: 295-298.

57. Chung SCS, Leung JWC, Sung JY, et al. Injection or heat probe for bleeding ulcer. Gastroenterology 1991; 100: 33-37.

58. Choudari CP, Rajgopal C, Palmer KR. Comparison of endoscopic injection therapy versus the heater probe in major peptic ulcer haemorrhage. Gut 1992;33:1159-1161.

59. Lin HJ, Tsai YT, Lee SD, et al. A prospectively randomized trial of heat probe thermocoagulation versus pure alcohol injection in nonvariceal peptic ulcer hemorrhage. Am J Gastroenterol 1988; 83: 283-286.

60. Panés J, Viver J, Forné M. Randomized comparison of endoscopic microwave coagulation and endoscopic sclerosis in the treatment of bleeding peptic ulcers. Gastrointest Endosc 1992; 37: 611-616.

61. Lin HJ, Tseng GY, Perng CL et al. Comparison of adrenalin injection and bipolar electrocoagulation for arrest of peptic ulcer bleeding. Gut 1999; 44: 715-719.

62. Calvet X, Vergara M, Brullet E, Gisbert JP, Campo R. Addition of a second endoscopic treatment following epinephrine injection improves outcome in high-risk bleeding ulcers. Gastroenterology 2004; 126: 441-450.

63. Bardou M, Toubouti YM, Benhaberou-Brun D, Rhame E, Barkun AN. Newer endoscopic therapies decrease both re-bleeding and mortality in high-risk patients with acute peptic ulcer bleeding: A series of meta-analysis. Gastroenterology 2003; 123: A239.

64. Rutgeerts P, Vantrappen G, Broeckaert L, et al. Comparison of endoscopic polidocanol injection and Yag laser therapy for bleeding peptic ulcers. Lancet 1989; I: 1164-1167.

65. Loizou LA, Bown SG. Endoscopic treatment for bleeding peptic ulcers: randomised comparison of adrenaline injection and adrenaline injection+ Nd:YAG laser photocoagulation. Gut 1991; 32: 1100-1103.

66. Chung SCS, Lau JY, Sung JJ, Chan AC, Lai CW, et al. Randomized comparison between adrenaline injection alone and adrenaline injection plus heat probe treatment for actively bleeding ulcers. BMJ 1997; 314: 1307-1311.

67. Tekant Y, Goh P, Alexander DJ, Isaac JR, Kum CK, Ngoi SS. Combination therapy using adrenaline and heat probe to reduce rebleeding in patients with peptic ulcer hemorrhage: a prospective randomized trial. Br J Surg 1995; 82: 223-226.

68. Binmoeller KF, Soehendra N. Endoscopic hemoclip treatment for gastrointestinal bleeding. Endoscopy 1993; 25: 167-70.

69. Cipolleta L, Bianco MA, Marmo R et al. Endoclips versus heater probe in preventing early recurrent bleeding from peptic ulcer: a prospective and randomized trial. Gastrointest Endosc 2001; 53: 147-51.

70. Gevers AM, De Goede E, Simoens MA et al. A randomized trial comparing injection therapy with hemoclip and with injection combined with hemoclip for bleeding ulcers. Gastrointest Endosc 2002; 55: 466-9.

71. Lin HJ, Hsieh YH, Tseng GY et al. A prospective, randomized trial of endoscopic hemoclip versus heater probe thermocoagulation for peptic ulcer bleeding. Am J Gastroenterol 2002; 97: 2250-4.

72. Sàbat M, Villanueva C, Ortiz J, et al. Final results of a prospective and randomized trial evaluating endoscopic hemoclip for bleeding peptic ulcer. Gastroenterology 1998; 114: A272.

73. Chung IK, Ham JS, Kim HS. Comparison of the hemostatic efficacy of the endoscopic hemoclip method with hypertonic saline-epinephrine injection and a combination of the two for the management of bleeding peptic ulcers. Gastrointest Endosc 1999; 49: 13-18.

74. Abi-Hanna D, Williams SJ, Gillespie PA, Bourke MJ. Endoscopic band ligation for nonvariceal non ulcer gastrointestinal hemorrhage. Gastrointest Endosc 1998; 48: 510-514.

75. Wong RM, Ota S, Katoh A, et al. Endoscopic ligation for non-variceal esophageal upper gastrointestinal hemorrhage. Endoscopy 1998; 30: 774-777.

76. Chau CH, Sieu WT, Law BKB et al. Randomized controlled trial comparing epinephrine injection plus heat probe coagulation versus epinephrine injection plus argon plasma coagulation for bleeding peptic ulcers.Gastrointest Endosc 2003; 57: 455-61.

77. Villanueva C, Balanzó J, Torras X, et al. Value of second-look endoscopy after injection therapy for bleeding peptic ulcer: a prospective and randomized trial. Gastroinetst Endosc 1994; 40: 34-39.

78. Lin CK, Lai KH, Lo GH, et al. The value of second-look endoscopy after endoscopic injection therapy for bleeding peptic ulcer. Gastroenterology 1996; 110: A177.

79. Messmann H, Schaller P, Andus T et al. Effect of programed endoscopic follow-up examinations on the rebleeding rate of gastric or duodenal peptic ulcers treated by injection therapy: A prospective randomized controlled trial. Endoscopy 1998; 30: 583-589.

80. Rutgeerts P, Rauws E, Wara P, Swain P, Hoos A, Solleder E, Halttunen J, Dobrilla G, Richter G, Prassler R. Randomised trial of single and repeated fibrin glue compared with injection of polidocanol in treatment of bleeding peptic ulcer. Lancet 1997; 350: 692-96.

81. Saeed ZA, Cole RA, Ramirez FC, et al. Endoscopic retreatment after succesful initial hemostasis prevents ulcer rebleeding: a prospective randomized trial. Endoscopy 1996; 28: 288-294.

82. Villanueva C, Balanzó J, Espinós JC, et al. Prediction of

therapeutic failure in patients with bleeding peptic ulcer treated with endoscopic injection. Dig Dis Sci 1993; 38: 2062-2070.

83. Brullet E, Campo R, Calvet X, Coroleu D, Rivero E, Deu JS. Factors related to the failure of endoscopic therapy for bleeding gastric ulcers. Gut 1996; 39: 155-58.

84. Brullet E, Calvet X, Campo R, Rue M, Catot L, Donoso L. Factors oredicting failure of endoscopic injection therapy in bleeding duodenal ulcer. Gastrointest Endosc 1996; 43: 111-116.

85. Wong SK, Yu LM, Lau JY, Lam YH, Chan AC, Ng EK, Sung JJ, Chung SCS. Prediction of therapeutic failure after adrenaline injection plus heater probe treatment in patients with bleeding peptic ulcer. Gut 2002; 50: 322-5.

86. Choudari CP, Rajgopal C, Elton RA, Palmer KR. Failures of endoscopic therapy for bleeding peptic ulcer: an analysis of risk factors. Am J Gastroenterol 1994; 89: 1968-1972.

87. Hsu PI, Lin XZ, Chan SH, *et al.* Bleeding peptic ulcer-risk factors for rebleeding and sequential changes in endoscopic findings. Gut 1994; 35: 746-749.

88. Brullet E, Campo R, Bedos G, *et al.* Site and size of bleeding peptic ulcers: is there any relation to the efficacy of hemostatic sclerotherapy? Endoscopy 1991; 23: 73-75.

89. Park KG, Steele RJ, Mollison J, Crofts TJ. Prediction of recurrent bleeding after endoscopic haemostasis in non-variceal upper gastrointestinal haemorrhage. Br J Surg 1994; 81: 1465-1468.

90. Steele RJC, Park KGM, Crofts TJ. Adrenaline injection for endoscopic haemostasis in non-variceal upper gastrointestinal haemorrhage. Br J Surg 1991; 78: 277-479.

91. Wong RCK. Endoscopic doppler US probe for acute peptic ulcer hemorrhage. Gastrointest Endosc 2004; 60: 804-812.

92. Saeed ZA, Ramirez FC, Hepps KS, Cole RA, Graham DY. Prospective validation of the Baylor bleeding score for predicting the likelihood of rebleeding after endoscopic hemostasis of peptic ulcers. Gastrointest Endosc 1995; 41: 561-5.

93. Green FW, Kaplan MM, Curtis LE, *et al.* Effect of acid and pepsin on blood coagulation and platelet agregation. Gastroenterology 1978; 74: 38-43.

94. Patchet SE, Enright H, Afdhal N, *et al.* Clot lysis by gastric juidice: an in vivo study. Gut 1989; 30: 1704-1707.

95. Collins R, Langman M. Treatment with histamine H2 antagonists in acute upper gastrointestinal haemorrhage: implications of randimized trials. N Engl J Med 1985; 313: 660-666.

96. Kenney BD, Yao DC, Chalmers TC. Update (cumulative or sequential) meta-analysis of histamine (H2)-blockers in the treatment of bleeding peptic ulcers. Gastroenterology Intern 1990; 36 Suppl. 1: S21-S24.

97. Walt RP, Cottrell J, Mann SG, *et al.* Continous intravenous famotidine for haemorrhage from peptic ulcer. Lancet 1992; 340: 1058-1062.

98. Zuckerman G, Welch R, Douglas A, *et al.* Controlled trial of medical therapy for active upper gastrointestinal bleeding and prevention of rebleeding. Am J Med 1984; 76: 361-366.

99. Daneshmend TK, Hawley CJ, Langman MJS, *et al.* Omeprazole versus placebo for acute upper gastrointestinal bleeding: randomized double blind controlled trial. Br Med J 1992; 304: 143-147.

100. Khuroo MS, Yattoo GN, Javid G, Khan BA, Shah AA, Gulzar GM, Sodi JS. A comparison of omeprazole and placebo for bleeding peptic ulcer. N Engl J Med 1997; 336: 1054-1058.

101. Villanueva C, Balanzó J, Torras X, *et al.* Omeprazole versus ranitidine as adjunct therapy to endoscopic injection in actively bleeding ulcers: a prospective and randomized study. Endoscopy 1995; 27: 308-312.

102. Andersen J, Ström M, Naesdal J, *et al.* Intravenous omeprazole: effect of a loading dose on 24-h intragastric pH. Aliment Pharmacol Therap 1990; 4: 65-72.

103. Baak LC, Biemond I, Jansen JB, Lamers CB. Repeated intravenous bolus injections of omeprazole: Effects on 24-hour intragastric pH, serum gastrin, and serum pepsinogen A and C. Scand J Gastroenterol 1991; 26: 737-746.

104. Monés J, Sainz S, Balanzó J, *et al.* 24-hour intragastric pHmethry in patients with a bleeding duodenal ulcer with a visible vessel. Comparison of intravenous omeprazole vs intravenous ranitidine [abstract]. Gastroenterology 1994; 106: A142.

105. Labenz J, Peitz U, Leusing C, Tillenburg B, Blum AL, Börsch G. Efficacy of primed infusions with high dose ranitidine and omeprazole to maintain high intragastric pH in patients with peptic ulcer bleeding: a prospective randomised controlled study. Gut 1997; 40: 36-41.

106. Hasselgren G, Keelan M, Kirdeikis P, Lee L, Rohss K, Sinclair P, Thompson ABR. Optimization of acid suppression for patients with peptic ulcer bleeding: An intragastric pH-metry study with omeprazole. Eur J Gastroenterol Hepatol 1998; 10: 601-606.

107. Netzer P, Gaia C, Sandoz M, Huluk T, Gut A, Halter F, Husler J, Inauen W. Effect of repeated injection and continuous infusion of omeprazole and ranitidine on intragastric pH over 72 hours. Am J Gastroenterol 1999; 94: 351-357.

108. Brunner G, Luna P, Hartmann M, Wurst W. Optimizing the intragastric pH as a supportive therapy in upper GI bleeding. Yale J Biol Med 1996; 69: 225-231.

109. Hasselgren G, Lind T, Lundell L, Aadland E, *et al.* Continuous intravenous infusion of omeprazole in elderly patients with peptic ulcer bleeding. Scand J Gastroenterol 1997; 32: 328-333.

110. Schaffalitzky de Muckadell OB, Havelund T, Harling H, *et al.* Effect of omeprazole on the outcome of endoscopically treated bleeeding peptic ulcers. Scand J Gastroenterol 1997; 32: 320-327.

111. Lin HJ, Lo WC, Lee FY, Perng CL, Tseng GY. A prospective randomized comparative trial showing that omeprazole prevents rebleeding in patients with bleeding peptic ulcer after successful endoscopic therapy. Arch Intern Med 1998; 158: 54-58.

112. Lau JY, Sung JJ, Lee KK, Yung MY, Wong SK, Wu JC *et al.* Effect of intravenous omeprazole on recurrent blee-

ding after endoscopic treatment of bleeding peptic ulcers. N Engl J Med 2000; 343: 310-316.

113. Lau JYW, Sung JJY, Lam YH, Chan ACW, Ng EKW, Lee DWH, Chan FKL, *et al.* Endoscopic retreatment compared with surgery in patients with recurrent bleeding after initial endoscopic control of bleeding ulcers. N Engl J Med 1999; 340: 751-756.

114. Monig SP, Lubke T, Baldus SE, Schafer H, Holscher AH. Early elective surgery for bleeding ulcer in the posterior duodenal bulb. Own results and review of the literature. Hepatogastroenterology 2002; 49: 416-8.

115. Brithis society of gastroenterology endoscopy committee. Nonvariceal upper gastrointestinal hemorrhage: guidelines. Gut 2002; 51(suppl 1): iv1-iv6.

116. Barkun A, Bardou M, Marshall JK & nonvariceal upper gi bleeding consensus conference group. Consensus recommendations for managing patients with nonvariceal upper gastrointestinal bleeding. Ann Intern Med 2003; 139: 843-57.

117. Feu F, Brullet E, Calvet X, Fernández-Llamazares J, Guardiola J, Moreno P, Panadès A, Saló J, Saperas E, Villanueva C, Planas R. Guidelines for the diagnosis and treatment of acute nonvariceal upper gastrointestinal bleeding. Gastroenterol Hepatol 2003; 26: 70-85.

Capítulo 6

Tratamiento farmacológico de la hemorragia digestiva alta no varicosa

J. P. GISBERT

Hospital Universitario de la Princesa
Servicio de Aparato Digestivo
Madrid

Dirección para correspondencia
Hospital Universitario de la Princesa
Dr. J. P. Gisbert
gisbert@meditex.es

6.1 Introducción

Se define como hemorragia digestiva alta aquella que se origina en una lesión situada por encima del ángulo de Treitz. Clínicamente se manifiesta en forma de hematemesis de sangre fresca o «posos de café», de melenas o, con menor frecuencia, como hematoquecia. En la tabla 6.1 se resumen las causas más frecuentes de esta complicación, entre las que destaca la úlcera péptica gastroduodenal por constituir la etiología más frecuente de hemorragia digestiva alta no varicosa, siendo responsable de alrededor de entre el 40 y el 70 % de los casos.[1-6] La hemorragia digestiva alta no varicosa es una emergencia médica frecuente, con una incidencia anual que oscila entre 50 y 150 casos por 100.000 habitantes, lo que representa un elevado número de ingresos anuales y un consumo muy alto de recursos sanitarios.[1,3,7]

A pesar de los importantes avances médicos de los últimos años, la mortalidad asociada a la hemorragia digestiva alta no varicosa todavía es elevada en algunas series –en torno al 10 %–, aunque en estudios más recientes ha descendido hasta valores inferiores al 5 %.[1,3,6,8] La reducción de la mortalidad observada en las series más recientes se debe, probablemente, al mejor conocimiento de los factores pronósticos en la hemorragia digestiva alta y, sobre todo, a la introducción y desarrollo de diferentes técnicas de terapéutica endoscópica que han comportado un notable descenso de la incidencia de recidiva de la hemorragia y de la necesidad de tratamiento quirúrgico.[1,3,9]

Etiología	*Frecuencia (%)*
Úlcera péptica gastroduodenal	50
Lesiones agudas de la mucosa gástrica	25-30
Síndrome de Mallory-Weiss	8
Ectasia vascular antral	3-5
Neoplasias	1-5
Lesiones vasculares	1-2
Dieulafoy	1-2
Hemobilia	< 1
Fístula aortoentérica	< 1
Otras	6-10

Tabla 6.1. Causas más frecuentes de hemorragia digestiva alta no varicosa.

6.2 Base racional del tratamiento farmacológico en la hemorragia digestiva

La hemorragia que ocurre como complicación de una úlcera péptica se produce cuando ésta alcanza una estructura vascular. Ello pone en marcha una serie de mecanismos hemostáticos destinados a detener la hemorragia de forma inmediata y permanente.[1,3,10,11] El ácido gástrico y la pepsina alteran el mecanismo normal de formación del coágulo en la lesión sangrante y aceleran el proceso de fibrinolisis.[10,12-16] A un valor de pH gástrico de 6 se prolonga el

Abreviaturas: Inhibidor de la bomba de protones (IBP), *odds ratio* (OR), intervalo de confianza del 95 % (IC 95 %).

tiempo de formación del agregado plaquetario y del coágulo de fibrina, mientras que a un pH inferior o igual a 5 estos procesos hemostáticos están completamente abolidos.[12-15] El empleo de fármacos antisecretores se basa en su capacidad de aumentar el pH intragástrico —de forma ideal a un valor de pH superior a 6 de forma sostenida— para optimizar los mecanismos hemostáticos en la lesión ulcerosa.[1, 3, 10, 11] La necesidad de alcanzar este objetivo se basa no sólo en observaciones realizadas *in vitro*, sino también en que algunos estudios han demostrado que la tasa de recidiva hemorrágica en pacientes con sangrado digestivo por úlcera péptica tratados con antisecretores es mayor en aquellos en los que el valor medio de pH intragástrico es inferior a 6.[17] Por tanto, con intención de alcalinizar el pH intragástrico y controlar el episodio hemorrágico se han administrado diversos fármacos antisecretores, entre los que destacan los antagonistas H_2 y los inhibidores de la bomba de protones (IBP).

6.3 Antagonistas de los receptores H_2

Aunque los antagonistas H_2 se han empleado clásicamente en el tratamiento de la hemorragia digestiva alta, realmente no existe evidencia científica sólida que demuestre que estos fármacos tengan un efecto beneficioso sobre el control o la recidiva hemorrágica, la necesidad de cirugía o la mortalidad. Collins y Langman[18] publicaron en 1985 los resultados de un metaanálisis que incluía 27 estudios aleatorios, con un total de 2.670 pacientes, en los cuales se había investigado la utilidad de los antagonistas H_2 en el tratamiento de la hemorragia digestiva alta, no pudiendo demostrar efecto beneficioso alguno (ni en la reducción de la tasa de resangrado, ni de cirugía, ni de mortalidad). Ese mismo año, Falk *et al.* revisaron los estudios aleatorios en que los antagonistas H_2 se habían empleado para tratar la hemorragia digestiva secundaria a úlcera gastroduodenal y concluyeron que el beneficio era, en todo caso, marginal y restringido a pacientes ancianos con una úlcera gástrica. Unos años más tarde, otro metaanálisis demostró que estos fármacos no disminuían la tasa de recidiva hemorrágica ni la mortalidad por hemorragia digestiva de origen péptico.[20] Por último, más recientemente se ha publicado un metaanálisis adicional que confirma la ineficacia de los antagonistas H_2 en el tratamiento de la úlcera duodenal sangrante, aunque se consigue cierto efecto en la reducción de la tasa de resangrado, de la cirugía y la mortalidad en la úlcera gástrica.[21]

La referida falta de eficacia de los antagonistas H_2 podría deberse a ciertas limitaciones que sufren estos fármacos.[1, 5, 10] Administrados por vía intravenosa, causan un aumento sólo discreto y además fluctuante del pH intragástrico.[22-25] Así, por ejemplo, tras la administración de bolos pautados de ranitidina (50 mg/8 h), los valores de pH intragástrico oscilan ampliamente (entre 1,6 y 7,6) e incluso la prescripción más frecuente de estos fármacos no consigue controlar correctamente la acidez intragástrica.[26] Aun administrados en infusión continua, los antagonistas H_2 no parecen asegurar un pH gástrico por encima de 4 durante más de las dos terceras partes del día.[25] Por último, se ha descrito el rápido desarrollo de un fenómeno de tolerancia farmacológica que ocasiona una disminución de la potencia antisecretora de los antagonistas H_2 a partir del tercer día de tratamiento.[25, 27-31]

En resumen, los antagonistas H_2, incluso a dosis elevadas, no parecen ser suficientemente eficaces en el control del pH intragástrico y, por tanto, en el tratamiento de la hemorragia digestiva secundaria a úlcera péptica.

6.4 Inhibidores de la bomba de protones

6.4.1 Potencia antisecretora de los inhibidores de la bomba de protones

Como se ha comentado previamente, el ácido gástrico es capaz tanto de deteriorar los mecanismos de formación del coágulo como de favorecer su destrucción, y los antagonistas H_2 no son capaces de incrementar el pH intragástrico lo suficiente como para no interferir con dichos procesos hemostáticos. Por el contrario, la capacidad alcalinizante de los IBP es considerablemente superior a la de los antagonistas H_2, lo que les permite reducir la acidez intragástrica hasta cifras de pH superiores a 6[10, 26, 28, 32-37] y optimizar los mecanismos hemostáticos en la lesión ulcerosa. La ventaja terapéutica de los IBP frente a los antagonistas H_2 en cuanto al incremento del pH intragástrico, ha sido demostrada no sólo en sujetos sanos sino también, específicamente, en pacientes con hemorragia digestiva.[38] Además, se ha descrito que el omeprazol cicatriza el 96 % de las úlceras resistentes a la ranitidina[25] y se han publicado varios casos clínicos donde la administración de este fármaco por vía intravenosa ha sido capaz de controlar la hemorragia digestiva secundaria a lesiones pépticas que no habían respondido previamente al tratamiento con ranitidina.[39-43]

6.4.2 Eficacia clínica de los inhibidores de la bomba de protones

A continuación revisaremos los estudios que evalúan el efecto de los IBP sobre el episodio agudo de hemorragia digestiva, la prevención de su recurrencia, la necesidad de cirugía y la mortalidad. Puesto que la demostración de un pequeño beneficio en una entidad clínica tan frecuente e importante como es la hemorragia digestiva puede ser relevante, los metaanálisis, que combinan los diferentes estudios e incrementan por tanto la potencia estadística de éstos tienen aquí un especial interés. Debido a que la mayoría de los ensayos clínicos que comparan IBP frente al placebo o antagonistas H_2 tienen un tamaño muestral relativamente pequeño –por lo que carecen de la potencia necesaria para demostrar diferencias estadísticamente significativas entre las comparaciones efectuadas–, la aglutinación de los resultados de todos los estudios en un metaanálisis nos puede proporcionar una estimación más precisa sobre el efecto terapéutico de estos antisecretores.

6.4.2.1 Inhibidores de la bomba de protones frente al placebo

Recientemente se ha publicado una revisión sistemática y un metaanálisis llevado a cabo por la Colaboración Cochrane[44, 45] en el que se han incluido todos los ensayos clínicos aleatorios en los que se comparaba el tratamiento con IBP frente al placebo. Se incluyeron siete estudios que cumplieron estrictamente los prerrequisitos establecidos, con un total de 1.865 pacientes evaluados.[46-52] En resumen, como se representa gráficamente en la figura 6.1 (panel inferior), el tratamiento con IBP se asoció con una reducción de la tasa de recidiva hemorrágica (1,7 %, frente al 19,2 % con placebo; *odds ratio* [OR] de 0,41, con un intervalo de confianza del 95 % [IC 95 %] de 0,23 a 0,72). De igual modo, también se demostró una menor necesidad de cirugía (8,7 % con IBP frente al 13,5 % con placebo; OR, 0,52; IC 95 %, 0,32 a 0,84). Sin embargo, no se pudo demostrar efecto alguno sobre la mortalidad. Otros metaanálisis,[20, 53] uno de ellos publicado en el año 2005, han confirmado la superioridad de los IBP frente al placebo en cuanto a la reducción de la recidiva hemorrágica y a la necesidad de tratamiento quirúrgico.[54]

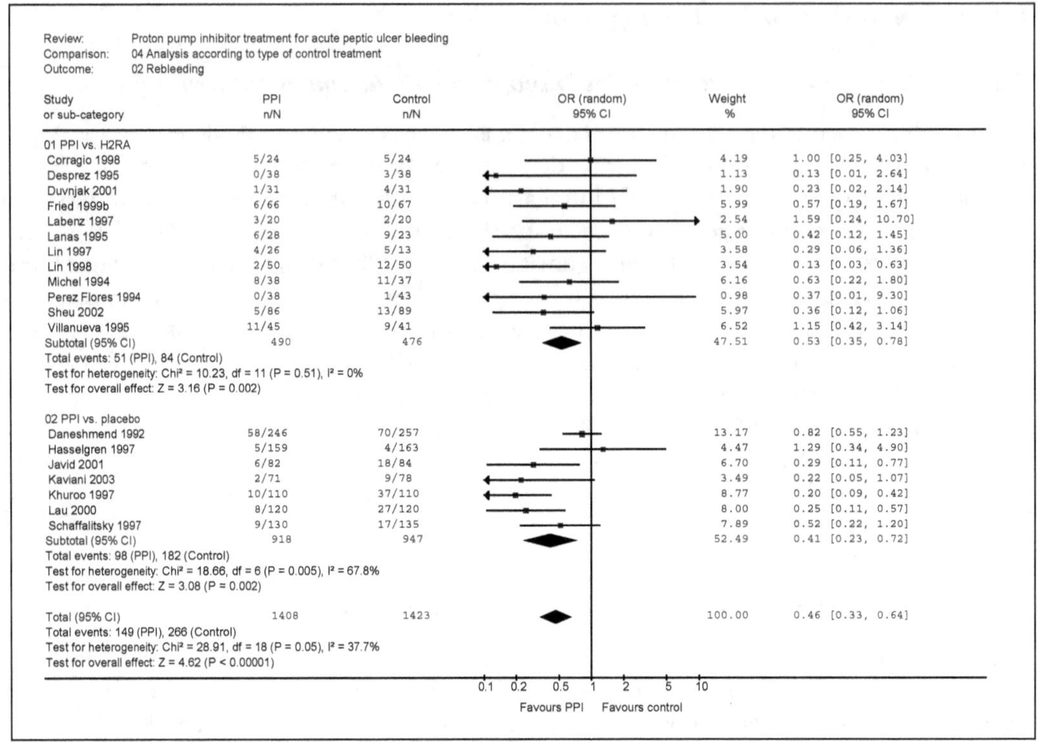

Figura 6.1. Leontiadis G I, McIntyre L, Sharma V K, Howden C W. Tratamiento con inhibidores de la bomba de protones para la hemorragia aguda por úlcera péptica (Revisión Cochrane traducida). En la Biblioteca Cochrane Plus, 2005 Número 3. Oxford: Update Software Ltd. Disponible en: http://www.update-software.com. (Traducida de The Cochrane Library, 2005 Issue 3. Chichester, UK: John Wiley & Sons, Ltd.).

6.4.2.2 Inhibidores de la bomba de protones frente a antagonistas H₂

Se han publicado diversos estudios aleatorios en los que se ha comparado el tratamiento con IBP y con antagonistas H_2, con resultados contradictorios. Hasta muy recientemente no se había llevado a cabo un metaanálisis que valorara conjuntamente dichos estudios. Así, Gisbert *et al.* realizaron en 2001 una revisión sistemática y un metaanálisis de los ensayos clínicos aleatorios que comparaban IBP frente a antagonistas H_2.[55] Al analizar conjuntamente los 11 estudios incluidos[33-35, 37, 39, 56-61] se constató la persistencia o la recurrencia de la hemorragia en el 13 % de los pacientes tratados con antagonistas H_2 y sólo en el 6,7 % de aquellos que recibieron IBP (OR, 0,4; IC 95 %, 0,27-0,59). El empleo de IBP se asoció igualmente con una disminución en la necesidad de cirugía y en la mortalidad, aunque en estos casos las diferencias no alcanzaron significación estadística.

Más recientemente, el metaanálisis publicado en la Colaboración Cochrane previamente mencionado[44, 45] ha actualizado estos resultados, incluyendo un total de 1.050 pacientes en los que se comparaban IBP y antagonistas H_2.[33-35, 37, 39, 56, 59-66] De nuevo, no se pudieron demostrar diferencias significativas entre los dos grupos al evaluar la mortalidad y la necesidad de cirugía, pero el empleo de IBP sí se asoció con una menor tasa de resangrado (10 % frente al 18 % con antagonistas H_2; OR, 0,53; IC 95 %, 0,35-0,78), como se representa gráficamente en la tabla 6.1 (panel superior). Estos resultados han sido confirmados por otros metaanálisis,[53] el último de ellos publicado en 2005.[54]

A pesar de su indudable utilidad, es conveniente señalar que todos los metaanálisis previamente mencionados sufren importantes limitaciones metodológicas. En primer lugar, la notable variabilidad existente entre los estudios incluidos hace que la combinación de sus resultados no sea sencilla. Por ejemplo, existe una importante heterogeneidad en diversas variables clínicamente relevantes, como la definición de recidiva hemorrágica, la comparación frente al placebo o frente a antagonistas H_2, la localización de la úlcera (gástrica o duodenal), la dosis y el esquema de administración de los IBP (bolos o perfusión continua), la clasificación endoscópica de la úlcera sangrante o el empleo de tratamiento endoscópico adyuvante. En segundo lugar, el relativamente reducido número de estudios (y de pacientes en cada estudio) incluido en los metaanálisis impide la realización fiable de subanálisis en función de diversas variables. Por último, la deficiente calidad metodológica de algunos estudios incluidos en los metaanálisis hace que las conclusiones finales de éstos deban ser tomadas con cautela.

En resumen, a partir de los estudios previamente revisados se puede concluir que los IBP son más eficaces que el placebo y que los antagonistas H_2 para prevenir la recidiva hemorrágica de la úlcera péptica o para evitar la cirugía. Sin embargo, es destacable que los IBP no hayan demostrado una reducción de la mortalidad.[10, 20, 44, 45, 53-55, 67] En este sentido, una reciente revisión cualitativa sobre los estudios aleatorios que han comparado la eficacia de los IBP frente a diversos tratamientos (antagonistas H_2, somatostatina, etc.) o al placebo en pacientes con hemorragia digestiva debida a úlcera péptica evidenció que 4 de los 16 estudios incluidos demostraban una reducción significativa en la tasa de recidiva hemorrágica; 4 estudios constataron también una reducción en la necesidad de cirugía, pero ninguno de ellos pudo demostrar una disminución significativa en la mortalidad.[68] La falta de efecto sobre la mortalidad en los pacientes con hemorragia digestiva puede ser debida sencillamente a la escasa potencia estadística (y el consiguiente error tipo *beta*), consecuencia del reducido tamaño muestral de los estudios. Así, debido en parte al limitado número de pacientes incluidos en cada estudio y a la reducida incidencia del evento –mortalidad–, es posible que diferencias pequeñas pero clínicamente relevantes en esta variable no alcancen significación estadística. De este modo, se ha estimado que un estudio debería incluir al menos 1.000 pacientes de alto riesgo (en el grupo de tratamiento y en el grupo de control) para ser capaz de demostrar diferencias estadísticamente significativas en la mortalidad.[69] Apoyando esta hipótesis, Barkun *et al.*[70] han revisado el registro canadiense de pacientes con hemorragia digestiva alta y el de endoscopia, con un total de 1.869 pacientes incluidos, y han demostrado que el consumo de IBP y el tratamiento endoscópico hemostático se asocian de forma independiente con un descenso en la mortalidad; este último estudio es especialmente interesante porque tiene la particularidad de evaluar en la práctica –en el mundo real– la utilización y los beneficios de los IBP.[70]

Por último, es posible que la mortalidad dependa fundamentalmente de la edad y de la comorbilidad del paciente, como ha sido demostrado en múltiples estudios.[3, 71, 72] Así, se ha estimado que más de dos tercios de las muertes de pacientes con hemorragia digestiva son debidas a las enfermedades asociadas, mientras que tan sólo un tercio sería consecuencia de la recurrencia hemorrágica *per se*.[54] De este modo, algunos autores han demostrado que el tratamiento con IBP se asocia con una disminución de la mortalidad debida específicamente a las complicaciones hemorrágicas de la úlcera péptica, aunque dicho efecto no es suficiente como para modificar la mortalidad global de los pacientes.[54]

6.4.3 *Clasificación endoscópica de la lesión y eficacia de los inhibidores de la bomba de protones*

El factor pronóstico más importante para predecir el resangrado de una úlcera péptica es su aspecto endoscópico en el momento del diagnóstico.[73] La clasificación endoscópica de la úlcera péptica basada en los estigmas de sangrado –generalmente evaluados mediante la clasificación de Forrest–[74] podría ser útil para seleccionar qué pacientes se beneficiarían más del tratamiento con IBP. Así, aquellos enfermos con lesiones de bajo riesgo (úlceras con fondo fibrinoso o con coágulo negro «embebido», es decir, Forrest IIc o III) suelen evolucionar favorablemente aun sin tratamiento específico y tienen por tanto un riesgo de resangrado muy bajo que no es probable que ningún tratamiento pueda reducir todavía más; mientras que en las lesiones con alto riesgo de resangrado es más probable que el tratamiento antisecretor potente desempeñe un papel más relevante. En este sentido, en uno de los metaanálisis previamente mencionados[55] se observó que el beneficio de los IBP frente a los antagonistas H_2 era mayor cuando únicamente se consideraban las lesiones endoscópicas de alto riesgo, es decir, aquellas clasificadas como Forrest Ia, Ib y IIa (sangrado activo o vaso visible no sangrante). De modo similar, en otro metaanálisis se comprobó el beneficio de los IBP únicamente en las lesiones ulcerosas clasificadas como de alto riesgo de resangrado.[54] No obstante, un metaanálisis adicional ha demostrado que la ventaja terapéutica de los IBP (frente al placebo o a los antagonistas H_2) parece mantenerse incluso en aquellas lesiones con un menor riesgo de recidiva hemorrágica.[44, 45]

En resumen, las úlceras clasificadas endoscópicamente como de alto riesgo de resangrado son las que con más probabilidad se beneficiarán del tratamiento con IBP, mientras que la ventaja terapéutica de estos fármacos en las lesiones de bajo riesgo (que suelen evolucionar favorablemente de forma espontánea) es más controvertida.

6.4.4 *Asociación de tratamiento endoscópico e inhibidores de la bomba de protones*

Al plantearse la existencia de una sinergia entre el tratamiento endoscópico y los IBP es importante tener en cuenta el efecto de confusión que puede existir si no se valora separadamente la influencia de la gravedad de la lesión endoscópica y la del tratamiento endoscópico hemostático; aunque actualmente este último se emplea rutinariamente en los casos de alto riesgo, esto no era así hace relativamente poco tiempo.[5, 9, 75] A modo de ejemplo, en el estudio de Villanueva *et al.*[59] se realizó tratamiento endoscópico en las lesiones de alto riesgo (Forrest Ia, Ib y IIa) y no se logró demostrar un beneficio del omeprazol sobre los antagonistas H_2, lo que contrasta con los hallazgos descritos por otros autores (en los que no se había realizado terapéutica endoscópica adyuvante). Así, algún otro estudio ha puesto de manifiesto que la adición de tratamiento farmacológico con IBP a la esclerosis endoscópica no se asocia con beneficio alguno.[76] Más aún, la ventaja terapéutica de los IBP sobre los antagonistas H_2 demostrada en uno de los metaanálisis previamente mencionados se observó fundamentalmente en ausencia de esclerosis endoscópica concomitante, por lo que se ha llegado a sugerir que cuando se realiza tratamiento endoscópico la eficacia de éste es tan alta que deja poco margen de mejora adicional al tratamiento antisecretor.[55]

Sin embargo, otros autores han evaluado el efecto de los IBP frente a los antagonistas H_2 o al placebo en pacientes con hemorragia digestiva por úlcera péptica tras conseguir la hemostasia con el tratamiento endoscópico y han demostrado una disminución significativa en la incidencia de recidiva hemorrágica[34, 51, 52] y en la necesidad de cirugía.[51, 52] De este modo, al efectuar un subanálisis a partir de la revisión sistemática de la Colaboración Cochrane,[44, 45, 54] y considerar únicamente los estudios en los que se había aplicado algún tipo de tratamiento endoscópico, se pudo demostrar igualmente una reducción significativa en la tasa de resangrado y de intervenciones quirúrgicas. En este sentido, como se ha mencionado previamente, algunos autores han revisado el registro canadiense de pacientes con hemorragia digestiva alta y han demostrado que el consumo de IBP y el tratamiento endoscópico hemostático se asocian de forma *independiente* con un mejor pronóstico del episodio hemorrágico.[70]

Una de las pruebas más sólidas de la eficacia del tratamiento complementario con IBP, tras la terapia endoscópica de la hemorragia por úlcera gastroduodenal, la constituye el estudio publicado recientemente por Lau *et al.*[51] En él se incluyeron 240 pacientes con hemorragia activa o vaso visible no sangrante que, tras conseguir la hemostasia mediante inyección de adrenalina asociada a termocoagulación, recibieron aleatoriamente omeprazol (bolo inicial de 80 mg seguido de infusión intravenosa continua de 8 mg/h durante tres días) o placebo a doble ciego. Se observó una menor incidencia de recidiva hemorrágica en el grupo tratado con omeprazol (4,2 % frente al 20 %), lo que se asoció a una menor necesidad de transfusión y de cirugía, así como a una menor mortalidad (aunque esta última diferencia no alcanzó significación estadística). Por su parte, Sung *et al.*[77] aleatorizaron a un grupo de pacientes con hemorragia digestiva por úlcera péptica con estigmas endoscópicos de alto riesgo de recidiva (vaso visible no sangrante o coágulo adherido «protuyente») a recibir omeprazol por vía intravenosa a altas dosis o este mismo tratamiento asociado a hemostasia endoscópica, y demostraron que esta última estrategia iba seguida de una menor tasa de recidiva hemorrágica.

En resumen, los datos previamente mencionados sugieren que los IBP reducen la incidencia de recidiva hemorrágica tanto en los pacientes a los que no se realiza tratamiento endoscópico adyuvante como en aquellos que precisan hemostasia endoscópica por tener una úlcera péptica con alto riesgo de recidiva.

6.4.5 *Administración oral frente a intravenosa de los inhibidores de la bomba de protones*

En el metaanálisis publicado en la Colaboración Cochrane previamente mencionado[44, 45] se realizó un subanálisis en función de la vía de administración de los IBP, demostrándose que el tratamiento oral —y no sólo el intravenoso— se asociaba también con una reducción significativa en la tasa de resangrado y de intervenciones quirúrgicas, observación que ha sido confirmada por otros dos metaanálisis.[54, 78] Por ello se ha sugerido que en aquellas áreas geográficas donde no esté disponible la presentación intravenosa de los IBP su administración oral podría representar una alternativa válida.[44, 45] También se ha propuesto que podría ser apropiado el uso oral de los IBP en los pacientes en los que la endoscopia demuestre la presencia de signos endoscópicos de bajo riesgo de recidiva y que por tanto no requieran tratamiento endoscópico hemostático.[44, 45] En resumen, la recomendación de administrar IBP por vía intravenosa en todos los casos parece excesiva, pero, puesto que no existen aún estudios publicados de forma completa que comparen directamente ambas vías de administración, todavía no conocemos con precisión cuándo puede ser suficiente el empleo de estos fármacos por vía oral.

6.4.6   *Bolos frente a perfusión continua de inhibidores de la bomba de protones*

Tras su administración oral o intravenosa, los IBP se unen de forma irreversible a las bombas de protones que están activas en ese momento en las células parietales gástricas. Teniendo en cuenta que dichas bombas de protones se activan continuamente y que la vida media plasmática de estos fármacos es corta, teóricamente sería necesario mantener una administración continuada del fármaco para conseguir un aumento marcado y sostenido del pH intragástrico.[1, 10] Así, diversos estudios farmacológicos llevados a cabo en individuos sanos y en pacientes con enfermedad ulcerosa han evidenciado que, en lo que se refiere a la capacidad antisecretora, la infusión continua de IBP es superior a su administración en forma de bolos,[26, 79-81] si bien algún estudio ha sugerido que se pueden obtener cifras similares de pH intragástrico con ambas pautas de omeprazol.[36]

Como se ha comentado previamente, si tenemos en cuenta la base racional para el tratamiento farmacológico de la hemorragia digestiva, nuestra meta debe ser conseguir un aumento rápido y sostenido del pH gástrico a valores superiores a 6. Diversos estudios han confirmado que el omeprazol pautado en forma de un bolo intravenoso seguido de una infusión continua consigue un pH superior a 6 durante más del 90 % del tiempo de administración.[25, 27, 28, 37, 82-84] Sin embargo, la pauta intravenosa de bolos repetidos de omeprazol ocasiona un aumento variable y oscilante del pH que difícilmente alcanza valores superiores a 4 durante 24 horas.[27, 85-90]

Además, la administración de IBP en forma de bolos pautados se ha asociado con marcadas variaciones individuales en la respuesta del pH intragástrico.[85, 87, 91, 92] Por el contrario, la perfusión continua parece compensar la variación interindividual en la masa de células parietales y la oscilación circadiana de estas células por el efecto de la acetilcolina, lo que permite asegurar un pH superior a 4 en alrededor del 90 % del día prácticamente en todos los individuos.[2, 10] En un estudio dosis-respuesta que comparaba diversos regímenes de omeprazol intravenoso se observó que la mejor pauta, entre las ensayadas, para reducir la secreción ácida gástrica era la que incluía un bolo inicial de 80 mg seguido de una perfusión continua a 8 mg/h, con la cual se logró aumentar el pH gástrico a más de 6 en 20 minutos y mantenerlo así durante más del 80 % del día.[32] Otros autores han demostrado que la administración de un bolo de omeprazol o pantoprazol seguido de su infusión continua es más eficaz que la prescripción de estos fármacos en bolos repetidos para mantener el pH gástrico por encima de 6 más allá de las primeras 12 horas.[27, 93] En consonancia con lo anterior, un metaanálisis que comparaba IBP frente a antagonistas H_2 para el tratamiento de la hemorragia digestiva demostró, en uno de sus subanálisis, que cuando ambos fármacos se prescribían en forma de bolos seguía observándose cierta ventaja de los primeros fármacos frente a los segundos en cuanto a la prevención de la recidiva hemorrágica, aunque esta diferencia ya no alcanzaba significación estadística.[55]

Por otra parte, sin embargo, algún ensayo clínico aleatorio ha comparado directamente la administración de IBP mediante perfusión continua y en forma de bolos y ha constatado resultados comparables con ambas estrategias,[94] aunque es preciso destacar que en este estudio el 25 % de los pacientes incluidos tenían estigmas endoscópicos de bajo riesgo (lo que podría dificultar la demostración de diferencias estadísticamente significativas). En este sentido, un reciente metaanálisis ha demostrado que el efecto beneficioso –sobre el resangrado, la necesidad de cirugía o la mortalidad– era semejante independientemente de la forma de administración (perfusión continua o bolos).[95]

Estos resultados contradictorios probablemente indican que la administración de IBP en perfusión continua no es siempre necesaria. Más bien, esta forma de administración podría reservarse para aquellos casos en los que conseguir un efecto antisecretor potente fuese crítico, como en los pacientes de alto riesgo de resangrado; éste sería el caso, por ejemplo, de los enfermos con sangrado activo o un vaso visible no sangrante visualizado durante la gastroscopia, o con una puntuación elevada en el sistema de clasificación predictivo que se haya empleado (por ej. el de Rockall.[71, 72] De este modo, la pauta de perfusión continua de IBP sólo se utilizaría en aproximadamente un tercio de los pacientes con hemorragia digestiva por úlcera péptica.

En resumen, aunque múltiples estudios farmacológicos han demostrado una mayor potencia antisecretora con la infusión continua de IBP en comparación con su administración en forma de bolos, el beneficio clínico –en cuanto a la prevención de la recidiva hemorrágica– de la primera pauta sobre la segunda no está claramente establecido. Por el momento, una opción razonable consistiría en reservar la administración en perfusión continua para los pacientes con alto riesgo de resangrado.

6.4.7 *Dosis recomendada de inhibidores de la bomba de protones*

Como se ha comentado previamente, la pauta de IBP más eficaz para reducir la secreción ácida gástrica consiste en un bolo inicial de 80 mg seguido de una perfusión continua a 8 mg/h.[32] Sin embargo, no está bien establecido que el empleo de estas dosis tan elevadas suponga un beneficio desde el punto de vista clínico. Así, por ejemplo, en el metaanálisis de la Colaboración Cochrane[44, 45] se demostró que tanto las referidas dosis elevadas como otras más bajas se asociaban con una reducción de la recidiva hemorrágica, si bien el beneficio sobre la necesidad de cirugía solo se observó con las dosis más altas de IBP. Por tanto, se podría concluir que aunque la ventaja de emplear dosis altas de IBP –típicamente en perfusión continua a 8 mg/h tras un bolo inicial de 80 mg– no está definitivamente aclarada, la evidencia proveniente de los estudios farmacodinámicos y el posible beneficio sobre alguna de las variables evolutivas (como la necesidad de cirugía) constituyen argumentos a favor de su empleo, al menos en los pacientes con un mayor riesgo de recidiva hemorrágica.

6.4.8 *Duración del tratamiento con perfusión continua*
de inhibidores de la bomba de protones

Puesto que la mayoría –entre el 80 y el 97 %– de las recidivas hemorrágicas tienen lugar durante los tres primeros días tras el episodio de sangrado inicial[51, 96] y que pasadas las primeras 96 horas el riesgo residual de recidiva es menor del 1 %,[97] parece sensato mantener, en los casos en que la lesión causante de la hemorragia sea de alto riesgo, la perfusión continua de IBP durante 3 días.

6.4.9 *Efecto de la raza sobre la eficacia antisecretora*
de los inhibidores de la bomba de protones

La realización de subanálisis en función del origen étnico de los pacientes ha permitido demostrar que los estudios llevados a cabo en países asiáticos evidencian un mayor beneficio de los IBP que aquellos realizados en Europa, llegando incluso a observarse una reducción de la mortalidad en los primeros, a diferencia de los segundos.[44, 45, 98] Esta observación se ha pretendido explicar por la menor masa de células parietales gástricas de los pacientes asiáticos,[99] lo que permitiría una inhibición ácida (con los IBP) más profunda que la observada en los europeos.[38, 99-101] Por otra parte, la prevalencia de infección por *Helicobacter pylori* es más elevada en Asia que en Europa y, como es sabido, los IBP inducen una mayor efecto antisecretor en presencia de este microorganismo.[102, 103] Por último, ciertos polimorfismos del citocromo P450 que caracterizan a los metabolizadores lentos de los IBP han sido descritos con más frecuencia entre la población asiática.[104]

6.4.10 Experiencia con otros inhibidores de la bomba de protones, diferentes del omeprazol, administrados por vía intravenosa

Hasta hace relativamente poco tiempo el único IBP disponible para su administración por vía endovenosa era el omeprazol, pero más recientemente se han publicado diversos estudios que confirman la potencia antisecretora y los buenos resultados con otros IBP administrados por esta vía, como lansoprazol,[90, 105, 106] pantoprazol[27, 107-114] o esomeprazol.[115, 116] A modo de ejemplo, y en pacientes con hemorragia digestiva en concreto, algunos autores han empleado pantoprazol con una pauta de administración en perfusión continua similar a la evaluada previamente con el omeprazol.[111] Por su parte, Hsu *et al.*[114] incluyeron en su estudio a pacientes con hemorragia digestiva (y sangrado activo o signos endoscópicos de alto riesgo) y, tras lograr la hemostasia endoscópica, administraron aleatoriamente pantoprazol o ranitidina y demostraron que se producía una mayor reducción de la tasa de recidiva hemorrágica con el primero.

6.4.11 Coste-beneficio de la administración de inhibidores de la bomba de protones en la hemorragia digestiva

Diversos estudios han demostrado que la administración de IBP por vía intravenosa y a dosis elevadas es una estrategia coste-efectiva para reducir la recurrencia de sangrado y la necesidad de cirugía en pacientes con hemorragia digestiva por úlcera péptica, tras haber obtenido la hemostasia inicialmente por métodos endoscópicos.[117-120] En otro estudio en el que se compararon diversas estrategias terapéuticas en la hemorragia digestiva se demostró, a partir de un modelo de análisis de decisión, que la administración de tratamiento intravenoso con IBP (tras conseguir la hemostasia con métodos endoscópicos) era una estrategia coste-efectiva, a condición de que la tasa de recidiva hemorrágica con estos fármacos fuera menor del 9 % y el coste del tratamiento no sobrepasara los 10 dólares al día.[121]

Por último, diversos estudios han evaluado la relación coste-beneficio de administrar sistemáticamente IBP (por vía intravenosa) ante un episodio de hemorragia digestiva, antes incluso de realizar una gastroscopia y confirmar con ella que la causa del sangrado es una úlcera péptica.[122] Ésta es una práctica frecuente entre los médicos que atienden las urgencias hospitalarias, entre otros motivos porque la exploración endoscópica no está siempre accesible en el momento inmediato, por lo que en no pocos casos debe diferirse unas cuantas horas.[123, 124] Parecería que, al menos en teoría, esta actitud no estaría claramente justificada, ya que la úlcera péptica es responsable de *sólo* aproximadamente el 50 % de los episodios de hemorragia digestiva y, de éstos, *sólo* un tercio tendrán estigmas endoscópicos de alto riesgo;[3] por tanto, *a priori*, menos de la mitad de los pacientes que sufren una hemorragia digestiva se beneficiarían del tratamiento intravenoso con IBP. A pesar de ello, diversos estudios han demostrado que esta estrategia de prescripción precoz de IBP es coste-eficaz,[122, 125] lo que apoya la recomendación de administrar empíricamente estos fármacos por vía intravenosa a todo paciente con hemorragia digestiva, especialmente cuando la gastroscopia no pueda realizarse precozmente o el enfermo sea de alto riesgo (por la edad, la comorbilidad o la cuantía del sangrado).[3, 5, 10, 126, 127] Más adelante, una vez practicada la exploración endoscópica, y en función de sus hallazgos, se decidirá si debe mantenerse la vía intravenosa, si se puede emplear ya la vía oral o si incluso es adecuado suspender los IBP por no estar indicados. En este sentido es importante recalcar que el mantenimiento de los IBP cuando tras la realización de la gastroscopia se demuestra que no están claramente indicados es uno de los responsables fundamentales del uso inapropiado de estos fármacos, y que por lo tanto debe evitarse.[123, 124]

6.5 Somatostatina y octreótido

La somatostatina se ha utilizado en el tratamiento de la hemorragia digestiva por úlcera péptica por sus potenciales efectos beneficiosos desde el punto de vista fisiopatológico. Así, la somatostatina es un péptido endógeno con acción antisecretora y vasoconstrictora de la circulación esplácnica, es capaz de inhibir la secreción ácida y la motilidad gástrica, y tiene un efecto citoprotector.[128-132] El octreótido, un análogo sintético de larga duración de la somatostatina, posee un perfil terapéutico similar.[133-136] Algunos estudios publicados hace ya unos años han demostrado un efecto beneficioso de la somatostatina, ya sea por conseguir el control de la hemorragia[137-143] o por reducir la necesidad de cirugía[140, 144] y transfusión.[138, 141, 143] No obstante, la mayoría de ellos se caracterizan por incluir un número reducido de pacientes y por sufrir importantes limitaciones metodológicas, lo que dificulta la obtención de conclusiones válidas. Otros estudios, con un número adecuado de pacientes o publicados más recientemente, no han mostrado diferencias entre la somatostatina y el placebo o los antagonistas H_2.[145-147] En este sentido, Somerville *et al.*[145] publicaron en 1985 el estudio que ha incluido un mayor número de pacientes evaluables, de los cuales 265 fueron tratados con somatostatina y 269 recibieron placebo. Los autores no pudieron demostrar diferencias significativas en la incidencia de recidiva hemorrágica entre ambos grupos (23 % frente a 30 %).

En el año 1997 se publicó un metaanálisis de los 14 estudios controlados y aleatorios,[137-150] que incluían un total de 1.829 pacientes y que comparaban la somatostatina o el octreótido, por una parte, con el placebo o los antagonistas H_2, por otra, en el tratamiento de la hemorragia digestiva por úlcera péptica gastroduodenal.[151] Dicho metaanálisis demostró un efecto beneficioso de la somatostatina, pues ésta disminuyó la persistencia o recurrencia de la hemorragia, con un riesgo relativo de 0,53 (IC 95 %, 0,43-0,63) en comparación con el tratamiento control. Por otra parte, el análisis de subgrupos puso de manifiesto que la eficacia de la somatostatina quedaba limitada a la hemorragia debida a úlcera péptica (en cuyo caso el riesgo relativo era de 0,48, con un IC 95 % de 0,39 a 0,59).[151] Es preciso destacar, no obstante, que los resultados del mencionado metaanálisis fueron heterogéneos y que la calidad metodológica de muchos de los estudios incluidos fue deficiente. A modo de ejemplo, la duración de la infusión de somatostatina osciló entre las 48 y las 120 horas, según los diferentes protocolos. Por otra parte, al realizar un subanálisis en función de la calidad metodológica se observó que cuando únicamente se incluían aquellos estudios con un diseño doble ciego la eficacia de la somatostatina para prevenir la recidiva hemorrágica era menor (aunque todavía era estadísticamente significativa) y el efecto sobre la necesidad de cirugía no era ya demostrable. Finalmente, algunos estudios publicados muy recientemente, después de que el mencionado metaanálisis viera la luz, no han sido capaces de demostrar beneficio alguno del octreótido como tratamiento adyuvante –tras la obtención de la hemostasia por métodos endoscópicos– en pacientes con sangrado activo o con estigmas de alto riesgo de recidiva hemorrágica.[152] En otro estudio se concluyó que la somatostatina era más efectiva que la ranitidina para controlar el episodio de sangrado en los pacientes con hemorragia activa, pero que no se asociaba con efectos beneficiosos en aquellos con lesiones clasificadas como Forrest II.[153]

En resumen, la utilidad de la somatostatina en el tratamiento de la hemorragia por úlcera péptica gastroduodenal es controvertida,[154] por lo que antes de poder recomendar su utilización de forma sistemática deberíamos disponer de más estudios controlados y aleatorios que incluyan un número suficiente de pacientes y nos permitan obtener conclusiones válidas.

6.6 Agentes antifibrinolíticos

El ácido tranexámico es un inhibidor del plasminógeno, habiéndose descrito la presencia de activadores del plasminógeno en la mucosa gástrica y duodenal.[155] Por otra parte, el ácido tranexámico tiene la capacidad de inhibir la acción fibrinolítica de la pepsina.[156] Un metaanálisis[157] publicado hace ya más de quince años evaluó seis estudios aleatorizados en los que el ácido tranexámico se comparaba frente al placebo en el tratamiento de la hemorragia digestiva alta.[158-163] La mayoría de los pacientes incluidos en este metaanálisis tenía una úlcera gástrica o duodenal como causa del sangrado. Dicho tratamiento se asoció con un 20-30 % de reducción en la tasa de recidiva hemorrágica, un 30-40 % de disminución en la necesidad de cirugía, y un 40 % de reducción en la mortalidad.[157] No obstante, los estudios incluidos en el mencionado metaanálisis fueron bastante heterogéneos, lo que limita considerablemente sus conclusiones. Por ejemplo, el ácido tranexámico se administró, dependiendo de cada estudio, a una dosis que oscilaba entre 3 y 6 g/día por vía endovenosa durante dos o tres días, seguido de su prescripción por vía oral durante 3-5 días más.[157] Además, es posible que los resultados de dicho metaanálisis estén sesgados (a favor del ácido tranexámico) por la inclusión de un estudio con un elevado número de pacientes en el que la mortalidad en el grupo control fue sorprendentemente alta, lo que plantea la posibilidad de que las diferencias encontradas se pudieran deber meramente al azar.[162] En este último estudio, el empleo de ácido tranexámico se asoció con una disminución en la mortalidad del 50 %, pero, curiosamente, no se demostró una reducción paralela en la tasa de recidiva hemorrágica ni en la necesidad de tratamiento quirúrgico.[162]

Un inconveniente del ácido tranexámico es su falta de efecto sobre la cicatrización ulcerosa, de modo que requeriría la administración concomitante de un fármaco antisecretor con este fin. Por otra parte, su perfil de seguridad no está bien establecido, y se ha sugerido que podría facilitar la aparición de fenómenos tromboembólicos (en pacientes con hemorragia subaracnoidea se ha asociado a la aparición de infarto cerebral).[164]

En resumen, es evidente que se precisan más estudios y mejor diseñados antes de poder recomendar el empleo del ácido tranexámico como tratamiento rutinario de la hemorragia digestiva por úlcera péptica.

6.7 Resumen y recomendaciones prácticas

El empleo de fármacos antisecretores se basa en su capacidad de aumentar el pH intragástrico para optimizar los mecanismos hemostáticos en la lesión ulcerosa. Los antagonistas H_2 no parecen ser suficientemente eficaces en el control de la acidez intragástrica y, por tanto, en el tratamiento de la hemorragia digestiva secundaria a úlcera péptica. Sin embargo, la capacidad alcalinizante de los IBP es considerablemente superior a la de los antagonistas H_2, lo que establece la base racional para que estos fármacos sí puedan ser eficaces en el tratamiento de la hemorragia digestiva. Así, diversos metaanálisis han confirmado la superioridad de los IBP frente al placebo y a los antagonistas H_2 en cuanto a la reducción de la recidiva hemorrágica y la necesidad de tratamiento quirúrgico. Aunque los IBP no han demostrado, en general, una reducción de la mortalidad en los pacientes con hemorragia digestiva, esto se puede deber al reducido tamaño muestral de los estudios realizados o a que la mortalidad dependa fundamentalmente de la edad y la comorbilidad del enfermo.

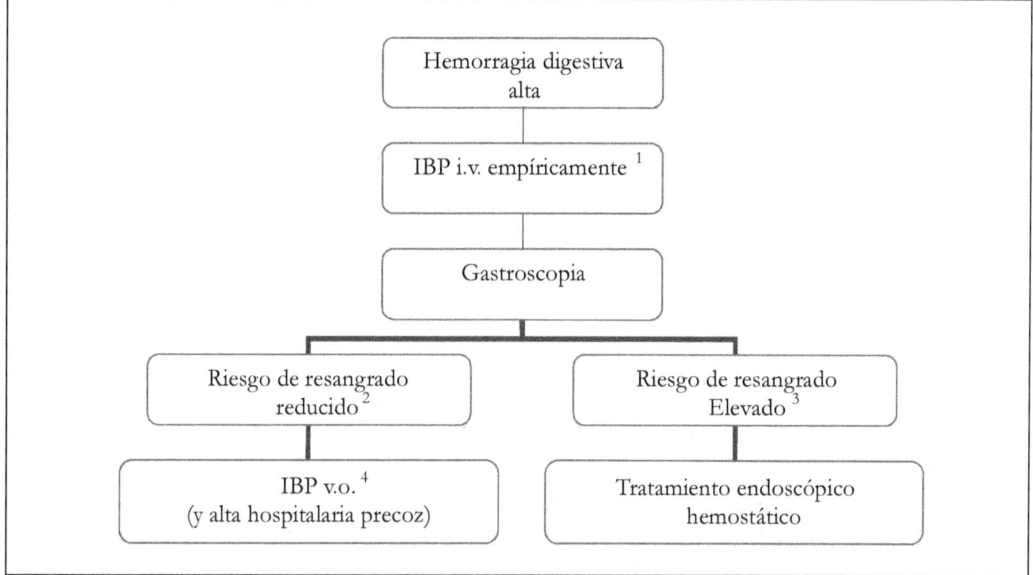

Abreviaturas: IBP: inhibidores de la bomba de protones; i.v.: vía intravenosa; v.o.: vía oral.
1. Especialmente cuando la gastroscopia no pueda realizarse precozmente o el enfermo sea de alto riesgo (por la edad, la comorbilidad o la cuantía del sangrado).
2. Tanto por criterios endoscópicos (al tener estigmas de bajo riesgo, como un fondo ulceroso con fibrina o con coágulo negro «embebido») como clínicos (según el método de puntuación predictivo empleado).
3. Úlcera con sangrado activo, vaso visible no sangrante o coágulo adherido «protuyente».
4. Dosis doble de la habitual.
5. Inicialmente en bolo (80 mg) y posteriormente en perfusión continua (8 mg/h) durante tres días aproximadamente

Figura 6.2. Estrategia de tratamiento farmacológico ante una hemorragia digestiva no varicosa.

Los pacientes con úlceras clasificadas endoscópicamente como de alto riesgo de resangrado son los que con más probabilidad se beneficiarán del tratamiento con IBP, mientras que la ventaja terapéutica de estos fármacos en las lesiones de bajo riesgo no está tan clara. Los IBP parecen ser eficaces para reducir la recidiva hemorrágica no sólo en los pacientes a los que no se realiza tratamiento endoscópico sino también en aquellos que precisan hemostasia endoscópica. La administración de IBP por vía intravenosa en todos los pacientes con hemorragia digestiva parece excesiva, y es probable que en algunos casos sea suficiente el empleo de estos fármacos por vía oral. En caso de que se decida emplear la vía intravenosa, podría reservarse la administración en perfusión continua para los pacientes con alto riesgo de resangrado, ya que esta estrategia ha demostrado una mayor potencia antisecretora en estudios farmacológicos, si bien su beneficio clínico no está claramente establecido. La pauta de IBP más eficaz para reducir la secreción ácida gástrica consiste en un bolo inicial de 80 mg seguido de una perfusión continua a 8 mg/h, aunque, una vez más, no está definitivamente aclarada la ventaja terapéutica de este régimen, que podría reservarse para pacientes con un mayor riesgo de recidiva hemorrágica. Puesto que la mayoría de las recidivas hemorrágicas tiene lugar durante los tres primeros días tras el episodio de sangrado inicial, parece lógico mantener, en los casos en que la lesión causante de la hemorragia sea de alto riesgo, la perfusión continua de IBP durante este período de tiempo. Otros IBP diferentes del omeprazol, como lansoprazol, pantoprazol o esomeprazol, se han empleado también por vía intravenosa y han demostrado una potencia antisecretora similar.

La administración de IBP (por vía intravenosa y a dosis elevadas) es una estrategia coste-efectiva para reducir la recurrencia de sangrado y la necesidad de cirugía en pacientes con hemorragia digestiva por úlcera péptica, tras haber obtenido la hemostasia inicialmente por métodos endoscópicos. La administración empírica de IBP (por vía intravenosa) ante un episodio de hemorragia digestiva, antes incluso de realizar una gastroscopia y confirmar que la causa del sangrado es una úlcera péptica, es también una estrategia coste-efectiva, lo que apoya la prescripción sistemática de IBP en todo paciente con sangrado digestivo, especialmente cuando la gastroscopia no pueda realizarse precozmente o el enfermo sea de alto riesgo.

En la anterior figura 6.2 se resume la estrategia de tratamiento farmacológico ante una hemorragia digestiva. Tras la prescripción empírica de IBP se debería realizar una gastroscopia lo antes posible, para así poder establecer con precisión el origen del sangrado y el riesgo de recidiva hemorrágica. Si en la endoscopia se identifica una úlcera péptica y se establece que el riesgo de resangrado es muy bajo, tanto por criterios endoscópicos (al tener estigmas de bajo riesgo, como un fondo ulceroso con fibrina o con coágulo negro «embebido») como clínicos (según el método de puntuación predictivo empleado), podría ser suficiente la administración oral de IBP y el alta hospitalaria precoz o incluso inmediata. Puesto que los estudios que han empleado IBP orales han utilizado estos fármacos a dosis más elevadas que las habitualmente prescritas en la enfermedad ulcerosa no complicada, se recomienda que en caso de emplear la vía oral se prescriban los IBP a dosis doble. Por otra parte, en el subgrupo de pacientes con elevado riesgo de resangrado (úlcera con sangrado activo, vaso visible no sangrante o coágulo adherido «protuyente»), tras el tratamiento endoscópico hemostático parece adecuado administrar IBP por vía intravenosa, inicialmente en bolo (80 mg) y luego en perfusión continua (8 mg/h) durante tres días aproximadamente.

Bibliografía

1. Feu F, Brullet E, Calvet X, Fernández-Llamazares J, Guardiola J, Moreno P, *et al.* Recomendaciones para el diagnóstico y el tratamiento de la hemorragia digestiva alta aguda no varicosa. Gastroenterol Hepatol 2003; 26: 70-85.

2. Bustamante Balena M, Ponce García J. Tratamiento antisecretor de la hemorragia digestiva por úlcera péptica: una aproximación a la evidencia disponible. Rev Clin Esp 2004; 204: 161-168.

3. Huang CS, Lichtenstein DR. Nonvariceal upper gastrointestinal bleeding. Gastroenterol Clin North Am 2003; 32: 1053-1078.

4. Non-variceal upper gastrointestinal haemorrhage: guidelines. Gut 2002; 51 Suppl 4: iv1-6.

5. Barkun A, Bardou M, Marshall JK. Consensus recommendations for managing patients with nonvariceal upper gastrointestinal bleeding. Ann Intern Med 2003; 139: 843-857.

6. Palmer K. Management of haematemesis and melaena. Postgrad Med J 2004; 80: 399-404.

7. Higham J, Kang JY, Majeed A. Recent trends in admissions and mortality due to peptic ulcer in England: increasing frequency of haemorrhage among older subjects. Gut 2002; 50: 460-464.

8. van Leerdam ME, Vreeburg EM, Rauws EA, Geraedts AA, Tijssen JG, Reitsma JB, *et al.* Acute upper GI bleeding: did anything change? Time trend analysis of incidence and outcome of acute upper GI bleeding between 1993/1994 and 2000. Am J Gastroenterol 2003; 98: 1494-1499.

9. Cook DJ, Guyatt GH, Salena BJ, Laine LA. Endoscopic therapy for acute nonvariceal upper gastrointestinal hemorrhage: a meta-analysis. Gastroenterology 1992; 102: 139-148.

10. Barkun AN, Cockeram AW, Plourde V, Fedorak RN. Review article: acid suppression in non-variceal acute upper gastrointestinal bleeding. Aliment Pharmacol Ther 1999; 13: 1565-1584.

11. Metz DC. Potential uses of intravenous proton pump inhibitors to control gastric acid secretion. Digestion 2000; 62: 73-81.

12. Green FW, Jr., Kaplan MM, Curtis LE, Levine PH. Effect of acid and pepsin on blood coagulation and platelet aggregation. A possible contributor prolonged gastroduodenal mucosal hemorrhage. Gastroenterology 1978; 74: 38-43.

13. Chaimoff C, Creter D, Djaldetti M. The effect of pH on platelet and coagulation factor activities. Am J Surg 1978; 136: 257-259.

14. Patchett SE, Enright H, Afdhal N, O'Connell W, O'Donoghue DP. Clot lysis by gastric juice: an in vitro study. Gut 1989; 30: 1704-1707.

15. Patchett SE, O'Donoghue DP. Pharmacological manipulation of gastric juice: thrombelastographic assessment and implications for treatment of gastrointestinal haemorrhage. Gut 1995; 36: 358-362.

16. Vreeburg EM, Levi M, Rauws EA, Deventer SJ, Snel P, Bartelsman JW, *et al.* Enhanced mucosal fibrinolytic activity in gastroduodenal ulcer haemorrhage and the beneficial effect of acid suppression. Aliment Pharmacol Ther 2001; 15: 639-646.

17. Hsieh YH, Lin HJ, Tseng GY, Perng CL, Wang K, Lo WC, *et al.* Poor responders to intravenous omeprazole in patients with peptic ulcer bleeding. Hepatogastroenterology 2004; 51: 316-319.

18. Collins R, Langman M. Treatment with histamine H2 antagonists in acute upper gastrointestinal hemorrhage. Implications of randomized trials. N Engl J Med 1985; 313: 660-666.

19. Falk A, Darle N, Haglund U, Tornqvist A. Histamine2-receptor antagonists in gastroduodenal ulcer haemorrhage. Scand J Gastroenterol Suppl 1985; 110: 95-100.

20. Selby NM, Kubba AK, Hawkey CJ. Acid suppression in peptic ulcer haemorrhage: a «meta-analysis». Aliment Pharmacol Ther 2000; 14: 1119-1126.

21. Levine JE, Leontiadis GI, Sharma VK, Howden CW. Meta-analysis: the efficacy of intravenous H2-receptor antagonists in bleeding peptic ulcer. Aliment Pharmacol Ther 2002; 16: 1137-1142.

22. Reynolds JR, Walt RP, Clark AG, Hardcastle JD, Langman MJ. Intragastric pH monitoring in acute upper gastrointestinal bleeding and the effect of intravenous cimetidine and ranitidine. Aliment Pharmacol Ther 1987; 1: 23-30.

23. Peterson WL, Barnett C, Feldman M, Richardson CT. Reduction of twenty-four-hour gastric acidity with combination drug therapy in patients with duodenal ulcer. Gastroenterology 1979; 77: 1015-1020.

24. Merki HS, Witzel L, Kaufman D, Kempf M, Neumann J, Rohmel J, *et al.* Continuous intravenous infusions of famotidine maintain high intragastric pH in duodenal ulcer. Gut 1988; 29: 453-457.

25. Merki HS, Wilder-Smith CH. Do continuous infusions of omeprazole and ranitidine retain their effect with prolonged dosing? Gastroenterology 1994; 106: 60-64.

26. Ballesteros MA, Hogan DL, Koss MA, Isenberg JI. Bolus or intravenous infusion of ranitidine: effects on gastric pH and acid secretion. A comparison of relative efficacy and cost. Ann Intern Med 1990; 112: 334-339.

27. Brunner G, Luna P, Hartmann M, Wurst W. Optimizing the intragastric pH as a supportive therapy in upper GI bleeding. Yale J Biol Med 1996; 69: 225-231.

28. Netzer P, Gaia C, Sandoz M, Huluk T, Gut A, Halter F, *et al.* Effect of repeated injection and continuous infusion of omeprazole and ranitidine on intragastric pH over 72 hours. Am J Gastroenterol 1999; 94: 351-357.

29. Wilder-Smith CH, Merki HS. Tolerance during doosing with H2-receptor antagonists. An overview. Scand J Gastroenterol Suppl 1992; 193: 14-19.

30. Nwokolo CU, Prewett EJ, Sawyerr AM, Hudson M, Lim S, Pounder RE. Tolerance during 5 months of dosing with ranitidine, 150 mg nightly: a placebo-controlled, double-blind study. Gastroenterology 1991; 101: 948-953.

31. Smith JT, Gavey C, Nwokolo CU, Pounder RE. Tolerance during 8 days of high-dose H2-blockade: placebo-controlled studies of 24-hour acidity and gastrin. Aliment Pharmacol Ther 1990; 4 Suppl 1: 47-63.

32. Brunner G, Luna P, Thiesemann C. Drugs for pH control in upper gastrointestinal bleeding. Aliment Pharmacol Ther 1995; 9 Suppl 1: 47-50.

33. Lin HJ, Lo WC, Perng CL, Wang K, Lee FY. Can optimal acid suppression prevent rebleeding in peptic ulcer patients with a non-bleeding visible vessel: a preliminary report of a randomized comparative study. Hepatogastroenterology 1997; 44: 1495-1499.

34. Lin HJ, Lo WC, Lee FY, Perng CL, Tseng GY. A prospective randomized comparative trial showing that omeprazole prevents rebleeding in patients with bleeding peptic ulcer after successful endoscopic therapy. Arch Intern Med 1998; 158: 54-58.

35. Lanas A, Artal A, Blas JM, Arroyo MT, López-Zaborras J, Sainz R. Effect of parenteral omeprazole and ranitidine on gastric pH and the outcome of bleeding peptic ulcer. J Clin Gastroenterol 1995; 21: 103-106.

36. Artal A, Lanas A, Barrao ME, Moliner FJ, Blas JM, Lopez J. Valoración de ranitidina y omeprazol intravenosos por pH-metría gástrica de 24 horas en hemorragia digestiva por úlcera duodenal. Rev Esp Enferm Dig 1996; 88: 191-196.

37. Labenz J, Peitz U, Leusing C, Tillenburg B, Blum AL, Borsch G. Efficacy of primed infusions with high dose ranitidine and omeprazole to maintain high intragastric pH

in patients with peptic ulcer bleeding: a prospective randomised controlled study. Gut 1997; 40: 36-41.

38. Li Y, Sha W, Nie Y, Wu H, She Q, Dai S, *et al.* Effect
of intragastric pH on control of peptic ulcer bleeding. J
Gastroenterol Hepatol 2000; 15: 148-154.

39. Brunner G, Chang J. Intravenous therapy with high
doses of ranitidine and omeprazole in critically ill patients
with bleeding peptic ulcerations of the upper intestinal
tract: an open randomized controlled trial. Digestion
1990; 45: 217-225.

40. Hetzel DJ, Bonnin M. Long term management of
hemorrhagic esophagitis with cimetidine and omeprazole.
Aust N Z J Med 1986; 16: 226-228.

41. Collier DS, Crampton J, Everett WG. Acute haemor-
rhagic gastritis controlled by omeprazole. Lancet 1989; 1:
776.

42. Vezzadini P, Tomassetti P, Marrano D, Labo G. Life-
threatening gastrointestinal hemorrhage with omeprazole.
Dig Dis Sci 1988; 33: 766-767.

43. Gabbrielli M, Pennati P, Trallori G, Vannozzi G. Use of
intravenous omeprazole in emergency cases of gastroduodenal hemorrhage. Am J Gastroenterol 1992; 87: 1229.

44. Leontiadis GI, McIntyre L, Sharma VK, Howden CW.
Proton pump inhibitor treatment for acute peptic ulcer
bleeding. Cochrane Database Syst Rev 2004: CD002094.

45. Leontiadis GI, Sharma VK, Howden CW. Syste-matic
review and meta-analysis of proton pump inhibitor therapy
in peptic ulcer bleeding. BMJ 2005; 12: 568-570.

46. Daneshmend TK, Hawkey CJ, Langman MJ, Logan
RF, Long RG, Walt RP. Omeprazole versus placebo for
acute upper gastrointestinal bleeding: randomised double
blind controlled trial. Bmj 1992; 304: 143-147.

47. Hasselgren G, Lind T, Lundell L, Aadland E, Efskind
P, Falk A, *et al.* Continuous intravenous infusion of ome-
prazole in elderly patients with peptic ulcer bleeding.
Results of a placebo-controlled multicenter study. Scand J
Gastroenterol 1997; 32: 328-333.

48. Javid G, Masoodi I, Zargar SA, Khan BA, Yatoo GN,
Shah AH, *et al.* Omeprazole as adjuvant therapy to endoscopic combination injection sclerotherapy for treating bleeding peptic ulcer. Am J Med 2001; 111: 280-284.

49. Kaviani MJ, Hashemi MR, Kazemifar AR, Roozi-talab
S, Mostaghni AA, Merat S, *et al.* Effect of oral omeprazole
in reducing re-bleeding in bleeding peptic ulcers: a prospective, double-blind, randomized, clinical trial. Aliment
Pharmacol Ther 2003; 17: 211-216.

50. Khuroo MS, Yattoo GN, Javid G, Khan BA, Shah AA,
Gulzar GM, *et al.* A comparison of omeprazole and placebo for bleeding peptic ulcer. N Engl J Med 1997; 336:
1054-1058.

51. Lau JY, Sung JJ, Lee KK, Yung MY, Wong SK, Wu JC,
et al. Effect of intravenous omeprazole on recurrent bleeding after endoscopic treatment of bleeding peptic ulcers.
N Engl J Med 2000; 343: 310-316.

52. Schaffalitzky de Muckadell OB, Havelund T, Harling
H, Boesby S, Snel P, Vreeburg EM, *et al.* Effect of omeprazole on the outcome of endoscopically treated bleeding peptic ulcers. Randomized double-blind placebo-

controlled multicentre study. Scand J Gastroenterol 1997;
32: 320-327.

53. Zed PJ, Loewen PS, Slavik RS, Marra CA. Meta-analysis of proton pump inhibitors in treatment of bleeding
peptic ulcers. Ann Pharmacother 2001; 35: 1528-34.

54. Khuroo MS, Farahat KL, Kagevi IE. Treatment with
proton pump inhibitors in acute non-variceal upper gastrointestinal bleeding: a meta-analysis. J Gastroenterol Hepatol 2005; 20: 11-25.

55. Gisbert JP, González L, Calvet X, Roque M, Gabriel R,
Pajares JM. Proton pump inhibitors versus H2-antago-
nists: a meta-analysis of their efficacy in treating bleeding
peptic ulcer. Aliment Pharmacol Ther 2001; 15: 917-926.

56. Perez Flores R, García Molinero MJ, Herrero Quiros
C, Blasco Colmenarejo MM, Caneiro Alcubilla E, García-
Rayo Somoza M, *et al.* Tratamiento de la hemorragia digestiva alta de origen péptico: ranitidina intravenosa versus
omeprazol intravenoso. Rev Esp Enferm Dig 1994; 86:
637-641.

57. Orti E, Canelles P, Quiles F, Zapater R, Cuquerella J,
Ariete V, *et al.* ¿Afecta a la evolución de la hemorragia
digestiva alta el antisecretor utilizado? Rev Esp Enferm
Dig 1995; 87: 427-430.

58. Uribarrena R, Bajador E, Simon MA, Sebastian JJ,
Gomollon F. Omeprazol y cimetidina en el tratamiento de
la hemorragia digestiva alta. Rev Esp Enferm Dig 1994;
86: 878-883.

59. Villanueva C, Balanzo J, Torras X, Sainz S, Soriano G,
González D, *et al.* Omeprazole versus ranitidine as adjunct
therapy to endoscopic injection in actively bleeding ulcers:
a prospective and randomized study. Endoscopy 1995; 27:
308-312.

60. Cardi M, Muttillo IA, Amadori L, Barillari P,
Sammartino P, Arnone F, *et al.* [Intravenous omeprazole
versus ranitidine in the treatment of hemorrhagic duodenal ulcer: a prospective randomized study]. Ann Chir
1997; 51: 136-139.

61. Michel P, Duhamel C, Bazin B, Raoul JL, Person B,
Bigard MA, *et al.* [Lansoprazole versus ranitidine in the
prevention of early recurrences of digestive hemorrhages
from gastroduodenal ulcers. Randomized double-blind
multicenter study]. Gastroenterol Clin Biol 1994; 18:
1102-1105.

62. Coraggio F, Rotondano G, Marmo R, Balzanelli MG,
Catalano A, Clemente F, *et al.* Somatostatin in the prevention of recurrent bleeding after endoscopic haemostasis
of peptic ulcer haemorrhage: a preliminary report. Eur J
Gastroenterol Hepatol 1998; 10: 673-676.

63. Desprez D, Blanck P, Bories JM, Pageaux GP, David
XR, Veyrac M. Acude upper gastrointestinal haemorrhage:
a preliminary report of a randomised trial comparing
intravenous administration of ranitidine and omeprazole.
Gastroenterology 1995; 108 (suppl.): A82.

64. Duvnjak M, Supanc V, Troskot B, Kovacevic I, Antic
Z, Hrabar D. Comparison of intravenous pantoprazole
with intravenous ranitidine in prevention of rebleeding
from gastroduodenal ulcers. Gut 2001; 49 (suppl. III):
2379.

65. Fried R, Beglinger C, Meier R, Stumpf J, Adler G, Schepp W. Comparison of intravenous pantoprazole with intravenous ranitidine in peptic ulcer bleeding. Gut 1999; 45 (suppl.V): A100.

66. Sheu BS, Chi CH, Huang CC, Kao AW, Wang YL, Yang HB. Impact of intravenous omeprazole on Helicobacter pylori eradication by triple therapy in patients with peptic ulcer bleeding. Aliment Pharmacol Ther 2002; 16: 137-143.

67. McCarthy DM. Management of bleeding peptic ulcer: current status of intravenous proton pump inhibitors. Best Pract Res Clin Gastroenterol 2004; 18 Suppl: 7-12.

68. Bustamante M, Stollman N. The efficacy of proton-pump inhibitors in acute ulcer bleeding: a qualitative review. J Clin Gastroenterol 2000; 30: 7-13.

69. Langman MJ. Problems in assessing pharmacologic treatment of acute upper gastrointestinal bleeding. Hepatogastroenterology 1990; 37 Suppl 1: 29-30.

70. Barkun A, Sabbah S, Enns R, Armstrong D, Gregor J, Fedorak RN, et al. The Canadian Registry on Non-variceal Upper Gastrointestinal Bleeding and Endoscopy (RUGBE): Endoscopic hemostasis and proton pump inhibition are associated with improved outcomes in a real-life setting. Am J Gastroenterol 2004; 99: 1238-46.

71. Rockall TA, Logan RF, Devlin HB, Northfield TC. Risk assessment after acute upper gastrointestinal haemorrhage. Gut 1996; 38: 316-321.

72. Gisbert JP, Pajares JM. Hemorragia digestiva por úlcera péptica. ¿Se puede estimar con fiabilidad suficiente su pronóstico y evitar el ingreso de algunos pacientes? Med Clin (Barc) 2001; 117: 227-232.

73. Katschinski B, Logan R, Davies J, Faulkner G, Pearson J, Langman M. Prognostic factors in upper gastrointestinal bleeding. Dig Dis Sci 1994; 39: 706-712.

74. Forrest JA, Finlayson ND, Shearman DJ. Endoscopy in gastrointestinal bleeding. Lancet 1974; 2: 394-397.

75. Adler DG, Leighton JA, Davila RE, Hirota WK, Jacobson BC, Qureshi WA, et al. ASGE guideline: The role of endoscopy in acute non-variceal upper-GI hemorrhage. Gastrointest Endosc 2004; 60: 497-504.

76. Sofia C, Portela F, Gregorio C, Rosa A, Camacho E, Tome L, et al. Endoscopic injection therapy vs. multipolar electrocoagulation vs. laser vs. injection + octreotide vs. injection + omeprazole in the treatment of bleeding peptic ulcers. A prospective randomized study. Hepatogastroenterology 2000; 47: 1332-1336.

77. Sung JJ, Chan FK, Lau JY, Yung MY, Leung WK, Wu JC, et al. The effect of endoscopic therapy in patients receiving omeprazole for bleeding ulcers with nonbleeding visible vessels or adherent clots: a randomized comparison. Ann Intern Med 2003; 139: 237-243.

78. Bardou M, Toubouti Y, Benhaberou-Brun D, Rahme E, Barkun AN. Meta-analysis: proton-pump inhibition in high-risk patients with acute peptic ulcer bleeding. Aliment Pharmacol Ther 2005; 21: 677-686.

79. Heiselman DE, Hulisz DT, Fricker R, Bredle DL, Black LD. Randomized comparison of gastric pH control with intermittent and continuous intravenous infusion of famotidine in ICU patients. Am J Gastroenterol 1995; 90: 277-279.

80. Ostro MJ, Russell JA, Soldin SJ, Mahon WA, Jeejeeb-hoy KN. Control of gastric pH with cimetidine: boluses versus primed infusions. Gastroenterology 1985; 89: 532-537.

81. Peterson WL, Richardson CT. Sustained fasting achlorhydria: a comparison of medical regimens. Gastroenterology 1985; 88: 666-669.

82. Hasselgren G, Keelan M, Kirdeikis P, Lee J, Rohss K, Sinclair P, et al. Optimization of acid suppression for patients with peptic ulcer bleeding: an intragastric pH-metry study with omeprazole. Eur J Gastroenterol Hepatol 1998; 10: 601-606.

83. Wilder-Smith CH, Bettschen HU, Merki HS. Individual and group dose-responses to intravenous omeprazole in the first 24 h: pH-feedback-controlled and fixed-dose infusions. Br J Clin Pharmacol 1995; 39: 15-23.

84. Kiilerich S, Rannem T, Elsborg L. Effect of intravenous infusion of omeprazole and ranitidine on twenty-four-hour intragastric pH in patients with a history of duodenal ulcer. Digestion 1995; 56: 25-30.

85. Walt RP, Reynolds JR, Langman MJ, Smart HL, Kitchingman G, Somerville KW, et al. Intravenous omeprazole rapidly raises intragastric pH. Gut 1985; 26: 902-6.

86. Andersen J, Strom M, Naesdal J, Leire K, Walan A. Intravenous omeprazole: effect of a loading dose on 24-h intragastric pH. Aliment Pharmacol Ther 1990; 4: 65-72.

87. Baak LC, Biemond I, Jansen JB, Lamers CB. Repeated intravenous bolus injections of omeprazole: effects on 24-hour intragastric pH, serum gastrin, and serum pepsinogen A and C. Scand J Gastroenterol 1991; 26: 737-746.

88. Cederberg C, Thomson AB, Mahachai V, Westin JA, Kirdeikis P, Fisher D, et al. Effect of intravenous and oral omeprazole on 24-hour intragastric acidity in duodenal ulcer patients. Gastroenterology 1992; 103: 913-918.

89. Inoue M, Nakamura M. Studies of various administration methods for lansoprazole injection using 24-hour intragastric pH monitoring. J Clin Gastroenterol 1995; 20 Suppl 2: S17-21.

90. Aoki T. Intravenous administration of lansoprazole: a preliminary study of dose ranging and efficacy in upper gastrointestinal bleeding. Aliment Pharmacol Ther 1995; 9 Suppl 1: 51-57.

91. Anderson W, Helman CA, Hirschowitz BI. Baso-philic leukemia and the hypersecretion of gastric acid and pepsin. Gastroenterology 1988; 95: 195-198.

92. Lind T, Moore M, Olbe L. Intravenous omeprazole: effect on 24-hour intragastric pH in duodenal ulcer patients. Digestion 1986; 34: 78-86.

93. Laterre PF, Horsmans Y. Intravenous omeprazole in critically ill patients: a randomized, crossover study comparing 40 with 80 mg plus 8 mg/hour on intragastric pH. Crit Care Med 2001; 29: 1931-1935.

94. Udd M, Miettinen P, Palmu A, Heikkinen M, Janatuinen E, Pasanen P, et al. Regular-dose versus high-dose omeprazole in peptic ulcer bleeding: a prospective randomized double-blind study. Scand J Gastroenterol 2001; 36: 1332-1338.

95. Andriulli A, Annese V, Caruso N, Pilotto A, Accadia L, Niro AG, et al. Proton-pump inhibitors and outcome of endoscopic hemostasis in bleeding peptic ulcers: a series of meta-analyses. Am J Gastroenterol 2005; 100: 207-219.

96. Lin HJ, Perng CL, Lee FY, Lee CH, Lee SD. Clinical courses and predictors for rebleeding in patients with peptic ulcers and non-bleeding visible vessels: a prospective study. Gut 1994; 35: 1389-1393.

97. Hsu PI, Lin XZ, Chan SH, Lin CY, Chang TT, Shin JS, et al. Bleeding peptic ulcer—risk factors for rebleeding and sequential changes in endoscopic findings. Gut 1994; 35: 746-749.

98. Leontiadis GI, Sharma VK, Howden CW. Sys-tematic review and meta-analysis: enhanced efficacy of proton-pump inhibitor therapy for peptic ulcer bleeding in Asia - a post hoc analysis from the Cochrane Collaboration. Aliment Pharmacol Ther 2005; 21: 1055-1061.

99. Lam SK, Hasan M, Sircus W, Wong J, Ong GB, Prescott RJ. Comparison of maximal acid output and gastrin response to meals in Chinese and Scottish normal and duodenal ulcer subjects. Gut 1980; 21: 324-328.

100. Khuroo MS, Verma SL. Gastric secretory pattern in normal subjects and duodenal ulcer patients in Kashmir. J Indian Med Assoc 1974; 63: 185-187.

101. Ahmed SZ, Khuroo MS, Ismail SM. Minimal dose of histamine acid phosphate (H.A.P.) for maximal gastric acid secretion in subjects from Kashmir. J Assoc Physicians India 1975; 23: 321-325.

102. van Herwaarden MA, Samsom M, van Nispen CH, Mulder PG, Smout AJ. The effect of Helicobacter pylori eradication on intragastric pH during dosing with lansoprazole or ranitidine. Aliment Pharmacol Ther 1999; 13: 731-740.

103. Verdu EF, Armstrong D, Fraser R, Viani F, Idstrom JP, Cederberg C, et al. Effect of Helicobacter pylori status on intragastric pH during treatment with omeprazole. Gut 1995; 36: 539-543.

104. Caraco Y, Wilkinson GR, Wood AJ. Differences between white subjects and Chinese subjects in the in vivo inhibition of cytochrome P450s 2C19, 2D6, and 3A by omeprazole. Clin Pharmacol Ther 1996; 60: 396-404.

105. Freston JW, Pilmer BL, Chiu YL, Wang Q, Stolle JC, Griffin JS, et al. Evaluation of the pharmacokinetics and pharmacodynamics of intravenous lansoprazole. Aliment Pharmacol Ther 2004; 19: 1111-1122.

106. Kovacs TO, Lee CQ, Chiu YL, Pilmer BL, Metz DC. Intravenous and oral lansoprazole are equivalent in suppressing stimulated acid output in patient volunteers with erosive oesophagitis. Aliment Pharmacol Ther 2004; 20: 883-889.

107. Pisegna JR, Martin P, McKeand W, Ohning G, Walsh JH, Paul J. Inhibition of pentagastrin-induced gastric acid secretion by intravenous pantoprazole: a dose-response study. Am J Gastroenterol 1999; 94: 2874-2880.

108. Metz DC, Pratha V, Martin P, Paul J, Maton PN, Lew E, et al. Oral and intravenous dosage forms of pantoprazole are equivalent in their ability to suppress gastric acid secretion in patients with gastroesophageal reflux disease. Am J Gastroenterol 2000; 95: 626-633.

109. Freston J, Chiu YL, Pan WJ, Lukasik N, Taubel J. Effects on 24-hour intragastric pH: a comparison of lansoprazole administered nasogastrically in apple juice and pantoprazole administered intravenously. Am J Gastroenterol 2001; 96: 2058-2065.

110. Pisegna JR. Switching between intravenous and oral pantoprazole. J Clin Gastroenterol 2001; 32: 27-32.

111. van Rensburg CJ, Hartmann M, Thorpe A, Venter L, Theron I, Luhmann R, et al. Intragastric pH during continuous infusion with pantoprazole in patients with bleeding peptic ulcer. Am J Gastroenterol 2003; 98: 2635-2641.

112. Armstrong D, Bair D, James C, Tanser L, Escobedo S, Nevin K. Oral esomeprazole vs. intravenous pantoprazole: a comparison of the effect on intragastric pH in healthy subjects. Aliment Pharmacol Ther 2003; 18: 705-711.

113. Maltz C. Dosage of intravenous pantoprazole. Am J Gastroenterol 2003; 98: 2803-2805.

114. Hsu PI, Lo GH, Lo CC, Lin CK, Chan HH, Wu CJ, et al. Intravenous pantoprazole versus ranitidine for prevention of rebleeding after endoscopic hemostasis of bleeding peptic ulcers. World J Gastroenterol 2004; 10: 3666-3669.

115. Keating GM, Figgitt DP. Intravenous esomeprazole. Drugs 2004; 64: 875-882; discussion 883.

116. Wilder-Smith CH, Bondarov P, Lundgren M, Niazi M, Rohss K, Ahlbom H, et al. Intravenous esomeprazole (40 mg and 20 mg) inhibits gastric acid secretion as effectively as oral esomeprazole: results of two randomized clinical studies. Eur J Gastroenterol Hepatol 2005; 17: 191-197.

117. Lee KK, You JH, Wong IC, Kwong SK, Lau JY, Chan TY, et al. Cost-effectiveness analysis of high-dose omeprazole infusion as adjuvant therapy to endoscopic treatment of bleeding peptic ulcer. Gastrointest Endosc 2003; 57: 160-164.

118. Barkun AN, Herba K, Adam V, Kennedy W, Fallone CA, Bardou M. The cost-effectiveness of high-dose oral proton pump inhibition after endoscopy in the acute treatment of peptic ulcer bleeding. Aliment Pharmacol Ther 2004; 20: 195-202.

119. Barkun AN, Herba K, Adam V, Kennedy W, Fallone CA, Bardou M. High-dose intravenous proton pump inhibition following endoscopic therapy in the acute management of patients with bleeding peptic ulcers in the USA and Canada: a cost-effectiveness analysis. Aliment Pharmacol Ther 2004; 19: 591-600.

120. Erstad BL. Cost-effectiveness of proton pump inhibitor therapy for acute peptic ulcer-related bleeding. Crit Care Med 2004; 32: 1277-1283.

121. Spiegel BM, Ofman JJ, Woods K, Vakil NB. Minimizing recurrent peptic ulcer hemorrhage after endoscopic hemostasis: the cost-effectiveness of competing strategies. Am J Gastroenterol 2003; 98: 86-97.

122. Enns RA, Gagnon YM, Rioux KP, Levy AR. Cost-effectiveness in Canada of intravenous proton pump inhibitors for all patients presenting with acute upper gastrointestinal bleeding. Aliment Pharmacol Ther 2003; 17: 225-233.

123. Naunton M, Peterson GM, Bleasel MD. Overuse of proton pump inhibitors. J Clin Pharm Ther 2000; 25: 333-340.

124. Enns R, Andrews CN, Fishman M, Hahn M, Atkinson K, Kwan P, *et al.* Description of prescribing practices in patients with upper gastrointestinal bleeding receiving intravenous proton pump inhibitors: a multicentre evaluation. Can J Gastroenterol 2004; 18: 567-571.

125. Gagnon YM, Levy AR, Eloubeidi MA, Arguedas MR, Rioux KP, Enns RA. Cost implications of administering intravenous proton pump inhibitors to all patients presenting to the emergency department with peptic ulcer bleeding. Value Health 2003; 6: 457-465.

126. Cheng HC, Chuang SA, Kao YH, Kao AW, Chuang CH, Sheu BS. Increased risk of rebleeding of peptic ulcer bleeding in patients with comorbid illness receiving omeprazole infusion. Hepatogastroente-rology 2003; 50: 2270-2273.

127. Erstad BL. Proton-pump inhibitors for acute peptic ulcer bleeding. Ann Pharmacother 2001; 35: 730-740.

128. Zuckerman G, Welch R, Douglas A, Troxell R, Cohen S, Lorber S, *et al.* Controlled trial of medical therapy for active upper gastrointestinal bleeding and prevention of rebleeding. Am J Med 1984; 76: 361-366.

129. Bosch J, Kravetz D, Rodes J. Effects of somatostatin on hepatic and systemic hemodynamics in patients with cirrhosis of the liver: comparison with vasopressin. Gastroenterology 1981; 80: 518-525.

130. Bloom SR, Mortimer CH, Thorner MO, Besser GM, Hall R, Gomez-Pan A, *et al.* Inhibition of gastrin and gastric-acid secretion by growth-hormone release-inhibiting hormone. Lancet 1974; 2: 1106-1109.

131. Johansson C, Aly A. Stimulation of gastric mucus output by somatostatin in man. Eur J Clin Invest 1982; 12: 37-39.

132. Saruc M, Can M, Kucukmetin N, Tuzcuoglu I, Tarhan S, Goktan C, *et al.* Somatostatin infusion and hemodynamic changes in patients with non-variceal upper gastrointestinal bleeding: a pilot study. Med Sci Monit 2003; 9: PI84-7.

133. Kutz K, Nuesch E, Rosenthaler J. Pharmacokinetics of SMS 201-995 in healthy subjects. Scand J Gastroenterol Suppl 1986; 119: 65-72.

134. Krejs GJ. Physiological role of somatostatin in the digestive tract: gastric acid secretion, intestinal absorption, and motility. Scand J Gastroenterol Suppl 1986; 119: 47-53.

135. Arnold R, Lankisch PG. Somatostatin and the gastrointestinal tract. Clin Gastroenterol 1980; 9: 733-753.

136. Lembcke B, Creutzfeldt W, Schleser S, Ebert R, Shaw C, Koop I. Effect of the somatostatin analogue sandostatin (SMS 201-995) on gastrointestinal, pancreatic and biliary function and hormone release in normal men. Digestion 1987; 36: 108-124.

137. Kayasseh L, Gyr K, Keller U, Stalder GA, Wall M. Somatostatin and cimetidine in peptic-ulcer haemorrhage. A randomised controlled trial. Lancet 1980; 1: 844-846.

138. Basile M, Celi S, Parisi A, Castiglione N, Parisi S. Somatostatin in the treatment of severe gastrointestinal bleeding from peptic origin. A multicentric controlled trial. Ital J Surg Sci 1984; 14: 31-35.

139. Coraggio F, Scarpato P, Spina M, Lombardi S. Somatostatin and ranitidine in the control of iatrogenic haemorrhage of the upper gastrointestinal tract. Br Med J (Clin Res Ed) 1984; 289: 224.

140. Antonioli A, Gandolfo M, Rigo GP, Bianchi Porro G, Cheli R, Brancato F, *et al.* Somatostatin and cimetidine in the control of acute upper gastrointestinal bleeding. A controlled multicenter study. Hepatogastroenterology 1986; 33: 71-74.

141. Torres AJ, Landa I, Hernandez F, Jover JM, Suarez A, Arias J, *et al.* Somatostatin in the treatment of severe upper gastrointestinal bleeding: a multicentre controlled trial. Br J Surg 1986; 73: 786-789.

142. Coraggio F, Bertini G, Catalano A, Scarpato P, Gualdieri L. Clinical, controlled trial of somatostatin with ranitidine and placebo in the control of peptic hemorrhage of the upper gastrointestinal tract. Diges-tion 1989; 43: 190-195.

143. Tulassay Z, Gupta R, Papp J, Bodnar A. Somatostatin versus cimetidine in the treatment of actively bleeding duodenal ulcer: a prospective, randomized, controlled trial. Am J Gastroenterol 1989; 84: 6-9.

144. Magnusson I, Ihre T, Johansson C, Seligson U, Torngren S, Uvnas-Moberg K. Randomised double blind trial of somatostatin in the treatment of massive upper gastrointestinal haemorrhage. Gut 1985; 26: 221-226.

145. Somerville KW, Henry DA, Davies JG, Hine KR, Hawkey CJ, Langman MJ. Somatostatin in treatment of haematemesis and melaena. Lancet 1985; 1: 130-132.

146. Basso N, Bagarani M, Bracci F, Cucchiara G, Gizzonio D, Grassini G, *et al.* Ranitidine and somatostatin. Their effects on bleeding from the upper gastrointestinal tract. Arch Surg 1986; 121: 833-835.

147. Saperas E, Pique JM, Perez-Ayuso R, Fuster F, Teres J, Bordas JM, *et al.* Somatostatin compared with cimetidine in the treatment of bleeding peptic ulcer without visible vessel. Aliment Pharmacol Ther 1988; 2: 153-159.

148. Christiansen J, Ottenjann R, Von Arx F. Placebo-controlled trial with the somatostatin analogue SMS 201-995 in peptic ulcer bleeding. Gastroenterology 1989; 97: 568-574.

149. Lin HJ, Perng CL, Wang K, Lee CH, Lee SD. Octreotide for arrest of peptic ulcer hemorrhage—a prospective, randomized controlled trial. Hepatogas-troenterology 1995; 42: 856-860.

150. Galmiche JP, Cassigneul J, Faivre J, Tranvouez JL, Ouvry D, Colin R, *et al.* Somatostatin in peptic ulcer bleeding-results of a double-blind controlled trial. Int J Clin Pharmacol Res 1983; 3: 379-387.

151. Imperiale TF, Birgisson S. Somatostatin or octreotide compared with H2 antagonists and placebo in the management of acute nonvariceal upper gastrointestinal hemorrhage: a meta-analysis. Ann Intern Med 1997; 127: 1062-1071.

151. Imperiale TF, Birgisson S. Somatostatin or octreotide compared with H2 antagonists and placebo in the mana-

gement of acute nonvariceal upper gastrointestinal hemorrhage: a meta-analysis. Ann Intern Med 1997; 127: 1062-1071.

152. Nikolopoulou VN, Thomopoulos KC, Katsakoulis EC, Vasilopoulos AG, Margaritis VG, Vagianos CE. The effect of octreotide as an adjunct treatment in active nonvariceal upper gastrointestinal bleeding. J Clin Gastroenterol 2004; 38: 243-247.

153. Okan A, Simsek I, Akpinar H, Ellidokuz E, Sanul AR, Aksoz K. Somatostatin and ranitidine in the treatment of non-variceal upper gastrointestinal bleeding: a prospective, randomized, double-blind, controlled study. Hepatogastroenterology 2000; 47: 1325-1327.

154. Jenkins SA, Poulianos G, Coraggio F, Rotondano G. Somatostatin in the treatment of non-variceal upper gastrointestinal bleeding. Dig Dis 1998; 16: 214-224.

155. Cox HT, Poller L, Thomson JM. Gastric fibrinolysis. A possible aetiological link with peptic ulcer. Lancet 1967; 1: 1300-1302.

156. Low J, Dodds AJ, Biggs JC. Fibrinolytic activity of gastroduodenal secretions-a possible role in upper gastrointestinal haemorrhage. Thromb Res 1980; 17: 819-830.

157. Henry DA, O'Connell DL. Effects of fibrinolytic inhibitors on mortality from upper gastrointestinal haemorrhage. Bmj 1989; 298: 1142-1146.

158. Cormack F, Chakrabarti RR, Jouhar AJ, Fearnley GR. Tranexamic acid in upper gastrointestinal haemorrhage. Lancet 1973; 1: 1207-1208.

159. Biggs JC, Hugh TB, Dodds AJ. Tranexamic acid and upper gastrointestinal haemorrhage-a double-blind trial. Gut 1976; 17: 729-734.

160. Engqvist A, Brostrom O, von Feilitzen F, Halldin M, Nystrom B, Ost A, et al. Tranexamic acid in massive haemorrhage from the upper gastrointestinal tract: a double-blind study. Scand J Gastroenterol 1979; 14: 839-844.

161. Bergqvist D, Dahlgren S, Hessman Y. Local inhibition of the fibrinolytic system in patients with massive upper gastrointestinal hemorrhage. Ups J Med Sci 1980; 85: 173-178.

162. Barer D, Ogilvie A, Henry D, Dronfield M, Coggon D, French S, et al. Cimetidine and tranexamic acid in the treatment of acute upper-gastrointestinal-tract bleeding. N Engl J Med 1983; 308: 1571-1575.

163. von Holstein CC, Eriksson SB, Kallen R. Tranexamic acid as an aid to reducing blood transfusion requirements in gastric and duodenal bleeding. Br Med J (Clin Res Ed) 1987; 294: 7-10.

164. Vermeulen M, Lindsay KW, Murray GD, Cheah F, Hijdra A, Muizelaar JP, et al. Antifibrinolytic treatment in subarachnoid hemorrhage. N Engl J Med 1984; 311: 432-437.

Capítulo 7

Otras causas de hemorragia digestiva alta no varicosa: hemorragia de origen desconocido

B. González Suárez, S. Galter

Hospital de la Santa Creu i Sant Pau
Servicio de Patología Digestiva
Barcelona

Agradecimientos
Los autores agradecen la ayuda del Instituto de Salud Carlos III, de l'Agencia de Gestió d'Ajuts Universitaris de Recerca (43/2002SGR) y del Fondo de Investigación Sanitaria 03/1234, 03/1207.

Dirección para correspondencia
Hospital de la Santa Creu i Sant Pau
Dra. B. González
bgonzalezs@santpau.es

7.1 Introducción

La hemorragia gastrointestinal es una causa frecuente de hospitalización, particularmente en las personas de edad avanzada.[1] En la mayoría de los pacientes, el origen del sangrado se identifica con las pruebas diagnósticas convencionales (endoscópicas y/o radiológicas) y en otros, a pesar de no llegar al diagnóstico, cesa espontáneamente sin presentar ningún episodio posterior. Sin embargo, aproximadamente en un 5 % de los pacientes continúa el sangrado, ya sea de forma crónica o intermitente, y es preciso un estudio más minucioso;[2] es lo que llamamos una hemorragia de origen oscuro (HDOO).

El tratamiento de estos pacientes suele ser dificultoso y consume una cantidad importante de recursos sanitarios: a menudo requieren múltiples hospitalizaciones y transfusiones, además de un amplio arsenal de pruebas diagnósticas (endoscopias repetidas, radiología, medicina nuclear, etc.).[2] El tratamiento definitivo dependerá de la localización de la lesión responsable del sangrado, que en la mayoría de los casos se sitúa en el intestino delgado, de difícil acceso. No obstante, en los últimos años este aspecto se ha visto en gran parte solucionado con la aparición de la cápsula endoscópica, técnica diagnóstica dirigida especialmente al estudio de este tramo del tracto digestivo.

7.2 Definición

La HDOO ha recibido varias descripciones, que a su vez han ido cambiando con el paso del tiempo y la introducción de nuevas técnicas diagnósticas. Así, actualmente podemos definirla como la hemorragia de origen desconocido que persiste o recurre después de un estudio endoscópico inicial negativo (gastroscopia y colonoscopia).[3]

Se diferencian dos formas clínicas de HDOO: 1) oscura oculta, manifestada como anemia ferropénica recurrente y/o sangre oculta en heces positiva de forma persistente y 2) oscura visible, con sangrado macroscópico repetido y/o persistente (véase la tabla 7.1). Los datos disponibles sobre la frecuencia e historia natural de estas dos formas de HDOO son escasos. Se sabe que, aunque en el 30-50 % de los casos de sangrado oculto no se identifica el origen después del estudio endoscópico inicial,[4, 5] la mayoría de estos pacientes no evolucionarán a HDOO,[6] definida como recurrencia o persistencia de la anemia ferropénica o sangre oculta en heces positiva. Rockey *et al.* observaron en un subgrupo de estos pacientes tratados con ferroterapia de forma empírica que la anemia se resolvió en un 83 % de los casos, sin evidencia de recurrencia a los 20 meses de seguimiento.[6] Con estos datos podríamos establecer que el estudio de la mayoría de los casos de sangrado oculto no requerirá otras técnicas diagnósticas que la gastroscopia y la colonoscopia, incluso si éstas son negativas. Continuar el estudio sólo sería necesario si se produjera evidencia de persistencia o recurrencia del sangrado, ya que estaríamos hablando entonces propiamente de HDOO.

7.3 Etiología

La mayor parte de las lesiones responsables de la HDOO se localizan en el intestino delgado. Sin embargo, se ha visto que en algunos casos el origen se encuentra en el tracto digestivo alto y éste no ha sido detectado en el estudio endoscópico inicial. Las lesiones más frecuentes en estos casos son hernias de hiato de gran tamaño con erosiones intraherniarias (erosiones de Cameron), lesiones pépticas y angiodisplasias. Otras causas menos frecuentes son esofagitis, varices esofágicas, pólipos gástricos y ectasias vasculares antrales.[3]

De forma global, las angiodisplasias son la causa más frecuente de HDOO, seguida de los tumores. Estas causas varían según la edad de los pacientes. Así, en un estudio realizado a 129 pacientes con HDOO, un 40 % de los pacientes mayores de 65 años presentaban angiodisplasias, comparado con un 12 % de los pacientes menores de 65 años. Por otro lado, la incidencia de tumores en pacientes menores de 50 años parece ser superior (14 % *vs.* 3 % en los pacientes mayores de 50 años).[7]

Sangrado visible	Sangrado en forma de sangre roja visible como vómito o en las heces.
Sangrado oculto	Presentación inicial en forma de anemia ferropénica y/o sangre oculta en heces positiva; sangre no visible en las heces.
Hemorragia de origen oscuro (HDOO)	Anemia ferropénica o sangre oculta en heces persistente o recurrente o sangrado visible en el que no se encuentra el origen del sangrado en gastro/colonoscopia inicial.
HDOO oculto	Subgrupo de HDOO caracterizado por anemia ferropénica y/o sangre oculta en heces sin identificar lesión responsable en el estudio endoscópico inicial. Sangre no visible en las heces.
HDOO visible	Subgrupo de HDOO con sangrado visible persistente o recurrente sin hallar lesión responsable en la gastro/colonoscopia inicial. Sangre visible en heces o vómito.

Tabla 7.1. Definiciones.

7.3.1 Lesiones vasculares

Las lesiones vasculares son la causa más frecuente de sangrado en el intestino delgado (aproximadamente, un 50 %), comparado con su menor incidencia en el tracto digestivo alto (5 %) y bajo (20 %).

Se han realizado múltiples estudios evaluando el rendimiento diagnóstico de la enteroscopia oral por pulsión, donde queda reflejado que las angiodisplasias son las lesiones responsables de la mayoría de los casos de HDOO (8-45 %).[8, 9] En una investigación sobre HDOO, tras un estudio diagnóstico exhaustivo que incluía enteroscopia, laparotomía con enteroscopia intraoperatoria y gammagrafía intraoperatoria, las angiodisplasias representaron la causa más frecuente de sangrado, con un 40 %, seguido de los tumores en un 33 %.[10]

Histológicamente, las angiodisplasias consisten en vasos sanguíneos dilatados revestidos por endotelio y, raramente, también por una pequeña cantidad de músculo liso. Estas lesiones representan ectasias de vasculatura normal más que malformaciones propiamente dichas. Su origen es desconocido, aunque se han sugerido tres teorías: un proceso degenerativo asociado a la edad, una hipoperfusión crónica de la mucosa y una angiogénesis alterada.[11] Desde el punto de vista endoscópico, las angiodisplasias aparecen como lesiones planas o ligeramente sobreelevadas, de color rojo, con forma redonda o estrellada y un tamaño variable que puede oscilar entre 2-10 mm.

El mecanismo que origina el sangrado de estas lesiones sigue sin conocerse, aunque se han realizado diversas hipótesis: alta presión sanguínea en los capilares, abrasión de la mucosa por el bolo intestinal o un proceso isquémico.[12] La historia natural de las angiodisplasias es desconocida, debido a la falta de estudios prospectivos a largo plazo.[13] La tasa de resangrado es impredecible y variable según su localización, número y existencia de episodios previos de sangrado, aunque parece que la mitad de los pacientes con un episodio inicial de sangrado no experimenta recidiva.[2]

Las lesiones vasculares que pueden ser responsables de una HDOO, aparte de las angiodisplasias, son:

- Enfermedad de Rendu-Osler-Weber, caracterizada por pequeñas lesiones vasculares situadas en piel y mucosas, que producen episodios recurrentes de epistaxis y sangrado intestinal.[14] El sangrado intestinal se produce en un 15 % de los casos, y suele aparecer a los 40-50 años.

- Hemangiomas, producidos por crecimientos vasculares de tipo hamartomatoso, que se pueden encontrar a nivel del tracto gastrointestinal.[15] Las lesiones pueden ser únicas o asociarse a hemangiomas en otros órganos, y representan el 5-10 % de los tumores benignos del intestino delgado.

- Lesión de Dieulafoy, patología muy poco frecuente (2 %), de localización gástrica en la mayoría de los casos, que se origina cuando una arteria submucosa de gran calibre penetra hasta la mucosa. El resultado puede ser una hemorragia digestiva masiva, difícil de diagnosticar y con una mortalidad del 25 %.

- «Varices» ectópicas, identificadas en el 1-3 % de los pacientes cirróticos,[16] situadas más frecuentemente en el duodeno y el yeyuno proximal.

- Fístulas aortoentéricas, secundarias en la mayor parte de los casos a cirugía protésica previa.[17] Se localizan en la tercera porción duodenal y se presentan habitualmente con un sangrado inicial leve, autolimitado, seguido de una hemorragia exsanguinante, que puede producirse a las pocas horas o días del primer episodio.

- Finalmente, los aneurismas mesentéricos, gastroduodenales y pancreáticos también pueden ser la causa de HDOO.

7.3.2 Tumores

Aunque sólo el 3 % de los tumores digestivos se localizan en el intestino delgado,[18] son la segunda causa más importante de HDOO, encontrándose entre el 0-17 % de los casos.[8, 9] La edad de presentación es menor que en los casos de angiodisplasias, siendo más frecuentes en pacientes de edad inferior a 50 años.[7] El sangrado es la forma de presentación entre el 25-53 % de los casos.[2]

El leiomioma es el tumor benigno más frecuente del intestino delgado; conjuntamente con el leiomiosarcoma, constituyen los tumores estromales, que son los que presentan la mayor tendencia al sangrado.

El linfoma intestinal, como tumor primario, se localiza más frecuentemente en el íleon (53 %), en el yeyuno en un 35 % y en el duodeno sólo en el 12 % de los casos. Puede originarse como complicación de una enfermedad celíaca de larga evolución o excepcionalmente en la enfermedad de Crohn.[2] Clínicamente podemos encontrar pérdida de peso, dolor abdominal y vómitos. Las ulceraciones de la mucosa producen un sangrado crónico, responsable de la HDOO.

7.3.3   *Enfermedad de Crohn*

Constituye la enfermedad ulcerativa que origina sangrado intestinal más frecuentemente, aunque lo más habitual es que cause anemia ferropénica. En un estudio belga, la hemorragia digestiva fue la forma de presentación en un 20 % de los casos.[19]

7.3.4   *Miscelánea*

- Divertículos intestinales: más frecuentes en el yeyuno, acostumbran a ser asintomáticos. El sangrado es excepcional, pero en caso de producirse suele ser masivo y asociado a una alta mortalidad.

- Divertículo de Meckel: es la malformación congénita digestiva más frecuente, ya que afecta al 2 % de la población.[20] Aunque el sangrado no es infrecuente, éste se produce normalmente en la infancia. La técnica diagnóstica de elección es la gammagrafía con pernectato-Tc99.

- Síndrome de Zollinger-Ellison: producido por un tumor secretor de gastrina, es el causante de úlceras pépticas que se pueden localizar en la tercera porción duodenal y en el yeyuno.[21]

- Infecciones intestinales, como la tuberculosis, sífilis e histoplasmosis, pueden presentar episodios de sangrado.

- Amiloidosis primaria, que afecta frecuentemente al tracto digestivo, causando mala absorción, obstrucción y sangrado.

- Úlceras intestinales secundarias a los antiinflamatorios no esteroideos (AINE), probablemente infradiagnosticadas, que causan generalmente anemia ferropénica.

- Vasculitis: como la poliarteritis nodosa, arteritis de Takayasu y la enteritis rádica entre otras que, aunque de forma poco habitual, siempre van asociadas a un potencial sangrado.

7.4 Diagnóstico

7.4.1   *Gastroscopia/colonoscopia*

Cuando el origen del sangrado no se ha identificado después del estudio endoscópico inicial, que comprende el tracto digestivo superior y el colon, la sospecha se dirige hacia el intestino delgado. Sin embargo, antes de empezar el estudio de este tramo digestivo hay autores que aconsejan repetir la gastroscopia y/o la colonoscopia, ya que podría ser útil para identificar lesiones pasadas por alto en el examen inicial.[16, 22, 23] En un estudio llevado a cabo por Spiller *et al.*,[24] en un 35 % de los casos se encontró la causa del sangrado al repetir la endoscopia (29 % en la gastroscopia y 6 % en la colonoscopia). Por otro lado, al realizar una enteroscopia con la intención de estudiar el intestino delgado se encontraron lesiones que estaban al alcance de la gastroscopia en el 28-75 % de los casos.[25, 26] Algunas razones para no observarlas podrían ser la hipovolemia y baja perfusión de las mismas, no estar familiarizado con el aspecto endoscópico de alguna de ellas, error al no reconocer una lesión obvia como la causa del sangrado o no encontrarla debido a su pequeño tamaño.

No obstante, en otro estudio realizado con 39 pacientes con HDOO, no se identificó ninguna lesión adicional después de repetir ambos procedimientos.[8] Por lo tanto, ante estos datos, algunos expertos aconsejan realizar una enteroscopia antes que repetir la gastroscopia.[22, 23]

Otro aspecto a tener en cuenta es la realización de una biopsia de intestino delgado en el momento de la gastroscopia (ya sea en la inicial o en caso de repetirse), con el fin de detectar los casos de enfermedad celíaca. Esta enfermedad suele manifestarse en pacientes jóvenes, con anemia ferropénica y diarreas de larga evolución. Se han observado resultados controvertidos sobre su incidencia. Así, en un estudio de 79 pacientes con anemia ferropénica no se observó ningún caso,[27] mientras que en otro análisis similar se identificó a un 5,7 % de los pacientes con histología compatible.[5] El aspecto de la mucosa duodenal durante la endoscopia también es muy orientativo acerca de esta patología. Los hallazgos endoscópicos más frecuentes son la ausencia de pliegues y la mucosa de aspecto atrófico o en mosaico,[28, 29] aunque en algunos casos el aspecto macroscópico puede ser normal.[28]

7.4.2 *Tránsito intestinal/enteroclisis*

Durante muchos años, el tránsito intestinal (TI) ha sido considerado como la técnica de elección para el estudio del intestino delgado, aspecto que se ha visto modificado con la introducción de la cápsula endoscópica, que lo ha reemplazado en gran parte.

El TI consiste en la ingesta oral de una suspensión de bario, mientras que en la enteroclisis se administra contraste a través de una sonda colocada en el yeyuno proximal.[30] El rendimiento diagnóstico del TI en los pacientes con HDOO es muy bajo (0-5,6 %),[31, 32] mientras que en la enteroclisis es ligeramente superior (10-21 %).[33, 34] No obstante, la sensibilidad es mucho mayor en los casos de neoplasia, mientras que para las angiodisplasias disminuye hasta un 2 %.[33] Además, esta técnica presenta varios inconvenientes: supone incomodidad para el paciente, requiere más tiempo, provoca más efectos secundarios y causa más radiación que el TI.[2] Todos estos aspectos conllevan una baja utilidad de esta técnica en la práctica clínica diaria.

7.4.3 *Arteriografía mesentérica*

Esta técnica es útil en los casos de HDOO, aunque requiere la existencia de un débito de sangrado mínimo de 0,5 ml/min para que se demuestre extravasación del contraste a la luz intestinal. Es difícil evaluar su rendimiento diagnóstico, debido a la falta de estudios prospectivos en la HDOO, pero se estima que está entre un 40-50 %,[35] siendo mayor en los casos en que hay sangrado activo. No obstante, la arteriografía es capaz de detectar lesiones sin sangrado activo en el momento de la exploración, demostrando patrones vasculares típicos de estas lesiones, como son las angiodisplasias y los tumores. El hallazgo típico en los casos de angiodisplasia es un retorno venoso precoz y/o la imagen de ovillo vascular (véase la figura 7.1).

González Suárez *et al.* presentaron los resultados preliminares de un estudio prospectivo en pacientes con hemorragia aguda no filiada, comparando la sensibilidad diagnóstica de la cápsula endoscópica con la arteriografía mesentérica, cuando se practicaban de forma urgente. Se observó un alto porcentaje diagnóstico de la cápsula (84 %), respecto a la arteriografía (20 %), siendo los hallazgos más frecuentes las úlceras intestinales, las angiodisplasias y los restos hemáticos.[36]

Debido a su baja sensibilidad, hay algunos autores que abogan por la administración de sustancias anticoagulantes para inducir el sangrado y aumentar el rendimiento de esta técnica.[37] Un análisis retrospectivo demostró un incremento diagnóstico del 32 al 65 % con el uso de estos fármacos, reportando también un 17 % de complicaciones, que incluían pérdidas excesivas de sangre secundarias al uso de estos medicamentos. Los potenciales riesgos de añadir estas sustancias a la técnica convencional limitan su uso a casos muy concretos, y es necesaria la realización de estudios prospectivos que demuestren su eficacia y seguridad.

La arteriografía también ha sido utilizada durante el acto quirúrgico, con el objetivo de localizar la lesión y delimitar el segmento que debe ser resecado.[38, 39] Sin embargo, este método no se puede llevar a cabo fácilmente al requerir un equipo radiológico muy sofisticado en el campo quirúrgico. En otros casos, la arteriografía es practicada antes de la cirugía, marcando las lesiones responsables del sangrado, ya sea dejando un catéter, inyectando azul de metileno o embolizando el vaso sangrante con un *coil* metálico.[2]

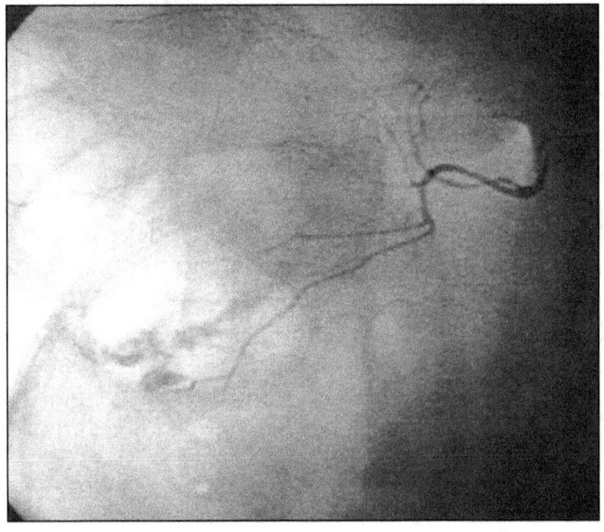

Figura 7.1. Angiodisplasia ileal.

7.4.4 *AngioTAC*

El AngioTAC es una nueva técnica en la cual se cateteriza la aorta abdominal y después se realiza un TAC helicoidal antes y después de la inyección de contraste intraarterial. El origen del sangrado se detecta con la extravasación de contraste intraluminal, observando una área hiperdensa en la luz intestinal.[40]

Ettorre *et al.*[41] publicaron una serie de 18 pacientes, en los cuales esta técnica demostró el origen de la hemorragia en 13 casos (72 %); la arteriografía convencional fue negativa en 2/13 casos. Tres años más tarde, Junquera *et al.* mostraron el rendimiento de esta técnica para la detección de angiodisplasias colónicas, con una sensibilidad y especificidad del 70 % y 100 %, respectivamente.[42] Ante estos resultados, los autores abogaron por el AngioTAC, al ser más fácil y sencillo que la arteriografía convencional para localizar la causa de una HDOO.

7.4.5　Cápsula endoscópica

La cápsula endoscópica representa un gran avance en el estudio de las enfermedades de intestino delgado y, en especial, en la hemorragia de origen desconocido, debido a que nos permite obtener imágenes de tramos del tubo digestivo inexplorables hasta su aparición.[43] Su utilización fue aprobada por la FDA en agosto de 2001 para evaluación de patologías de intestino delgado y, posteriormente, en julio de 2003 aparece ya como primera línea en el estudio de estas enfermedades.

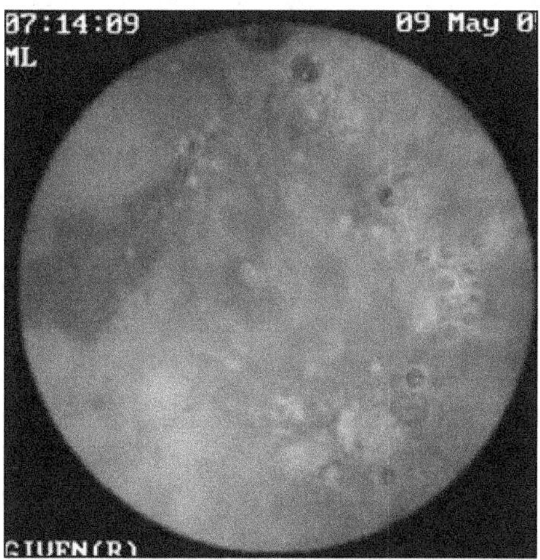

Figura 7.2. Gran angiodisplasia ileal.

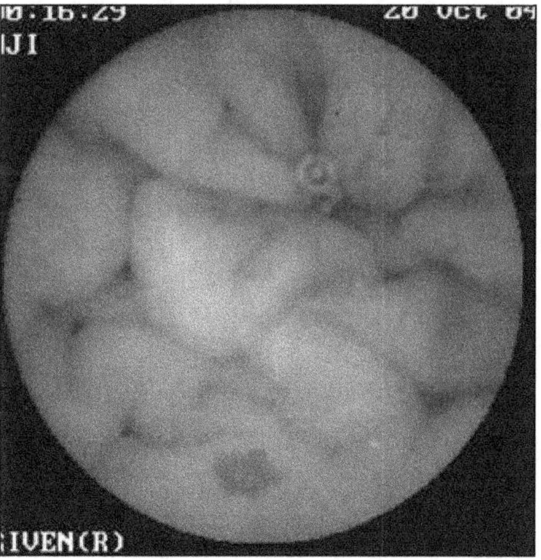

Figura 7.3. Angiodisplasia yeyunal.

Se trata de un dispositivo no reutilizable con un diámetro de 25 x 11 mm que lleva incorporada una cámara en miniatura de vídeo en color y una fuente de luz; por medio de radiofrecuencias transmite las imágenes a unos sensores situados en la pared abdominal, y de aquí a un registrador tipo Holter, que funciona con 4 baterías. La cápsula realiza fotografías a una velocidad de 2 fotos/segundo y durante un tiempo aproximado de 9 horas.

El procedimiento consiste en la ingesta de la cápsula tras 12 horas de ayuno; dos horas más tarde se puede tomar agua y una comida ligera a las 4 horas. Pasadas 8-9 horas se procede a la descarga de las imágenes a través de un *software* especial y se obtiene un vídeo de fácil visualización para el explorador. El paciente no ha de estar ingresado en el hospital y puede llevar una vida normal. La expulsión de la cápsula por el ano suele ocurrir a las 24-48 horas, ya que se desplaza gracias a los movimientos peristálticos del intestino. Esta técnica no requiere la insuflación de aire, lo cual permite visualizar el intestino sin que el paciente tenga dolor, ni distensión abdominal (véanse las figuras 7.2 y 7.3).

La cápsula esta diseñada para el examen del intestino delgado, tramo que normalmente tarda unas 3 horas en recorrer; la visualización del colon suele ser mala por el contenido de heces y la visión endoscópica del estómago es incompleta por la falta de distensión del mismo y por quedar zonas fuera del campo visual.

La utilidad de la cápsula endoscópica en la hemorragia de origen desconocido es cada vez mayor y llega al diagnóstico en un porcentaje elevado de casos,[44, 45] siempre que se hayan realizado previamente exploraciones endoscópicas exhaustivas del estómago, primera porción del duodeno y también del colon.

La cápsula está contraindicada, además del caso de los trastornos deglutorios, cuando exista estenosis de intestino delgado, sea inflamatoria, neoplásica, vascular o compresión extrínseca, como puede ocurrir con bridas posquirúrgicas. Por ello es conveniente realizar un tránsito de intestino delgado previo a la cápsula en casos de sospecha de estenosis en el trayecto gastrointestinal. Otra opción es la realización previa de la exploración con un modelo diferente de cápsula (M2A Patency System), reabsorbible en caso de estenosis y que sería expulsada en un plazo de aproximadamente 100 horas tras la ingesta.

En la actualidad existen múltiples estudios comparativos de cápsula con otras técnicas diagnósticas en la hemorragia de origen oscuro como la enteroscopia por pulsión,[46] y técnicas radiológicas como el tránsito intestinal[47] y la arteriografía mesentérica, demostrando en todos los casos la superioridad de la cápsula en la detección de lesiones responsables del sangrado.[48]

Actualmente se considera que la prueba diagnóstica de elección en el estudio de una hemorragia de origen oscuro, tras una gastroscopia y una colonoscopia no concluyentes, es la cápsula endoscópica. La principal limitación de la misma es la imposibilidad de realizar acciones terapéuticas y de localizar la lesión con precisión.[49, 50]

En un futuro las aplicaciones de la cápsula endoscópica dependerán en gran medida de la capacidad de desarrollo y mejora de los sistemas actuales, incorporando nuevas ventajas a la técnica, como serán una mejor visualización de las imágenes, el conocimiento exacto de la localización de la cápsula y la posibilidad de poder teledirigirla a lo largo del intestino y así mejorar la visión, no sólo de éste, sino también de esófago, estómago y colon, para utilizarla como método de despistaje de lesiones neoplásicas.

7.4.6 Enteroscopia por pulsión

Hasta la introducción de la cápsula endoscópica, la enteroscopia por pulsión era la única técnica que podía obtener imágenes endoscópicas del intestino delgado. Se trata de un endoscopio de 220 a 250 cm de largo que se introduce a través de la boca y nos permite explorar hasta 150 cm del ángulo de Treitz. Existe la posibilidad de utilizar un sobretubo para obtener mayor profundidad, aunque ésta es una práctica que tiende a desaparecer, debido a que no está claramente demostrada su utilidad y se asocia a un aumento de las complicaciones.[51, 52] De todas maneras, tras esta prueba una gran parte del intestino delgado permanece todavía sin explorar.

La enteroscopia es una técnica relativamente segura, con baja incidencia de complicaciones, pero de larga duración y que precisa sedación. Las malformaciones vasculares son las lesiones detectadas más frecuentemente. Sus principales ventajas son la posibilidad de obtener biopsias y realizar acciones terapéuticas. Como complicaciones se han descrito dolor abdominal, pancreatitis aguda o perforación intestinal.

La sensibilidad de la enteroscopia por pulsión en el diagnóstico de la hemorragia de origen oscuro es entre el 38-75 %,[53] con unas tasas similares de éxitos diagnósticos en una hemorragia de origen oscuro visible u oculta.[54] Es interesante citar que, en un porcentaje elevado de casos (10-60 %), las lesiones halladas con la enteroscopia están al alcance de una exploración convencional, por lo que es recomendable repetir las exploraciones antes de realizar otras como la cápsula endoscópica o la enteroscopia.[55, 56]

Hasta ahora, tras el fallo en el diagnóstico con la enteroscopia, el estudio de la hemorragia de origen desconocido recidivante finalizaba con la realización de una enteroscopia intraoperatoria. Desde hace pocos meses disponemos de una innovadora técnica que es la enteroscopia de doble balón.

7.4.7 *Enteroscopia de doble balón*

La enteroscopia de doble balón es una nueva técnica que permite estudiar la totalidad del intestino delgado, accediendo tanto por vía oral como desde la válvula ileocecal, diagnosticando y tratando simultáneamente las lesiones encontradas. Este nuevo equipamiento endoscópico nos permite visualizar patologías hasta ahora inaccesibles por la gran longitud de este órgano, salvo que se practicase una cirugía abierta o una laparoscopia.

Fue descrita por primera vez por Hironori Yamamoto en 2001[57] y se introdujo en el mercado para su aplicación clínica en el año 2004 en Estados Unidos. El enteroscopio de doble balón funciona mediante un tubo muy flexible de 200 cm equipado con un sobretubo de 140 cm y dos balones de látex en la punta del endoscopio y el sobretubo que se inflan y desinflan a través de un sistema controlado de presión. Mediante la introducción sucesiva de endoscopio y sobretubo se avanza a lo largo del tubo digestivo, imitando el movimiento sinuoso de una oruga. Según los primeros estudios presentados en la Digestive Disease Week en 2004, el tiempo medio de exploración es de 115 minutos (rango de 35-230 minutos).

Esta técnica es útil en las patologías más frecuentes en el intestino delgado como hemorragias digestivas de origen oscuro, enfermedad de Crohn, cuadros de mala absorción, diarrea crónica, celiaquía, dolor abdominal y poliposis familiar.

Las contraindicaciones son, por un lado, la existencia de cirugía intestinal previa, por la presencia de posibles adherencias que dificultarían la progresión del enteroscopio y, en segundo lugar, una patología respiratoria grave que condicione un mayor riesgo anestésico.

En un estudio reciente de May *et al.*,[58] se incluyen 137 pacientes a los que se realiza una enteroscopia de doble balón con diferentes indicaciones; de ellos, se encuentran lesiones en 109 pacientes (79 %) y los hallazgos más frecuentes son las malformaciones arteriovenosas, tratadas con argón plasma. Unos 104 pacientes (76 %) fueron sometidos a nuevos tratamientos tras este diagnóstico. Según los resultados actuales, la enteroscopia de doble balón parece tener grandes ventajas sobre las técnicas de las que disponemos actualmente, incluida la cápsula endoscópica, demostrando una superioridad diagnóstica del 20 % con respecto a esta última. De todas maneras se necesitan más estudios prospectivos y comparativos entre estas dos técnicas.

Hasta el momento, la enteroscopia de doble balón es una técnica complementaria de la cápsula endoscópica, que sería la primera técnica diagnóstica en una hemorragia de origen oscuro asumiendo los falsos negativos relacionados con la limitación del campo de visión.[59]

Las principales desventajas de esta técnica son que se trata de una exploración de larga duración, que precisa una sedación importante adicional y que necesita la presencia de una enfermera o un facultativo adicional para el manejo del sobretubo.

7.4.8 Gammagrafía con hematíes marcados

La utilización de isótopos radiactivos es también útil en el estudio de la hemorragia digestiva de origen oscuro. La técnica más utilizada consiste en marcar glóbulos rojos con Tecnecio 99m y realizar posteriormente una gammagrafía que nos indique zonas de captación sugestivas de la localización hemorrágica. Estos hematíes marcados tienen una larga vida media, lo que permite repetir la exploración, si es necesario, pasadas 24 horas, aunque la sensibilidad no es la misma.[60] La prueba requiere una tasa de sangrado de 0,1-0,4 ml/min para detectar hemorragia. La sensibilidad es de, aproximadamente, un 45 % en hemorragias de origen bajo.[61] Una vez localizado el punto de sangrado mediante esta técnica, si realizamos una endoscopia, angiografía o cirugía las tasas de éxito son cercanas al 78 %.[62]

Son limitados los estudios de hemorragia oscura e isótopos radiactivos: entre el 37-65 % de las gammagrafías con hematíes marcados fueron positivas en casos de hemorragia de origen oscuro, pero un 15 % fueron falsos positivos y hasta un 23 % fueron falsos negativos.[63] Teniendo en cuenta estos datos, los resultados de esta técnica tendrían que ser verificados mediante endoscopia o angiografía antes de una intervención terapéutica agresiva.

La gammagrafía con Tecnecio 99m es útil en el diagnóstico del divertículo de Meckel, causa frecuente de hemorragia digestiva con origen en el intestino delgado,[64] aunque una prueba positiva únicamente nos informa de la presencia de mucosa gástrica ectópica en el intestino delgado que podría ser una fuente de sangrado.

La realización de una gammagrafía intraoperatoria también puede ser considerada como método de localización del segmento sangrante durante el acto operatorio.[65]

7.4.9 Enteroscopia intraoperatoria y/o laparotomía exploradora

Habitualmente, la laparotomía exploradora en el diagnóstico de la hemorragia de origen oscuro va acompañada de una enteroscopia intraoperatoria, aunque existen casos en los que el diagnóstico de la causa de la hemorragia se hace únicamente por simple palpación y transiluminación. Otros métodos quirúrgicos que no utilizan endoscopia flexible consisten en la realización de múltiples enterotomías, eversión de la mucosa e introducción de un endoscopio rígido exteriorizando segmentos intestinales, en busca de lesiones sangrantes.[66]

La enteroscopia intraoperatoria (EIO) está indicada en casos de hemorragia persistente o recidivante con importante requerimiento transfusional y cuyo origen se desconoce a pesar de múltiples estudios previos. Consiste en realizar una laparotomía y, de manera complementaria, introducir el endoscopio por vía oral, rectal o a través de una enterotomía realizada en el intestino delgado. Con la ayuda del cirujano, el endoscopio avanza por las asas intestinales permitiendo la visualización directa de lesiones a través del endoscopio y por transiluminación de la serosa.[67] La principal ventaja de la EIO a través de una enterotomía es que se elimina el espacio ya visualizado por técnicas previas (esófago, estómago, duodeno y colon) y disminuye el trauma sobre el intestino. Existen estudios que afirman que, en aquellos casos en que se realiza una enteroscopia intraoperatoria sin enterotomía, se encuentra un porcentaje de lesiones en duodeno proximal y distales a la válvula ileocecal que no se habían visualizado previamente.[68]

La interpretación de las imágenes se hace mientras avanza el endoscopio, ya que en un segundo tiempo la manipulación quirúrgica puede dar lugar a la aparición de lesiones potencialmente sangrantes que nos lleven a confusión. La probabilidad de encontrar lesiones en la EIO es de un 55-75 % en el caso de pacientes con hemorragia oscura.[69] La existencia de adherencias o infiltración neoplásica puede dificultar el avance del endoscopio.

Las principales complicaciones de la EIO son laceraciones de la mucosa, hematomas intramurales, hemorragia y perforación, además de las complicaciones inherentes al postoperatorio como es la aparición de un íleo intestinal.[70] Todas éstas hacen que esta técnica sea la última que se realice en el diagnóstico de una hemorragia de origen oscuro.

7.5 Tratamiento

Como se ha visto a lo largo del capítulo, la hemorragia de origen oscuro tiene un diagnóstico difícil, realizándose en la mayoría de los casos varias pruebas diagnósticas (endoscopias repetidas, radiología, medicina nuclear, etc.) hasta llegar a la definitiva. El tratamiento será diferente según sea la localización y el tipo de lesión responsable del sangrado: endoscópico, angiográfico, farmacológico o quirúrgico.

7.5.1 Medidas generales

En el manejo del paciente con hemorragia de origen oscuro es importante mantener dentro de los límites normales parámetros como las plaquetas, corregir posibles alteraciones de la coagulación, así como añadir suplementos de hierro y transfusiones sanguíneas con el objetivo de mantener una estabilidad hemodinámica. En casos de pacientes de edad avanzada, con enfermedades asociadas y baja tasa de resangrado estas medidas generales pueden ser suficientes disminuyendo así el riesgo de otras complicaciones asociadas al manejo de las posibles causas del sangrado.[71]

7.5.2 Tratamiento endoscópico

Las lesiones más frecuentemente responsables de una hemorragia de origen oscuro son las vasculares de intestino delgado: angiodisplasias, fundamentalmente. Los métodos térmicos (*gold probe, argon beam*), la esclerosis mediante inyección y el láser Nd Yag son las técnicas endoscópicas más utilizadas.[72, 73]

En muchas ocasiones, las angiodisplasias no están sangrando en el momento del diagnóstico y hasta el 50 % de ellas no sangrarán durante el seguimiento.[74] Aun teniendo en cuenta estas afirmaciones, existen estudios que demuestran que la cauterización endoscópica de dichas lesiones disminuye a largo plazo los requerimientos transfusionales.[75]

Morris *et al.*,[76] mediante la utilización de láser Nd Yag, consiguieron reducir los requerimientos transfusionales en el 100 % de los pacientes con angiodisplasias, en el 75 % con ectasia vascular antral y en el 66 % de los casos de telangiectasias hereditarias. Con los métodos térmicos de contacto se obtienen resultados similares, aunque con tasas de resangrado discretamente superiores (hasta el 34 %).[71]

7.5.3   Tratamiento angiográfico

La utilización de terapia vascular mediante embolización o infusión de vasopresina en lesiones de intestino delgado y colon es limitada.[74] Existen algunos estudios, pero con escaso número de pacientes, y no se trata de una técnica exenta de complicaciones. La vasopresina está contraindicada en pacientes con importante comorbilidad, mientras que la embolización es mejor tolerada. Se han publicado complicaciones hasta en el 21 % de los pacientes tratados con inyección intraarterial de vasopresina: infarto de miocardio, arritmias, trombosis arteriales. Con la embolización, las complicaciones son discretamente inferiores pero no despreciables (17 %): isquemias intestinales, íleo y trombosis arteriales, entre otras. El riesgo de complicaciones isquémicas es menor cuando el tratamiento se realiza en el intestino delgado que en el colon, debido a la menor circulación colateral que existe en este último territorio.[78]

Otra técnica utilizada es la inyección de azul de metileno en la arteria sangrante, con el objetivo de dirigir al cirujano al segmento exacto de la hemorragia.[38]

7.5.4   Tratamiento farmacológico

El tratamiento farmacológico en las lesiones vasculares se reserva para casos de afectación difusa, lesiones inaccesibles endoscópicamente, recidiva postratamiento endoscópico o quirúrgico y ante la sospecha de lesiones vasculares no confirmadas.[3]

7.5.4.1   Tratamiento hormonal

La terapia hormonal combinada mediante estrógenos y progestágenos a dosis bajas ha sido ampliamente utilizada con resultados contradictorios. Existen estudios que confirman un cese de la hemorragia y de los requerimientos transfusionales[79] y, por el contrario, Junquera *et al.*[80] defienden que el tratamiento farmacológico hormonal no ofrece ventajas respecto al no tratamiento, coincidiendo con los resultados de Lewis *et al.*[81, 82] Más recientemente, Barkin *et al.*[83] observaron un cese de la hemorragia durante el tratamiento hormonal combinado, aunque sólo se demostró endoscópicamente la presencia de angiodisplasias en el 58 % de los pacientes. En este estudio el tratamiento térmico no modificó sustantivamente las tasas de resangrado.

En cuanto al tiempo de tratamiento, algunos autores recomiendan cursos de 6 meses para disminuir las tasas de efectos adversos como ginecomastia, sangrado vaginal o disminución de la libido que, en ocasiones, obligan a suspender el tratamiento.[82, 84]

7.5.4.2   Octeótride

Se ha descrito que la utilización de octeótride, análogo de la somatostatina, mediante inyección subcutánea, disminuye las tasas de sangrado por angiodisplasias intestinales. No se conoce exactamente cuál es el mecanismo de acción, aunque se postula a favor de la reducción del flujo esplácnico[85] y también de un papel inhibidor de la angiogénesis.[84]

El inicio de la acción es rápido, aproximadamente 24 horas tras la inyección del fármaco, y se han visto casos de recidiva hemorrágica tras 6 meses de discontinuar el tratamiento.

7.5.4.3   Otros tratamientos farmacológicos

Danazol y desmopresina han sido utilizados con éxitos parciales en pacientes con telangiectasias hereditarias o angiodisplasias difusas.[86] También el ácido aminocaproico, inhibidor de la fibrinolisis, ha sido estudiado en estos casos sin demostrar la existencia concomitante de hemorragia gastrointestinal.[87]

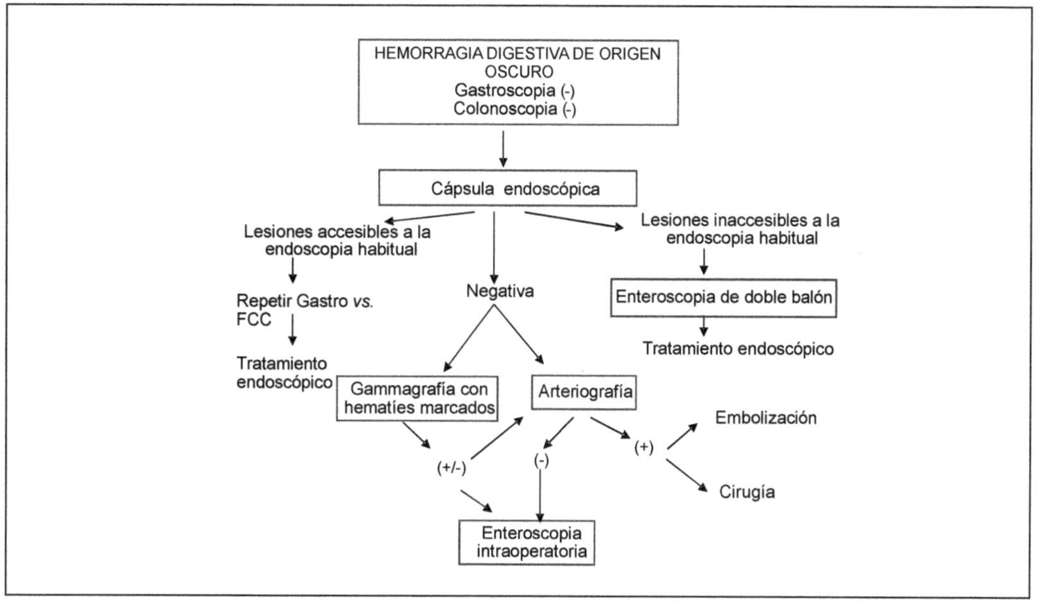

Esquema 7.1. Algoritmo diagnóstico y terapéutico en la hemorragia de origen oscuro.

7.5.5 Tratamiento quirúrgico

Los tumores intestinales sangrantes son casi siempre una indicación quirúrgica, así como otras lesiones en las que fracasan otros tratamientos, y en las que los requerimientos transfusionales o la estabilidad hemodinámica del paciente la requieren. Como ya hemos citado previamente, en ocasiones, en el acto quirúrgico es suficiente la transiluminación para identificar la fuente del sangrado.[88] Con la aparición de la enteroscopia intraoperatoria se abre una nueva perspectiva en la localización de la hemorragia,[10] aunque la tasa de resangrado tras la resección quirúrgica no es tampoco despreciable (hasta un 30 %), lo que nos orienta sobre el origen multicéntrico de estas lesiones vasculares. Se han visto tasas inferiores de recidiva en aquellos pacientes en los que se realizan resecciones intestinales tras localización previa angiográfica de las lesiones.[89]

La localización preoperatoria de la hemorragia disminuye de manera importante la morbilidad y mortalidad quirúrgicas con respecto a una resección urgente.[90]

7.6 Algoritmo diagnóstico y terapéutico en la hemorragia de origen oscuro

Como conclusión, en el esquema 7.1 se ofrece un algoritmo diagnóstico y terapéutico para una hemorragia de origen oscuro (anemia ferropénica/sangre oculta en heces positiva o sangrado visible persistente o recurrente en el que no se encuentra el origen del sangrado en gastroscopia y colonoscopia). Las diferentes opciones diagnósticas y terapéuticas se han de considerar en relación con el estado clínico del paciente y la importancia de la hemorragia.

Bibliografía

1. Rockall TA, RF Logan, HB Devlin and TC Northfield. Incidence of and mortality from acute upper gastrointestinal haemorrhage in the United Kingdom. Steering Committee and members of the National Audit of Acute Upper Gastrointestinal Haemorrhage. Bmj, 1995. 311(6999): 222-226.

2. Van Gossum A. Obscure digestive bleeding. Best Pract Res Clin Gastroenterol, 2001. 15(1): 155-174.

3. Zuckerman GR, C Prakash, MP Askin and BS Lewis. AGA technical review on the evaluation and management of occult and obscure gastrointestinal bleeding. Gastroenterology, 2000. 118(1): 201-221.

4. Zuckerman G and Benitez J. A prospective study of bidirectional endoscopy (colonoscopy and upper endoscopy) in the evaluation of patients with occult gastrointestinal bleeding. Am J Gastroenterol, 1992. 87(1): 62-66.

5. Kepczyk T and SC Kadakia. Prospective evaluation of gastrointestinal tract in patients with iron-deficiency anemia. Dig Dis Sci, 1995. 40(6): 1283-1289.

6. Rockey DC and JP Cello. Evaluation of the gastrointestinal tract in patients with iron-deficiency anemia. N Engl J Med, 1993. 329(23): p. 1691-1695.

7. Lewis BS, A Kornbluth and JD Waye. Small bowel tumours: yield of enteroscopy. Gut, 1991. 32(7): 763-765.

8. Foutch PG, R Sawyer and RA Sanowski. Push-enteroscopy for diagnosis of patients with gastrointestinal bleeding of obscure origin. Gastrointest Endosc, 1990. 36(4): 337-341.

9. Harris A, MA Dabezies, MF Catalano and B Krevsky. Early experience with a video push enteroscope. Gastrointest Endosc, 1994. 40(1): 62-64.

10. Szold A, LB Katz and BS Lewis. Surgical approach to occult gastrointestinal bleeding. Am J Surg, 1992. 163(1): p. 90-2; discussion 92-93.

11. Junquera F, E Saperas, I de Torres, MT Vidal and JR Malagelada. Increased expression of angiogenic factors in human colonic angiodysplasia. Am J Gastroenterol, 1999. 94(4): 1070-1076.

12. Lewis BS. Small intestinal bleeding. Gastroenterol Clin North Am, 2000. 29(1): 67-95, vi.

13. Foutch PG, DK Rex and DA Lieberman. Prevalence and natural history of colonic angiodysplasia among healthy asymptomatic people. Am J Gastroenterol, 1995. 90(4): 564-567.

14. Reilly PJ and TT Nostrant. Clinical manifestations of hereditary hemorrhagic telangiectasia. Am J Gastroenterol, 1984. 79(5): 363-367.

15. Ramanujam PS, KS Venkatesh, L Bettinger, JT Hayashi, MC Rothman and MJ Fietz. Hemangioma of the small intestine: case report and literature review. Am J Gastroenterol, 1995. 90(11): 2063-2064.

16. Mujica VR and JS Barkin. Occult gastrointestinal bleeding. General overview and approach. Gastrointest Endosc Clin N Am, 1996. 6(4): 833-845.

17. Bashir RM and FH Al-Kawas. Rare causes of occult small intestinal bleeding, including aortoenteric fistulas, small bowel tumors, and small bowel ulcers. Gastrointest Endosc Clin N Am, 1996. 6(4): 709-738.

18. Blanchard DK, JM Budde, GF Hatch 3rd, L Wertheimer-Hatch, KF Hatch, GB Davis, et al. Tumors of the small intestine. World J Surg, 2000. 24(4): 421-429.

19. Belaiche J, E Louis, G D'Haens, M Cabooter, S Naegels, M De Vos, F Fontaine, et al. Acute lower gastrointestinal bleeding in Crohn's disease: characteristics of a unique series of 34 patients. Belgian IBD Research Group. Am J Gastroenterol, 1999. 94(8): 2177-2181.

20. Martin JP, PD Connor and K Charles. Meckel's diverticulum. Am Fam Physician, 2000. 61(4): 1037-1042, 1044.

21. Regan PT and JR Malagelada. A reappraisal of clinical, roentgenographic, and endoscopic features of the Zollinger-Ellison syndrome. Mayo Clin Proc, 1978. 53(1): 19-23.

22. Zaman A and RM Katon. Push enteroscopy for obscure gastrointestinal bleeding yields a high incidence of proximal lesions within reach of a standard endoscope. Gastrointest Endosc, 1998. 47(5): 372-376.

23. Chak A, MK Koehler, SN Sundaram, GS Cooper, MI Canto and MV Sivak Jr. Diagnostic and therapeutic impact of push enteroscopy: analysis of factors associated with positive findings. Gastrointest Endosc, 1998. 47(1): 18-22.

24. Willis JR, HR Chokshi, GR Zuckerman and G Aliperti. Enteroscopyenteroclysis: experience with a combined endoscopic-radiographic technique. Gastroin-test Endosc, 1997. 45(2): 163-167.

25. Chong J, M Tagle, JS Barkin and DK Reiner. Small bowel push-type fiberoptic enteroscopy for patients with occult gastrointestinal bleeding or suspected small bowel pathology. Am J Gastroenterol, 1994. 89(12): 2143-2146.

26. Vakil N, V Huilgol and I Khan. Effect of push enteroscopy on transfusion requirements and quality of life in patients with unexplained gastrointestinal bleeding. Am J Gastroenterol, 1997. 92(3): 425-428.

27. Bampton PA and RH Holloway. A prospective study of the gastroenterological causes of iron deficiency anaemia in a general hospital. Aust N Z J Med, 1996. 26(6): 793-799.

28. Ackerman Z, R Eliakim, R Stalnikowicz and D Rachmilewitz. Role of small bowel biopsy in the endoscopic evaluation of adults with iron deficiency anemia. Am J Gastroenterol, 1996. 91(10): 2099-2102.

29. Jabbari M, G Wild, CA Goresky, DS Daly, JO Lough, DP Cleland, et al. Scalloped valvulae conniventes: an endoscopic marker of celiac sprue. Gastroenterology, 1988. 95(6): 1518-1522.

30. Aliperti G, GR Zuckerman, JR Willis and J Brink. Enteroscopy with enteroclysis. Gastrointest Endosc Clin N Am, 1996. 6(4): 803-810.

31. Rabe FE, GJ Becker, MJ Besozzi and RE Miller. Efficacy study of the small-bowel examination. Radiology, 1981. 140(1): 47-50.

32. Fried AM, A Poulos and DR Hatfield. The effectiveness of the incidental small-bowel series. Radiology, 1981. 140(1): 45-46.

33. Moch A, H Herlinger, ML Kochman, MS Levine, SE Rubesin and I Laufer. Enteroclysis in the evaluation of obscure gastrointestinal bleeding. AJR Am J Roentgenol, 1994. 163(6): 1381-1384.

34. Antes G, M Neher, V Hiemeyer and A Burger. Gastrointestinal bleeding of obscure origin: role of enteroclysis. Eur Radiol, 1996. 6(6): 851-854.

Fiorito JJ, LJ Brandt, O Kozicky, IM Grosman and S Sprayragen. The diagnostic yield of superior mesenteric angiography: correlation with the pattern of gastrointestinal bleeding. Am J Gastroenterol, 1989. 84(8): 878-881.

36. González-Suárez B, et al. Estudio comparativo de cápsula endoscópica y arteriografía mesentérica en hemorragia digestiva de origen oscuro (HDOO): resultados preliminares. Gastroenterol Hepatol, 2005. 28(3): 149. (Abstract)

37. Rosch J, FS Keller, AS Wawrukiewicz, WW Krippaehne and CT Dotter. Pharmacoangiography in the diagnosis of recurrent massive lower gastrointestinal bleeding. Radiology, 1982. 145(3): 615-619.

38. Athanasoulis CA, AC Moncure, AJ Greenfield, JA Ryan and TF Dodson. Intraoperative localization of small bowel bleeding sites with combined use of angiographic methods and methylene blue injection. Surgery, 1980. 87(1): 77-84.

39. Margulis AR, P Heinbecker and HR Bernard. Operative mesenteric arteriography in the search for the site of bleeding in unexplained gastrointestinal hemorrhage: a preliminary report. Surgery, 1960. 48: 534-539.

40. Leighton JA, J Goldstein, W Hirota, BC Jacobson, JF Johanson, JS Mallery, et al. Obscure gastrointestinal bleeding. Gastrointest Endosc, 2003. 58(5): 650-655.

41. Ettorre GC, G Francioso, AP Garribba, MR Fracella, A Greco and G Farchi. Helical CT angiography in gastrointestinal bleeding of obscure origin. AJR Am J Roentgenol, 1997. 168(3): 727-731.

42. Junquera F, et al. Accuracy of helical computed tomographic angiography for the diagnosis of colonic angiodysplasia. Gastroenterology, 2000. 119(2): 293-9.

43. Balanzó J, B Gonzalez and S Sainz. [Endoscopic capsule: present and future]. Gastroenterol Hepatol, 2002. 25(4): 251-253.

44. Scapa E, H Jacob, S Lewkowicz, M Migdal, D Gat, A Gluckhovski, et al. Initial experience of wireless-capsule endoscopy for evaluating occult gastrointestinal bleeding and suspected small bowel pathology. Am J Gastroenterol, 2002. 97(11): 2776-2779.

45. Maieron A, D Hubner, B Blaha, C Deutsch, T Schickmair, A Ziachehabi, et al. Multicenter retrospective evaluation of capsule endoscopy in clinical routine. Endoscopy, 2004. 36(10): 864-868.

46. Mata A, JM Bordas, F Feu, A Gines, M Pellise, G Fernandez-Esparrach, et al. Wireless capsule endoscopy in patients with obscure gastrointestinal bleeding: a comparative study with push enteroscopy. Aliment Pharmacol Ther, 2004. 20(2): 189-194.

47. Costamagna G, SK Shah, ME Riccioni, F Foschia, M Mutignani, V Perri, et al. A prospective trial comparing small bowel radiographs and video capsule endoscopy for suspected small bowel disease. Gastroenterology, 2002. 123(4): 999-1005.

48. Pennazio M, R Santucci, E Rondonotti, C Abbiati, G Beccari, FP Rossini, and R De Franchis. Outcome of patients with obscure gastrointestinal bleeding after capsule endoscopy: report of 100 consecutive cases. Gastroenterology, 2004. 126(3): 643-653.

49. Rey JF, G Gay, A Kruse and R Lambert. European Society of Gastrointestinal Endoscopy guideline for video capsule endoscopy. Endoscopy, 2004. 36(7): 656-658.

50. Oliva G, et al. Agència d'Avaluació de Tecnologia i Recerca Mèdiques, [Capacidad diagnóstica y seguridad de la cápsula endoscópica en patología del intestino delgado]. Publicación del Ministerio de Sanidad y Consumo, 2003.

51. Hayat M, AT Axon and S O'Mahony. Diagnostic yield and effect on clinical outcomes of push enteroscopy in suspected small-bowel bleeding. Endoscopy, 2000. 32(5): 369-372.

52. Yang R and L Laine. Mucosal stripping: a complication of push enteroscopy. Gastrointest Endosc, 1995. 41(2): 156-158.

53. Pennazio M. Small-intestinal pathology on capsule endoscopy: inflammatory lesions. Endoscopy, 2005. 37(8): 769-775.

54. Lara LF, RS Bloomfeld and BC Pineau. The Rate of Lesions Found within Reach of Esophagogastroduodenoscopy during Push Enteroscopy Depends on the Type of Obscure Gastrointestinal Bleeding. Endoscopy, 2005. 37(8): 745-750.

55. Descamps C, A Schmit and A Van Gossum. «Missed» upper gastrointestinal tract lesions may explain «occult» bleeding. Endoscopy, 1999. 31(6): 452-455.

56. Nguyen NQ, CK Rayner and MN Schoeman. Push enteroscopy alters management in a majority of patients with obscure gastrointestinal bleeding. J Gastroenterol Hepatol, 2005. 20(5): 716-721.

57. Yamamoto H, Y Sekine, Y Sato, T Higashizawa, T Miyata, S Iino, et al. Total enteroscopy with a nonsurgical steerable double-balloon method. Gastrointest Endosc, 2001. 53(2): 216-220.

58. May A, L Nachbar, A Wardak, H Yamamoto and C Ell. Double-balloon enteroscopy: preliminary experience in patients with obscure gastrointestinal bleeding or chronic abdominal pain. Endoscopy, 2003. 35(12): 985-991.

59. Appleyard M, Z Fireman, A Glukhovsky, H Jacob, R Shreiver, S Kadirkamanathan, et al. A randomized trial comparing wireless capsule endoscopy with push enteroscopy for the detection of small-bowel lesions. Gastroenterology, 2000. 119(6): 1431-1438.

60. Van Geelen JA, EM De Graaf, W Bronsveld and RO Boer. Clinical value of labeled red blood cell scintigraphy in patients with difficult to diagnose gastrointestinal bleeding. Clin Nucl Med, 1994. 19(11): 949-952.

61. Rantis PC Jr, FJ Harford, RH Wagner and RE Henkin. Technetium-labelled red blood cell scintigraphy: is it useful in acute lower gastrointestinal bleeding? Int J Colorectal Dis, 1995. 10(4): 210-215.

62. Zuckerman GR and C Prakash. Acute lower intestinal

bleeding: part I: clinical presentation and diagnosis. Gastrointest Endosc, 1998. 48(6): 606-617.

63. Ohri SK, LA Desa, H Lee, T Patel, J Jackson, JP Lavender, *et al.* Value of scintigraphic localization of obscure gastrointestinal bleeding. J R Coll Surg Edinb, 1992. 37(5): 328-332.

64. Rossi P, N Gourtsoyiannis, M Bezzi, V Raptopoulos, R Massa, G Capanna, *et al.* Meckel's diverticulum: imaging diagnosis. AJR Am J Roentgenol, 1996. 166(3): 567-573.

65. Biener A, C Palestro, BS Lewis and LB Katz. Intra-operative scintigraphy for active small intestinal bleeding. Surg Gynecol Obstet, 1990. 171(5): 388-392.

66. Irgau I, PM Reilly and RZ Abdel-Misih. Paired tempo-rary loop ileostomies in the localization of small bowel hemorrhage of obscure origin. Am Surg, 1995. 61(12): 1099-1101.

67. Ress AM, JC Benacci and MG Sarr. Efficacy of intra-operative enteroscopy in diagnosis and prevention of re-current, occult gastrointestinal bleeding. Am J Surg, 1992. 163(1): 94-8; discussion 98-99.

68. López MJ, JS Cooley, JG Petros, JG Sullivan and DR Cave. Complete intraoperative small-bowel endoscopy in the evaluation of occult gastrointestinal bleeding using the sonde enteroscope. Arch Surg, 1996. 131(3): 272-277.

69. Zaman A, B Sheppard and RM Katon. Total peroral intraoperative enteroscopy for obscure GI bleeding using a dedicated push enteroscope: diagnostic yield and patient outcome. Gastrointest Endosc, 1999. 50(4): 506-510.

70. Lewis BS, JS Wenger and JD Waye. Small bowel enteroscopy and intraoperative enteroscopy for obscure gastrointestinal bleeding. Am J Gastroenterol, 1991. 86(2): 171-174.

71. Richter JM, MR Christensen, GA Colditz and NS Nishioka. Angiodysplasia. Natural history and efficacy of therapeutic interventions. Dig Dis Sci, 1989. 34(10): 1542-1546.

72. Gupta N, WE Longo and AM Vernava 3rd. Angiodysplasia of the lower gastrointestinal tract: an enti-ty readily diagnosed by colonoscopy and primarily man-aged nonoperatively. Dis Colon Rectum, 1995. 38(9): 979-982.

73. Rutgeerts P, F Van Gompel, K Geboes, G Vantrappen, L Broeckaert and G Coremans. Long term results of treat-ment of vascular malformations of the gastrointestinal tract by neodymium Yag laser photocoagulation. Gut, 1985. 26(6): 586-593.

74. Trudel JL, VW Fazio and MV Sivak. Colonoscopic diagnosis and treatment of arteriovenous malformations in chronic lower gastrointestinal bleeding. Clinical accura-cy and efficacy. Dis Colon Rectum, 1988. 31(2): 107-110.

75. Askin MP and BS Lewis. Push enteroscopic cauteriza-tion: long-term follow-up of 83 patients with bleeding small intestinal angiodysplasia. Gastrointest Endosc, 1996. 43(6): 580-583.

76. Morris AJ, M Mokhashi, M Straiton, L Murray and JF Mackenzie. Push enteroscopy and heater probe therapy for small bowel bleeding. Gastrointest Endosc, 1996. 44(4): 394-397.

77. Guy GE, PC Shetty, RP Sharma, MW Burke and TH Burke. Acute lower gastrointestinal hemorrhage: treat-ment by superselective embolization with polyvinyl alco-hol particles. AJR Am J Roentgenol, 1992. 159(3): 521-526.

78. Rosen RJ and G Sanchez. Angiographic diagnosis and management of gastrointestinal hemorrhage. Current concepts. Radiol Clin North Am, 1994. 32(5): 951-967.

79. Van Cutsem E, P Rutgeerts and G Vantrappen. Treat-ment of bleeding gastrointestinal vascular malformations with oestrogen-progesterone. Lancet, 1990. 335(8695): 953-955.

80. Junquera F, *et al.* A multicenter, randomized, clinical trial of hormonal therapy in the prevention of rebleeding from gastrointestinal angiodysplasia. Gastroenterology, 2001. 121(5): 1073-1079.

81. Lewis BS and A Kornbluth. Hormonal therapy for bleeding from angiodysplasia: chronic renal failure, et al?? Am J Gastroenterol, 1990. 85(12): 1649-1651.

82. Lewis BS, P Salomon, S Rivera-MacMurray, AA Korn-bluth, J Wenger and JD Waye. Does hormonal therapy have any benefit for bleeding angiodysplasia? J Clin Gas-troenterol, 1992. 15(2): 99-103.

83. Barkin JS and BS Ross. Medical therapy for chronic gastrointestinal bleeding of obscure origin. Am J Gas-troenterol, 1998. 93(8): 1250-1254.

84. Van Cutsem E and H Piessevaux. Pharmacologic ther-apy of arteriovenous malformations. Gastrointest Endosc Clin N Am, 1996. 6(4): 819-832.

85. Rossini FP, A Arrigoni and M Pennazio. Octreotide in the treatment of bleeding due to angiodysplasia of the small intestine. Am J Gastroenterol, 1993. 88(9): 1424-1427.

86. Korzenik JR. Hereditary hemorrhagic telangiectasia and other intestinal vascular anomalies. Gastroenterolo-gist, 1996. 4(3): 203-210.

87. Saba HI, GA Morelli and LA Logrono. Brief report: treatment of bleeding in hereditary hemorrhagic telang-iectasia with aminocaproic acid. N Engl J Med, 1994. 330(25): 1789-1790.

88. Lau WY, ST Fan, SH Wong, KP Wong, GP Poon, KW Chu, *et al.* Preoperative and intraoperative localisation of gastrointestinal bleeding of obscure origin. Gut, 1987. 28(7): 869-877.

89. Parkes BM, FN Obeid, VJ Sorensen, HM Horst and JJ Fath. The management of massive lower gastrointestinal bleeding. Am Surg, 1993. 59(10): 676-678.

90. Zuckerman GR and C Prakash. Acute lower intestinal bleeding. Part II: etiology, therapy, and outcomes. Gas-trointest Endosc, 1999. 49(2): 228-238.

Capítulo 8

Diagnóstico endoscópico y tratamiento de la hemorragia digestiva baja grave

G. A. Machicado, D. M. Jensen

UCLA Center for the Health Sciences
Veteran's Administration Greater Los Angeles Healthcare Center
CURE Digestive Diseases Research Center
Los Ángeles, Estados Unidos

Agradecimientos

La investigación llevada a cabo por el CURE Hemostasis Research Group que se cita en este documento ha recibido el apoyo parcial del Center for Ulcer Research and Education (CURE) Digestive Diseases Center Grant NIH DK 41301-Human Studies CORE, General CRC Grant NIH M01-RR 00865 y NIH K24 DK 02650. Los autores quieren agradecer la ayuda de Ken Hirabayashi por la preparación de las figuras y de Michelle Meadows por procesar el manuscrito.

Dirección para correspondencia
CURE Digestive Diseases Research Center
Dr. D. M. Jensen
djensen@mednet.ucla.edu

8.1 Introducción

La hemorragia digestiva baja normalmente es de carácter leve y resolución espontánea en la mayoría de los pacientes, que pueden someterse a una colonoscopia ambulatoria. Sin embargo, la hemorragia digestiva baja (HDB), aguda y grave o hematoquezia, que requiere hospitalización, sólo aparece en un 5-10 % de los pacientes y puede ser potencialmente mortal. Se ha calculado que la HDB grave afecta a entre 20 y 30 de cada 100.000 personas al año.[1] La HDB suele afectar a ancianos con otras enfermedades asociadas, por lo que el riesgo de morbilidad y mortalidad es mayor.[1,2] Otros pacientes con un riesgo elevado son aquellos que manifiestan hemorragia mientras están hospitalizados por otras complicaciones médico-quirúrgicas. El índice de mortalidad para la HDB es de aproximadamente un 4 %, pero es algo superior en los pacientes que empiezan a sangrar durante su hospitalización.[1] Los pacientes con hematoquezia grave y persistente requieren una atención urgente y sistemática de resucitación, diagnóstico y tratamiento. Nuestro equipo ha comprobado que una colonoscopia de urgencia (en un plazo de 24 horas), tras una limpieza de colon mediante preparado oral, es un método eficaz para el diagnóstico y tratamiento endoscópico en la mayor parte de estos pacientes.[2] Este enfoque diagnóstico/terapéutico intensivo mejora de forma significativa el desenlace clínico de los pacientes en relación con la duración de la hospitalización y con los costes directos del tratamiento.[2,3]

En este capítulo describiremos un enfoque intensivo como tratamiento para pacientes con hematoquezia grave, las técnicas de preparación intestinal antes de realizar la colonoscopia, el diagnóstico y las respuestas de pacientes con varias lesiones de colon tras el tratamiento endoscópico.

8.2 Evaluación inicial

En el caso de un paciente con hematoquezia grave, el procedimiento más importante e inmediato es determinar su estado de volemia y planificar una resucitación adecuada. En aquellos pacientes con taquicardia e hipotensión, es necesario colocar dos catéteres de diámetro ancho por vía intravenosa para una rápida reposición de la volemia y, posiblemente, para transfusión de sangre. Sin embargo, incluso en aquellos pacientes que, inicialmente, no estén en choque hipovolémico, es necesario tener al menos un catéter de diámetro ancho preparado en caso de que la hemorragia se agrave durante la evaluación.

La historia clínica del paciente tal vez indique una posible fuente de la hemorragia. Deberá preguntarse a éste y a los miembros de su familia acerca del color de la sangre expulsada por el recto. Unas deposiciones de color negro o muy oscuro indican que el origen es el intestino anterior. Un color de la sangre rojo intenso proviene normalmente del colon o el recto. No obstante, en caso de choque o hipotensión y de una pérdida significativa de sangre, el origen de la hemorragia tal vez se encuentre en el tubo digestivo alto con rápido tránsito gastrointestinal.[4] Los pacientes ancianos con arteriopatía coronaria o insuficiencia venosa periférica que presentan dolor abdominal y hematoquezia pueden padecer enfermedad intestinal isquémica. Una valvulopatía y una insuficiencia renal crónica están asociadas a hemangiomas gastrointestinales. Los pacientes con antecedentes de diverticulosis, úlceras pépticas, enfermedad inflamatoria intestinal o hemorroides podrían sangrar potencialmente de estos sitios. A la hora de planificar la colonoscopia, puede ser útil saber si el paciente tiene antecedentes de hemorragia digestiva cuyo origen es el tubo digestivo alto, el intestino delgado, el colon o el recto. Una colonoscopia reciente con polipectomía puede indicar que la hemorragia tiene su origen en una úlcera aparecida tras la polipectomía. Antecedentes de cirugía intestinal pueden indicar la presencia de una úlcera anastomótica. Un cambio reciente en los hábitos intestinales, una pérdida de peso significativa o dolor abdominal pueden indicar un cáncer. En el caso de pacientes con aneurismas aórticos abdominales con o sin cirugía, la aparición de una fístula aortoentérica podría considerarse como un diagnóstico potencial causante de la hematoquezia grave. Aquellos pacientes con antecedentes de hepatopatía pueden presentar várices gástricas o esofágicas, aunque también rectales.[5, 6]

Tener una lista con la medicación que el paciente ha tomado recientemente es fundamental para el tratamiento de éste. La lista deberá incluir todos los medicamentos con y sin receta, además de los remedios con hierbas que, a pesar de que los pacientes no los consideran medicamentos, pueden resultar importantes porque algunos contienen salicilatos o sustancias naturales (como el gingko) que pueden interferir en la coagulación. Algunos fármacos, como la aspirina o los antiinflamatorios no esteroideos (AINE), pueden causar úlceras y también hemorragias. Otros, en cambio, como los anticoagulantes o los antiagregantes plaquetarios (incluidos los AINE y el gingko), pueden agudizar la hemorragia interfiriendo en la coagulación de la vía intrínseca del paciente.

Una exploración física exhaustiva puede conducir al origen de la hemorragia digestiva. Los pacientes con una pequeña telangiectasia alrededor de la nariz, boca o lengua pueden tener el síndrome de Osler-Weber-Rendu. Un soplo cardíaco puede indicar valvulopatía asociada a hemangiomas gastrointestinales. Un caso de dolor abdominal con la palpación, ya sea difuso o localizado, puede indicar enfermedad intestinal isquémica o diverticulitis. Los hemangiomas aracniformes en el tórax o cuello, los eritemas palmares y la esplenomegalia o ascitis indican una cirrosis hepática e hipertensión portal. Una masa abdominal pulsátil en la línea media sugiere un aneurisma aórtico abdominal y, potencialmente, una fístula intestinal.

Los análisis deben incluir un hemograma completo, un recuento de trombocitos, el tiempo de protrombina (TP) y el tiempo de tromboplastina parcial (TPP). Si el Hgb del paciente es inferior a 9 gm % o si hay indicios de hemorragia activa y grave, lo indicado es una transfusión de glóbulos rojos. Las anomalías en la coagulación deberán corregirse con plasma fresco congelado o con una transfusión de trombocitos lo antes posible.

8.3 Evaluación diagnóstica

8.3.1 *Especialistas*

Debe solicitarse interconsulta cuanto antes con un gastroenterólogo experto en colonoscopias de urgencia para tratar el diagnóstico y la hemostasia. En el caso de aquellos pacientes que muestran indicios de hemorragia grave y que requieren cirugía, se deberá contactar lo antes posible con un cirujano vascular o general para tratar al paciente.[7, 8]

8.3.2 *Sonda nasogástrica*

En aquellos pacientes con hematoquezia grave e hipotensión, pero sin antecedentes de hematemesis,[4] deberá realizarse un aspirado mediante sonda nasogástrica para verificar la presencia de hemorragia digestiva. La aspiración de fluido con bilis neutraliza la hemorragia en el duodeno, estómago o esófago. Si no hay bilis, un aspirado limpio no descarta la hemorragia en el duodeno.[2] En un estudio, el 1 % de pacientes con un aspirado nasogástrico negativo sangraba de úlceras duodenales.[9] Si se coloca una sonda nasogástrica, ésta podrá dejarse colocada para introducir poco a poco la solución en el intestino en caso de colonoscopia de urgencia. La presencia manifiesta de sangre o de posos de café en el aspirado gástrico indican que la hemorragia procede del tubo digestivo alto, que se puede diagnosticar mediante una endoscopia alta.[2]

8.3.3 Panendoscopia

Deberá tenerse en cuenta también la realización de una panendoscopia antes de la limpieza o de la colonoscopia de urgencia en cualquier paciente con antecedentes de HDB, antecedentes recientes de hematemesis o melanemesis, o cirrosis.

8.3.4 Anoscopia o sigmoidoscopia flexible

Mientras se estabiliza y monitoriza al paciente, pueden administrarse enemas de agua del grifo para limpiar el colon izquierdo para el reconocimiento. Se recomienda realizar una sigmoidoscopia flexible con retroflexión en el recto para excluir cualquier lesión hemorrágica en el colon izquierdo y para evaluar las hemorroides hemorrágicas en los pacientes seleccionados. Entre estos pacientes se pueden incluir aquellos con antecedentes de hemorroides hemorrágicas internas, colitis, cirugía rectosigmoidea reciente o polipectomía, y lesión rectal. Si la sigmoidoscopia flexible no confirma claramente el diagnóstico de hemorroides hemorrágicas y se sigue sospechando de su existencia, entonces deberá llevarse a cabo una anoscopia con el material adecuado para examinar el ano. Las hemorroides hemorrágicas pueden tratarse clínicamente mediante ligadura endoscópica con bandas de goma.

8.3.5 Gammagrafía de los glóbulos rojos

La gammagrafía, técnica de medicina nuclear, mediante marcación de glóbulos rojos con Tc 99m (exploración de los glóbulos rojos) puede detectar una hemorragia en el tubo digestivo con una velocidad de sangrado de tan sólo 0,1 ml/min.[10] Puede ser útil para detectar la zona de una hemorragia cuando ésta no ha sido detectada mediante endoscopia alta, enteroscopia de pulsión y colonoscopia. También es útil para examinar a pacientes antes de una angiografía abdominal de urgencia. Puede no resultar muy práctica en la evaluación inicial de un paciente que puede necesitar preparación intestinal para una colonoscopia de urgencia, ya que la limpieza intestinal aceleraría el tiempo de tránsito intestinal y, por lo tanto, podría dificultar la localización por escáner de la hemorragia. La ventaja de la gammagrafía de los glóbulos rojos es que es fácil de realizar, no es necesario preparar al paciente y se trata de un método no invasivo.[11] La localización de la hemorragia no es exacta, debido al movimiento de los glóbulos rojos marcados por actividad peristáltica. Las exploraciones por escáner iniciales, como la inicial de 1 a 4 horas, son más precisas y clínicamente relevantes. La gammagrafía por cinerradiografía mejora la localización de la hemorragia.[12] En caso de HDB, se ha notificado que la gammagrafía tiene una sensibilidad media del 45 % y una localización precisa de la hemorragia de aproximadamente entre el 50 y el 78 % de los escáneres con signos de hemorragia.[13, 14] Aparte de una baja sensibilidad, la gammagrafía no tiene ninguna probabilidad de tratamiento. Cualquier escáner con signos de hemorragia debe ser confirmado y examinado mediante endoscopia, angiografía o cirugía para hemostasia definitiva.

8.4 Angiografía

En algunos casos concretos, la angiografía ha sido eficaz a la hora de detectar y localizar la zona de la hemorragia en un 40-92 % de los pacientes con hemorragia activa.[15-18] La angiografía es menos sensible que la gammagrafía y necesita una velocidad de hemorragia mayor (0,5 ml/min) para detectar el trasvase de sangre en el intestino. A los pacientes con escáner sin signos de hemorragia no deberá practicárseles una angiografía. La angiografía puede detectar hemangiomas de colon o del intestino delgado incluso sin que haya hemorragia activa. Los hemangiomas de colon son los responsables de entre un 3 y un 5 % de los casos de hemorragia digestiva baja.[19, 20] La angiografía puede considerarse como tratamiento para controlar la hemorragia mediante embolización en aquellos pacientes que no pueden tratarse por endoscopia o someterse a cirugía. Algunos estudios pequeños que han utilizado cateterismo superselectivo han demostrado un perfil de eficacia bueno con pocas complicaciones.[21-24] Sin embargo, un estudio reciente que ha utilizado embolización superselectiva ha señalado un índice de isquemia intestinal del 64 % con un índice de mortalidad del 55 %.[25] En este estudio, se recomendaba el tratamiento médico o mediante cirugía en vez de la embolización por angiografía.[25] Otras complicaciones de la angiografía son la insuficiencia renal aguda, la trombosis de la arteria femoral y la hemorragia local en la zona de punción.

8.5 Colonoscopia

Hemos demostrado que la colonoscopia de urgencia, después de una preparación intestinal adecuada y en un plazo entre 12 y 24 horas tras el ingreso, es muy eficaz para el diagnóstico y tratamiento de pacientes con una HDB grave.[1, 26, 27] Además, se ha observado que este método de colonoscopia de urgencia, tras una limpieza mediante preparado oral, es más eficaz en relación con los costes que cualquier otro método de diagnóstico y tratamiento de la hematoquezia grave.[28] Por otra parte, un estudio reciente sobre el efecto de la colonoscopia en la duración de la estancia hospitalaria ha llegado a la conclusión de que la colonoscopia precoz está asociada a un período de hospitalización significativamente más corto.[3]

Para conseguir un rendimiento de diagnóstico elevado en pacientes con hematoquezia grave, es necesaria una limpieza de colon y recomendamos la limpieza intestinal con una solución de glucol de polietileno –Golytely/Nulytely (Braintree Laboratories Inc., Braintree, Mass.) o Colyte (Swartz Pharma, Milwaukee, Wis.). Esta solución se administra por vía oral o mediante sonda nasogástrica a un ritmo de 1 litro/30-45 minutos. Normalmente se precisan entre 6 y 8 litros durante un período de 3 a 4 horas para limpiar el colon de deposiciones, coágulos y sangre. No obstante, puede necesitarse más en el caso de algunos pacientes. También recomendamos el uso de metoclopramida 10mg por vía intravenosa antes y cada 4-6 horas para acelerar el vaciado gástrico y prevenir las náuseas.[26]

8.5.1 *Rendimiento diagnóstico de la colonoscopia de urgencia*

Llevamos a cabo un estudio prospectivo con 458 pacientes consecutivos que o fueron ingresados por urgencias a causa de una hematoquezia grave o desarrollaron una mientras estaban hospitalizados.[26] Cada paciente fue sometido a una limpieza mediante preparado oral de las deposiciones, coágulos y sangre, a lo que siguió una colonoscopia de urgencia. En un 72,1 % de los pacientes, se identificó una hemorragia cuyo origen estaba en el colon; en un 18,1 %, el origen fue el tubo digestivo alto; en un 3,9 %, el origen estuvo en el intestino delgado; y en un 15, 9 % de los casos, no se encontró el origen de la hemorragia (véase la figura 8.1). En la tabla 8.1, aparecen las 6 fuentes de colon más frecuentes de la hematoquezia. Entre éstas, se encuentran la hemorragia por diverticulosis del colon en un 28,4 % de los casos, las hemorroides internas en un 14,2 % y la colitis isquémica en un 11,8 %. Otras fuentes de la hemorragia menos frecuentes fueron las úlceras rectales en un 8,2 %, los hemangiomas de colon en un 6,3 %, la colitis en un 5,4 % y otras causas en un 25,7 % de los casos.[29] Los pacientes con estigmas de hemorragia reciente recibieron tratamiento mediante hemostasia endoscópica.[26, 29]

Diverticulosis	**28,4 %**
Hemorroides internas	**14,2 %**
Colitis isquémica	**11,8 %**
Úlceras rectales	**8,2 %**
Hemangiomas de colon	**6,3 %**
Colitis ulcerosa	**5,4 %**
Otras causas de HDB	**25,7 %**
(330 casos de colon)	

Tabla 8.1. Causas más frecuentes de hematoquezia grave en el colon.

8.6 Tratamiento terapéutico

8.6.1 Diverticulosis

Se calcula que la incidencia de diverticulosis en los países industrializados es aproximadamente del 30 al 50 % en personas de más de 50 años y por encima del 50 % en personas de más de 80.[30] Sin embargo, a pesar de que la diverticulosis es frecuente, es importante excluir otras lesiones hemorrágicas en aquellos pacientes con HDB. En nuestro estudio con pacientes con hematoquezia grave se clasificó el tipo de diverticulosis en función del diagnóstico final de la zona hemorrágica. Se diagnosticó una *diverticulosis incidental* cuando otra lesión causó la hemorragia. Este tipo se observó en un 54 % de los pacientes con hematoquezia grave.[26, 29] *La hemorragia diverticular presunta* se definió como la presencia de divertículos sin estigmas de hemorragia pero sin encontrar otras lesiones causantes de la misma por colonoscopia, anoscopia o enteroscopia de pulsión. Este tipo de hemorragia se observó en un 29 % de los pacientes. *La hemorragia diverticular definitiva* se diagnosticó cuando se encontró hemorragia activa, vaso visible no sangrante o coágulo adherente en un divertículo. En todos los casos de hemorragia diverticular documentados (es decir, sin que hubiese diverticulosis incidental), la incidencia de hemorragia diverticular presunta fue de un 70 % aproximadamente, mientras que de hemorragia diverticular definitiva fue de un 30 %.[26] Los estigmas de hemorragia se observaron en más de la mitad de los casos en el cuello (en relación con la arteria penetrante (véase la figura 8.2) y en la otra mitad en la base.

El tratamiento endoscópico que llevamos a cabo en pacientes que sangraban por divertículos del colon se basó en los mismos estigmas de hemorragia que en la úlcera.[32] La hemorragia diverticular definitiva se diagnostica al encontrar hemorragia activa, un vaso visible no sangrante o un coágulo adherente que es resistente al lavado enérgico (véase la figura 8.3). Los pacientes con hemorragias activas reciben tratamiento mediante una inyección de epinefrina (1:10.000 o 1:20.000 en salino) utilizando partes iguales de 0,5 o 1,0 cc alrededor del punto de sangrado en el divertículo. Posteriormente, el vaso sangrante se cauteriza con una sonda multipolar (10-15 vatios, pulsaciones de 1 segundo y presión de taponamiento moderada) o mediante hemoclip para hemostasia (véase la figura 8.4). A los coágulos adherentes resistentes al proceso de succión y lavado se les inyecta en primer lugar epinefrina en la base o pie del coágulo y, posteriormente, se utiliza una asa de polipectomía rotatoria sin coagulación. La base expuesta se coagula entonces con un sonda multipolar de la misma forma mencionada más arriba o mediante grapa.[33] Posteriormente se inyecta tinta china (cuatro cuadrantes iguales de 0,5 cc) alrededor del divertículo tratado en caso de recidiva hemorrágica o de que sea necesaria la cirugía.[34]

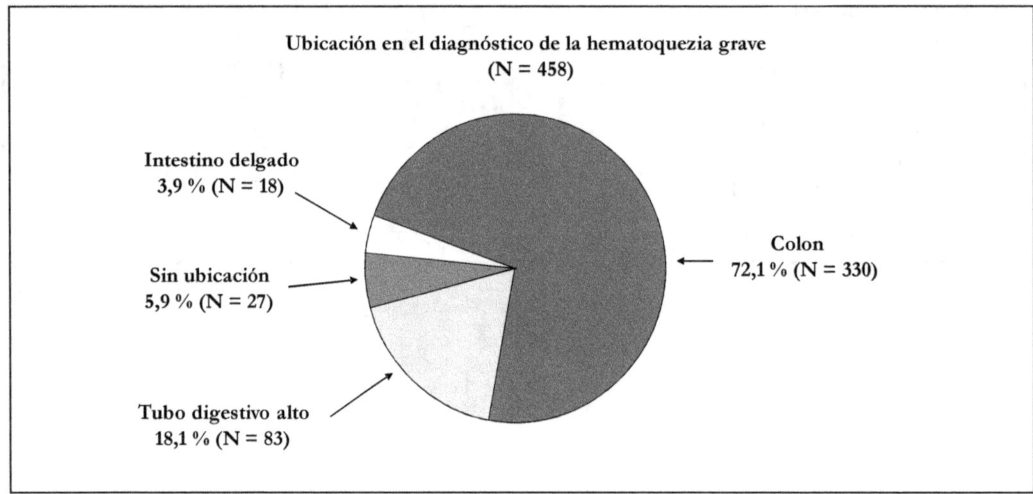

Figura 8.1. Ubicación de una lesión hemorrágica (diagnóstico) en un estudio prospectivo de 458 pacientes (por el CURE Hemostasis Research Group) que tenían hematoquezia grave y se sometieron a limpieza de colon y a una colonoscopia de urgencia. En caso de signos negativos, se les realizó una anoscopia y una enteroscopia de pulsión.[1, 26]

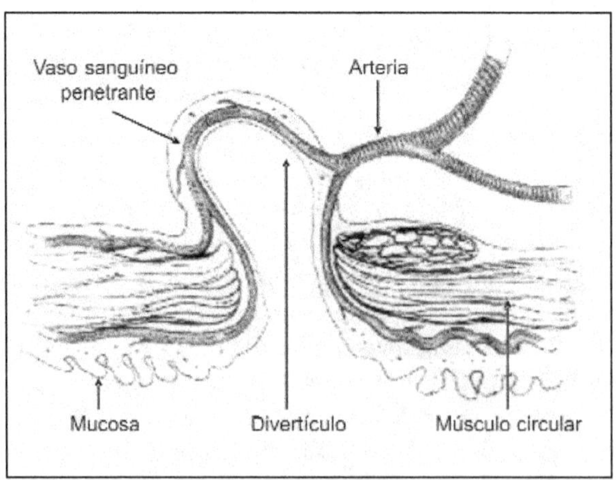

Figura 8.2. Anatomía del divertículo de colon. Al divertículo le falta una capa muscular pero tiene una arteria penetrante alrededor del cuello y en la base.

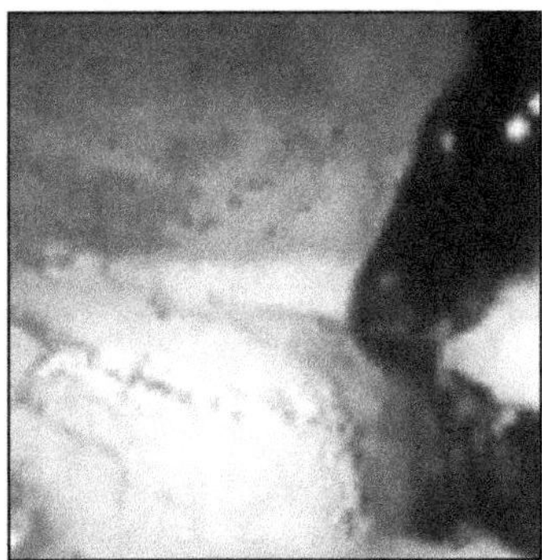

Figura 8.3. Coágulo adherente en un divertículo de colon.
Éste era resistente a la irrigación mediante chorro líquido del objetivo.

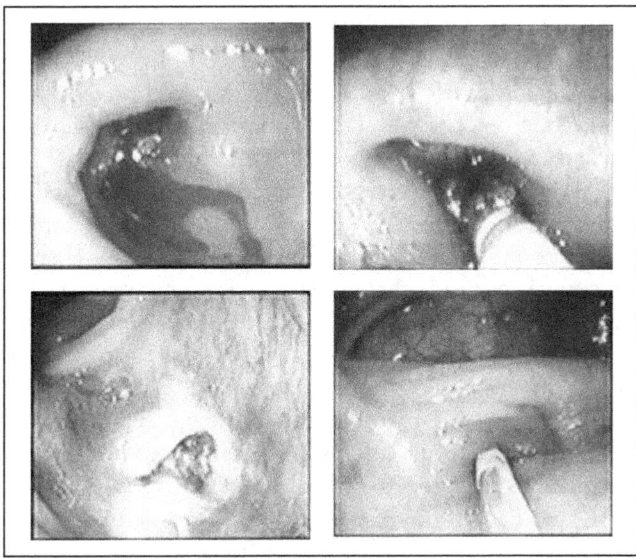

Figura 8.4. Hemorragia activa de divertículo de colon en el colon descendente, con inyección de epinefrina 1:10,000,
coagulado mediante electrocoagulación multipolar y tatuado con tinta china.

En un estudio prospectivo hemos tratado mediante endoscopia a 25 pacientes con estigmas importantes de hemorragia. Este grupo se comparó con una cohorte de pacientes con hemorragia diverticular que recibieron tratamiento médico y quirúrgico (25 pacientes). Tres pacientes del grupo tratado mediante endoscopia (12 %) recayeron y necesitaron cirugía. Los tres pacientes necesitaron anticoagulantes tras la hemostasia colonoscópica, debido a una comorbilidad grave asociada a una recidiva hemorrágica precoz. Por otra parte, 12 pacientes (48 %) tratados médicamente recayeron y un 36 % necesitó cirugía. Un paciente tratado mediante endoscopia tuvo un síndrome de poscoagulación (tratado médicamente), mientras que otros 2 (8 %) que recibieron tratamiento médico/quirúrgico experimentaron complicaciones. El tiempo mediano para recibir el alta fue significativamente más corto en los pacientes tratados endoscópicamente.[26, 31, 35]

Menos de un 5 % de los pacientes con hemorragia diverticular (definitiva y presunta) o de aquellos tratados médicamente sin cirugía experimentaron recidiva tardía durante un período de seguimiento de 3 años. El tratamiento que aplicamos a pacientes con hemorragia diverticular definitiva o presunta tras el tratamiento incluye: 1) abstinencia de AINE, aspirinas, gingko y anticoagulantes, 2) control del estreñimiento con fibra y ablandadores de las deposiciones, 3) evitar el consumo de frutos secos, palomitas de maíz y pipas o semillas similares, y 4) seguimiento de rutina en una consulta de gastroenterología.

8.7 Hemorroides internas

Los National Institutes of Health han calculado que 10,4 millones de norteamericanos padecen síntomas de hemorroides cada año, lo que supone al menos 3,5 millones de visitas anuales al médico.[36] A pesar de que normalmente la hemorragia por hemorroides internas es intermitente, leve y de resolución espontánea, a veces pueden causar una hemorragia grave y persistente. Las hemorroides internas fueron las responsables de la hematoquezia grave en un 14,2 % de los pacientes que tratamos que ingresaron en el hospital con un cuadro de HDB. En la figura 8.5 se puede ver un caso de hemorragia por hemorroides internas. Este tipo de hemorragia puede darse con hemorroides de cualquier grado, pero, si se trata de una hemorragia grave, entonces suele aparecer con hemorroides internas de grado 2, 3 o 4. La mayor parte de estos pacientes necesitará tratamiento endoscópico o quirúrgico para controlar la hemorragia, según hemos comprobado. En nuestro equipo hemos utilizado varias técnicas para tratar la hemorragia por hemorroides internas, incluida la coagulación por corriente continua, la coagulación bipolar y la sonda por termocoagulación.[37, 38] Recientemente se ha demostrado que la ligadura endoscópica con bandas de goma es una técnica más sencilla, rápida y eficaz, especialmente en el tratamiento de la hemorragia grave [39, 40] (véase la figura 8.5). Los pacientes necesitan llevar a cabo un seguimiento ambulatorio para evitar la recidiva hemorrágica y reducir las hemorroides a grado 1 o menos. Otras recomendaciones para el tratamiento a largo plazo son una dieta rica en fibra, el uso de ablandadores de deposiciones y evitar el consumo de aspirinas, AINE y anticoagulantes, en la medida de lo posible.

Aquellos pacientes que desean un único procedimiento definitivo o los que han fracasado con el tratamiento endoscópico son candidatos para someterse a cirugía. La cirugía por hemorroidectomía es muy eficaz a la hora de extirpar tanto las hemorroides internas como las externas.[41-43] Sin embargo, este tipo de cirugía suele ser dolorosa, tiene cierta incidencia de complicaciones[44-46] y las recidivas no son infrecuentes.[37, 38]

8.8 Colitis isquémica

La colitis isquémica fue la causa de un 11,8 % de los casos de hematoquezia grave entre nuestros pacientes consecutivos con hemorragia de colon grave.[26] Otros investigadores señalan una incidencia del 3-9 % de hematoquezia grave a causa de una colitis isquémica.[1, 13, 47] La mayoría de estos pacientes no necesita cirugía para controlar la hemorragia, ya que ésta suele interrumpirse espontáneamente, y se suelen desarrollar lesiones de colon difusas (véase la figura 8.6). Si se detecta una úlcera focal con estigmas de hemorragia durante una colonoscopia, ésta puede tratarse endoscópicamente.[48] La colonoscopia es el mejor método para realizar un diagnóstico definitivo, ya que la mayoría de pacientes tiene lesiones cerca del colon sigmoide.[48] Durante la colonoscopia hay afectación segmentaria (normalmente en las zonas de contacto con otros órganos –el ángulo esplénico o hepático del colon–) que consiste en edema mucoso, eritema, friabilidad, hemorragias mucosas, necrosis mucosa y úlceras (véase la figura 8.6). Las biopsias obtenidas de la zona de afectación o cerca suelen ser definitivas de isquemia. Las observaciones endoscópicas y la histopatología son muy útiles para diferenciar la colitis isquémica de la inflamatoria o infecciosa.

Los pacientes pueden presentar dolor abdominal agudo, difuso y con calambres, y tener diarrea hemorrágica. Rara vez se padecen náuseas, vómitos o fiebre. A veces los pacientes se muestran inquietos y pueden experimentar taquicardia o hipovolemia. En estos casos, la exploración abdominal provoca dolor con la palpación y borborigmos hiperactivos. Sin embargo, en los pacientes más ancianos la exploración abdominal puede ser normal o revelar sólo un dolor leve con la palpación y borborigmos normales. Los signos peritoneales no son frecuentes, a no ser que haya infarto de colon manifiesto con afectación serosa.

El tratamiento de pacientes con colitis isquémica incluye terapia complementaria mediante rehidratación de fluidos por vía intravenosa (o resucitación si hay hipotensión), transfusiones de sangre para reparar la anemia y mejorar la perfusión tisular. Está asimismo indicado el tratamiento de otras enfermedades que pueden haber contribuido a la isquemia intestinal, tales como la insuficiencia cardíaca congestiva, las arritmias cardíacas, la hipotensión y la anemia. Una observación exhaustiva del paciente en caso de deterioro agudo manifestado por leucocitosis, fiebre, aumento del dolor abdominal, íleo paralítico y signos peritoneales focales durante la exploración abdominal indican infarto intestinal y es necesaria la cirugía de urgencia. Hemos comprobado que la mayor parte de pacientes con colitis isquémica y hematoquezia grave tienen una evolución hospitalaria benigna y nunca desarrollan complicaciones.[48]

8.9　Úlcera rectal solitaria

Las úlceras rectales solitarias fueron la causa de la hematoquezia grave experimentada por un 8,2 % de los pacientes de nuestro estudio[26] (véase la figura 8.8). Se observó hemorragia activa o estigmas de hemorragia reciente durante la colonoscopia de urgencia en la mayoría de estos pacientes.[49] Los pacientes con hemorragia activa recibieron tratamiento mediante inyección de epinefrina (1:10.000) en circunferencias alrededor de la zona hemorrágica. Tras la inyección, se utilizó la técnica de irrigación para dejar expuesto el vaso sangrante, que era cauterizado acto seguido con una sonda bipolar de entre 12 y 16 vatios en pulsaciones de 5 segundos o con una sonda de termocoagulación a entre 10 y 15 julios. En el caso de un vaso visible no sangrante, éste se cauterizaba directamente hasta aplanarlo. Si había coágulo adherente, se inyectaba epinefrina alrededor de la base y luego se rasuraba con una asa de polipectomía fría. Una vez expuesto el vaso, se cauterizaba de la misma forma descrita más arriba. Recientemente hemos utilizado el tratamiento mediante inyección y hemoclip para la hemostasia de úlceras rectales hemorrágicas (véase la figura 8.7).

Este síndrome es más frecuente en ancianos y se caracteriza por hemorragia rectal y secreción de mucosidad entre un 56 y un 89 % de los pacientes.[50-52] Estos pacientes suelen tener antecedentes recurrentes de estreñimiento y retención fecal. No se sabe la causa exacta de las úlceras rectales pero se ha señalado que un posible motivo podría ser el prolapso rectal con mucosidad e isquemia.[53] Una necrosis mucosa provocada por la presión en pacientes ancianos o encamados con retención fecal puede contribuir a la aparición de este trastorno. En la colonoscopia o sigmoidoscopia flexible se puede observar una úlcera bien delimitada (o úlceras como en la figura 8.8) con edemas, eritemas y nódulos en los bordes.[49]

El tratamiento a largo plazo para estos pacientes incluye técnicas de prevención del estreñimiento y del prolapso rectal mediante una dieta rica en fibra, ablandadores de las deposiciones y el uso de los laxantes suaves necesarios para prevenir la retención fecal, especialmente en pacientes encamados.

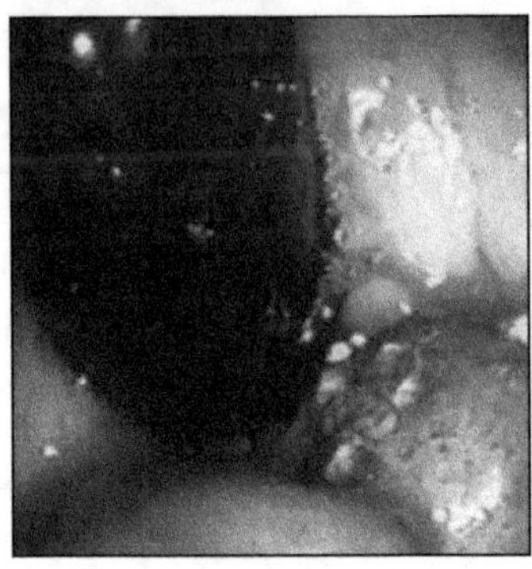

Figura 8.5. Hemorroides internas hemorrágicas tratadas con ligadura de bandas de goma. Se trata de una vista retrorreflejada tras la ligadura con bandas.

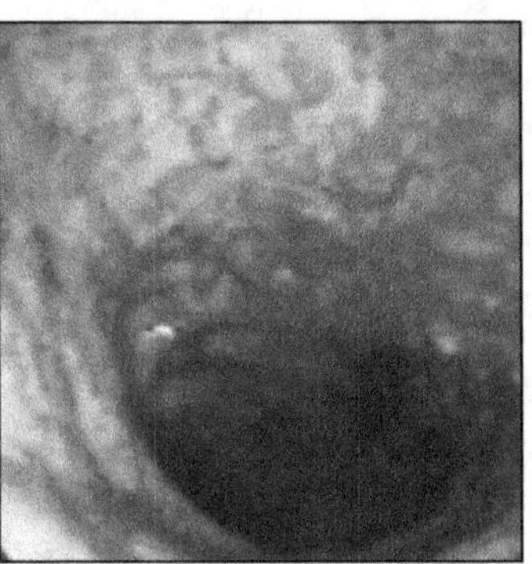

Figura 8.6. Colitis isquémica que fue difusa y causó hematoquezia.

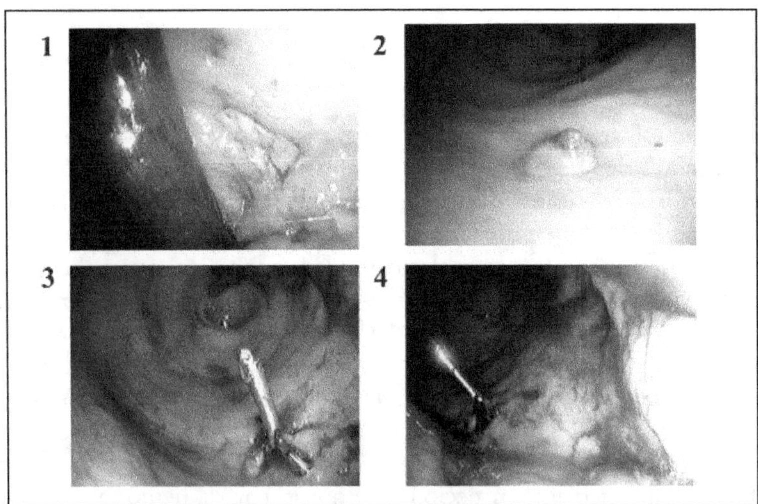

Figura 8.7. Tratamiento mediante hemoclip de una úlcera rectal con un vaso visible tras presentarse como hematoquezia grave.

8.10 Hemangiomas de colon

La figura 8.9 muestra un ejemplo de hemangiomas grandes. En el estudio que hemos llevado a cabo sobre la hematoquezia grave, en un 6,3 % de los pacientes la causa de la misma fueron

los hemangiomas de colon que presentaban.[26] Estos pacientes recibieron tratamiento mediante una sonda multipolar con una potencia entre 10 y 12 vatios y pulsaciones de 1 o 2 segundos, o mediante una sonda de termocoagulación entre 10 y 15 julios. El hemangioma completo se coaguló y todos los hemangiomas visibles pudieron coagularse en una sola sesión. Las
sondas pequeñas (de 2,4 mm de diámetro) pueden utilizarse en caso de hemangiomas pequeños (< 5 mm) y las grandes (de 3,2 mm de diámetro) son más prácticas y eficaces para los
hemangiomas más grandes. No se dieron complicaciones relacionadas con la técnica de coagulación endoscópica.

La mayoría (es decir, un 70 %) de nuestros pacientes con hemangiomas hemorrágicos
tenía una hemorragia intermitente de resolución espontánea o sangre oculta en heces y anemia ferropénica.[54] Estos pacientes suelen ser estables y pueden someterse a una colonoscopia programada como tratamiento ambulatorio.[54] El resto de pacientes (30 %) presentaba un
cuadro de hematoquezia y anemia graves, además de inestabilidad hemodinámica. En su
caso eran necesarias la hospitalización, una evaluación de urgencia, transfusiones de sangre
y una colonoscopia de urgencia con coagulación.

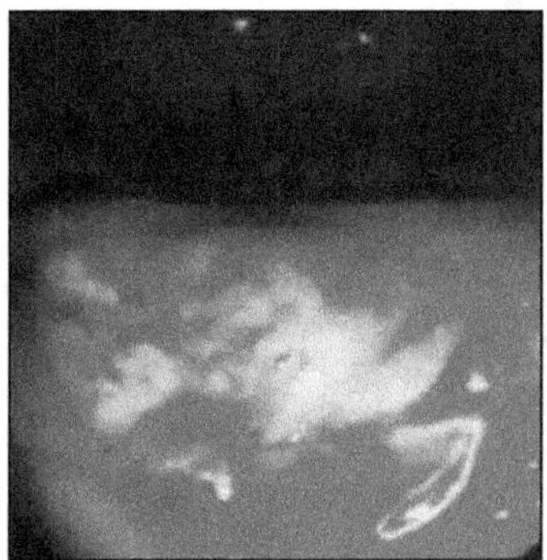

Figura 8.8. Úlcera rectal hemorrágica con un vaso visible.

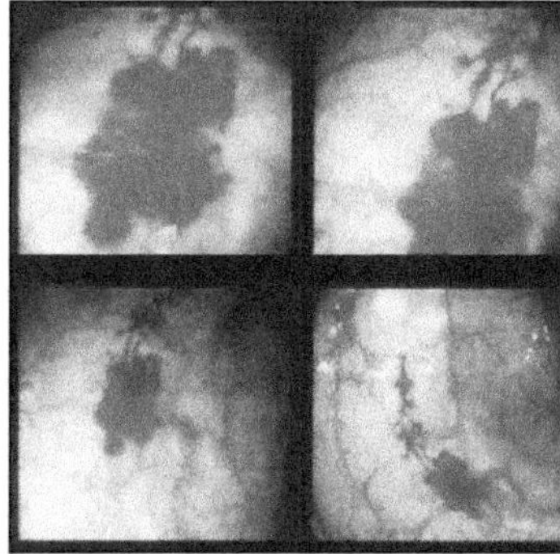

*Figura 8.9. Hemangiomas de gran tamaño en el colon
ascendente, causantes de una hematoquezia recurrente
y grave.*

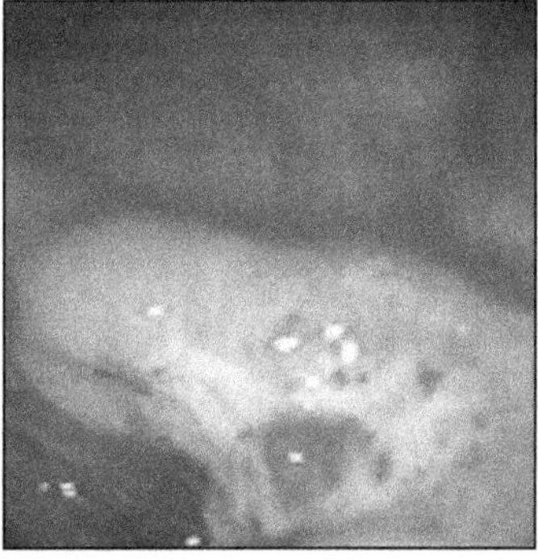

*Figura 8.10. Úlcera retardada tras una polipectomía con un vaso visible no sangrante. El paciente experimentó una
hematoquezia grave 9 días después de una polipectomía gradual tras haber reanudado el tratamiento con aspirinas y plavex.
El tratamiento realizado fue el de la electrocoagulación multipolar.*

En un estudio prospectivo,[54] 108 pacientes con hemangiomas de colon hemorrágicos fueron asignados aleatoriamente a recibir tratamiento mediante colonoscopia con coagulación bipolar (57 pacientes) o sonda de termocoagulación (51 pacientes). El período de seguimiento medio en estos pacientes fue de 2 años, que se comparó entonces con los 2 años previos a los tratamientos endoscópicos. Se compararon las respuestas, incluido el número de episodios hemorrágicos, de transfusiones de sangre y hematocritos. Un 70 % de los pacientes tuvo una buena respuesta tras la colonoscopia con coagulación. Experimentaron menos episodios de hemorragia, necesitaron menos transfusiones de sangre y los hematocritos fueron más elevados. Un 18 % de los pacientes necesitó cirugía mediante hemicolectomías, debido a los numerosos hemangiomas encontrados en un segmento o a recidiva hemorrágica frecuente. Tras la hemicolectomía, un 38 % de los pacientes experimentó recidiva hemorrágica. Se observaron complicaciones relacionadas con la colonoscopia con coagulación en un 5 % de los pacientes. Cuatro pacientes experimentaron hemorragia tardía recurrente debido a úlceras tras la coagulación. Dos de los pacientes con coagulopatía necesitaron cirugía. Otros dos pacientes experimentaron síndrome de poscoagulación debido a una coagulación de todo el grosor de la pared, pero se recuperaron con tratamiento médico únicamente. No se dio ninguna perforación de colon.

8.11 Hemorragia retardada tras una polipectomía

La hemorragia retardada tras una polipectomía aparece como resultado de un úlcera en la zona de la polipectomía. La hemorragia puede aparecer días o, menos frecuentemente, semanas después de la polipectomía (véase la figura 8.10). La incidencia de hemorragia retardada tras una polipectomía es entre un 1 y un 6 %.[55] En un estudio reciente llevado a cabo por nuestro equipo,[25, 26] la hemorragia por úlceras tras una polipectomía fue la etiología en un 4 % de los pacientes con hematoquezia grave. Esto puede deberse a la realización de nuevas técnicas de colonoscopia, incluida la resección gradual de pólipos grandes o las polipectomías con ayuda de salino. La hemorragia retardada apareció a los 9 días de media (según una oscilación entre 2 y 73) después de la polipectomía. El tamaño medio de los pólipos fue de 20 mm de diámetro, la mayoría de ellos sésiles y no malignos.[56] El tamaño medio de la úlcera en la colonoscopia fue de 11 mm. Se observó hemorragia activa en un 23 % de los casos, vasos visibles no sangrantes en un 23 % también, coágulos en un 38 %, un punto en un 8 % y úlcera limpia en un 8 % de los casos. Un 84 % de los pacientes recibió tratamiento endoscópico y sólo un paciente recayó.

8.12 Conclusiones

La hematoquezia grave es un motivo frecuente de hospitalización, pero las causas han cambiado en la última década.[2, 26] Estos cambios se deben, en parte, al envejecimiento de la población, a la evaluación y tratamiento por parte de colonoscopistas en vez de por cirujanos y médicos no endoscopistas, y a los cambios en las técnicas de colonoscopia, como la polipectomía gradual.

Una revisión exhaustiva de los antecedentes, la exploración física, la exploración de recto y el lavado nasogástrico pueden ayudar a localizar la zona de la hemorragia y centrarse en el diagnóstico diferencial.[2,26] Éste debe ser el procedimiento rutinario durante la resucitación del paciente. Sin embargo, la limpieza de colon para la colonoscopia de urgencia puede ser la mejor forma de combinar el diagnóstico y el tratamiento de las lesiones de colon hemorrágicas.[2, 26-35] Se recomienda una colonoscopia completa mediante intubación del íleo terminal, además de una exploración del recto con un anoscopio adecuado. Si estas exploraciones no muestran signos, entonces se recomienda llevar a cabo una enteroscopia de pulsión, que combina diagnóstico y tratamiento.[2, 26-29, 31-35]

Con los últimos avances surgidos en hemostasia mediante colonoscopia, los pacientes pueden beneficiarse de un diagnóstico y tratamiento llevado a cabo por colonoscopistas expertos.[2, 3, 26, 31] Además, se ha comprobado que la colonoscopia de urgencia tras una limpieza del colon es más eficaz en términos de costes que la colonoscopia programada u otras técnicas para diagnosticar la hematoquezia grave.[27]

Bibliografía

1. Lonstreth GF. Epidemiology and outcome of patients hospitalized with acute lower gastrointestinal hemorrhage: a population-based study. Am J Gastroenterol 1997; 92: 419-424.

2. Jensen DM, Machicado GA. Diagnosis and treatment of severe hematochezia: the role of urgent colonoscopy after purge. Gastroenterology 1988; 95: 1569-1574.

3. Strate LL, Syngal S. Timing of colonoscopy: impact on length of hospital stay in patients with acute lower intestinal bleeding. Am J Gastroenterol 2003; 98: 317-322.

4. Zuckerman GR, Trellis DR, Sherman TM, Cluse RE. An objective measure of stool color for differentiating upper from lower gastrointestinal bleeding. Dig Dis Sci 1995; 40: 1614-1621.

5. Ikeda K, Konishi Y, Nakamura T, Nabeshima M, Yamamoto S, Migihashi R, Chiba T. Rectal varices successfully treated by endoscopic injection sclerotherapy after careful hemodynamic evaluation: a case report. Gastrointest Endosc 2001; 54: 788-791.

6. Shudo R, Yazaki Y, Sakurai S, Uenishi H, Yamada H, Sugawara K, Kohgo Y. Combined endoscopic variceal ligation and sclerotherapy for bleeding rectal varices associated with primary biliary cirrhosis: a case showing a long-lasting favorable response. Gastrointest Endosc 2001; 53: 661-665.

7. Wright HK. Massive colonic hemorrhage. Surg Clin North Am 1981; 60: 1297-1304

8. Berry AR, Campbell WB, Kettlewell MGW. Management of major colonic hemorrhage. Br J Surg 1988; 75: 637-648.

9. Luk GD, Bynum TE, Hendrix TR. Gastric aspiration in localization of gastrointestinal hemorrhage. JAMA 1979; 24: 576-578.

10. Smith R, Copely DJ, Bolen FH. 99m Tc TBC Scintigraphy: correlation of gastrointestinal bleeding rates with scintigraphic findings. Am J Roentgenol 1987; 148: 869-874.

11. Gupta S, Luna E, Kingsley S, *et al.* Detection of gastrointestinal bleeding by radionuclide scintigraphy. Am J Gastroenterol 1984; 79: 26-31.

12. Bunker SR. Cine scintigraphy of gastrointestinal bleeding. Radiology 1993; 187: 877-878.

13. Zuckerman GR, Prakash C. Acute lower intestinal bleeding: Part I: Clinical presentation and diagnosis. Gastrointest Endosc 1998; 48: 606-617.

14. Olds GD, Cooper GS, Chak A, Sivak MV Jr, Chitals AA, Wong RC. The yield of bleeding scans in acute lower gastrointestinal hemorrhage. J Clin Gatroenterol 2005; 39: 273-277.

15. Zuckerman DA, Bocchini TT, Birnbaum EH. Massive hemorrhage in the lower gastrointestinal tract in adults: diagnostic imaging and intervention. Am J Roentgenol 1993; 161: 703-711.

16. Nath Rl, Sequeira JC, Weitzman AF, Birkett DH, Williams LF Jr. Lower gastrointestinal bleeding: diagnostic approach and management conclusions. Am J Surg 1981; 141: 478-481.

17. Leitman IM, Paul DE, Shires III GJ. Evaluation and management of massive lower gastrointestinal hemorrhage. Ann Surg 1989; 209: 175-180.

18. Whitaker SC, Gregson RH. The role of angiography in the investigation of acute or chronic gastrointestinal hemorrhage. Clin Radiol 1993; 47: 382-388.

19. Danesh BJ, Spiliadis C, Williams CB, Zambartes CM. Angiodysplasia, an uncommon cause of colonic bleeding: colonoscopic evaluation of 1,050 patients with rectal bleeding and anemia. Int J Colorectal Dis 1987; 2: 218-222.

20. Hochter W, Weingart J, Kichner W, Frimberger E, Ottenjann R. Angiodysplasia in the colon and rectum: endoscopic morphology, localization and frequency. Endoscopy 1985; 17: 182-185.

21. Gordon RL, Ahl KL, Kerlan Jr RK, Wilson MW, LaBerge JM, Sandher JS, Ring EJ, Welton ML. Selective arterial embolization for the control of lower gastrointestinal bleeding. Am J Surg 1997; 174: 24-28.

22. Ledermann HP, Schoch E, Jost R, Decurtins M, Zollikofen CC. Superselective coil embolization in acute gastrointestinal hemorrhage: personal experience in 10 patients and review of the literature. J Vasc Interv Radiol 1998; 9: 753-760.

23. Guy GE, Shety PC, Sharma RP, Burke MW, Burke TH. Acute lower gastrointestinal hemorrhage: treatment by superselective embolization with polyvinyl alcohol particles. Am J Roentgenol 1992; 159: 521-526.

24. Ledermann HP, Schoch E, Jost R, Zollikofen CL. Embolization of the vasa recta in acute lower gastrointestinal

hemorrhage: a report of 5 cases. Casrdiovasc Intervent Radiol 1999; 22: 315-320.

25. Silver A, Bendick P, Wasvary H. Safety and efficacy of superselective angioembolization in control of lower gastrointestinal hemorrhage. Am J Surg 2005; 189: 361-363.

26. Jensen DM, Kovacs TOG, Dulai G, Jutabha R, Gralnek IM, Machicado GA. A prospective study of urgent endoscopic diagnosis and treatment of patients with diverticulosis and severe hematochezia. Gastrointest Endosc 2005; 61: AB84:264.

27. Jensen DM, Machicado GA. Colonoscopy for diagnosis and treatment of severe lower gastrointestinal bleeding: routine outcomes and cost analysis. Gastrointest Endosc Cl of N Amer 1997; 477-498.

28. Jensen DM, Machicado GA. Colonoscopy and hematochezia. In Waye JD, Rex DK, Williams CB. Colonoscopy – Principles and Practice. Blackwell Sciences. London 2000; 561-572.

29. Jensen DM, Machicado GA, Dulai G, Kovacs TOG, Jutabha R, Gralnek IM, Fontana L, Jensen ME, Lousuelesakul V. A prospective study of patients hospitalized for severe hematochezia: diagnosis, treatment and outcomes. Gastrointest Endosc 2003; 57: AB92: 617.

30. Parks TG. Natural history of diverticular disease of the colon. Clin Gastroenterol 1975; 4: 53.

31. Jensen DM, Machicado GA, Jutabha R, Kovacs TOG. Urgent colonoscopy for the diagnosis and treatment of severe diverticular hemorrhage. N Engl J Med 1000; 342: 78-82.

32. Jensen DM. Endoscopic diagnosis and treatment of severe hematochezia. Techniques in Gastrointestinal Endoscopy 2001; 3: 178-184.

33. Jensen DM, Kovacs TOG, Jutabha R, Machicado GA, Gralnek IM, Savides JJ, Smith J, Jensen ME, Alofailuli G, Gornbein J. Randomized, controlled trial of medical therapy compared to endoscopic therapy for prevention of recurrent ulcer hemorrhage in patients with non-bleeding adherent clots. Gastroenterology 2002; 123: 407-413.

34. Hyman N, Waye JD. Endoscopic four quadrant tattoo for the identification of colonic lesions at surgery. Gastrointest Endosc 1991; 37: 56-58.

35. Jensen DM. Diverticular bleeding: An appraisal based upon stigmata of recent hemorrhage. Techniques in Gastrointest Endoscopy 2001; 3: 192-198.

36. Johanson JF. Hemorrhoids. In: US Deartment of Health and Human Services Public Health Service. National institutes of Health, National Institute of Diabetes and Digestive and kidney diseases. Digestive Diseases in the United States. Epidemiology and Impact. Wasington, D.C., U.S. Government Printing Office. NIH publication No. 94-147, pp 273-298, 1994.

37. Randall GM, Jensen DM, Machicado GA, You S, Pelayo E, Jensen ME. Prospective randomized comparative study of direct current versus bipolar electrocoagulation probe for treatment of bleeding internal hemorrhoids. Gastrointest Endosc 1994; 40: 403-410.

38. Jensen DM, Machicado GA, Jutabha R, Ohning G, Jensen ME, Cheng S, Gornbein J, Hirabayashi K, Randall G. A randomized comparative study of bipolar electrocoagulation versus heater probe treatment of chronically bleeding internal hemorrhoids. Gastrointest Endosc 1997; 46: 435-443.

39. Pfenninger JL. Modern treatments for internal hemorrhoids. BMJ 1997; 314: 1211-1212.

40. Fukuda A, Kajiyawa T, Arakawa H, Kishimoto H, Soneda H, Sakai M, Tsunekawa S, Chiba T. Retroflexed endoscopic multiple band ligation of symptomatic internal hemorrhoids. Gastrointest Endosc 2004; 59: 380-384.

41. Senagore A, Mazier WT, Cuchtefeld MA, et al. Treatment of advanced hemorrhoidal disease: A prospective, randomized comparison of cold scalpel vs contact Nd: YAG laser. Dis Colon Rectum 1993: 36: 1042-1049.

42. Andrews BJ, Layer OT, Jackson BT, et al. Randomized trial comparing diathermy hemorrhoidectomy with scissor dissection Milligan-Morgan operation. Dis Col Rectum 1993; 36: 580-583.

43. Hodgson WJ, Morgan J. Ambulatory hemorrhoidectomy with CO2 laser. Dis Colon Rectum 1995; 38: 1265-1269.

44. Rosen L, Sipe P, Stasik JJ, et al. Outcome of delayed hemorrhage following surgical hemorrhoidectomy. Dis Colon Rectum 1993; 36: 743-746.

45. Eu KW, Tech TA, Seow-Choen F, et al. Anal stricture following hemorrhoidectomy: early diagnosis and treatment. Aust JZ J Surg 1995; 65: 101-103.

46. Patickh SR, Mohnelli B, Dailey TH. Liver abscess after hemorrhoidectomy. Report of two cases. Dis Colon Rectum 1994; 37: 185-189.

47. Peura DA, Lanza FL, Gostout CL, et al. The Americal College of Gastroenterology Bleeding Registry: Preliminary findings. Am J Gastroenterol 1997; 92: 924-928.

48. Jensen DM, Zarimani A, Kovacs TOG, Dulai G, Jutabha R, Gralnek IM, Machicado GA. Ischemic colitis is a common cause of severe hematochezia and patient outcomes are no worse than other colonic diagnoses. Gastrointest Endosc 2004; 59: AB105: 536.

49. Kanwal F, Dulai DS, Jensen DM. Major stigmata of hemorrhage on rectal ulcers in patients with severe hematochezia: Endoscopic diagnosis, treatment, and outcomes. Gastrointest Endosc 2003; 57: 262-8.

50. Madigan MR, Morson BC. Solitary ulcer of the rectum. Gut 1969; 10: 871.

51. Tjandra JT, Fazio VW, Church JM, et al. Clinical conundrum of solitary rectal ulcer. Dis Colon Rectum 1992; 35: 227.

52. Niv Y, Bat L. Solitary rectal ulcer syndrome – clinical, endoscopic and histopathological spectrum. Am J Gastroenterol 1986; 81: 486.

53. Levine DS. «Solitary» rectal ulcer syndrome. Gastroenterol 1997; 92: 243.

54. Machicado GA, Jensen DM. Bleeding colonic angiomas and radiation telangiectasias: Endoscopic diagnosis and treatment. Techniques in Gastrointest Endosc 2001; 3: 185-191.

55. Zuckerman GR, Prakash C. Acute lower intestinal bleeding. Gastrointest Endosc 1999; 49: 228-238.

56. Jensen DM, Kovacs TOG, Jutabha R, et al. Prospective study of delayed post polypectomy bleeding compared to other causes of severe hematochezia. Gastrointest Endosc 2001; 53: 182.

Capítulo 9

Prevención de la hemorragia digestiva alta en pacientes descoagulados

J. FONTCUBERTA

Hospital de la Santa Creu i Sant Pau
Unitat d'Hemostàsia i Trombosi
Departament Hematologia
Barcelona

Dirección para correspondencia
Hospital de la Santa Creu i Sant Pau
Dr. J. Fontcuberta
jfontcuberta@santpau.es

9.1 Introducción

La principal complicación del tratamiento anticoagulante oral (TAO) es el sangrado. Dicha complicación, así como las complicaciones tromboembólicas, están estrechamente relacionadas con una serie de características especiales del TAO. Estas características son: dosis diaria muy variable a nivel individual, escasa separación entre la dosis insuficiente y la excesiva, interferencias con otros fármacos, interferencias por cambios de la dieta y posibilidad de complicaciones hemorrágicas o trombóticas a pesar de un correcto control.

Como consecuencia de estas peculiares características del TAO, la necesidad de realizar un control periódico de la dosis es ineludible, por la gravedad de las complicaciones que puede generar una mala dosificación y por la gran variabilidad individual de la dosis necesaria en función de diversos factores incontrolables (edad, sexo, dieta, predisposición genética, enfermedades concomitantes, etc.).

Debido a la prolongación de la esperanza de vida de la población en general y al aumento de las indicaciones del TAO, el número de pacientes que acceden a este tipo de tratamiento cada día se incrementa más. En nuestro medio, aproximadamente un 1 % de la población general recibe TAO.

En España se estima que, en la actualidad, hay más de 450.000 pacientes anticoagulados y el crecimiento anual de este tipo de pacientes es próximo a un 20 %.[1]

El control clínico del TAO mejoró muchísimo tras la introducción de la ratio normalizada internacional (INR) como medida de la intensidad de la anticoagulación.[2] La definición de unos límites terapéuticos exactos de la INR tuvo también un efecto beneficioso. Los límites utilizados como diana incluyen los valores de INR más seguros que comportan el menor riesgo de complicaciones hemorrágicas o tromboembólicas.

Asumiendo que existe una gran variabilidad en los costes entre los distintos centros de control de TAO, se estima que los costes anuales de dicho control en toda España ascienden a unos 60-70 millones de euros. En estos costes se incluye el personal, material y costes repercutidos. Estos costes del TAO anualmente evitan 15.000 embolias cerebrales de pacientes con prótesis valvulares, fibrilación auricular y otros tipos de cardiopatías, y 7.500 recidivas de problemas tromboembólicos venosos. Los costes de estas patologías evitadas ascienden a unos 1.000 millones de euros anuales. En resumen, los gastos originados por el control del TAO son 15 veces menores que los gastos que supondrían las complicaciones evitadas. Pero lo más importante es que evitan, además del lógico sufrimiento humano, unas 6.000 muertes anuales.[1]

Las indicaciones del TAO básicamente son de causa cardiológica; en nuestro medio las causas más frecuentes son: fibrilación auricular, 44 %; prótesis valvulares cardíacas, 18 %; cardiopatías diversas, 14 %; enfermedad tromboembólica venosa, 16 %, y otras causas, 8 %.[3] En relación con la fibrilación auricular se estima que sólo el 30 % de los pacientes con esta patología están actualmente bajo tratamiento anticoagulante oral, por lo que en los próximos años se prevé un incremento muy importante de los pacientes con TAO.

En la actualidad existen diversas modalidades de control del TAO. Las unidades de control de TAO en los hospitales, dirigidas por médicos hematólogos, son la modalidad de control más frecuente. En esta modalidad el paciente acude al centro hospitalario, se efectúa la extracción de muestra (venosa o capilar) y el hematólogo valida el resultado y propone la siguiente visita y la dosis del anticoagulante que debe tomar. Los inconvenientes de este modelo son la gran masificación de pacientes en las unidades de control, la necesidad de desplazamiento del paciente y el prolongado tiempo de espera del mismo.

Con la finalidad de disminuir la gran aglomeración de pacientes que deben realizar controles de TAO en los hospitales y de acercar el control al domicilio del paciente, se han ensayado diversos modelos de descentralización del TAO:

1. Descentralización con personal de enfermería de Asistencia Primaria y control centralizado por el hematólogo.

2. Descentralización del control mediante desplazamiento del hematólogo a otras áreas de población.

3. Otras formas de descentralización con participación del hematólogo se basan en la obtención de la muestra por personal de enfermería en centros alejados, realización del análisis en laboratorios de atención primaria y envío de los resultados al centro hospitalario donde el hematólogo los valida y remite el resultado por vía informática al Centro de Atención Primaria.

4. Participación de los médicos de Asistencia Primaria en el control de TAO. El médico de Asistencia Primaria, mediante un pequeño curso de capacitación, aprende el manejo del TAO y realiza los controles en el Centro de Atención Primaria.

5. Autocontrol: el paciente, mediante un curso de formación y un coagulómetro portátil, aprende a dosificar y a controlarse el TAO.

6. Control del TAO en centros privados por profesionales no especialmente formados para esta actividad.

Existe poca información acerca de las complicaciones trombohemorrágicas que puedan comportar cada una de estas modalidades de control del TAO. Pero sí se sabe que cuando se realiza el control por personal no especializado las complicaciones trombohemorrágicas se incrementan en comparación con los controles efectuados en unidades de control del TAO.[4]

La relación del sangrado gastrointestinal con el TAO está ampliamente documentada. En este capítulo exponemos las causas que influyen en las complicaciones hemorrágicas por TAO, la experiencia del autocontrol de TAO en la disminución de las complicaciones trombohemorrágicas y la probabilidad de sangrado gastrointestinal por TAO y otros antitrombóticos y sus posibilidades de tratamiento.

9.2 Complicaciones hemorrágicas del TAO

Las complicaciones hemorrágicas del TAO están relacionadas con la intensidad de la anticoagulación, las características de los pacientes, el uso concomitante de fármacos que interfieren en la hemostasia y con la duración del tratamiento.

9.2.1 Intensidad del efecto anticoagulante

Existe una importante correlación entre la intensidad del efecto anticoagulante y el riesgo de sangrado, tanto en pacientes tratados con TAO por enfermedad tromboembólica venosa como en pacientes con prótesis valvulares, accidente vascular cerebral isquémico o fibrilación auricular.

En diversos ensayos clínicos se ha demostrado que los pacientes que están en un INR > 3 tienen más complicaciones hemorrágicas que los pacientes que se hallan en un INR entre 2-3.

La intensidad del efecto anticoagulante probablemente es el factor de riesgo más importante para el desarrollo de hemorragia intracraneal y también para el de la hemorragia gastrointestinal, independientemente de la indicación del TAO. El riesgo de sangrado se incrementa espectacularmente cuando los INR son superiores a > 4-5. En un estudio caso control el riesgo de hemorragia intracraneal se doblaba por cada incremento de 1 por encima del INR considerado óptimo.[5]

Debido a la estrecha relación entre la intensidad del efecto anticoagulante y las complicaciones hemorrágicas, se han desarrollado métodos de control del TAO que intentan minimizar las variaciones del INR. En este sentido el desarrollo del autocontrol por el propio paciente con coagulómetros portátiles ha conducido a una reducción de las complicaciones hemorrágicas y tromboembólicas.[6]

9.2.2 *Características de los pacientes y comorbidad*

La edad es un factor independiente de riesgo para complicaciones hemorrágicas mayores en pacientes con TAO. En pacientes mayores de 75 años la frecuencia de complicaciones hemorrágicas mayores es más frecuente (5,1 %/año) que en pacientes más jóvenes (1 %/año).[7] También el riesgo de hemorragia intracraneal es mayor en pacientes con una edad superior a los 75 años y con un INR superior al rango considerado terapéutico.

El mecanismo por el cual el incremento de la edad se asocia a un mayor riesgo de complicaciones hemorrágicas se desconoce.

Durante mucho tiempo se había considerado que una historia previa de sangrado era un factor de riesgo para un nuevo resangrado. Estudios recientes sugieren que esta observación no es real.[8] En el ámbito del sangrado gastrointestinal, una historia previa de úlcera péptica no sangrante no se ha asociado con un subsiguiente sangrado gastrointestinal.[9]

El alcoholismo crónico y el sexo femenino clínicamente se habían asociado a un mayor riesgo de sangrado con el TAO; sin embargo, en la actualidad se acepta que no existen suficientes estudios convincentes para mantener dicha posición.

Otras situaciones de comorbidad como la hipertensión tratada, las enfermedades cerebrovasculares, el infarto isquémico cerebral, las enfermedades graves cardíacas y la insuficiencia renal, se han asociado a un incremento de las complicaciones hemorrágicas durante el TAO.

En relación a la presencia de neoplasias y del incremento del riesgo de complicación hemorrágica durante el TAO, existen estudios contradictorios, pero en general se acepta que las neoplasias incrementan el riesgo de sangrado.

Frecuentemente el TAO pone en evidencia el sangrado de patologías ocultas. Un estudio llevado a cabo por Landefeld[10] demuestra que el 75 % de los pacientes con una ratio de tiempo de protrombina < 1,5 en el momento de la complicación hemorrágica presentaba una patología oculta comparado con el 16 % con una ratio de protrombina[3] 1,5. La mayoría de lesiones ocultas se detectaron en el tracto gastrointestinal y en el genitourinario.

9.2.3 *Uso de fármacos que interfieren en la hemostasia*

El uso concomitante de aspirina a dosis próximas a los 100 mg/día con anticoagulantes orales (warfarina o acenocumarol) con un INR próximo a 1,5-2, incrementa casi el doble las complicaciones hemorrágicas.

La asociación de acetaminofen con anticoagulantes orales incrementa considerablemente el INR. En un estudio llevado a cabo por Johnsen *et al.*[11] se demuestra que la asociación

de anticoagulantes orales más acetaminofen incrementa el doble las hemorragias gastrointestinales altas, comparada con el anticoagulante oral solo.

Desde hace años se sabe que los fármacos antiinflamatorios no esteroideos se asocian a
una mayor incidencia de sangrado gastrointestinal. Sin embargo, no hay estudios prospectivos bien diseñados que demuestren que la asociación de antiinflamatorios no esteroideos
con anticoagulantes orales incremente las complicaciones hemorrágicas.

Todos los estudios efectuados son retrospectivos, sin grupos control adecuados y sin
doble ciego. Las conclusiones de estos estudios son que los fármacos antiinflamatorios no
esteroideos asociados a los anticoagulantes orales incrementan entre 3 y 11 veces el riesgo
de sangrado.[12] No obstante, estos resultados deben tomarse con precaución por el diseño
deficiente de estos estudios.

9.2.4 La duración del tratamiento anticoagulante oral

La mayoría de estudios[13] están de acuerdo en que las complicaciones hemorrágicas durante
el TAO aparecen en los primeros meses de inicio del tratamiento. En el estudio de Landefeld
et al.,[14] la frecuencia de las complicaciones hemorrágicas decrece de un 3 %/mes durante el
primer mes, en pacientes controlados ambulatoriamente, a un 0,8 %/mes durante el resto
del primer año de tratamiento y a un 0,3 %/mes en los años siguientes. En este estudio se
incluyen todo tipo de complicaciones hemorrágicas, tanto mayores como menores.

No obstante, los datos observacionales de este estudio y de otros no han podido ser confirmados por otros trabajos.[15]

En general se acepta que al inicio del TAO las complicaciones hemorrágicas son mayores.

9.3 Comparación del autocontrol del TAO con el control en clínicas especializadas. Estudio ACOA *(Alternative Control of Oral Anticoagulant Treatment)*

9.3.1 Diseño del estudio

El ensayo *Alternative Control of Oral Anticoagulant Treatment* (ACOA)[16] es un estudio de un solo
centro, controlado y con una asignación aleatoria centralizada, que se llevó a cabo en el Hospital de la Santa Creu i Sant Pau de Barcelona, España, entre enero de 2001 y julio de 2002.
Los hematólogos que se encargan de nuestra clínica de anticoagulación utilizan un protocolo de dosis homogéneo y unos protocolos estándar para abordar las situaciones que aumentan el riesgo clínico. El personal clínico incluye enfermeros especialmente preparados. Los
datos clínicos y los registros de INR se controlan con ordenadores, lo cual garantiza un seguimiento excelente. Los pacientes y sus familiares reciben una educación básica al inicio del tratamiento anticoagulante oral, que incluye información sobre las principales características de
los anticoagulantes orales, sus posibles riesgos, el fundamento de los controles periódicos y
las interacciones farmacológicas. Samsa y Matchar[17] han recomendado el empleo de una clínica de estas características para disponer de un grupo control apropiado en un ensayo sobre
el autocontrol del paciente. El comité de ética de nuestro hospital aprobó el estudio.

9.3.2 Conclusiones

En este estudio, el autocontrol del tratamiento de anticoagulación oral por parte del propio paciente fue básicamente similar al control realizado por una clínica de anticoagulación especializada según las valoraciones efectuadas mediante la calidad del control de la INR. Sin embargo, el autocontrol fue superior en cuanto a la reducción de total de complicaciones mayores.

En nuestro análisis según intención de tratar, el porcentaje de valores de INR situados dentro de los límites pretendidos fue ligeramente superior en el grupo de autocontrol que en el grupo de control convencional (58,6 % frente a 55,6 %; p = 0,02). Sin embargo, al evaluar la eficacia según el tiempo de permanencia dentro de los límites pretendidos, la diferencia tenía el sentido contrario, aunque sin ser estadísticamente significativa (64,3 % frente a 64,9 %). Esta aparente contradicción puede deberse al mayor número de determinaciones de la INR en el grupo de autocontrol. En cualquier caso, es importante tener en cuenta que, desde un punto de vista clínico y práctico ambos grupos obtuvieron un grado de eficacia similar en las pruebas de INR.

No es posible realizar una comparación directa de las diferencias entre los estudios. Sin embargo, la aparición de complicaciones mayores en nuestro grupo de control convencional fue del mismo orden de magnitud que el descrito por otros autores en pacientes en los que el control se ha realizado en clínicas de anticoagulación (4,9 a 15,7 % pacientes-año).

Por lo que respecta a los resultados clínicos, el autocontrol del paciente obtuvo mejores resultados que el control convencional, al reducir el riesgo de complicaciones mayores en aproximadamente un 70 % y mostrar una tendencia a la reducción de la mortalidad. En resumen, el autocontrol del tratamiento anticoagulante oral por parte del paciente redujo la incidencia de complicaciones mayores en comparación con el control convencional llevado a cabo por médicos especialistas (véase la tabla 9.1). Muchos pacientes son candidatos al autocontrol, puesto que la edad avanzada y el bajo nivel de estudios no parecen ser obstáculos importantes. Lo ideal es utilizar el autocontrol con el apoyo especializado de una clínica de anticoagulación para la aplicación del tratamiento anticoagulante oral en el mayor número posible de pacientes.

9.4 Frecuencia del sangrado gastrointestinal en pacientes con tratamiento anticoagulante oral

No se conoce con precisión la incidencia de sangrado gastrointestinal (GI) en la población en general. Los únicos datos relativamente fiables provienen del estudio Atrial Fibrillation Investigators (AFI) y de la recopilación de datos de estudios prospectivos y aleatorios, destinados a observar la eficacia de la warfarina en la prevención de embolias cerebrales en pacientes con fibrilación auricular.[18]

Los datos obtenidos de estos estudios estiman que la incidencia de sangrado GI en personas mayores de 65 años, sin tratamiento antitrombótico, es de aproximadamente un 1,17 % al año.[19]

En otro estudio, el Cardiovascular Health Study (CHS), en el que participaron 5.888 personas de la población general de[3] 65 años, procedentes de cuatro comunidades de EEUU enroladas en el CHS, se estimó que la incidencia de sangrado GI fue de 0,68 %/año.[20]

Asumiendo la incidencia de sangrado GI en pacientes sin TAO, recogida en el estudio AFI, Man-Son-Hing *et al.*[22] han calculado la probabilidad de sangrado GI después de recibir dichos pacientes diferentes tipos de tratamiento. Según dicho estudio, los pacientes con fibrilación auricular mayores de 65 años que toman aspirina aumentan la probabilidad de sangrado GI en 1,2 veces, siendo el 4,8 % de los sangrados fatales. Los pacientes que toman

Variable	Grupo de tratamiento convencional, n	Grupo de autocontrol del paciente, n
Complicaciones tromboembólicas		
Ictus	3	2
AIT	10†	1
Trombosis valvular mecánica	1	-
Trombosis valvular mecánica + ictus	2	-
Embolia arterial en la pierna	1	-
TVP	1	-
Tromboflebitis superficial	1	-
Embolia pulmonar	1	1
Trombosis testicular	1	-
Trombosis de vena central de la retina	1	-
Total	22†	4
Complicaciones hemorrágicas		
Hemoptisis	2	-
Pared abdominal	1	-
Nalgas	1	-
Pierna	-	1
Cerebral	1	2
Subdural	1	-
Intestino	1	1
Total de espiodios	7	4
Muertes		
Embolia pulmonar	1‡	-
Trombosis valvular mecánica	1‡	-
Ictus isquémico masivo	1‡	-
Paro cardíaco	3	3
Shock séptico	2	-
Infarto de miocardio	2	-
Insuficiencia cardíaca congestiva	1	-
Insuficiencia renal	1	-
Cáncer de mama diseminado	1	-
Edema pulmonar agudo	1	-
Infección respiratoria aguda	1	-
Cáncer de próstata diseminado	-	1
Accidente de tráfico	-	1
Insuficiencia multiogánica	-	1
Total de muertes	15	6

* TPV = trombosis venosa profunda; AIT = accidente isquémico transitorio.

† Un paciente presentó 3 episodios AIT pero se contabilizó una sola vez en los análisis de riesgo.

‡ Considerada directamente relacionada con el tratamiento anticoagulante.

*Tabla 9.1. Complicaciones mayores asociadas y causas de mortalidad.**

warfarina aumentan la probabilidad de sangrado GI en 2,4 veces, siendo el 14,9 % de los sangrados fatales. Los pacientes que toman AINES (antiinflamatorios no esteroideos) incrementan la probabilidad de sangrado GI en 3,8 veces. Si estos pacientes, además de AINES toman también warfarina, la probabilidad de sangrado GI se incrementa 9,4 veces. Los pacientes que toman AINES con fármacos de protección de mucosa gástrica reducen en un 50 % el riesgo de sangrado GI.

La administración de AINES inhibidores específicos de la ciclo-oxigenasa 2 disminuye en un 50 % el riesgo de sangrado GI comparado con los AINES convencionales.

Como es sabido, la fibrilación auricular es la arritmia cardíaca más prevalente, ocurriendo en el 5 % de las personas a la edad de 65 años e incrementándose considerablemente en las personas mayores de 75 años. Estas personas con fibrilación auricular tienen un elevado riesgo de desarrollar embolias cerebrales, aproximadamente un 5-6 % por año. Este riesgo se incrementa considerablemente si la fibrilación auricular se asocia a hipertensión, insuficiencia cardíaca, embolismo cerebral o periférico previo o accidente vascular cerebral transitorio. El TAO a largo plazo y la aspirina reducen de forma importante este riesgo de embolismo cerebral. El TAO logra reducir hasta un 65 % el riesgo de embolismo cerebral, mientras que la aspirina lo hace en un 20 %.

Una de las principales limitaciones de los médicos para prescribir el TAO en pacientes mayores (edad[3] 70 años), afectos de fibrilación auricular y con factores de riesgo para desarrollar embolismo cerebral, es la posibilidad de que desarrollen complicaciones hemorrágicas graves. Las recomendaciones para este tipo de pacientes son las siguientes:

a)	En personas mayores de 65 años con un riesgo de embolismo cerebral del 6 %/año y de sangrado GI de 1,17 %/año, el TAO es el tratamiento más indicado. El TAO sigue siendo el tratamiento de elección asumiendo que el riesgo de sangrado GI no es superior a 10,4 %/año.

b)	Para personas mayores de 65 años y con riesgo de embolismo cerebral del 6 %/año y un riesgo de sangrado GI entre 10,4 %/año y 30 %/año, el tratamiento indicado es la aspirina.

c)	Para personas con un riesgo de sangrado GI superior al 30 %/año, no está indicado el tratamiento antitrombótico. Tampoco está indicado el tratamiento antitrombótico para personas con un riesgo de embolismo cerebral $\leq$ 2,4 %/año. No obstante, las personas mayores de 65 años tienen un riesgo mínimo de embolia cerebral del 4 %/año.

En un estudio de la Agencia Noruega del Medicamento,[22] se han registrado las complicaciones hemorrágicas graves inducidas por warfarina en el período de 1990 al 2000. Los resultados de este estudio muestran que el 71 % de los 713 casos de hemorragias graves se presentaron en pacientes mayores de 70 años. El sangrado cerebral fue el más frecuente, en un 57 % de los casos, siendo en el 73 % de los casos fatal; el sangrado GI se presentó en el 39 % de los casos y en un 14 % fue debido a otros tipos de sangrado.

En el 83 % de los casos la INR se pudo determinar en el momento del sangrado; en un 74 % de los casos la INR estaba por encima del rango recomendado. En el 63 % de los casos el sangrado ocurrió en el primer mes después de haber iniciado el TAO y en un 30 % de los casos en los cinco primeros días después de haber iniciado el TAO. Los resultados de este estudio confirman que la mayoría de las complicaciones hemorrágicas se presentan en pacientes con INR por encima del rango considerado normal y durante el primer mes de inicio del tratamiento. El sangrado GI es la segunda complicación mayor más frecuente de sangrado del TAO.

En un reciente trabajo retrospectivo[23] se evalúa la frecuencia de complicaciones hemorrágicas gastrointestinales y la necesidad de efectuar una endoscopia en pacientes sometidos a tratamiento anticoagulante con warfarina, con rango de INR por encima del considerado ideal comparado con pacientes dentro del rango de INR considerado normal. En el estudio entraron 55 pacientes con una INR $\geq$ 4 (media de 8,4 de INR) y 43 pacientes con una INR entre 2-3,9 (media de 2,9 de INR)

En el 67 % de los casos de sangrado GI con INR ≥ 4 se practicó una endoscopia, siendo el 81 % de ellas positivas, se detectaron un 19 % de úlceras pépticas y un 7,2 % recibieron tratamiento endoscópico. En el 38 % de los pacientes con sangrado se practicó una endoscopia baja, encontrándose un 57,1 % de alteraciones endoscópicas; en un 9,5 % se realizó tratamiento endoscópico. La mortalidad en este grupo de pacientes con sangrado GI e INR ≥ 4 fue de un 7,3 %.

Las conclusiones de este trabajo son que existe una alta frecuencia de sangrado GI en pacientes con INR [3] 4 y que éste debe ser explorado con endoscopia.

A la luz de los datos expuestos sería necesario realizar las siguientes recomendaciones en relación con las complicaciones hemorrágicas gastrointestinales de los pacientes sometidos a TAO:

a) Procurar mantener al paciente en el rango de INR deseado.

b) Practicar controles de TAO frecuentes, en caso de riesgo de complicación hemorrágica GI.

c) Educar adecuadamente a los pacientes sobre su enfermedad de base y sobre el TAO.

d) Evitar la utilización de fármacos concomitantes que puedan afectar a la hemostasia.

e) Extremar los cuidados y los controles de INR en los primeros meses de inicio del TAO.

f) Tener en cuenta las enfermedades concomitantes que pueden incrementar las complicaciones hemorrágicas de los pacientes: insuficiencia cardíaca, insuficiencia renal, hepatopatías, etc.

9.5 Tratamiento de variaciones del INR y de las complicaciones hemorrágicas del TAO

Las variaciones del INR pueden ocurrir por una o varias causas y condiciones que concurren en el paciente anticoagulado. Éstas pueden ser: inadecuada determinación del INR, cambios en la ingesta de vitamina K, cambios en la absorción de vitamina K o del anticoagulante (warfarina, acenocumarol, etc.), cambios en la síntesis o en el metabolismo de los factores de la coagulación vitamino-k dependientes, uso de fármacos que interfieren en el TAO y no cumplimiento del tratamiento por el paciente.

El manejo de los pacientes con INR fuera del rango considerado terapéutico es complicado, ya que no se han efectuado estudios comparativos con las distintas opciones posibles.

En los pacientes que se hallan fuera de rango en poca intensidad se puede ajustar su INR tanto por arriba como por abajo incrementando o decreciendo la dosis semanal o la dosis más frecuente en un 5-20 %. Normalmente, con esta medida la mayoría de pacientes se sitúa en el rango deseado de INR en 3-4 días.

Asumiendo que el riesgo absoluto de sangrado diario es bajo, incluso cuando el INR está excesivamente prolongado, algunos centros manejan a los pacientes con mínimos incrementos de INR, con controles más frecuentes sin modificar la dosis del fármaco anticoagulante. En caso de que el INR se encuentre entre 4 y 10, algunos grupos sugieren suspender el fármaco anticoagulante 1 o 2 días, reducir la dosis semanal y realizar controles más frecuentes. En pacientes mayores (≥ 70 años), con INR elevado al inicio del tratamiento, con insuficiencia cardíaco-congestiva o con un cáncer en actividad, la supresión del fármaco anticoagulante (warfarina o acenocumarol) durante 1 o 2 días por INR elevado implica un retorno más lento a los valores de normalidad del INR. Estos datos deben tenerse en cuenta en este tipo de pacientes.

En un trabajo de Hylek *et al.*,[24] con un grupo de 562 pacientes que se hallaban en unos INR entre 6 y 10, después de suspender durante 2 días el tratamiento anticoagulante el 67 % de los pacientes estaban con un INR ≤ 4 y el 12 % con un INR ≤ a 2.

A pesar de que en algún tipo de pacientes con INR entre 6-10 sea eficaz la pauta de suspender 2 días el anticoagulante oral y realizar un nuevo control en los próximos 3-4 días, en la mayoría de casos es necesaria una intervención médica para reducir rápidamente el INR. Dicha intervención es obligada en el caso de que el paciente presente antecedentes hemorrágicos o enfermedades concomitantes que puedan incrementar las complicaciones hemorrágicas.

Las intervenciones médicas para reducir rápidamente los INR elevados por encima del rango deseado incluyen administración de vitamina K1 y/o administración de plasma fresco congelado, administración de concentrados de factores vitamino-k dependientes (concentrados de protrombina) o administración de factor VII activado recombinante. La utilización de uno u otro preparado dependerá del tipo de complicación hemorrágica, de la urgencia en normalizar el INR y de la intensidad del incremento del INR por encima de los valores deseados.

La eficacia de la administración de vitamina K para reducir los INR elevados se ha demostrado en diversos trabajos, pero el estudio de Crowther *et al.*[26] es el más relevante en este trabajo. En este estudio aleatorio se compara suspender la warfarina o administrar vitamina K a dosis bajas a pacientes con un INR entre 4,5 y 10. Los pacientes que no recibieron vitamina K1 presentaron en los 3 meses siguientes un índice de complicaciones hemorrágicas menores mayor (17 %) que los que tomaron vitaminas K1 (4 %).

Otro estudio interesante es el de Gunther *et al.*[26] En este trabajo se explora la eficacia de la vitamina K1 a dosis bajas (2 mg) en pacientes con un INR superior a 10. Se trata de un estudio observacional donde se incluyen 85 pacientes que han presentado en 89 ocasiones un episodio de INR superior a 10. Los pacientes con clínica de diátesis hemorrágica o sospecha de ésta fueron ingresados (n = 14). Los restantes episodios de INR superior a 10 fueron tratados ambulatoriamente; 51 de ellos recibieron vitamina K1 (2 mg) y 24 no recibieron vitamina K1. De los pacientes que recibieron vitamina K, ninguno de ellos presentó una complicación hemorrágica que precisara intervención médica. En el grupo de pacientes que no recibieron vitamina K1 y se les suspendió la dosis de anticoagulante oral durante 2 días, se presentaron 3 casos de complicación hemorrágica grave y se precisó la intervención médica. Los pacientes que recibieron vitamina K presentaron con mayor frecuencia un INR ≤ en los 3 días siguientes, comparado con los que no recibieron vitamina K1. La conclusión de este estudio es que una dosis baja de vitamina K1 (2 mg) administrada por vía oral parece eficaz y segura en pacientes con un INR superior a 10, que no presentan síntomas ni signos de complicación hemorrágica.

Si se decide utilizar vitamina K1 para neutralizar el excesivo efecto anticoagulante de la warfarina o el acenocumarol, deben tenerse en cuenta la dosis y la vía de administración.

En general debe administrarse una dosis baja (1-2 mg) de vitamina K1 por vía oral con el objeto de disminuir el INR a unos valores seguros, pero no excesivamente subterapéuticos, ya que es posible causar una resistencia a los anticoagulantes orales cuando se reinicie el TAO.

Las dosis altas de vitamina K1 (superiores a 10 mg) son muy efectivas para reducir los INR muy elevados, pero muy frecuentemente dejan al paciente normocoagulado o con un INR muy bajo. Este tipo de pacientes con mucha frecuencia presenta una resistencia a los anticoagulantes orales, cuando éstos se han de reiniciar, que puede durar más de una semana y puede dar lugar a problemas tromboembólicos. Las inyecciones endovenosas de vitamina K, a altas dosis pueden asociarse a reacciones anafilácticas, aunque también se han descrito cuando la vitamina K1 se administra por otras vías. En caso de administrar la vitamina K1 por vía endovenosa se recomienda utilizar bajas dosis ($\leq$ 5 mg) y administrarla muy lentamente y diluida en suero fisiológico. No obstante, no hay evidencias científicas que demuestren que tomando las medidas anteriormente expuestas puedan evitarse las raras pero graves reacciones anafilácticas de la vitamina K.

La administración subcutánea de vitamina K tampoco excluye la posibilidad de reacciones anafilácticas; su efecto es menos predecible que si se administra por vía oral y muy frecuentemente demasiado tardío.

Diversos estudios[27] han demostrado que la vitamina K1 administrada por vía oral es predecible en cuanto a su efecto y presenta más ventajas y seguridad que la administración por vía parenteral.

La administración de plasma fresco congelado (PFC) está reservada para los pacientes que presentan una grave complicación hemorrágica y un INR elevado, generalmente superior a 6. La dosis recomendada suele ser de 10-15 cc por kilo de peso administrada por vía endovenosa; en muchas ocasiones la administración de PFC suele acompañarse de vitamina K, administrada por vía endovenosa de forma lenta.

La predicción del efecto del PFC solo o acompañado de vitamina K suele ser muy errática, dependiendo del paciente, del INR que tenía al inicio del tratamiento y del contenido de factores vitamino-k dependientes del PFC. En muchas ocasiones, debido a la labilidad del factor VII, el contenido de este factor en el PFC es muy bajo y el efecto del PFC es muy tardío en cuanto a disminuir el INR y las complicaciones hemorrágicas del paciente.

La utilización de concentrados de protrombina (concentrados de factores vitamino-k dependientes) o de factor VII activado recombinante queda reservada para pacientes que presentan una complicación hemorrágica con riesgo inminente de muerte (hemorragia intracraneal, retroperitoneal, etc.) y un INR elevado.

La dosis habitual de los concentrados de protrombina suele ser de 500-1000 UI para una persona de un peso de 70-80 kg, administrada por vía endovenosa lenta. El efecto procoagulante de los concentrados de protrombina es prácticamente inmediato y generalmente, en menos de 1 hora, los valores de INR suelen disminuir mucho o normalizarse.

La utilización de los concentrados de protrombina no está exenta de problemas; como todo derivado plasmático, puede dar lugar a la transmisión de enfermedades infecciosas. En otras ocasiones, en pacientes con insuficiencia hepática o con alteraciones de la coagulación protrombóticas, los concentrados de protrombina pueden dar lugar a problemas trombóticos como infarto agudo de miocardio, trombosis venosas o cuadros muy graves de coagulación intravascular diseminada.

Una posible explicación de este tipo de complicaciones trombóticas de los concentrados de protrombina sería que dichos concentrados poseen cierto nivel de factores activados de la coagulación (Fc VIIa, Fc Xa), y en pacientes con cierto grado de hepatopatía estaría alterado el catabolismo de estos factores y producirían un efecto anticoagulante muy intenso.

En pacientes con alteraciones protrombóticas de la coagulación (deficiencias de antitrombina, proteína C y S o mutaciones Fc V Leiden o de la protrombina 20210 A y otros), los factores activados del complejo protrombínico colaborarían con dichas anomalías para desarrollar una complicación trombótica.

El factor VII activado recombinante (Fc VIIa recomb) se ha utilizado de forma eficaz en el tratamiento de las complicaciones hemorrágicas que presentan los pacientes con hemofilia A o B y presencia de inhibidores frente a los factores VIII y IX de la coagulación.

También se ha utilizado eficazmente en pacientes con déficit congénito severo de factor VII y complicaciones hemorrágicas y en pacientes afectos de tromboastenia de Glanzman.

Se ha propuesto que el Fc VIIa recomb podría ser un hemostático universal por su peculiar forma de activar la coagulación. Como consecuencia de ello, el F VIIa recomb se ha utilizado en una gran variedad de situaciones clínicas que cursan con complicaciones hemorrágicas.

En el ámbito de la gastroenterología se ha realizado un estudio aleatorio y doble ciego en pacientes con sangrado GI alto por varices esofágicas y cirrosis. Dicho estudio no ha demostrado que el FVIIa recomb fuese superior al tratamiento estándar de estos pacientes. Solamente en un subgrupo de pacientes con cirrosis (Child-Pugh B y C) parece que el F VIIa recomb reduce las complicaciones hemorrágicas.[28]

En pacientes con TAO, complicaciones hemorrágicas graves e INR elevados, se ha utilizado el FVIIa recomb en estudios pilotos y casos aislados.

No existe suficiente experiencia clínica para afirmar que el FVIIa recomb es eficaz en todos los casos de hemorragias graves ocasionadas por el TAO, pero los estudios preliminares existentes sugieren que este fármaco puede ser eficaz.

Las recomendaciones generales para neutralizar el efecto excesivo del TAO y tratar las complicaciones hemorrágicas graves serían las sugeridas en la séptima conferencia de la ACCP para el tratamiento antitrombótico y trombolítico:[29]

a) Para pacientes con INR elevado por encima del rango deseado pero < 5 y sin sangrado evidente, se recomienda disminuir la dosis o suprimir una dosis y efectuar un control más frecuente.

b) Para pacientes con INR ≥ a 5 pero < a 9 y sin complicación hemorrágica, se recomienda suprimir 1 o 2 dosis, monitorizar frecuentemente al paciente y reducir la dosis semanal del mismo. Otra alternativa es omitir una dosis de anticoagulante oral y administrar vitamina K a la dosis de 1-2,5 mg por vía oral, sobre todo si el paciente presenta riesgo de complicación hemorrágica. Si se requiere revertir el efecto del TAO de forma rápida por necesidad de intervención quirúrgica, se puede administrar vitamina K a la dosis de 5 mg por vía oral. Generalmente a las 24 horas el paciente está con un INR ≤ 1,5 y puede practicarse la cirugía. En caso de que el INR permaneciera alto se recomienda una dosis adicional de 1-2 mg de vitamina K por vía oral.

c) Para pacientes con INR[3] 9 y sin clínica de sangrado, se recomienda parar el TAO, administrar vitamina K a la dosis de 5-10 mg por vía oral con la finalidad de que el INR descienda en 24-48 horas. Deben efectuarse controles frecuentes y disminuir la dosis semanal.

d) En pacientes con INR elevado y complicación hemorrágica grave, se recomienda parar el TAO, administrar vitamina K a la dosis de 10 mg por vía intravenosa lenta y administrar adicionalmente plasma fresco congelado a la dosis de 10-15 cc/kg. O complejo protrombínico a la dosis única de 500 UI o administración de factor VII activado recombinante, según la urgencia de la situación.

e) En pacientes con hemorragia grave y riesgo inminente de muerte e INR elevado, se recomienda parar el TAO, administrar complejo protrombínico a la dosis de 500-1000 UI en dosis única o administrar factor VII activado recombinante. Este tratamiento debe completarse con vitamina K a la dosis de 10 mg por vía endovenosa lenta y repetirlo si es necesario en caso de que el INR no haya descendido suficientemente.

Bibliografía

1. Navarro JL, César JM, García-Avelló A, Pardo A, Villarrubia J, López-Jiménez J, *et al.* Haematológica (ed esp) 2001; 86 supl 1: 276-279.

2. Hirsh J, Dalen J, Anderson DR, Poller L, Bussey H, Ansell J, *et al.* Oral anticoagulants: Mechanism of action, clinical effectiveness, and optimal therapeutic range. Chest 2001; 119: 85-215.

3. Noya Pereira MS, López Fernández MF, Batlle Forodona J. Gestión del tratamiento anticoagulante oral. Situación en nuestro país. Resultados de la encuesta nacional de tratamiento anticoagulante oral. Haematológica (ed esp) 2001; 86 supl 1: 279-285.

4. Chiquette E, Amato MG, Bussey HI. Comparison of an anticoagulation clinic with usual medical care: anticoagulation control, patient outcomes, and health care costs. Arch Intern Med 1998; 158: 1641-1647.

5. Hylek EM, Singer DE. Risk factors for intracranial hemorrhage in outpatients taking warfarin. Ann Intern Med 1994; 120: 897-902.

6. Körthe H, Körfer R. International normalized ratio self-management after mechanical heart valve replacement: is an early start adventageous?. Ann Thorac Surg 2001; 72: 44-48.

7. Pengo V, Legnani C, Noventa F *et al.*, on behalf of the ISCOAT study Group. Oral anticoagulant therapy in patients with nonrheumatic atrial fibrillation and risk of bleeding: a multicenter inception cohort study. Thromb Haemost 2001; 86: 418-422.

8. Palareti G, Leali N, Coccheri S, *et al.* Bleeding complications of oral anticoagulant treatment: an inception – cohort, prospective collaborative study (ISCOAT). Lancet 1996; 348: 423-428.

9. Gitter MJ, Jaeger TM, Petterson TM, *et al.* Bleeding and thromboembolism during anticoagulant therapy: a population-bases study in Rochester, Minnesota. Mayo. Clin Proc 1995; 70: 725-733.

10. Landefeld S, Rosenblat MW, Goldman L. Bleeding in outpatients treated with warfarin: relation to the prothrombintime and important remediable lesions. Am J Med 1989; 87: 153-159.

11. Johnsen SP, Sorensen HT, Mellemkjaer L. Hospitalisation for upper gastrointestinal bleeding associated with use of oral anticoagulants. Thromb Haemost 2001; 86: 563-568.

12. Mellemkjaer L, Blot WJ, Sorensen HT. Upper gastrointestinal bleeding among users of NSAIDs: a population – based cohort study in Denmark. Br J Clin Pharmacol 2002; 53: 173-181.

13. Petitti D, Strom B, Melmon K. Duration of warfarin anticoagulation therapy and the probabilities of recurrent thromboembolism and hemorrhage. Am J Med 1986; 81: 255-259.

14. Landefeld S, Goldman L, Major bleeding in outpatients treated with warfarin: incidence and prediction by factors know at the start of outpatients therapy. Am J Med 1989; 87: 144-152.

15. Lundstrom T, Ryden L. Hemorrhagic and thromboembolic complications in patients with atrial fibrillation on anticoagulant prophylaxis. J Intern Med 1989, 225: 137-142.

16. Menéndez-Jándula B, Souto JC, Oliver A, Montserrat I, Quintana M, Gich I, Bonfill X, Fontcuberta J. Comparing self – management of oral anticoagulation therapy with clinical management. Ann Interm Med 2005; 142: 1-10.

17. Samsa GP, Matchar DB. Relationship bettween test freqemcy and outmes of anticoagulation: a literature review and commentary with implications for the desing of randomized trials of patients self – management. J Thromb Thrombolysis 2000, 9: 283-292.

18. Atrial Fibrillation Investigators. Atrial fibrillation: risk factors for embolization and efficacy of antithrombotic therapy. Arch Intern Med 1994; 154: 1449-1457.

19. Hart RG, Benavente O, Mc Bride R, Pearce LA. Antithrombotic therapy to prevent stroke in patients with atrial fibrilaltion: a meta – analysis. Ann Intern Med 1999, 131: 492-501.

20. Kaplan RC, Heckbert SR, Koepsell TD, Furberg CD, Polak JF, Schoen RE, *et al.* Risk factors for hospitalized gastrointestinal bleeding among older persons. Cardiovascular Health study Investigators. J Am Geriatr. Soc 2001; 49: 126-133.

21. Man-Son-Hing M, Laupacis A. Balancing the risks of stroke and upper gastrointestinal tract bleeding in older patients with atrial fibrillation. Arch Interm Med 2002; 162: 541-550.

22. Breen AB, Vaskinn TE, Reikvam A, Skouland E, Lislevand H, *et al.* Warfarin treatment and bleeding. Tidsskr Nor Laegeforen 2003: 123: 1835-1837.

23. Rubin TA, Murduch M, Nelson DB. Acute GI bleeding in the setting of supratherapeutic international normalized ratio in patients taking warfarin: endoscopic diagnosis clinical management and outcomes. Gastrointest Endosc. 2003: 58: 369-373.

24. Hylek EM, Regan S, GO, AS *et al.* Clinical predictors of prolonged delay in return of the international normalized ratio to within the therapeutic range after excessive anticoagulation with warfarin. Ann Intern Med 2001. 135: 393-400.

25. Crowther MA, Julian J, McCarty D, *et al.* Treatment of warfarin asspciated coagulopathy with vitamin K: a randomized trial Lancet 2000. 356: 1551-1553.

26. Gunther KE, Comway G, Leibach L, Crowther MA. Lowdose oral vitamin K is safe and effective for outpatient management of patients with an INR >10. Thrombosis Research 2004: 113: 205-209.

27. Pengo V, Banzato A, Garelli E, *et al.* Reversal of excessive effect of regular anticoagulation: low oral dose of phytonadione (vitamin K1) compared with warfarin discontinuation. Blood Coagul Fibrinolysis 1993. 4: 739-741.

28. Bosch J, Thabut D, Bendtsen F, D'amico G, Albillos A, González Abraldes J, *et al.* Recombinant factor VIIa for upper gastrointestinal bleeding in patients with cirrhosis: a randomized, dobble-blind trial. Gastroenterology 2004. 127: 1123-1130.

29. Ansell J, Hirsh J Poller L, Bussey H, Jacobson A, Hylek E. The pharmacology and management of vitamin K antagonist. The seventh ACCP conference on antithrombotic and thrombolytic therapy. Chest 2004. 126: 204S-233S.

Capítulo 10

Fisiopatología de la hemorragia por varices esofágicas

P. Bellot García, J. González-Abraldes, J. Bosch

Institut de Malalties Digestives i Metabòliques
Hospital Clínic i Provincial de Barcelona
Institut d'Investigacions Biomèdiques August Pi i Sunyer (IDIBAPS)
Laboratorio de Hemodinámica Hepática
Unidad de Hepatología, Universitat de Barcelona
Barcelona

Agradecimientos
Los autores agradecen la ayuda del Instituto de Salud Carlos III (C03/02) y del Fondo de Investigación Sanitaria (04/0655 y CM 04/00031).

Dirección para correspondencia
Hospital Clínic i Provincial de Barcelona
Dr. J. Bosch
Jbosch@clinic.ub.es

10.1 Introducción

La hemorragia digestiva variceal es una de las complicaciones más frecuentes y graves de la cirrosis hepática. La mortalidad por hemorragia aguda causada por varices esofágicas ha disminuido en las últimas dos décadas, aproximadamente un 40 % en los años ochenta[1] y hasta un 20 %[2] en la actualidad. Esto es debido a las mejoras en el manejo agudo de la hemorragia y en los cuidados médicos generales.[3] Una gran parte de estas mejoras en el tratamiento de la hemorragia por varices se debe a una mejor comprensión de la historia natural y de la fisiopatología de la formación, progresión y rotura de las varices.

La hemorragia por varices es el último paso de una serie de eventos que tienen su inicio en el aumento de la presión portal, seguido del desarrollo, dilatación y, finalmente, rotura de las varices. Esta secuencia de eventos puede ser revertida mediante tratamientos que disminuyen la presión portal, lo que indica que el síndrome de hipertensión portal es potencialmente reversible (véase la figura 10.1).

En este capítulo se revisará la fisiopatología de la formación y rotura de las varices, que es la base racional para el manejo de los pacientes con hipertensión portal y el desarrollo de nuevos tratamientos.

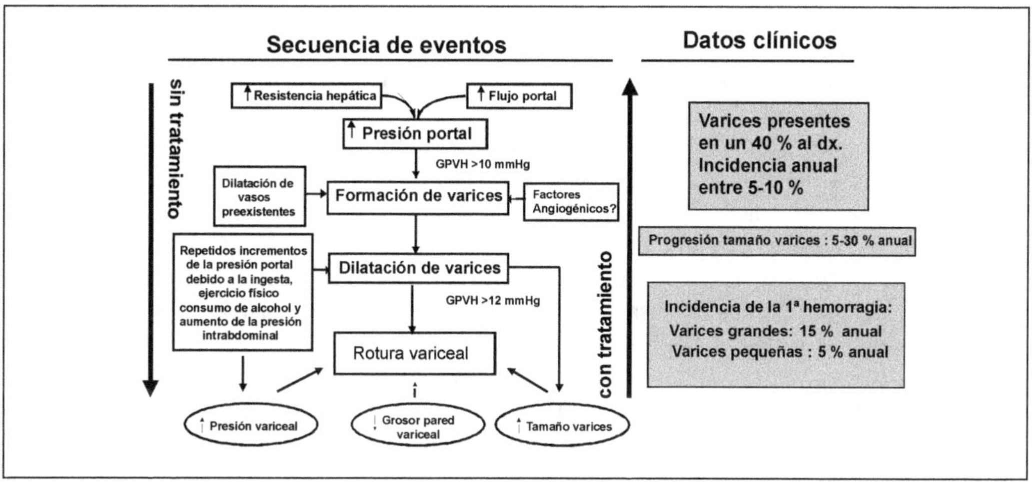

Figura 10.1. Secuencia de eventos que dan lugar a la rotura variceal.

10.2 Formación de varices

La hipertensión portal se asocia a la formación de una circulación colateral porto sistémica. El desarrollo de varices gastroesofágicas puede dar lugar a una de las complicaciones más importantes de la cirrosis, la hemorragia por varices. Además, la circulación colateral puede favorecer el paso a la circulación sistémica de sustancias procedentes de la circulación esplácnica, y por ende del intestino, que intervienen en el desarrollo de la encefalopatía hepática, sepsis, hipertensión pulmonar o síndrome hepatopulmonar. Así pues, la formación de colaterales portosistémicas tiene un papel fundamental en los mecanismos que determinan muchas de las complicaciones de la hipertensión portal.

Datos de diferentes estudios observacionales indican que las varices están presentes en un

30-40 % de los pacientes cirróticos compensados y en un 60 % de aquellos que presentan ascitis.[4,5] Virtualmente, todos los pacientes cirróticos desarrollarán varices esofágicas si se realiza un seguimiento lo suficientemente largo.[6] En los pacientes cirróticos que no presentan varices al diagnóstico, la incidencia anual de varices se cifra en alrededor del 5-10 %.[7]

La formación de colaterales portosistémicas y, por tanto, de las varices, obedece fundamentalmente a tres factores. El primero de ellos es un factor hemodinámico: el aumento de la presión y el flujo sanguíneo en el sistema venoso portal. El segundo es un factor anatómico, representado por la existencia de canales embriogénicos que comunican la circulación portal y sistémica. El tercer factor es un proceso de angiogénesis activa.

10.2.1 *Factores hemodinámicos*

a) Aumento de la presión portal

El aumento de presión portal es el factor primordial para la formación de colaterales portosistémicas. El gradiente de presión en el sistema venoso portal depende de la relación entre el flujo a través del vaso y de la resistencia que éste ofrece al flujo. Según la ley de Ohm:

Gradiente de presión = flujo sanguíneo x resistencia.

Por tanto, las alteraciones en la presión portal pueden obedecer a cambios en el flujo y/o a la resistencia en el sistema venoso portal y portocolateral. El factor inicial que condiciona el aumento de presión portal es un aumento de la resistencia hepática. Este aumento de la resistencia puede desarrollarse a nivel prehepático, hepático o poshepático. En la cirrosis hepática, la causa más frecuente de hipertensión portal en nuestro medio, el aumento de la resistencia al flujo portal se encuentra a nivel hepático.[8,9] Una vez que aumenta la presión portal, el aflujo venoso portal aumenta por vasodilatación esplácnica, lo que condiciona el mantenimiento de la hipertensión portal a pesar del desarrollo de colaterales.[10] Cuando la formación de colaterales es extensa, los factores que modulan la resistencia colateral se convierten en determinantes de la presión portal.[11,12]

La importancia del incremento de la presión portal en la formación de varices es evidente. Así, en los pacientes con cirrosis e hipertensión portal existe un valor umbral de presión portal (evaluada mediante el gradiente de presión venosa hepática [GPVH]) a partir del cual se ha establecido que aparecen y se rompen las varices esofágicas (12 mmHg).[13-16] La importancia de este valor umbral se refleja claramente en estudios que han demostrado que en los pacientes en los que se consigue reducir el GPVH por debajo de 12 mmHg —ya sea mediante tratamiento farmacológico,[17,18] mediante derivación portosistémica percutánea intrahepática (DPPI)[19] o de manera espontánea—[20,21] se elimina por completo el riesgo de hemorragia variceal durante el seguimiento. En dos de estos estudios se observó una mayor probabilidad actuarial de supervivencia en los pacientes en los que se reducía el GPVH por debajo de 12 mmHg.[17,21,22] Incluso si no se alcanza este objetivo, reducciones relevantes de la presión portal (20 % o más respecto al valor basal) se asocian con una reducción significativa del riesgo de hemorragia y de recidiva hemorrágica por varices.[18,21,23,24] Por otra parte, Moitinho *et al.*[25] demostraron que un GPVH mayor o igual a 20 mmHg durante el episodio agudo de una hemorragia se asociaba con un fracaso en el control de la hemorragia, con una mayor recidiva precoz y con una peor supervivencia. Otro estudio reciente ha confirmado estos hallazgos, y ha demostrado que la medición del GPVH permite optimizar el tratamiento en pacientes con una hemorragia por varices esofágicas.[26]

b) Aumento del flujo sanguíneo colateral

El flujo sanguíneo que se deriva de la circulación portal a la sistémica a través de las colaterales gastroesofágicas es clave en la formación de las colaterales portosistémicas y en la hemorragia variceal.[16] Se sabe que el flujo sanguíneo de la vena ácigos, un estimador indirecto del flujo de las colaterales gastroesofágicas, presenta una relación exponencial con la presión portal, y se asocia además con la presencia y el tamaño de las varices en pacientes con cirrosis.[27, 28] Sin embargo, alrededor de un 5 % de los pacientes con hipertensión portal y un flujo elevado de la vena ácigos no presenta varices gastroesofágicas, lo cual ilustra que la formación de colaterales portosistémicas no siempre se asocia con la presencia de varices.[28]

c) Factores que modulan la resistencia colateral

La resistencia que ofrecen los vasos colaterales, a pesar de ser inferior a la del sistema portal, es superior a la resistencia normal,[10, 12] por lo cual el desarrollo de colaterales no normaliza la presión portal (29). Según la ley de Poiseuille, la resistencia de estos vasos se define por la ecuación $R = 8nl/\pi r4$, siendo n la viscosidad sanguínea y r y l el radio y la longitud del vaso, respectivamente. Así, los cambios en el radio del vaso, magnitud elevada a la cuarta potencia, son los determinantes fundamentales de la resistencia colateral. Diversos factores vasoactivos po-drían actuar modificando el radio de los vasos colaterales mediante la contracción o relajación de sus fibras musculares lisas. Dentro de estos sistemas se ha descrito la implicación de estímulos betadrenérgicos,[11] alfaadrenérgicos, serotoninérgicos, endotelina, vasopresina[30] y óxido nítrico.[31] La administración de propranolol reduce la presión portal de manera mucho más marcada en animales y pacientes con escaso desarrollo de colaterales que en los que presentan una colateralización más extensa. Esto se debe al efecto de los bloqueantes betaadrenérgicos sobre la circulación colateral, que aumentan la resistencia y atenúan el descenso en la presión portal que cabría esperar por el descenso en el flujo portal inducido por estos fármacos.[12, 32, 33]

10.2.2 Factores anatómicos

Uno de los factores más importantes para la formación de colaterales portosistémicas es la dilatación de canales embriogénicos preexistentes que comunican la circulación portal y sistémica.[34, 35] El sistema portal y la circulación venosa sistémica están conectados en varias localizaciones de la anatomía[36] (véase la figura 10.2).

Las varices gastroesofágicas se forman a través de conexiones entre la vena gástrica izquierda o coronaria y las venas cortas gástricas con las venas esofágicas, intercostales y ácigos de la circulación sistémica. Estas conexiones forman las colaterales portosistémicas más frecuentes y con mayor relevancia clínica. La zona en empalizada del tercio distal del esófago se comporta como una zona crítica para la rotura de las varices esofágicas, debido a la unión que en ella se produce de la circulación portal con la sistémica a través del sistema venoso de la ázigos.[34] La zona transicional o perforante del esófago se caracteriza por presentar unas venas dilatadas y tortuosas en la submucosa del esófago, las cuales se unen con las venas paraesofágicas a través de las venas perforantes. En la hipertensión portal estas venas perforantes se dilatan, y debido a cambios en la presión durante el ciclo respiratorio se produce un flujo retrógrado desde las venas paraesofágicas hacia las venas de la submucosa, el cual es un importante mecanismo para la formación de las varices esofágicas (véase la figura 10.3).

Otras colaterales portosistémicas se pueden formar entre el plexo venoso hemorroidal superior, que depende de la circulación portal, y los plexos hemorroidales medio e inferior, dependientes de la circulación sistémica. Esta conexión da lugar a las varices anorrectales, un hallazgo frecuente en pacientes con hipertensión portal.[37]

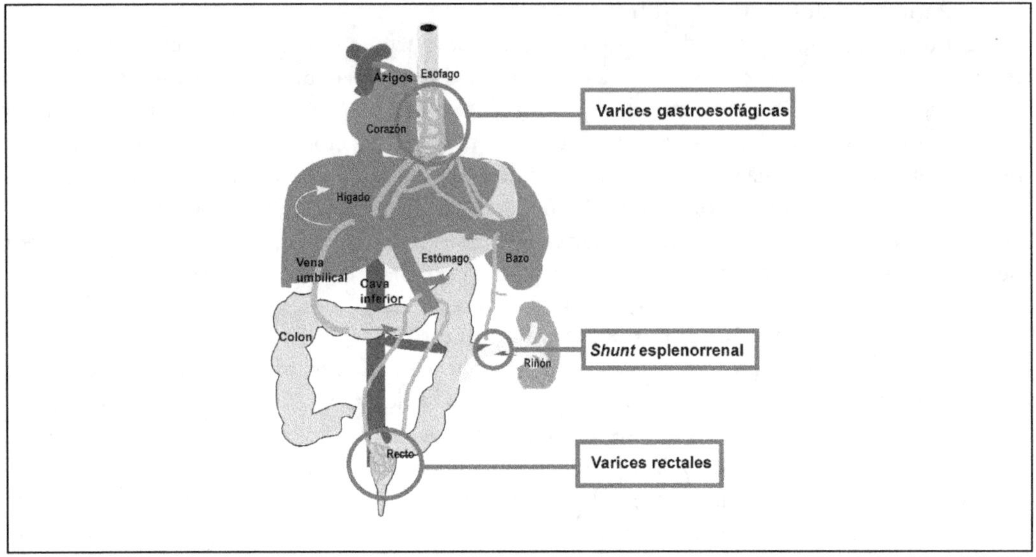

Figura 10.2. Factores anatómicos en la formación de colaterales portosistémicas.

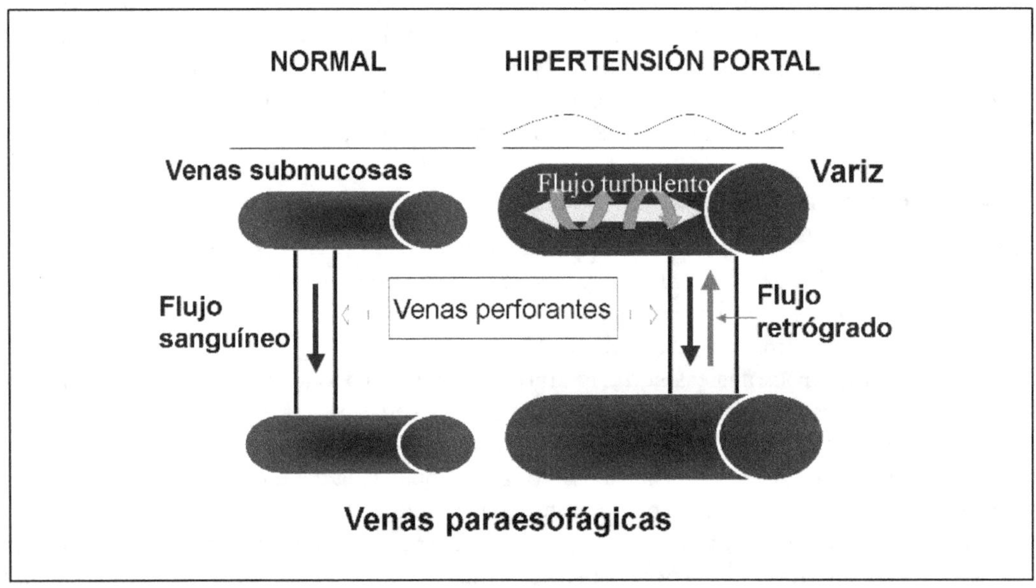

Figura 10.3. Las venas perforantes conectan los plexos venosos paraesofágico y submucoso. Estas venas se encuentran dilatadas en la hipertensión portal secundaria al aumentar el flujo esplácnico y colateral, por lo que se vuelven incompetentes, con la consiguiente inversión del flujo sanguíneo desde las venas paraesofágicas hacia las venas submucosas. Estas últimas se acaban dilatando, dando lugar a las varices esofágicas.

La dilatación de la vena umbilical o venas paraumbilicales forma una red vascular venosa en la pared abdominal denominada clásicamente como *caput medusae* y da lugar a la aparición de soplo abdominal (síndrome de Cruveilhier-Baumgartner). Este tipo de colateral portosistémica se encuentra, según algunos estudios, en una prevalencia entre el 9 y el 26 % de los pacientes cirróticos.[38]

Otras conexiones frecuentes se producen entre colaterales de la vena esplénica y la vena renal izquierda, dando lugar a *shunts* esplenorrenales espontáneos, los cuales no consiguen una descompresión total del sistema portal, formando varices gástricas en su trayecto.

En la hipertensión portal prehepática secundaria a trombosis de la vena porta son frecuentes las varices gástricas formadas entre la unión de la vena esplénica y la vena coronaria a través de los vasos cortos gástricos.[36] Además es típica la existencia de conexiones entre la vena mesentérica superior y la vena porta hiliar o intrahepática a través de las venas de Sappey, formando pseudocavernomas en la vena porta. Las varices ectópicas se forman en otras localizaciones, dependiendo de factores anatómicos locales. Así, es frecuente que se desarrollen en el duodeno (especialmente asociadas a la hipertensión portal extrahepática), intestino delgado y colon. Este tipo de colaterales son más frecuentes en pacientes sometidos previamente a cirugía abdominal. Globalmente, este tipo de varices son la causa de una hemorragia digestiva variceal en el 1-5 % de los casos.[39, 40]

10.2.3 Factores angiogénicos

Hasta hace relativamente poco tiempo se pensaba que la angiogénesis tenía un papel menor en la formación de colaterales y que ésta se debía a la apertura pasiva de canales vasculares embriogénicos en respuesta al aumento de la presión portal. Sin embargo, estudios recientes en ratones y ratas con hipertensión portal han demostrado que en estos animales se produce una importante y progresiva sobreexpresión del factor de crecimiento endotelial vascular (VEGF) en los tejidos esplácnicos, y que la administración de anticuerpos monoclonales frente al receptor tipo dos del VEGF causa una disminución significativa (del orden del 50 %) en el desarrollo de vasos colaterales.[41, 42] Este estudio confirma la importancia de la angiogénesis en la hipertensión portal y abre nuevos caminos para el desarrollo de dianas terapéuticas.

10.3 Dilatación de las varices

Una vez desarrolladas las varices, éstas aumentan de tamaño antes de que se produzca su rotura y sangren. Los resultados de los estudios dirigidos a definir la progresión en el tiempo del tamaño de las varices son controvertidos, mostrando una tasa de progresión de varices pequeñas a grandes entre un rango del 5 al 30 % por año.[43-47] La causa de estos resultados tan dispares se debe a la variabilidad en la selección de pacientes y a los diferentes intervalos de las endoscopias digestivas de seguimiento entre los estudios.[48] En estos estudios los factores asociados de forma más consistente con la progresión del tamaño de las varices son el grado de insuficiencia hepática basal, estimada por la clasificación de Child-Pugh o el empeoramiento de la función hepática durante el seguimiento.[43, 44, 46] Otros factores asociados son la etiología alcohólica de la cirrosis y la presencia de puntos rojos en las varices.

Existen múltiples causas que contribuyen a la progresiva dilatación de las varices gastroesofágicas. Como ya se ha comentado, el primer paso es el aumento en la presión portal y del flujo sanguíneo portal. Se ha sugerido que los aumentos bruscos y repetidos de la presión portal, en relación a la ingesta,[49, 50] el consumo de alcohol,[51] a los ritmos circadianos,[52] al ejercicio físico[53] y a los aumentos en la presión intrabdominal,[54, 55] pueden contribuir a la progresiva dilatación de las varices y su prevención se debe tener en cuenta en el manejo clínico de los pacientes con hipertensión portal. Por otra parte, se ha demostrado que cambios en el GPVH (ya sean espontáneos, causados farmacológicamente o mediante TIPS) se acompañan de variaciones paralelas en el tamaño de las varices.[17, 23]

10.4 Rotura de las varices

Durante muchos años se pensaba que la hemorragia variceal era consecuencia de traumatismos repetidos sobre la pared de las varices en relación con la ingesta de alimentos o el reflujo gastroesofágico. Sin embargo, no existe ninguna evidencia que apoye esta teoría: no hay ninguna relación entre la ingesta y la hemorragia por varices y la incidencia de reflujo gastroesofágico o esofagitis no es mayor en los pacientes que padecen una hemorragia digestiva en comparación con los que no la sufren.[8, 56] Actualmente, la teoría más aceptada es la denominada hipótesis de la «explosión» variceal, en la cual el principal factor implicado es el aumento de la tensión parietal de las varices. Cuando la tensión de la pared de la variz excede el límite de elasticidad del vaso se produce la rotura de la variz. La tensión de la pared de la variz (TV) puede definirse, de acuerdo con la modificación de Frank de la ley de Laplace, de la siguiente manera:

$$TV = (Pv - Pe) \times r/w,$$

donde Pv es la presión intravariceal, Pe la presión en la luz esofágica, r es el radio de la variz y w es el grosor de la pared de la variz.[56] De acuerdo con esta ecuación, hay tres factores que interactúan en la rotura de las varices esofágicas, y son: la presión variceal, el tamaño de las varices y el grosor de la pared (véanse las figuras 10.4 y 10.5).

10.4.1 Presión variceal

La presión de las varices es un reflejo del grado de hipertensión portal, y se relaciona, además, con el tamaño de las varices y la existencia de antecedentes de hemorragia.[14, 57, 58] Por otra parte, la presión variceal es un factor pronóstico independiente del riesgo de experimentar una primera hemorragia, del riego de fracaso en el control de la hemorragia aguda por varices y del riesgo de presentar una recidiva bajo tratamiento farmacológico.[59] Nevens *et al.*[59] demostraron, en un estudio prospectivo en pacientes con cirrosis, que una presión variceal superior a 15,2 mmHg era un factor predictivo independiente para el desarrollo de una primera hemorragia. Finalmente, es importante mencionar que en pacientes en tratamiento farmacológico la reducción de la presión de las varices en un 20 % o más respecto al valor basal se asocia a una muy baja probabilidad de recidiva durante el seguimiento (el 7 % a los tres años frente al 46 % en los pacientes no respondedores).[24]

  El aumento de la volemia sistémica es una constante en la hipertensión portal y uno de los factores que pueden condicionar un aumento de la presión variceal y, por ende, la formación y rotura de las varices. Esta situación puede ser revertida mediante la administración de una dieta hiposódica y espironolactona, con lo que se consigue una reducción de la presión portal.[60, 61] Es más, una dieta hiposódica mantenida en animales con hipertensión portal desde su inducción puede evitar la formación de colaterales sistémicas. Los aumentos bruscos del volumen intravascular pueden producir incrementos de la presión portal y variceal causantes de hemorragia por varices en pacientes en situación de riesgo. Así, en pacientes en hemostasia tras una hemorragia reciente, la reposición de la volemia debe llevarse a cabo con sumo cuidado y de manera conservadora, puesto que en caso contrario puede aumentar de forma brusca la presión portal[62] y desencadenar una recidiva de la hemorragia.[63] De hecho, la hipovolemia generada por una hemorragia provoca una vasoconstricción esplácnica refleja que reduce la presión portal y el flujo sanguíneo portocolateral, lo que tiende a producir la hemostasia de manera espontánea. Este mecanismo puede verse impedido por la transfusión sanguínea.[64]

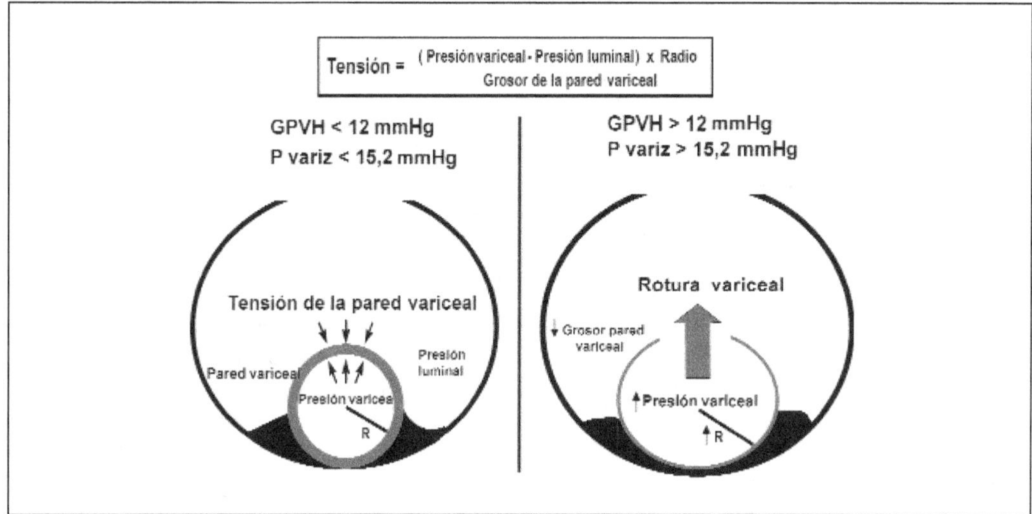

Figura 10.4. La aplicación de la ley de Laplace a las varices esofágicas permite explicar la interacción de diferentes factores en la rotura de la pared de las varices. Los tres factores más importantes son el aumento de la presión variceal, la disminución del grosor de la pared variceal y el aumento de tamaño de las varices (radio). Según un estudio publicado por Nevens et al., una presión variceal superior a 15,2 mmHg es un factor de predicción independiente para el desarrollo de una primera hemorragia por varices. Un gradiente de presión portal estimado por el GPVH mayor de 12 mmHg se considera como el valor umbral para la formación y rotura de las varices. Así como también son factores predictivos para la hemorragia por varices la presencia de puntos rojos (disminución del grosor de la pared) y las varices grandes (aumento del radio).

10.4.2 Tamaño de las varices

El tamaño de las varices influye de una forma directa en la fisiopatología de la hemorragia por varices esofágicas. Así, los pacientes que han presentado una hemorragia por varices tienen venas varicosas de mayor tamaño que los que no la han desarrollado.[14, 15, 65] Además, en estudios prospectivos se ha demostrado que el riesgo de hemorragia variceal es superior con varices de gran tamaño (diámetro superior a 5 mm) que con presencia de varices pequeñas (< 5 mm de diámetro).[65, 67] Como ya se ha mencionado, las varices grandes también presentan mayor presión variceal que las pequeñas.[15, 68] Sin embargo, en un 14-28 % de los pacientes que tienen una hemorragia variceal las varices son de pequeño tamaño,[14] lo que indica que el tamaño no discrimina en su totalidad el riesgo de hemorragia. Esta discrepancia podría deberse a que la endoscopia no es el método ideal para medir el tamaño de las varices. Por el contrario, un estudio reciente observó una excelente correlación entre el riesgo de hemorragia y el área transversal de las varices medida mediante un ecoendoscopio de 20 MHz en 28 pacientes con cirrosis.[69]

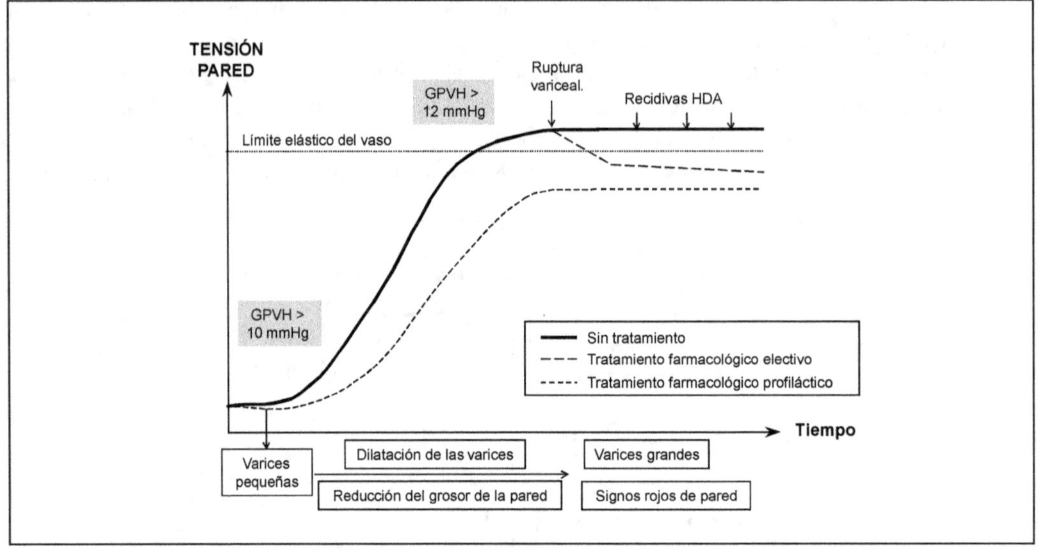

Figura 10.5. Historia natural de la hemorragia por varices en función de la tensión de su pared. La línea continua indica la evolución de los pacientes no tratados. La tensión de la pared de las varices aumenta como resultado del incremento del gradiente de presión venosa hepática (GPVH) por encima del valor umbral, de la dilatación de las varices y del adelgazamiento de su pared. Cuando la tensión de la pared sobrepasa el límite elástico de la variz, ésta se rompe y da lugar a la primera hemorragia. Tras este primer episodio, el paciente presenta un alto riesgo de recidiva a no ser que disminuya la tensión variceal. Esto se consigue mediante la reducción del GPVH por debajo de 12 mmHg (respuesta óptima) o más de un 20 % respecto al valor basal (respuesta buena).

10.4.3 Grosor de la pared de las varices

Las varices esofágicas poseen una pared fina por su localización en la lámina propia de la mucosa esofágica. Además, la falta de tejido de soporte circundante favorece su dilatación progresiva y rotura cuando aumentan la presión y el flujo sanguíneo en su interior.[16] Estos datos se relacionan con la observación clínica de que la presencia de signos rojos en la pared de las varices, indicativos de zonas de pared extremadamente delgada, se traducen en un mayor riesgo de hemorragia.[65]

En los apartados anteriores hemos mencionado diferentes factores involucrados en la fisiopatología de la hemorragia por varices. Estos factores, que de manera aislada no justifican la hemorragia variceal, se interrelacionan modificando la tensión de la pared de las varices (TV), considerada el factor determinante en la rotura variceal.[15, 16] Existen pocos estudios que hayan determinado la TV en pacientes con cirrosis. Uno de los primeros fue el de Rigau *et al.*,[15] que estimó la TV a partir de la medida endoscópica de la presión y la valoración semicuantitativa del tamaño de la variz. Estos autores determinaron que la TV era superior en pacientes que habían presentado hemorragias con anterioridad. Más recientemente se ha podido calcular la TV a partir de la medida objetiva del diámetro variceal por ecoendoscopia y la medida endoscópica de la presión variceal. Mediante esta técnica se ha observado que el aumento de la presión intrabdominal, como sucede en pacientes con ascitis, implica un aumento de la presión, el volumen y la TV, lo que sugiere que repetidos aumentos de la presión intrabdominal (tos, ejercicio, defecación) podrían estar involucrados en la dilatación progresiva de las varices. Además, el tratamiento farmacológico con bloqueadores beta se acompaña de un descenso significativo de estos parámetros, lo que se relaciona con su eficacia clínica.[70]

10.5   Persistencia y gravedad de la hemorragia variceal

Una vez se ha producido la rotura de las varices, los factores que perpetúan la hemorragia e influyen en su gravedad pueden ser distintos a los que influyen en el inicio de la hemorragia. Se asume que la gravedad de una hemorragia es directamente proporcional a la presión variceal y al área de la rotura e inversamente proporcional a la viscosidad sanguínea[16] (relacionada de manera inversa con el hematocrito). Así, la expansión de la volemia con cristaloides y/o coloides o la anemia pueden disminuir la viscosidad sanguínea y, por tanto, aumentar la hemorragia después de la rotura de las varices. Además, estudios experimentales en animales han demostrado que los cambios en los niveles de hemoglobina sanguínea se asocian a cambios en el tono vascular mediado por óxido nítrico. Esto es debido a que la hemoglobina es un potente inhibidor fisiológico del óxido nítrico.[64] En consecuencia, una concentración reducida de hemoglobina contribuye a agravar la vasodilatación esplácnica. El área de rotura de la pared variceal puede modificarse en función de los mecanismos de hemostasia. Por ello, los pacientes con cirrosis avanzada asociada a coagulopatía grave suelen experimentar hemorragias de mayor entidad.[65] En este sentido, el factor VII activado recombinante (rFVIIa) puede mejorar la coagulopatía del paciente con cirrosis.[71, 72] Un estudio reciente, aleatorio y controlado frente a placebo, sugiere que podría mejorar el resultado del tratamiento convencional en el control de la hemorragia en pacientes con cirrosis avanzada (Child-Pugh B y C).[73]

Bibliografía

1. Graham D, Smith J. The course of patients after variceal hemorrhage. Gastroeneterology 1981; 80: 800-806.

2. D'Amico G, de Franchis R. Upper digestive bleeding in cirrhosis. Post-therapeutic outcome and prognostic indicators. Hepatology 2003 Sep; 38(3): 599-612.

3. Carbonell N, Pauwels A, Serfaty L, Fourdan O, Levy VG, Poupon R. Improved survival after variceal bleeding in patients with cirrhosis over the past two decades. Hepatology 2004 Sep; 40(3): 652-659.

4. D'Amico G, Pagliaro L, Bosch J. The treatment of portal hypertension: a meta-analytic review. Hepatology 1995 Jul; 22(1): 332-354.

5. D'Amico G, Luca A. Natural history. Clinical-haemodynamic correlations. Prediction of the risk of bleeding. Baillieres Clin Gastroenterol 1997 Jun; 11(2): 243-256.

6. Christensen E, Fauerholdt L, Schlichting P, Juhl E, Poulsen H, Tygstrup N. Aspects of the natural history of gastrointestinal bleeding in cirrhosis and the effect of prednisone. Gastroenterology 1981 Nov; 81(5): 944-952.

7. Groszmann RJ., García-Tsao G, Bosch J, Escorsell A, García-Pagán JC, Grace ND, et al. Multicenter ranzomized placebo-controlled trial of non-selective beta-blockers in the prevention of the complications of portal hypertension: Final results and identification of a predictive factor. Hepatology 2003; 38 (Suppl 1): 206A.

8. Bosch J, García-Pagán JC. Complications of cirrhosis. I. Portal hypertension. J Hepatol 2000; 32(1 Suppl): 141-156.

9. Groszmann RJ, Abraldes JG. Portal hypertension: from bedside to bench. J Clin Gastroenterol 2005; in press.

10. Vorobioff J, Bredfeldt JE, Groszmann RJ. Increased blood flow through the portal system in cirrhotic rats. Gastroenterology 1984; 87: 1120-1123.

11. Mosca P, Lee FY, Kaumann AJ, Groszmann RJ. Pharmacology of portal-systemic collaterals in portal hypertensive rats: role of endothelium. Am J Physiol 1992 Oct; 263(4 Pt 1): G544-G550.

12. Kroeger RJ, Groszmann RJ. Increased portal venous resistance hinders portal pressure reduction during the administration of beta-adrenergic blocking agents in a portal hypertensive model. Hepat 1985 Jan; 5(1): 97-101.

13. Viallet A, Marleau D, Huet M, Martin F, Farley A, Villeneuve JP, et al. Hemodynamic evaluation of patients with intrahepatic portal hypertension. Relationship between bleeding varices and the portohepatic gradient. Gastroenterology 1975 Dec; 69(6): 1297-1300.

14. García-Tsao G, Groszmann RJ, Fisher RL, Conn HO, Atterbury CE, Glickman M. Portal pressure, presence of gastroesophageal varices and variceal bleeding. Hepatology 1985 May; 5(3): 419-424.

15. Rigau J, Bosch J, Bordas JM, Navasa M, Mastai R,

Kravetz D, *et al.* Endoscopic measurement of variceal pressure in cirrhosis: correlation with portal pressure and variceal hemorrhage. Gastroenterology 1989 Mar; 96(3): 873-880.

16. Polio J, Groszmann RJ. Hemodynamic factors involved in the development and rupture of esophageal varices: a pathophysiologic approach to treatment. Semin Liver Dis 1986 Nov; 6(4): 318-331.

17. Groszmann RJ, Bosch J, Grace ND, Conn HO, García-Tsao G, Navasa M, *et al.* Hemodynamic events in a prospective randomized trial of propranolol versus placebo in the prevention of a first variceal hemorrhage [see comments]. Gastroenterology 1990 Nov; 99(5): 1401-1407.

18. Feu F, García-Pagán JC, Bosch J, Luca A, Teres J, Escorsell A, *et al.* Relation between portal pressure response to pharmacotherapy and risk of recurrent variceal haemorrhage in patients with cirrhosis. Lancet 1995 Oct 21; 346(8982): 1056-1059.

19. Casado M, Bosch J, García-Pagán JC, Bru C, Banares R, Bandi JC, *et al.* Clinical events after transjugular intrahepatic portosystemic shunt: correlation with hemodynamic findings. Gastroenterology 1998 Jun; 114(6): 296-1303.

20. Villanueva C, Balanzo J, Novella MT, Soriano G, Sainz S, Torras X, *et al.* Nadolol plus isosorbide mononitrate compared with sclerotherapy for the prevention of variceal rebleeding. N Engl J Med 1996 Jun 20; 334(25): 1624-1629.

21. Villanueva C, Minana J, Ortiz J, Gallego A, Soriano G, Torras X, *et al.* Endoscopic ligation compared with combined treatment with nadolol and isosorbide mononitrate to prevent recurrent variceal bleeding. N Engl J Med 2001 Aug 30; 345(9): 647-655.

22. García-Pagán JC, Villanueva C, Vila MC, Albillos A, Genesca J, Ruiz-del-Arbol L, *et al.* Isosorbide mononitrate in the prevention of first variceal bleed in patients who cannot receive beta-blockers. Gastroenterology 2001 Oct; 121(4): 908-914.

23. Vorobioff J, Groszmann RJ, Picabea E, Gamen M, Villavicencio R, Bordato J, *et al.* Prognostic value of hepatic venous pressure gradient measurements in alcoholic cirrhosis: a 10-year prospective study. Gastroenterology 1996 Sep; 111(3): 701-709.

24. Escorsell A, Bordas JM, Castaneda B, Llach J, García-Pagán JC, Rodes J, *et al.* Predictive value of the variceal pressure response to continued pharmacological therapy in patients with cirrhosis and portal hypertension. Hepatology 2000 May; 31(5): 1061-1067.

25. Moitinho E, Escorsell A, Bandi JC, Salmeron JM, García-Pagán JC, Rodes J, *et al.* Prognostic value of early measurements of portal pressure in acute variceal bleeding. Gastroenterology 1999 Sep; 117(3): 626-631.

26. Monescillo A, Martínez-Lagares F, Ruiz-del-Árbol L, Sierra A, Guevara C, Jimenez E, *et al.* Influence of portal hypertension and its early decompression by TIPS placement on the outcome of variceal bleeding. Hepatology 2004 Oct; 40(4): 793-801.

27. Bosch J, Groszmann RJ. Measurement of azygos venous blood flow by a continuous thermal dilution technique: an index of blood flow through gastroesophageal collaterals in cirrhosis. Hepatology 1984 May; 4(3): 424-429.

28. Bosch J, Mastai R, Kravetz D, Bruix J, Rigau J, Rodes J. Measurement of azygos venous blood flow in the evaluation of portal hypertension in patients with cirrhosis. Clinical and haemodynamic correlations in 100 patients. J Hepatol 1985; 1(2): 125-139.

29. Sikuler E, Kravetz D, Groszmann RJ. Evolution of portal hypertension and mechanisms involved in its maintenance in a rat model. Am J Physiol 1985 Jun; 248(6 Pt 1): G618-G625.

30. Moreno L, Martínez-Cuesta MA, Piqué JM, Bosch J, Esplugues JV. Anatomical differences in responsiveness to vasoconstrictors in the mesenteric veins from normal and portal hypertensive rats. Naunyn Schmiedebergs Arch Pharmacol 1996 Oct; 354(4): 474-480.

31. Lee FY, Albillos A, Colombato LA, Groszmann RJ. The role of nitric oxide in the vascular hyporesponsiveness to methoxamine in portal hypertensive rats. Hepatology 1992 Oct; 16(4): 1043-1048.

32. Pizcueta MP, de Lacy AM, Kravetz D, Bosch J, Rodes J. Propranolol decreases portal pressure without changing portocollateral resistance in cirrhotic rats. Hepatology 1989 Dec; 10(6): 953-957.

33. Escorsell A, Ferayorni L, Bosch J, García-Pagán JC, García-Tsao G, Grace ND, *et al.* The portal pressure response to beta-blockade is greater in cirrhotic patients without varices than in those with varices. Gastroenterology 1997 Jun; 112(6): 2012-2016.

34. Noda T. Angioarchitectural study of esophageal varices. With special reference to variceal rupture. Virchows Arch A Pathol Anat Histopathol 1984; 404(4): 381-392.

35. Spence RA. The venous anatomy of the lower oesophagus in normal subjects and in patients with varices: an image analysis study. Br J Surg 1984 Oct; 71(10): 739-744.

36. Bosch J, Navasa M, García-Pagán JC, DeLacy AM, Rodes J. Portal hypertension. Med Clin North Am 1989 Jul; 73(4): 931-953.

37. Hosking SW, Smart HL, Johnson AG, Triger DR. Anorectal varices, haemorrhoids, and portal hypertension. Lancet 1989 Feb 18; 1(8634): 349-352.

38. Aagaard J, Jensen LI, Sorensen TI, Christensen U, Burcharth F. Recanalized umbilical vein in portal hypertension. AJR Am J Roentgenol 1982 Dec; 139(6): 1107-1110.

39. Norton ID, Andrews JC, Kamath PS. Management of ectopic varices. Hepatology 1998 Oct; 28(4): 1154-1158.

40. D'Amico G, García-Tsao G, Calès P, Escorsell A, Nevens F, Cestari R, *et al.* «Diagnosis of Portal Hypertension. How and when?» Portal Hypertension III. Proceedings of the Third Baveno International Consen-sus Workshop on Definitions, Methodology and therapeutic Strategies. In: R.de Franchis, ed. Oxford: Blackwell Science, Limited, 2001. 36-63.

41. Fernández M, Vizzutti F, García-Pagán JC, Rodes J, Bosch J. Anti-VEGF receptor-2 monoclonal antibody prevents portal-systemic collateral vessel formation in portal hypertensive mice. Gastroenterology 2004 Mar; 126(3): 886-894.

42. Fernández M, Mejias M, Angermayr B, García-Pagán JC, Rodes J, Bosch J. Inhibition of VEGF receptor-2 decreases the development of hyperdynamic splanchnic circulation and portal-systemic collateral vessels in portal hypertensive rats. J Hepatol 2005 Jul; 43(1): 98-103.

43. Merli M, Nicolini G, Angeloni S, Rinaldi V, De SA, Merkel C, *et al.* Incidence and natural history of small esophageal varices in cirrhotic patients. J Hepatol 2003 Mar; 38(3): 266-272.

44. Cales P, Desmorat H, Vinel JP, Caucanas JP, Ravaud A, Gerin P, *et al.* Incidence of large oesophageal varices in patients with cirrhosis: application to prophylaxis of first bleeding. Gut 1990 Nov; 31(11): 1298-1302.

45. Cales P, Oberti F, Payen JL, Naveau S, Guyader D, Blanc P, *et al.* Lack of effect of propranolol in the prevention of large oesophageal varices in patients with cirrhosis: a randomized trial. French-Speaking Club for the Study of Portal Hypertension. Eur J Gastroenterol Hepatol 1999 Jul; 11(7): 741-745.

46. Zoli M, Merkel C, Magalotti D, Gueli C, Grimaldi M, Gatta A, *et al.* Natural history of cirrhotic patients with small esophageal varices: a prospective study. Am J Gastroenterol 2000 Feb; 95(2): 503-508.

47. Merkel C, Marin R, Angeli P, Zanella P, Felder M, Bernardinello E, *et al.* A placebo-controlled clinical trial of nadolol in the prophylaxis of growth of small esophageal varices in cirrhosis. Gastroenterology 2004 Aug; 127(2): 476-484.

48. De Franchis R. Evaluation and follow-up of patients with cirrhosis and oesophageal varices. J Hepatol 2003 Mar; 38(3): 361-363.

49. Bellis L, Berzigotti A, Abraldes JG, Moitinho E, García-Pagán JC, Bosch J, *et al.* Low doses of isosorbide mononitrate attenuate the postprandial increase in portal pressure in patients with cirrhosis. Hepatology 2003 Feb; 37(2): 378-384.

50. Sakurabayashi S, Koh KC, Chen L, Groszmann RJ. Octreotide ameliorates the increase in collateral blood flow during postprandial hyperemia in portal hypertensive rats. J Hepatol 2002 Apr; 36(4): 507-512.

51. Luca A, García-Pagán JC, Bosch J, Feu F, Caballeria J, Groszmann RJ, *et al.* Effects of ethanol consumption on hepatic hemodynamics in patients with alcoholic cirrhosis. Gastroenterology 1997 Apr; 112(4): 1284-1289.

52. García-Pagán JC, Feu F, Castells A, Luca A, Hermida RC, Rivera F, *et al.* Circadian variations of portal pressure and variceal hemorrhage in patients with cirrhosis. Hepatology 1994 Mar; 19(3): 595-601.

53. García-Pagán JC, Santos C, Barbera JA, Luca A, Roca J, Rodríguez-Roisin R, *et al.* Physical exercise increases portal pressure in patients with cirrhosis and portal hypertension. Gastroenterology 1996 Nov; 111(5): 1300-1306.

54. Luca A, Cirera I, García-Pagán JC, Feu F, Pizcueta P, Bosch J, *et al.* Hemodynamic effects of acute changes in intra-abdominal pressure in patients with cirrhosis. Gastroenterology 1993 Jan; 104(1): 222-227.

55. Escorsell A, Gines A, Llach J, García-Pagán JC, Bordas JM, Bosch J, *et al.* Increasing intra abdominal pressure increases pressure, volume, and wall tension in esophageal varices. Hepatology 2002 Oct; 36(4 Pt 1): 936-940.

56. Mahl TC, Groszmann RJ. Pathophysiology of portal hypertension and variceal bleeding. Surg Clin North Am 1990 Apr; 70(2): 251-266.

57. Feu F, Bordas JM, Luca A, García-Pagán JC, Escorsell A, Bosch J, *et al.* Reduction of variceal pressure by propranolol: comparison of the effects on portal pressure and azygos blood flow in patients with cirrhosis. Hepatology 1993 Nov; 18(5): 1082-1089.

58. Ruiz del Árbol L, Martín de Argila C, Vázquez M, *et al.* Endoscopic measurement of variceal pressure during hemorrhage from esophageal varices. 16 ed. 1992. 147.

59. Nevens F, Bustami R, Scheys I, Lesaffre E, Fevery J. Variceal pressure is a factor predicting the risk of a first variceal bleeding: a prospective cohort study in cirrhotic patients. Hepatology 1998 Jan; 27(1): 15-19.

60. Genecin P, Polio J CLFGRAGRJ. Bile acids do not mediate the hyperdynamic circulation in portal hypertensive rats. Am J Physiol 1999; 259: G21—G25.

61. García-Pagán JC, Salmeron JM, Feu F, Luca A, Gines P, Pizcueta P, *et al.* Effects of low-sodium diet and spironolactone on portal pressure in patients with compensated cirrhosis. Hepatology 1994 May; 19(5): 1095-1099.

62. Kravetz D, Sikuler E, Groszmann RJ. Splanchnic and systemic hemodynamics in portal hypertensive rats during hemorrhage and blood volume restitution. Gastroenterology 1986 May; 90(5 Pt 1): 1232-1240.

63. Castaneda B, Morales J, Lionetti R, Moitinho E, Andreu V, Pérez-del-Pulgar S, *et al.* Effects of blood volume restitution following a portal hypertensive- related bleeding in anesthetized cirrhotic rats. Hepatology 2001 Apr; 33(4): 821-825.

64. Casadevall M, Piqué JM, Cirera I, Goldin E, Elizalde I, Panes J, *et al.* Increased blood hemoglobin attenuates splanchnic vasodilation in portal- hypertensive rats by nitric oxide inactivation. Gastroenterology 1996 Apr; 110(4): 1156-1165.

65. NIEC. Prediction of the first variceal hemorrhage in patients with cirrhosis of the liver and esophageal varices. A prospective multicenter study. The North Italian Endoscopic Club for the Study and Treatment of Esophageal Varices [see comments]. N Engl J Med 1988 Oct 13; 319(15): 983-989.

66. Lebrec D, De Fleury P, Rueff B, Nahum H, Benhamou JP. Portal hypertension, size of esophageal varices, and risk of gastrointestinal bleeding in alcoholic cirrhosis. Gastroenterology 1980 Dec; 79(6): 1139-1144.

67. Zoli M, Merkel C, Magalotti D, Marchesini G, Gatta A, Pisi E. Evaluation of a new endoscopic index to predict first bleeding from the upper gastrointestinal tract in patients with cirrhosis. Hepatology 1996 Nov; 24(5): 1047-1052.

68. Nevens F, Sprengers D, Feu F, Bosch J, Fevery J. Measurement of variceal pressure with an endoscopic pressure sensitive gauge: validation and effect of propranolol therapy in chronic conditions. J Hepatol 1996 Jan; 24(1): 66-73.

69. Miller L, Banson FL, Bazir K, Korimilli A, Liu JB, Dewan R, *et al.* Risk of esophageal variceal bleeding based on endoscopic ultrasound evaluation of the sum of esophageal variceal cross-sectional surface area. Am J Gastroenterol 2003 Feb; 98(2): 454-459.

70. Escorsell A, Bordas JM, Feu F, García-Pagán JC, Gines A, Bosch J, *et al.* Endoscopic assessment of variceal volume and wall tension in cirrhotic patients: effects of pharmacological therapy. Gastroenterology 1997 Nov; 113(5): 1640-1646.

71. Bernstein DE, Jeffers L, Erhardtsen E, Reddy KR, Glazer S, Squiban P, *et al.* Recombinant factor VIIa corrects prothrombin time in cirrhotic patients: a preliminary study. Gastroenterology 1997 Dec; 113(6): 1930-1937.

72. Ejlersen E, Melsen T, Ingerslev J, Andreasen RB, Vilstrup H. Recombinant activated factor VII (rFVIIa) acutely normalizes prothrombin time in patients with cirrhosis during bleeding from oesophageal varices. Scand J Gastroenterol 2001 Oct; 36(10): 1081-1085.

73. Bosch J, Thabut D, Bendtsen F, D'Amico G, Albillos A, González AJ, *et al.* Recombinant factor VIIa for upper gastrointestinal bleeding in patients with cirrhosis: a randomized, double-blind trial. Gastroenterology 2004 Oct; 127(4): 1123-1130.

Capítulo 11

Profilaxis primaria de la hemorragia varicosa en la hipertensión portal

F. J. Carrilho, A. Queiroz Farias

Universidade de São Paulo
Departamento de Gastroenterología
Brasil

Dirección para correspondencia
Universidade de São Paulo
Dr. F. J. Carrilho
Fjcarril@usp.br

11.1 Introducción

La ruptura de varices esofagogástricas representa una de las más importantes complicaciones del síndrome de hipertensión portal que se desarrolla en pacientes con cirrosis hepática. La mortalidad asociada al primer episodio de sangrado varicoso se sitúa alrededor del 30 al 50 %.[1] Aunque en las últimas décadas, como consecuencia de los avances en el tratamiento farmacológico, endoscópico y radiológico, la mortalidad asociada ha disminuido hasta el 20 %.[2,3]

Se han desarrollado diversas estrategias para reducir este riesgo. Se utiliza la profilaxis primaria para prevenir el primer episodio de sangrado en pacientes que nunca han sangrado. La profilaxis preprimaria se refiere a las estrategias para prevenir el desarrollo de varices, lo que se podría lograr manteniéndose el gradiente de presión portal por debajo de 10 mmHg, el valor límite para la aparición de varices. La profilaxis preprimaria es un concepto aún incipiente y está en fase de investigación, por lo que no pueden establecerse recomendaciones relativas a su uso rutinario. En pacientes que nunca han sangrado, el riesgo de sangrado es del 20 % anual y la mortalidad alcanza alrededor del 5 %, mientras que en los pacientes que ya han experimentado un episodio de hemorragia por varices este riesgo alcanza el 50 % anual y la mortalidad excede el 30 %.[4,5]

El riesgo de sangrado varicoso varía en función del espectro clínico de la hipertensión portal. En un polo se encuentran los pacientes con cirrosis compensada, sin complicaciones y varices de pequeño tamaño; en otro polo están los pacientes con cirrosis avanzada, descompensada con ascitis e infecciones y que presentan varices de gran tamaño y con signos endoscópicos de riesgo de sangrado.

Es importante destacar que los estudios controlados aleatorios han incluido, en su mayor parte, a los pacientes con varices de gran tamaño y, de este modo, sus conclusiones no pueden ser necesariamente aplicables a pacientes con bajo riesgo de sangrado. Por esta razón, la elección de la terapia ideal debe realizarse teniendo en cuenta el riesgo de cada paciente, la probabilidad de respuesta y de efectos secundarios, la adhesión al tratamiento y la relación coste-eficacia. Actualmente la profilaxis primaria se considera el tratamiento estándar para pacientes con varices que nunca han sangrado y este capítulo constituye una revisión de las evidencias publicadas sobre sus beneficios.

11.2 Desarrollo y progresión de las varices

Las varices tienden a aumentar su diámetro progresivamente y, como consecuencia, la tensión en su pared aumenta y el grosor disminuye, hasta alcanzar el punto de ruptura. Los datos publicados sobre la progresión de las varices de fino calibre para grueso son variables y contradictorios, con tasas de progresión que varían del 5 al 42 % al año. Pagliaro *et al.*[6] relataron que el 25 % de los 118 pacientes con varices finas estudiados han evolucionado a varices gruesas en el período de 6 años. En contraste, Cales *et al.*[8] constataron una progresión de fino diámetro para grueso en el 42 % de 84 pacientes seguidos durante 16 meses. Las posibles razones para explicar dichas diferencias son los criterios que se utilizan para definir varices gruesas, el número de pacientes con cirrosis de etiología alcohólica y la proporción de pacientes con cirrosis avanzada (Child C). El tamaño de las varices se relaciona con el uso persistente de alcohol y con la declinación de la función hepática, de modo que la abstinencia alcohólica se asocia a la mejora de los estadios de Child-Pugh y a la reducción del tamaño de las varices.

11.3 Bases fisiopatológicas del tratamiento farmacológico

La alteración de la arquitectura lobular del hígado en la cirrosis es responsable del aumento de la resistencia intravascular al flujo sanguíneo portal. Esta modificación puede ocurrir al nivel presinusoidal, sinusoidal o postsinusoidal. Sin embargo, hay un componente dinámico representado por la acción de células como miofibroblastos y por las células musculares lisas de la pared de las venas intrahepáticas en respuesta a estímulos como óxido nítrico, prostaciclinas, endotelinas, angiotensina II, etc.

En la cirrosis hepática concurre vasodilatación sistémica y esplácnica. La circulación hiperdinámica se caracteriza por la disminución de la resistencia arteriolar, produciendo un aumento del índice cardíaco y del flujo sanguíneo regional. El aumento del flujo regional esplácnico que drena para el sistema portal constituye un factor fisiopatológico importante de la hipertensión portal.

Estos dos componentes son dinámicos y pueden ser modulados por diversos fármacos como agentes antagonistas adrenérgicos, bloqueantes de los canales de calcio, inhibidores de la angiotensina II, betabloqueantes, nitratos, somatostatina, terlipresina, etc.[9, 10]

11.4 Factores de riesgo del primer episodio de sangrado varicoso

Varios factores han sido descritos en la literatura como predictivos de riesgo del primer episodio de sangrado varicoso. Como la mayor parte de los pacientes con varices no presentará hemorragia a corto y medio plazo, estos parámetros son clínicamente importantes para seleccionar pacientes de mayor riesgo, que deben recibir tratamiento profiláctico.

a) Presión portal y gradiente de presión venosa hepática

No se puede realizar la medición directa de la presión portal de forma rutinaria en la práctica clínica debido a sus riesgos elevados. Por ello se utiliza la medición del gradiente de presión entre la vena hepática libre y ocluida como medición indirecta de la presión portal. En los raros estudios en que se realizó la medición de la presión portal a través de punción directa se constató que la presión de la vena porta se diferenció en más de 3 mmHg respecto a la presión de la vena hepática en cuña en el 43 % de 21 pacientes (elevada en cinco y baja en cuatro casos).[11]

Ambas, la presión portal y el gradiente de presión venosa hepática, representan estimativas indirectas de la presión en el interior de las varices. En la mayoría de los casos, la presión portal refleja la presión en las varices, pero no hay una relación lineal entre el riesgo de sangrado varicoso y la gravedad de la hipertensión portal. Groszmann *et al.*[12], al comparar el tratamiento farmacológico con propranolol *versus* placebo, demostraron que la hemorragia varicosa no tenía lugar si el gradiente de presión venosa hepática podía ser disminuido farmacológicamente a valores inferiores a 12 mmHg. Se considera el gradiente de presión venosa hepática un predictor independiente del riesgo de sangrado. En el estudio de García-Tsao,[7] el valor promedio del gradiente de presión fue de 20 ± 5 mmHg en los pacientes con antecedentes de sangrado, en comparación con 16 ± 5 mmHg en aquellos que nunca han sangrado. Esta diferencia fue estadísticamente significativa. En este estudio no hubo diferencia en los valores del gradiente de presión entre pacientes con varices finas o gruesas. Las varices finas todavía presentan un riesgo reconocidamente menor de sangrado, lo que confirma que otros factores son también relevantes para que ocurra la ruptura de varices.

b) Presión en las varices

La presión en las varices es un factor predictible independiente del riesgo de ruptura,[13, 14] La utilización del sistema Varipres concluyó que la medición de la presión en las varices se relaciona mejor que la medición del gradiente de presión venosa hepática para predecir el riesgo del primer episodio de sangrado. Estas observaciones son válidas en la cirrosis y en la hipertensión portal presinusoidal. Sarin *et al.*[15] valoraron 12 variables clínicas, endoscópicas y hemodinámicas de pacientes con y sin antecedente de hemorragia y concluyeron que la presión en las varices constituye un factor predictible importante del riesgo de sangrado.

Al contrario que en la medición del gradiente de presión venosa hepática, la medición de la presión en las varices ha sido más utilizada en protocolos de investigación, aunque no esté disponible en la mayor parte de los centros médicos.

Hay tres técnicas para medir la presión en las varices. La medición directa de la presión intravaricosa[16] es un método prácticamente abandonado para uso rutinario, pues envuelve la punción de la variz y sólo se podría realizar en conjunto con escleroterapia endoscópica. La manometría con balón que se acopla a la extremidad del endoscopio constituye un método poco difundido y aún no suficientemente validado.[17-19] El balón puede comprimir las varices, generando así artefactos técnicos en la medición. El sistema Varipres utiliza una cápsula con perfusión de nitrógeno acoplada a la extremidad del endoscopio.[20, 21] Aunque ofrezca mediciones fidedignas, es un método fatigoso y que requiere entrenamiento para su realización. Una ventaja adicional es que se puede utilizar en la hipertensión portal presinusoidal, situación en que característicamente el gradiente de presión venosa hepática presenta valores normales.[22]

c) Tamaño de las varices

Es un hecho reconocido que el tamaño de las varices representa un factor predictivo de sangrado. Valores más elevados de la presión en el interior de las varices ocurren más a menudo en pacientes con varices grandes. A medida que la presión en el interior del vaso aumenta, aumenta también su radio y disminuye su grosor. Este hecho explica por qué las varices grandes presentan el doble de riesgo de ruptura en comparación con las varices pequeñas.[23] Existen varias clasificaciones endoscópicas, aunque actualmente se acepta que las varices mayores de 5 mm deben clasificarse como varices grandes.

d) Signos rojos en la superficie de las varices

Los nombrados signos rojos en la superficie de las varices se consideran importantes signos de predictibilidad del riesgo de sangrado. Estos signos representan puntos de debilidad en la pared de las varices. Se clasifican según se indica a continuación:[24]

- *Red wale markings*: son pequeñas venas dilatadas orientadas longitudinalmente en la mucosa y que representan varices sobre varices (véase la figura 11.1).

- Puntos hematocísticos (*hematocystic spots):* son proyecciones redondeadas, rojas y grandes que se asemejan a burbujas, conteniendo sangre (véase la figura 11.2).

- Puntos o manchas rojo cereza (*cherry red spots):* son pequeños puntos rojos en la superficie de la mucosa (véase la figura 11.3).

- Hiperemia difusa (véase la figura 11.4).

e) Grado de insuficiencia hepática

La gravedad de la patología hepática, valorada según la clasificación de Child, es un factor de riesgo para el primer episodio de sangrado varicoso. En el estudio NIEC,[25] los porcentajes de sangrado fueron de 17, 31 y 39 % en los pacientes clasificados como Child A, B y C, respectivamente, durante un período de 23 meses de seguimiento. En otro estudio, el primer episodio de sangrado varicoso ocurrió en el 12, 27 y 52 % de los pacientes clasificados como Child A, B y C, respectivamente.[26]

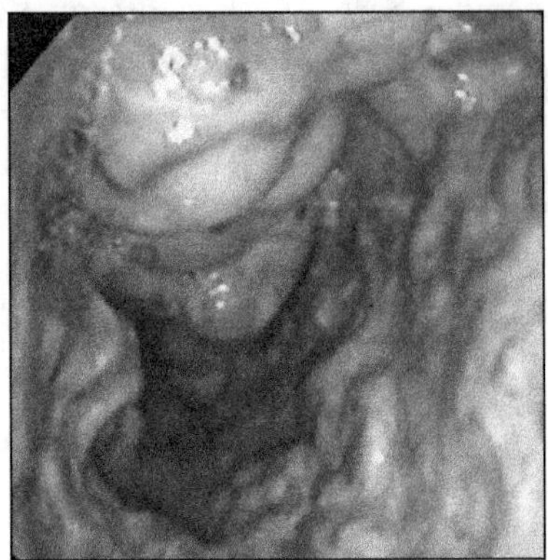

Figura 11.1. Red wale markings.

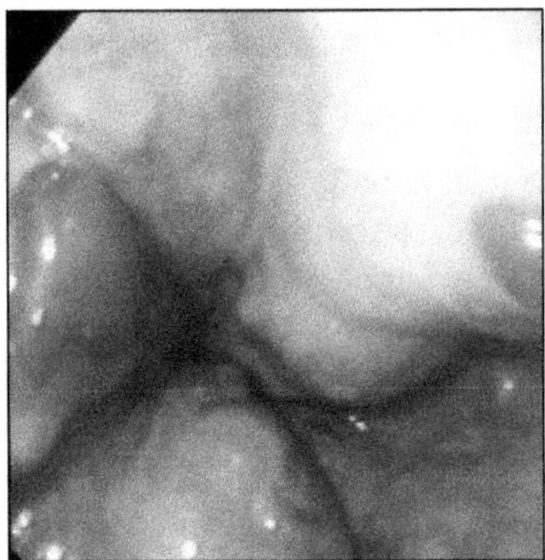

Figura 11.2. Puntos hematocísticos.

f) Índices de riesgo de sangrado

Se han desarrollado modelos matemáticos para predecir la probabilidad de sangrado. El más difundido es el índice propuesto por el Club de Endoscopia del Norte de Italia (NIEC).[25] Este índice combina las variables que se relacionaron independientemente como predictibles del riesgo de sangrado, para estimar el riesgo de ruptura varicosa en un paciente individualmente (véanse las tablas 11.1 y 11.2).

g) Otros factores de riesgo

Se ha sugerido que la presencia de infecciones bacterianas puede ser el factor desencadenante del episodio de sangrado.[27] La liberación de endotoxinas bacterianas provocaría un aumento de los niveles de endotelina, con el consecuente aumento de la resistencia intrahepática y desencadenando el sangrado varicoso.

Variable	*Puntos*
Clase de Child-Pugh	
A	6,5
B	13,0
C	19,5
Tamaño de las varices	
Finas	8,7
Medianas	13,0
Gruesas	17,4
Vasos sobre vasos *(red wale markings)*	
Ausentes	3,2
Leves	6,4
Moderados	9,6
Severos	12,8

Tabla 11.1. Puntuación para el cómputo del índice NIEC

Índice NIEC	*Tasa de sangrado (%)*		
	6 meses	1 año	2 años
< 20	0	1,6	6,8
20-25	5,4	11	16
25,1-30	8	14,8	25,5
30,1-35	13,1	23,3	27,8
35,1-40	21,8	37,8	58,8
> 40	58,5	68,9	68,9

Tabla 11.2. Tasas de sangrado varicoso según el índice NIEC.[29]

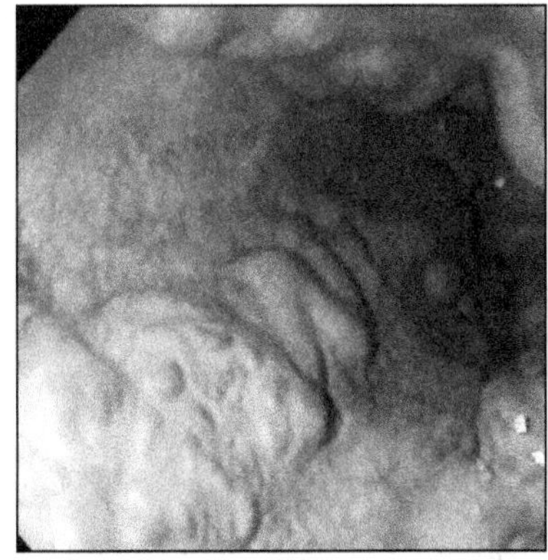

Figura 11.3. Manchas rojo-cereza.

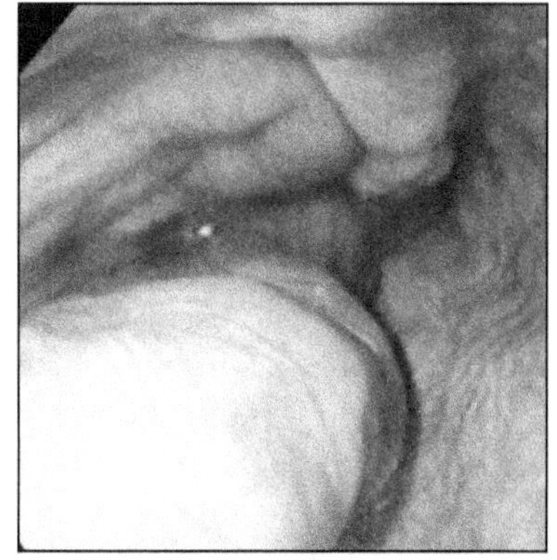

Figura 11.4. Hiperemia difusa.

Asociando el índice de congestión de la vena porta (razón entre el área seccional de la vena porta dividida por la velocidad de flujo) a parámetros como el tamaño el de las varices, la presencia de signos rojos y los niveles de bilirrubinas, aumenta ligeramente el poder predictivo del riesgo de sangrado.[28] Sin embargo, no existe aún una definición clara en la literatura sobre los valores límite del area seccional de la vena porta o del índice de congestión para el desarrollo de varices y predecir el riesgo de ruptura.

11.5 Agentes farmacológicos para profilaxis primaria

11.5.1 Betabloqueantes no selectivos

El primer fármaco utilizado para reducir la presión portal en el inicio de la década de 1980 fue el propranolol.[29] Su acción se verifica tanto por el bloqueo b-1 adrenérgico, lo que lleva a la reducción del gasto cardíaco, como por el bloqueo b-2, asociado a la reducción del flujo esplácnico provocada por vasoconstricción arterial. Además, reduce la resistencia portocolateral y el flujo de la vena ácigos También se considera que el nadolol es un fármaco de primera elección.

Los datos disponibles hasta el momento señalan que el uso de betabloqueantes es la mejor opción en términos de relación coste-eficacia para prevenir el primer episodio de sangrado varicoso. Una ventaja adicional es la propiedad que tiene el fármaco de prevenir el sangrado asociado a la gastropatía hipertensiva.

Hay todavía una considerable variación en los niveles de reducción de la presión portal obtenidos ante el uso de los betabloqueantes. Los datos publicados indican que esa variabilidad no está relacionada con los niveles de noradrenalina circulantes, ni a la dosis administrada ni tampoco a la gravedad de la cirrosis hepática:[30]

a) *Nadolol:* presenta un metabolismo hepático menor que el propranolol y una vida media más larga. Por ello se puede administrar una vez al día. Un estudio sugiere que el nadolol produce una leve reducción del flujo sanguíneo renal, lo que sería una desventaja en relación con el propranolol.[31]

b) *Timolol:* fue valorado solamente en un estudio hemodinámico y no existen aún estudios clínicos para apoyar su uso rutinario.[32]

c) *Atenolol:* es un antagonista selectivo del receptor b-1 que fue valorado en dos estudios comparativos con propranolol. Estos estudios mostraron que el atenolol fue menos efectivo que el propranolol para reducir el gradiente de presión venosa hepática.[33,34]

d) *Metoprolol:* antagonista selectivo del receptor b-1 que fue comparado con propranolol en un estudio. Se produjo una mayor reducción en la presión portal y en el flujo hepático con el propranolol que con el metoprolol. Hubo una correlación directa entre la reducción en la presión portal y en flujo hepático, lo que sugiere que esta diferencia puede estar relacionada con el bloqueo de los receptores b-2 en la circulación esplácnica causado por el propranolol y no por el metoprolol. Por ser un agente capaz de mantener el flujo sanguíneo hepático efectivo, el metoprolol sería más recomendable en pacientes con función hepática muy comprometida.[35] No obstante, no existen otros estudios que comprueben estos hallazgos.

e) *Carvedilol:* betabloqueante no selectivo, con acción anti-a1 adrenérgica intrínseca. A corto plazo, el carvedilol es más potente que el propranolol para reducir el gradiente de presión venosa hepática, pero induce a la hipotensión arterial, limitando su uso a largo plazo.[36] No existen aún recomendaciones firmes para su utilización en profilaxis primaria.

f) *Mepindolol:* antagonista selectivo del receptor b-2 que reduce la presión portal y el gasto cardíaco. En el estudio que lo evaluó, el fármaco provocó una significativa reducción del flujo sanguíneo hepático, sin ofrecer beneficio en relación con el propranolol.[37]

No todos los pacientes tratados pueden tolerar la dosis necesaria para alcanzar criterios de betabloqueo (es decir, reducción de por lo menos un 25 % de la frecuencia de pulso inicial). Los principales inconvenientes del uso de betabloqueantes se relacionan con sus contraindicaciones, efectos secundarios e intolerancia. Los betabloqueantes no se pueden utilizar mientras dura el sangrado varicoso agudo. Condiciones como enfermedad pulmonar obstructiva grave, insuficiencia cardíaca severa, diabetes *mellitus* descompensada y de dificil control o arteriopatías periféricas representa una contraindicación relativa a su uso. Aproximadamente un tercio de los pacientes tratados presenta efectos secundarios y cerca de la mitad de estos casos necesita descontinuar el tratamiento farmacológico.

11.5.2　Nitratos

Los nitratos reducen la presión intrahepática y portocolateral y, como consecuencia, la presión portal. El isosorbida-5-mono-nitrato es preferible en relación con el isosorbida-di-nitrato por presentar metabolismo de primer pasaje hepático mínimo. El gran inconveniente de este fármaco es su efecto adverso sobre la función renal, especialmente cuando se usa en monoterapia.[38] Por lo tanto no se recomienda la monoterapia para la profilaxis primaria.

11.5.3　Resultados de los estudios controlados

12.5.3.1　Betabloqueantes comparados con placebo

Los metaanálisis de nueve estudios controlados comparando betabloqueantes con placebo en la profilaxis primaria favorecen la utilización rutinaria de los betabloqueantes para profilaxis.[39,40] Analizados en conjunto, se observaron 146 episodios de sangrado en 489 pacientes que recibieron betabloqueante (29,9 %) y 205 en 507 controles (40,4 %). La mortalidad fue del 43 % en el grupo tratado (211 óbitos) y del 51 % en el grupo de control (261 óbitos). Los estudios concluyen que el uso de betabloqueantes reduce significativamente el riesgo de sangrado, pero no se demostró beneficio en la disminución de la tasa de mortalidad, lo que se atribuye al pequeño número de pacientes evaluados. La tabla 11.3 muestra detalles de cada estudio comparándose betabloqueantes con placebo.

Otra metaanálisis, que excluyó a un estudio con resultados discordantes, mostró que el uso de betabloqueantes no selectivos redujo significativamente la tasa de sangrado del 25 % en los controles para el 15 % en los tratados durante el período mediano de 24 meses de seguimiento. El número necesario para tratar y prevenir un episodio de sangrado fue de 10.

Estos estudios incluyeron principalmente pacientes con mayor riesgo de sangrado, representado por varices de mediano y grueso calibre. No existen datos que apoyen consistentemente la utilización de estos fármacos en pacientes con bajo riesgo de sangrado, es decir, varices de fino calibre. En el metaanálisis de D'Amico *et al.*,[41] la reducción del riesgo de sangrado de pacientes con varices finas fue del 7 % en los controles para el 2 % en los tratados con betabloqueantes.

Autor	Año	β–bloqueante	Total de casos	Seguimiento (meses)	Porcentaje de sangrado varicoso (%)	
					Tratados	Controles
Ideo[42]	1988	Nadolol	79	24	6	30
Lebrec[43]	1988	Nadolol	106	12	17	20
Pascal[44]	1987	Propranolol	230	24	26	61
Strauss[45]	1988	Propranolol	36	24	20	25
Multicéntrico italiano[46]	1989	Propranolol	174	42	26	41
Colman[47]	1990	Propranolol	48	24	8	35
Andreani[48]	1990	Propranolol	83	24	6	39
PROVA[49]	1990	Propranolol	140	15	18	18
Conn[50]	1991	Propranolol	102	16	4	22

Tabla 11.3. Comparación del propranolol o nadolol con placebo en la profilaxis primaria.

11.5.3.2 Nitratos comparados con placebo

Dos estudios compararon la profilaxis primaria con mononitrato al uso de placebo, siendo publicado uno de ellos en la forma de *abstract*. En el estudio de Fassio *et al.*[51] no hubo diferencia en la frecuencia de sangrado y en la mortalidad entre los pacientes tratados con mononitrato o placebo, pero en el estudio de García-Pagán,[52] la mortalidad fue mayor en el grupo que recibió mononitrato cuando fue comparado con el grupo control (29 *versus* 14 %).

12.5.3.3 Nitratos comparados con beta-bloqueantes

Angelico *et al.*[53] compararon el mononitrato de isosorbida con el propranolol para profilaxis primaria, sin observarse diferencias en las tasas de sangrado entre los dos grupos (17,8 *versus* 14,2 %). En el seguimiento a largo plazo se observó que la mortalidad fue mayor en los pacientes mayores de 50 años, aunque las tasas de sangrado fuesen similares entre los grupos.[38] La eficacia de combinación del nadolol con el mononitrato de isosorbida fue comparada con la monoterapia con nitrato en 146 pacientes seguidos durante 55 meses. El riesgo acumulativo de sangrado fue significativamente menor en el grupo de tratamiento combinado (15 *versus* 29 %), pero no se constató diferencia en la mortalidad.[54,55] Más estudios se hacen necesarios para evaluar la tolerancia y la eficacia real de esta combinación en el seno de la profilaxis primaria.

11.5.3.4 Escleroterapia profilática comparada con placebo

Un metaanálisis de 14 estudios controlados randomizados evaluando la escleroterapia profiláctica reveló una supervivencia significativamente mejor entre los que recibieron escleroterapia. En los pacientes que presentaban estadio Child C, el beneficio que se observó fue más evidente que en aquellos clasificados como Child A. Estos datos señalan que la escleroterapia profilática es benéfica en pacientes de alto riesgo y que no presenta beneficios en los de bajo riesgo. Teniendo en cuenta que no existen criterios clínicos precisos para distinguir los pacientes de alto riesgo, el consenso actual expresa que no debe recomendarse la escleroterapia profilática.[56]

11.5.3.5 Escleroterapia comparada con betabloqueantes

Dos estudios examinaron la escleroterapia profilática frente al propranolol. Ambos demostraron que el tratamiento con propranolol estuvo asociado a tasas menores de sangrado si se compara con la escleroterapia.[48, 49] De modo que actualmente se considera que la realización de esclerosis de varices en pacientes que nunca han sangrado no está recomendada.

Autor	Año	Total de casos	Seguimiento (meses)	Porcentaje de sangrado varicoso (%)		P
				Ligadura	Controles	
Sarin[56]	1996	68	14	8,6	39,4	0,01
Lay[26]	1997	126	24	19	60	0,0001
Lo[59]	1999	127	29	21,8	34,9	0,22
Omar[58]	2000	74*	14	2,8	10,5	NS

Tabla 11.4. Comparación de la ligadura elástica profilática con controles sin tratamiento.

Autor	Año	Total de casos	Seguimiento (meses)	Porcentaje de sangrado varicoso (%)		P
				Ligadura	Propranolol	
De[61]	1999	30	18	13,3	6,6	No reportado
Sarin[62]	1999	89	18	43	15	0,04
Song[63]	2000	61	12	9,7	20	No significante
Lui[64]	2002	110	20	7	14	No significante

Tabla 11.5. Comparación entre ligadura elástica y betabloqueantes para profilaxis primaria.

11.5.3.6 Escleroterapia combinada con betabloqueantes

Dos estudios examinaron la asociación de escleroterapia profilática a los betabloqueantes. En el estudio PROVA,[49] el tratamiento combinado comportó mayor mortalidad si se compara con la monoterapia con propranolol o con la escleroterapia. En el estudio de Avgerinos *et al.*[57] 86 pacientes con alto riesgo de ruptura de varices fueron randomizados para recibir propranonol o tratamiento combinado con escleroterapia. Durante el seguimiento, el 23 % de los pacientes incluidos en el grupo combinado presentaron sangrado, comparados con el 14 % en el grupo propranolol. Aunque la mortalidad haya sido similar en los dos grupos, el porcentaje de complicaciones se mostró significativamente mayor en el grupo combinado (52 *versus* 19 %).

11.5.3.7   Ligadura elástica comparada con placebo

La ligadura de varices esofágicas es una técnica que permite la erradicación más rápida de las varices, con tasas menores de complicaciones. Se evaluó la ligadura profiláctica en 4 estudios controlados (véase la tabla 11.4) demostrándose una reducción de las tasas de sangrado en dos de ellos y de mortalidad en uno.[58-61]

La realización de ligadura elástica profiláctica se considera actualmente para aplicarla en pacientes con varices de alto riesgo y ruptura y que presentan contraindicaciones o intolerancia a los betabloqueantes.

11.5.3.8   Ligadura endoscópica comparada con betabloqueantes

Cuatro estudios compararon la ligadura elástica con los betabloqueantes en la profilaxis primaria (véase la tabla 11.5).[61-64] Tres estudios no demostraron diferencias entre los dos métodos y un estudio (Sarin *et al.*[62]) mostró superioridad de la ligadura sobre el propranolol. Un metaanálisis reciente[65] comparó la ligadura profiláctica con la terapia con betabloqueantes. Entre los 283 pacientes estudiados, el riesgo relativo del primer episodio de sangrado fue 0,48 (0,24-0,96), con un número necesario para tratar de 13. No se constató todavía ningún efecto sobre la mortalidad relacionada con el sangrado (riesgo relativo [RR] 0,61; intervalo de confianza [IC] 0,20-1,88) ni sobre la mortalidad global (RR 0,95; IC 0,56-1,62). La ventaja de la ligadura es que puede emplearse en casos de contraindicación o intolerancia a los betabloqueantes. No obstante, el coste del procedimiento y la necesidad de realizar varias sesiones para erradicar las varices son factores limitantes. Hasta el momento no existen evidencias suficientes para cambiar la recomendación actual de prescribir betabloqueantes como primera elección. Entre tanto, se puede reservar la ligadura elástica para aquellos pacientes de alto riesgo de sangrado y que no se pueden tratar farmacológicamente.

11.5.3.9   Ligadura elástica comparada con escleroterapia

Se comparó la ligadura elástica con la escleroterapia profiláctica en tres estudios heterogéneos, con pequeña casuística y resultados conflictivos. En uno de los estudios, la ligadura se mostró superior a la escleroterapia en la reducción del riesgo de sangrado.[66] En otro,[67] los resultados fueron similares y en el tercero, la escleroterapia fue superior a la ligadura elástica.[68]

11.5.3.10   Otras opciones

Cirugías de *shunt*: los resultados de cirugías de *shunt* profiláticas actualmente apenas tienen un interés histórico. Estos procedimientos fueron abandonados en todo el mundo a causa de las altas tasas de complicaciones y mortalidad.

11.6 Pequeñas varices o de bajo riesgo

Los pacientes con pequeñas varices deberían tratarse con betabloqueantes no selectivos para prevenir la progresión de varices y sangrado; sin embargo otros estudios, especialmente los que se relacionan con la prevención de sangrado, son necesarios antes de hacer una recomendación formal de su uso.[69]

11.7 Varices gástricas

El riesgo de sangrado de las varices gástricas ha sido valorado en pocos estudios. En un estudio, el riesgo en 2 años fue del 25 %. Varices del fondo, de grueso calibre, nodulares o con signos rojos en su superficie presentan un riesgo más elevado. La clasificación en estadios de Child-Pugh avanzado es además un factor de riesgo de aumento de ruptura de varices gástricas. Los datos de estudios controlados sobre la terapia farmacológica para profilaxis primaria de ruptura de varices gástricas son aún limitados y no conclusivos. Debido al alto riesgo de estas varices, se recomienda empíricamente el uso de betabloqueantes.[70]

11.8 Recomendaciones para profilaxis primaria

- Todos los pacientes con cirrosis hepática deben ser sometidos a la endoscopia para la detección de varices esofagogástricas.

- La endoscopia debe repetirse cada 3 años en los pacientes con cirrosis y sin varices.

- La endoscopia debe repetirse anualmente en los pacientes con cirrosis y varices finas.

- Los pacientes con varices de mediano y grueso calibre son candidatos a la profilaxis primaria.

- No existen evidencias que apoyen el uso rutinario de profilaxis primaria en pacientes con varices finas. Los pacientes con pequeñas varices con signos rojos o de la clase Child C presentan un riesgo aumentado de sangrado y podrían beneficiarse con el tratamiento.

- La terapia farmacológica con betabloqueantes no selectivos es la mejor opción disponible en el actual estado de conocimiento.

- Los pacientes intolerantes o que presenten contraindicaciones o efectos adversos a los betabloqueantes se pueden tratar con ligadura elástica de las varices.

Bibliografía

1. D'Amico G, de Franchis R, Cooperative Study Group. Upper digestive bleeding in cirrhosis. Post-therapeutic outcome and prognostic indicators. Hepatology 2003; 38: 599-612.

2. McCormick PA, O'Keefe C. Improving prognosis following a first variceal haemorrhage over four decades. Gut 2001; 49: 682-685.

3. Williams SG, Westaby D. Management of variceal haemorrhage. BMJ 1994; 308 (6938): 1213-1217.

4. D'Amico G, Pagliaro L, Bosch J. The treatment of portal hypertension: a meta-analytic review. Hepatology 1995; 22: 332-354.

5. Luca A, García-Pagán JC, Bosch J, Feu F, Caballeria J, Groszmann RJ, *et al.* Effect of ethanol consumption on

hepatic hemodynamics in patients with alcoholic cirrhosis. Gastroenterology 1997; 112: 1284-1289.

6. Pagliaro L, D'Amico G, Pasta L, Pliti F, VIzzini G, Traina M, *et al.* Portal hypertension in cirrhosis: natural history. In: Bosch J, Groszmann R, eds. Portal hypertension: pathophysiology and treatment. Cambridge, MA: Blackwell Scientific 1994: 72-92.

7. García Tsao G, Groszmann RJ, Fisher RL, Conn HO, Atterbury CE, Glickman M. Portal pressure, presence of gastroesophageal varices and variceal bleeding. Hepatology 1985; 5: 419-424.

8. Cales P, Desmorat H, Vinel JP, Caucanas JP, Ravaud A, Gerin P, *et al.* Incidence of large oesophageal varices in patients with cirrhosis: application to prophylaxis of first bleeding. Gut 1990; 31: 1298-1302.

9. Wiest R, Groszmann R. Nitric oxide and portal hypertension: its role in the regulation of intrahepatic and splancnic vascular resistance. Semin Liver Dis 1999; 19: 411-426.

10. García-Pagán JC, Escorsell A, Moitinho E, Bosch J. Influence of pharmacological agents on portal hemodynamics: basis for its use in the treatment of portal hypertension. Semin Liver Dis 1999; 19: 427-438.

11. Deplano A, Migaleddu V, Pischedda A, Garrucciu G, Gregu G, Multinu C, *et al.* Portohepatic gradient and portal hemodynamics in patients with cirrhosis due to hepatitis C virus infection. Dig Dis Sci 1999; 44: 155-162.

12. Groszmann RJ, Bosch J, Grace N, Conn HO, García-Tsao G, Navasa M, *et al.* Hemodynamic events in prospective randomized trial of propranolol *versus* placebo in the prevention of a first variceal hemorrhage. Gastroenterology 1990; 99: 1401-1407.

13. El-Atti EA, Nevens F, Bogaerts K, Verbeke G, Fevery J. Variceal pressure is a strong predictor of variceal haemorrhage in patients with cirrhosis as well as in patients with non-cirrhotic portal hypertension. Gut 1999; 45: 618-621.

14. Nevens F, Bustami R, Scheys I, Lesaffre E, Fevery J. Variceal pressure is a factor predicting the risk of a first variceal bleeding: a prospective cohort study in cirrhotic patients. Hepatology 1998; 27: 15-19.

15. Sarin SK, Sundaram KR, Ahuja RK. Predictors of variceal bleeding: an analysis of clinical, endoscopic, and haemodynamic variables, with special reference to intravariceal pressure. Gut 1989; 30: 1757-1764.

16. Bosch J, Bordas JM, Rigau J, Rigau J, Viola C, Mastai R, *et al.* Noninvasive measurement of the pressure of esophageal varices using an endoscopic gauge: comparison with measurements by variceal puncture in patients undergoing endoscopic sclerotherapy. Hepatology 1986; 6: 667-672.

17. Brensing KA, Neubrand M, Textor J, Raab P, Muller-Miny H, Scheurlen C, *et al.* Endoscopic manometry of esophageal varices: evaluation of a ballon technique compared with direct portal pressure measurement. J Hepatol 1998; 29: 94-102.

18. Scheurlen C, Roleff A, Neubrand M, Sauerbruch T. Noninvasive endoscopic de-termination of intravariceal pressure in patients with portal hypertension: clinical experience with a new ballon technique. Endoscopy 1998; 30: 326-332.

19. Gertsch P, Fischer G, Kleber G, Wheatley AM, Geigenberger G, Sauer-bruch T. Manometry of esophageal varices: comparison of an endoscopic ballon technique with needle puncture. Gastroente-rology 1993; 105: 1159-1166.

20. Rigau J, Bordas JM, Bosch J, Rodes J. Desarrollo y validación de un método incruento para la medición endoscópica de la presión de las varices esofágicas. Med Clin (Barcelona) 1985; 84: 507-511.

21. Escorsell A, Bordas JM, Feu F, García-Pagán JC, Gines P, Bosch J, *et al.* Endoscopic assessment of variceal volume and wall tension in cirrhotic patients: effects of pharmacological therapy. Gastroenterology 1997; 113: 1640-1646.

22. Fevery J, Nevens F. Oesophageal varices: assessment of the risk of bleeding and mortality. J Gastroenterol Hepatol 2000; 15: 842-848.

23. Polio J, Groszmann RJ. Hemodynamic factors in the development and rupture of esophageal varices: a pathophysiologic approach to treatment. Semin Liver Dis 1986; 6: 318-331.

24. Japanese Research Society for Portal Hypertension. The general rules for recording endoscopic findings of esophageal varices. Jpn J Surg 1980; 10: 84-87.

25. The North Italian Endoscopic Club for the Study and Treatment of Esophageal Varices. Prediction of the first variceal he-morrhage in patients with cirrhosis of the liver and esophageal varices. N Engl J Med 1988; 319: 983-989.

26. Lay CS, Tsai YT, Teg C, Shyu WS, Guo WS, Wu KL, *et al.* Endoscopic variceal prophylaxis of first variceal bleeding in cirrhotic patients with high-risk esophageal varices. Hepatology 1997; 25: 1346-1350.

27. Goulis J, Patch D, Burroughs AK. Bacterial infection in the pathogenesis of variceal bleeding. Lancet 1999; 353: 139-142.

28. Siringo S, Bolondi L, Gaiani S, Sofia S, Zironi G, Rigamonti A, *et al.* Timing of the first variceal hemorrhage in cirrhotic patients: prospective evaluation of Doppler flowmetry, endoscopy and clinical parameters. Hepatology 1994; 20: 66-73.

29. Lebrec D, Hillon P, Munoz C, Goldfarb G, Nouel O, Benhamou JP. The effect of propranolol on portal hypertension in patients with cirrhosis: a hemodynamic study. Hepatology 1982; 2: 523-527.

30. Lautt WW. Mechanism and role or intrinsic regulation of hepatic arterial blood flow: the hepatic arterial buffer response. Am J Physiol 1985; 249 (5Pt1): G549-556.

31. Bolognesi M, Sacertodi M, Merkel C, Gatta A. Duplex-Doppler sonographic evaluation of splancnic and renal effect of single-agent and combined therapy with nadolol and isosorbide-5-mononitrate in cirrhotic patients. J Ultrasound Med 1994; 13: 945-952.

32. Escorsell A, Ferayorni L, Bosch J, García-Pagán JC, García-Tsao G, Grace ND, *et al.* The portal pressure response to ?-blockade is greater in cirrhotic patients without

varices than in those with varices. Gastroenterology 1997; 112: 2012-2016.

33. Mills PR, Rae AP, Farah DA, Russel RI, Lorimer AR, Carter DC. Comparison of three adrenoreceptor blocking agents in patients with cirrhosis and portal hypertension. Gut 1984; 25: 73-78.

34. Hillon P, Lebrec D, Munoz C, Jungers M, Goldfarb G, Benhamou JP. Comparison of the effects of a cardioselective and noncardioselective β-blocker on portal hypertension in patients with cirrhosis. Hepatology 1982; 2: 528-531.

35. Westaby D, Bihari DJ, Gimson AE, Crossley JR, Williams R. Selective and non-selective β-receptor blockade in the reduction of portal pressure in patients with cirrhosis and portal hypertension. Gut 1984; 25: 121-124.

36. Banares R, Moitinho E, Matilla A, García-Pagán JC, Lampreave JL, Piera C, et al. Randomized comparison of long-term carvedilol and propranolol administration in the treatment of portal hypertension in cirrhosis. Hepatology 2002; 36: 1367-1373.

37. Braillon A, Cales P, Lebrec D. Comparison of the short-term effects of mepindolol and propranolol on splancnic and systemic haemodynamics in patients with cirrhosis. Int J Clin Pharmacol Res 1985; 5: 223-228.

38. Angelico M, Carli L, Piat C, Gentile S, Capocaccia L. Effects of isosorbide-5-nitrate compared with propranolol on first bleeding and long-term survival in cirrhosis. Gastroenterology 1997; 113: 1632-1639.

39. Poynard T, Cales P, Pasta L, Ideo G, Pascal JP, Pagliaro L, et al. β-adrenergic-antagonist drugs in the prevention of gastrointestinal bleeding in patients with cirrhosis and esophageal varices. An analysis of data and prognostic factors in 589 patients from four randomized clinical trial. Franco-Italian Multicenter Study Group. N Engl J Med 1991; 324: 1532-1538.

40. Hayes PC, Davis JM, Lewis JA, Bouchier IA. Meta-analysis of value of propranolol in prevention of variceal haemorrhage. Lancet 1990; 336: 153-156.

41. D'Amico G, Pagliaro L, Bosch J. Pharmacological treatment of portal hypertension: an evidence-based approach. Semin Liver Dis 1999; 19: 475-505.

42. Ideo G, Bellati G, Fesce E, Grimoldi D. Nadolol can prevent the first gastrointestinal bleeding in cirrhotics: a prospective randomised study. Hepatology 1988; 8: 6-9.

43. Lebrec D, Poynard T, Capron JP, Hillon P, Geoffroy P, Roulot D, et al. Nadolol for prophylaxis of gastrointestinal bleeding in patients with cirrhosis. A randomised study. J Hepatol 1988; 7: 118-125.

44. Pascal JP, Cales P. Propranolol in the prevention of first upper gastrointestinal tract hemorrhage inpatients with cirrhosis of the liver and esophageal varices. N Engl J Med 1987; 317: 856-861.

45. Strauss E, de Sa MFG, Albano A, Lacet CMC, Leite MO, Maffei RA Jr. A randomised controlled trial for the prevention of the first upper gastrointestinal bleeding due to portal hypertension in cirrhosis: sclerotherapy or propranolol versus control groups (abstract). Hepatology 1988; 8: 1395.

46. The Italian Multicentre Project for Propranolol in Prevention of Bleeding. Propranolol prevents first gastrointestinal bleeding in non-ascitic cirrhotic patients. Final report of a multicenter randomized trial. J Hepatol 1989; 9: 75-83.

47. Colman J, Jones P, Finch C, Dudley F. Propranolol in prevention of variceal haemorrhage in alcoholic cirrhotic patients (abstract). Hepatology 1990; 12: 851.

48. Andreani T, Poupon RE, Balkau BJ, Trinchet JC, Grange JD, Peigney N, et al. Preventive therapy of first gastrointestinal bleeding in patients with cirrhosis: results of a controlled trial comparing propranolol, endoscopic sclerotherapy and placebo. Hepatology 1990; 12: 1413-1419.

49. The PROVA Study Group. Prophylaxis of first hemorrhage from esophageal varices by sclerotherapy, propranolol or both in cirrhotic patients: a randomised multicenter trial. Hepatology 1991; 14: 1016-1024.

50. Conn HO, Grace ND, Bosch J, Groszmann RJ, Rodes J, Wright SC, et al. Propranolol in the prevention of the first hemorrhage from esophagogastric varices: a multicenter, randomized clinical trial. The Boston-New Haven-Barcelona Portal Hypertension Study Group. Hepatology 1991; 13: 902-912.

51. Fassio E, Viudez P, Fernández N, Landeira G, Longo C. Isosorbide-5-mononitrate in the prevention of digestive haemorrhage in cirrhosis: randomized study. Acta Gastroenterol Latinoam 1993; 23: 217-222.

52. García-Pagán JC for the Spanish Variceal Bleedin Study Group. Isosorbide-5-mononitrate (ISMN) vs placebo (PLA) in prevention of first variceal bleeding (FVB) in patients with contraindications or intolerance of β-blockers (abstract). J Hepatol 2000; 32 (suppl.2):28

53. Angelico M, Carli L, Piati C, Gentile S, Rinaldi V, Bologna E, et al. Isosorbide-5-moninitrate versus propranolol in the prevention of first bleeding in cirrhosis. Gastroenterology 1993; 104: 1460-1465.

54. Merkel C, Marin R, Enzo E, Donada C, Cavallarin G, Torboli P, et al. Randomised trial of nadolol alone or with isosorbide mononitrate for primary prophylaxis of variceal bleeding in cirrhosis. Gruppo-Triveneto per L'ipertensione portale. Lancet. 1996; 348 (9043): 1677-1681.

55. Merkel C, Marin R, Sacerdoti D, Donada C, Cavallarin G, Torboli P, et al. Long-term results of a clinical trial of nadolol with or without isosorbide mononitrated for primary prophylaxis of variceal bleeding in cirrhosis. Hepatology 2000; 31: 324-329.

56. Fardy JM, Laupacis A. A meta-analysis of prophylactic endoscopic sclerotherapy for esophageal varices. Am J Gastroenterol 1994; 89: 1938-1947.

57. Avgerinos A, Armonis A, Manolakopoulos S, Rekoumis G, Argirakis G, Viazis N, et al. Endoscopic sclerotherapy plus propranolol versus propranolol alone in the primary prevention of bleeding in high risk cirrhotic patients with esophageal varices: a prospective multicenter randomized trial. Gastrointest Endosc. 2000; 51: 652-658.

58. Sarin SK, Guptan RKC, Jain AK, Sundaram KR. A randomized controlled trial of endoscopic variceal band ligation for primary prophylaxis of variceal bleeding. Eur J Gastroenterol Hepatol 1996; 8: 337-342.

59. Lo GH, Lai KH, Cheng JS, Lin CK, Hsu PI, Chiang HT. Prophylatic banding ligation of high-risk esophageal varices in patients with cirrhosis: a prospective, randomized trial. J Hepatol 1999; 31: 451-456.

60. Omar MM, Attia M, Mostafa I. Prophylatic band ligation of large oesophageal varices. J Hepatol 2000; 32 (suppl 2): 73.

61. De BK, Ghoshal UC, Das T, Santra A, Biswas PK. Endoscopic variceal ligation for primary prophylaxis of oesophageal variceal bleed: preliminary report of a randomized controlled trial. J Gastroenterol Hepatol. 1999; 14: 220-224.

62. Sarin SK, Lamba GS, Kumar M, Mishra A, Murthy NS. Comparison of endoscopic ligation and propranolol for the primary prevention of variceal bleeding. N Engl J Med 1999; 340: 988-993.

63. Song IH, Shin JW, Kim IH, Choi J, Lim LY, Kim JW, et al. A prospective randomized trial between prophylactic endoscopic variceal ligation and propranolol ad-ministration for prevention of first variceal bleeding in cirrhotic patients with high-risk oesophageal varices. J Hepatol 2000; 32 (suppl 2): 41.

64. Lui HF, Stanley AJ, Forrest EH, Jalan R, Hislop WS, Mills PR, et al. Primary prophylaxis of variceal haemorrhage: a randomized controlled trial comparing band ligation, propranolol and isosorbide mononitrate Gastroenterology. 2002; 123: 735-744.

65. Imperiale TF, Chalasani N. A meta-analysis of endoscopic variceal ligation for primary prophylaxis of esophageal variceal bleeding. Hepatology 2001; 33: 802-807.

66. Gameel K, Waked I, Saleh S, Sallam M, Abdel-Fattah S. Prophylatic endoscopic variceal band ligation (EVL) versus sclerotherapy (ES) for the prevention of variceal bleeding: an interim report of a prospective randomized controlled trial in schistosomal portal hypertension (abstract). Hepatology 1995; 22: 251.

67. Svoboda P, Kantorova I, Ochmann J, Kozumplik I, Marsona J. A prospective randomized controlled trial of sclerotherapy versus ligation in the prophylatic treatmento of high risk esophageal varices. Surg Endosc 1999; 13: 580-584.

68. Gotoh Y, Iwakiri R, Sakata Y, Koyama T, Noda T, Matsunaga C, et al. Evaluation of endoscopic variceal ligation in prophylactic therapy for bleeding of oesophagel varices: a prospective, controlled trial compared with endoscopic injection sclerotherpay. J Gastroenterol Hepatol 1999; 14: 241-244.

69. Thalheimer U, Mela M, Patch D, Burroughs AK. Targeting portal pressure measurements: a critical reappraisal. Hepatology 2004; 2: 286-290.

70. Thalheimer U, Mela D, Patch D, Burroughs AK. Monitoring target reduction in hepatic venous pressure gradient during pharmacological therapy of portal hy-pertension: a close look at the evidence. Gut 2004; 53: 143-148.

Capítulo 12

Tratamiento de la hemorragia aguda por varices esofágicas y gástricas

R. De Franchis, F. Fabris, A. Dell'Era, J. Cubero Sotela

Universidad de Milán
Departamento de Gastroenterología y Endocrinología
IRCCS Hospital Policlínico
Fundación Mangiagalli y Regina Elena
Milán, Italia

Dirección para correspondencia
IRCCS Hospital Policlínico, Fundación Mangiagalli y Regina Elena
Dr. R. De Franchis
roberto.defranchis@unimi.it

12.1 Introducción

El riesgo de una primera hemorragia por varices esofágicas (VE) en pacientes cirróticos oscila entre un 8 y un 35 % a los 2 años en pacientes no tratados.[1,2] Si un paciente sobrevive a un episodio de hemorragia por varices, es bastante probable que vuelva a sufrir una hemorragia, que de forma habitual puede dividirse en dos fases: precoz (en las 6 semanas después del episodio hemorrágico) o tardío (después de 6 semanas). La incidencia observada sobre una recidiva hemorrágica precoz varía entre un 30 y un 40 % en las primeras seis semanas.[3] El riesgo es máximo durante los primeros 5 días. A partir de ese momento, el riesgo va reduciéndose a medida que pasan las 6 primeras semanas y acaba siendo prácticamente el mismo que antes de padecer la hemorragia a partir de la sexta semana.[4] En un estudio italiano reciente,[5] 37 de 199 pacientes (18,6 %) experimentaron un segundo episodio hemorrágico en las 6 semanas siguientes respecto del primero. Un 40,5 % de estas recidivas tuvo lugar durante los primeros 5 días. Las recidivas hemorrágicas precoces están significativamente asociadas con un riesgo de muerte en 6 semanas, por lo que se deduce que la prevención debe ser el objetivo principal del tratamiento para la hemorragia aguda.

Las varices gástricas (VG) no son tan frecuentes, pero suponen una importante fuente de hemorragia, con un índice que puede variar entre un 3 y un 30 %.[3] La hemorragia por varices gástricas es menos tratable con tratamiento endoscópico y tiene una mayor tasa de recidiva y de mortalidad que la hemorragia por varices esofágicas.

De acuerdo con las directrices actuales,[6] deberá considerarse que una hemorragia es de origen varicoso si se observa en la variz sangrado activo. Si hay un coágulo adherido a la variz deberá lavarse primero antes de establecer ningún criterio. También suele considerarse que la hemorragia es de origen varicoso si se observa sangre en el estómago y no existen otras posibles causas que expliquen la hemorragia. Concretamente, puede sospecharse que se trata de una hemorragia por VG cuando se distinguen claramente VG grandes y no hay varices esofágicas u otros focos de hemorragia.

La hemorragia por varices gastroesofágicas no es un acontecimiento continuo, y el sangrado activo se observa en menos del 50 % de los pacientes ingresados por hemorragia que se someten a una EGD de urgencia.[5] Además, la hemorragia se detiene de forma espontánea en hasta un 40 % de los casos.[7] El porcentaje de pacientes que muere en las 48 horas posteriores a una hemorragia no controlada es del 5-8 %,[3, 8] la tasa de mortalidad, evaluada a las 6 semanas,[6] ha disminuido del 30-50 % que señalaban estudios anteriores, a un 20 % actualmente.[5, 9-11] La identificación de los factores de riesgo de pronóstico ha ayudado a identificar y tratar de forma más agresiva a pacientes de «alto riesgo». Los indicadores del «fracaso a los cinco días», entendido como una recidiva hemorrágica precoz, como un fracaso a la hora de controlar la misma y como riesgo de muerte a los cinco días, se han identificado en la infección bacteriana,[12-14] la hemorragia activa en el momento de la endoscopia de urgencia,[5, 13, 15-17] la clase o puntuación de Child-Pugh,[5, 13, 17] los niveles de AST,[5] la presencia de trombosis de la vena porta[5] y un GPVH > 20 mmHg determinado justo después del ingreso.[18] Los indicadores de pronóstico sobre la ineficacia a la hora de controlar la hemorragia en el momento del ingreso son la hemorragia activa en el momento de la endoscopia de urgencia,[16] la infección bacteriana[13] y el gradiente de presión venosa hepática (GPVH) por encima de 20 mmHg.[18] Estos factores, junto con la albúmina baja y la insuficiencia renal, también son factores de pronóstico significativos en relación con el riesgo de recidiva hemorrágica precoz.[19]

Por último, los indicadores de riesgo de muerte más importantes son la intensidad de la hepatopatía (clase de Child-Pugh), la insuficiencia renal (concentración sérica de urea o creatinina), la hemorragia activa en el momento de la endoscopia, el choque hipovolémico y el carcinoma hepatocelular,[5, 13, 20] además de la persistencia o recidiva hemorrágica.[1, 21]

12.2 Tratamiento general

Una evaluación inicial del paciente debe tener como objetivo principal determinar la importancia de la pérdida de sangre y, al mismo tiempo, identificar el foco de la hemorragia para establecer el tratamiento adecuado. El objetivo del tratamiento debe ser, por un lado, conseguir la hemostasia en la zona de la hemorragia y, por otro, evitar una insuficiencia renal, una infección o una descompensación hepática.

El tratamiento endoscópico para detener la hemorragia deberá administrarse después de la reposición inicial, en el mismo momento que la endoscopia de diagnóstico. El tratamiento farmacológico con fármacos vasoactivos para disminuir la presión portal deberá iniciarse antes que la endoscopia. Entre las opciones de tratamiento hemostático para la hemorragia por varices cabe destacar el uso de fármacos vasoactivos, los procedimientos endoscópicos y la derivación portosistémica, bien por cirugía o por TIPS[1, 22, 23] (véase la tabla 12.1).

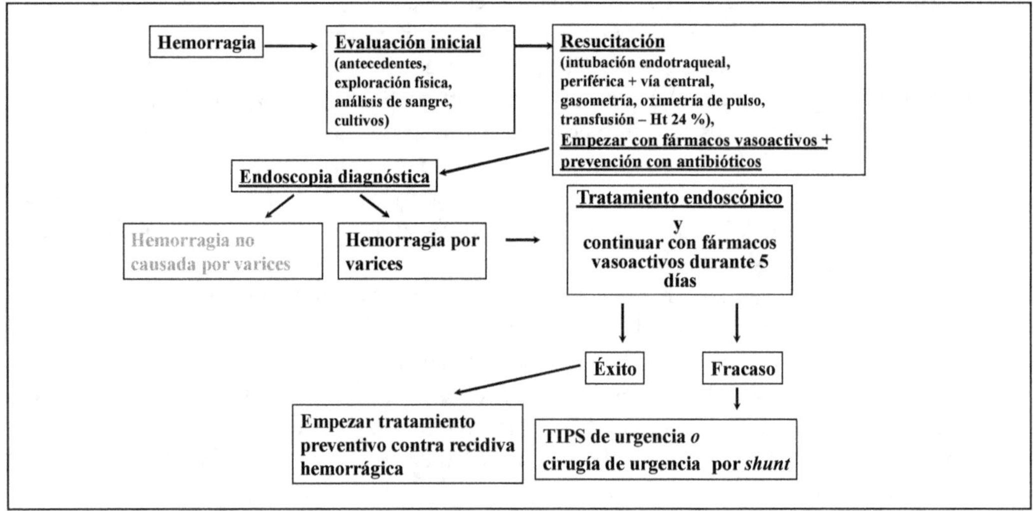

Tabla 12.1. Algoritmo para el tratamiento de la hemorragia aguda por varices en cirrosis.

12.2.1 Reposición de la volemia

La hemorragia por varices en la cirrosis puede causar choque hipovolémico y disminuir la perfusión de órganos vitales. La reposición de la volemia deberá iniciarse lo antes posible para evitar complicaciones tales como el choque o la insuficiencia renal, que están asociados con el riesgo de recidiva hemorrágica y con la muerte.[3, 21, 24-26] Deberán utilizarse expansores del plasma para mantener la estabilidad hemodinámica.[6] Las directrices actuales recomiendan evitar una sobretransfusión y mantener los niveles de hemoglobina alrededor de 8 g/dl o un hematocrito del 24 %.[27] Esta recomendación se basa en estudios experimentales que indican que una reposición excesiva de la volemia produce un aumento de la presión portal por efecto rebote[28-32] y evita la vasoconstricción visceral refleja, lo que conlleva una interrupción espontánea de la hemorragia reduciendo el flujo sanguíneo portocolateral y la presión portal.

Además, algunas observaciones clínicas han indicado que la hemorragia por varices tiende a cesar espontáneamente en hasta un 40 % de los casos[7] y algunos estudios clínicos en pacientes con hipertensión portal han confirmado que la expansión de plasma aumenta la presión portal en pacientes con hipertensión portal.[29; 33] El resultado clínico es que la sobretransfusión puede causar una hemorragia continuada o una recidiva hemorrágica.[34]

12.2.2 Infecciones

La infección bacteriana es una complicación grave de la cirrosis en estado avanzado, especialmente en pacientes con hemorragia.[12, 14, 35-37] Se ha descubierto que la presencia de infección y bacteriemia es mayor en pacientes que se someten a procedimientos invasivos, como la endoscopia.[38, 39] Un estudio ha demostrado que el 35-66 % de los pacientes cirróticos que tienen hemorragia por varices presentan infección o la desarrollan durante la primera semana.[12] Las infecciones más frecuentes en pacientes cirróticos son las de las vías urinarias (12-29 %, mayoritariamente *E. coli* o Klebsiella), peritonitis bacteriana espontánea (7-23 %, bacilos de gramnegativo y cocci aerobio de grampositivo),[35] infecciones de las vías respiratorias (6-10 %) y bacteriemia primaria (4-11 %). Las infecciones han sido identificadas como factores de riesgo cuando el control de la hemorragia,[13-14] de la recidiva hemorrágica precoz[12] y de la mortalidad[14] es ineficaz, incluso cuando la relación causal entre la infección y la hemorragia es discutible.[12] Las endotoxinas, sobre todo en pacientes con disfunción hepática avanzada, pueden aumentar la presión portal incrementando la resistencia vascular intrahepática mediante la liberación de endotelina[40, 41] y productos de la ciclooxigenasa,[42] entre otros mecanismos. Además, la endotoxinemia inhibe la agregación de plaquetas mediante la producción de óxido nítrico[43] y la liberación de prostaciclina.[44] En la práctica clínica se ha demostrado que las infecciones, las alteraciones de la coagulación (evaluada por tromboelastograma)[45, 46] y la hemorragia por varices están estrechamente relacionadas. Dos metaanálisis recientes[47-48] han puesto de manifiesto que la prevención con antibióticos disminuye la incidencia de infecciones bacterianas y aumenta el índice de supervivencia de los pacientes con cirrosis y hemorragia por varices.

En consecuencia, las directrices actuales recomiendan que se investigue la presencia de infección en pacientes con hemorragia y que se inicie un tratamiento antibiótico en el momento del ingreso,[6, 47] que deberá mantenerse durante 7 días. Actualmente el norfloxacin oral (400 mg/12 h) es el fármaco de elección debido a su sencillo modo de administración y bajo coste.[49] Una alternativa puede ser la administración intravenosa de cefalosporinas, ya que no se han observado diferencias significativas al comparar los diferentes tratamientos con antibióticos.[50] Sin embargo, un estudio reciente[51] ha señalado que la ceftriaxona puede ser más eficaz que las quinolonas a la hora de prevenir la infección en pacientes cirróticos con hemorragia.

12.2.3 Coagulopatía

La hemostasia puede quedar gravemente afectada cuando hay cirrosis, ya que el hígado desempeña un papel importante en la producción y aclaramiento de coágulos y factores fibrinolíticos. Los estudios clínicos realizados no han podido establecer una correlación entre el resultado de hemorragia por varices y una coagulación alterada (tanto la coagulopatía como la trombocitopenia). Se ha señalado mediante tromboelastografía, técnica que permite la evaluación global de la función hemostática, que los pacientes con hemorragia por varices que sufren un episodio de recidiva hemorrágica tienen un estado de hipocoagulación debido a una hipofibrinogenemia o carencia de los factores de coagulación,[46] aunque esta tesis ha sido recientemente cuestionada.[50, 52] No se demostró ningún beneficio clínico en aquellos pacientes con hemorragia por varices esofágicas[53] a los que se les administró desmopresina (DDAVP), a pesar de que se había demostrado que este fármaco reducía de forma significativa el tiempo de hemorragia en pacientes con cirrosis. Los pacientes cirróticos también presentan un aumento de la fibrinolisis. Se ha demostrado que el uso de antifibrinolíticos es útil para el trasplante de hígado,[54] pero no hay ensayos clínicos que hayan demostrado la eficacia de este tratamiento para la hemorragia por varices. El factor VII recombinante activado (rFVIIa, NovoSeven⁰, Novo-Nordisk, Copenhague, Dinamarca) corrige el tiempo de protrombina en los pacientes con cirrosis.[55, 56] Un estudio aleatorizado, multicéntrico, doble ciego y comparativo demostró que, en los pacientes con clase Child B y C con hemorragia por varices, el rFVIIa, en combinación con un tratamiento convencional endoscópico y vasoactivo, reducía significativamente la aparición de la variable principal del estudio (es decir, la ineficacia a la hora de controlar la hemorragia en 24 horas y el fracaso a la hora de evitar la recidiva hemorrágica o la muerte en los 5 días posteriores a la primera hemorragia) sin aumentar la incidencia de acontecimientos adversos.[57] El rFVIIa también mejoró, en el mismo grupo de pacientes, el control de la hemorragia a las 24 h. Sin embargo, estos resultados provienen de un análisis *post hoc* y necesitan ser confirmados en estudios bien diseñados. Por todo ello, las directrices actuales señalan que no hay unanimidad sobre la utilidad de corregir la coagulopatía con rFVIIa, plasma fresco congelado o transfusión de trombocitos en los casos de hemorragia por varices.

12.2.4   *Intubación endotraqueal*

La intubación endotraqueal es preceptiva si existe algún temor sobre la seguridad de las vías respiratorias, ya que el riesgo de aspiración bronquial de sangre y contenido gástrico es especialmente preocupante, sobre todo en pacientes con encefalopatía, puesto que puede haber reagudización durante el procedimiento de endoscopia.[6, 27]

12.2.5   *Endoscopia diagnóstica/terapéutica*

No existe consenso sobre cuál es el mejor momento para practicar la endoscopia. Si no hay ningún endoscopista experto disponible, no hay signos de hemorragia activa y el paciente está estable, entonces la endoscopia puede retrasarse hasta las próximas horas laborables. Este método permite reducir las complicaciones y la carga de los procedimientos endoscópicos de urgencia. Las directrices actuales[27] recomiendan practicar una endoscopia lo antes posible (en un plazo de 12 horas) tras el ingreso, sobre todo en los pacientes con hemorragia clínicamente significativa o en aquellos con síntomas que sugieran una cirrosis.

12.3   Tratamiento específico de la hemorragia por varices esofágicas

12.3.1   *Fármacos vasoactivos*

Se han realizado estudios experimentales en ratas con una hemorragia relacionada con la hipertensión portal[32] que han demostrado que el aumento de dicha presión desempeña un papel principal a la hora de determinar la intensidad de la hemorragia con vasos de igual tamaño. La importancia de la presión portal en el desenlace clínico de la hemorragia aguda por varices ha sido evaluada en un estudio clínico llevado a cabo por Moitinho *et al.*[18] Los pacientes con unos valores del GPVH en el momento del ingreso por encima de 20 mmHg

(40 % del total de la población del estudio) tuvieron una frecuencia de fracaso para controlar la hemorragia activa, la recidiva hemorrágica precoz, la tasa de mortalidad al año, los requisitos de trasplante, el número de días en la unidad de cuidados intensivos y el número total de días de hospitalización significativamente mayor que los pacientes con GPVH < 20 mmHg. Estos hallazgos sugieren que los fármacos que reducen la presión portal deberán utilizarse siempre en pacientes con hemorragia por varices, independientemente del tratamiento endoscópico, ya que la reducción de la presión portal conseguida por los fármacos puede mejorar el pronóstico. Dicha reducción puede obtenerse alterando los factores que influyen en la presión: el flujo y la resistencia. Es posible reducir la presión portal y, en consecuencia, la presión varicosa, disminuyendo el flujo sanguíneo portocolateral con vasoconstrictores esplácnicos y/o reduciendo la resistencia vascular de la circulación portal e intrahepática con vasodilatadores esplácnicos.

Las directrices actuales[27] recomiendan encarecidamente el uso de fármacos vasoactivos ante la sospecha de hemorragia por varices, y también empezar el tratamiento lo antes posible, incluso antes de la endoscopia diagnóstica/terapéutica. Sin embargo, no existe consenso sobre la duración del tratamiento con fármacos. La recomendación actual sugiere mantener la administración del fármaco durante 2-5 días a fin de cubrir el período de máximo riesgo de recidiva hemorrágica precoz. Esta técnica es bastante eficaz a la hora de controlar la hemorragia, con un índice de éxito de aproximadamente el 75 % a los 5 días. La elección de un fármaco vasoactivo depende a menudo de la disponibilidad local del mismo.

La *vasopresina* fue el primer fármaco utilizado para el tratamiento de la hemorragia por varices. Se trata de un vasoconstrictor no selectivo que reduce la presión portal mediante la disminución del flujo sanguíneo visceral. Se ha demostrado que la vasopresina aumenta significativamente el índice de éxito a la hora de controlar la hemorragia,[1] pero no mejora la supervivencia. Por desgracia, la vasopresina también actúa sobre los receptores periféricos provocando un aumento de la resistencia periférica. Estos cambios hemodinámicos pueden provocar acontecimientos adversos cardiovasculares de carácter grave, como una isquemia cerebral o un infarto de miocardio. En la actualidad este fármaco ya no se usa, pero continúa utilizándose en los países donde otros fármacos no se encuentran disponibles. La infusión de vasopresina (0,4 U/min durante 48 h) es aceptada si se combina con *nitroglicerina transdérmica* (20 mg/24 h) para alcanzar una reducción adecuada de la presión portal con unos efectos generales menos acusados que sólo con el tratamiento con vasopresina.[7, 58]

La frecuencia e intensidad de los efectos secundarios de la vasopresina han estimulado la búsqueda de otros fármacos vasoactivos como alternativa, tales como la *terlipresina*. Este fármaco sintético de larga duración, análogo a la vasopresina (vasopresina de lisina triglicil), tiene una inmediata actividad intrínseca vasoconstrictora y un efecto retardado causado por la transformación *in vivo* en vasopresina mediante la descomposición enzimática del residuo de triglicil.[59, 60] Debido a su vida media biológica más larga, la terlipresina tiene la ventaja de ser administrada por inyección intravenosa rápida cada 4 horas (2 mg/4 h) lo que determina una reducción del GPVH de un 25 % y del flujo sanguíneo de la vena ácigos en un 37 %.[61, 62] El tratamiento con terlipresina puede iniciarse con una dosis de 2 mg/4 h durante las primeras 48 horas y a partir de entonces mantener la dosis a 1 mg/4 h durante 5 días para evitar una recidiva hemorrágica precoz.[63] Varios estudios han demostrado que la terlipresina es tan eficaz como la vasopresina más la nitroglicerina y con efectos secundarios menos frecuentes si se compara con la vasopresina, probablemente por la liberación lenta de vasopresina.[1, 60, 64] Entre los efectos secundarios de la terlipresina cabe destacar el dolor abdominal y, con menos frecuencia, bradicardia, hipertensión y arritmias cardíacas.[65] Además, la terlipresina mejora significativamente el índice de control de la hemorragia y es el único tratamiento hemostático del que se ha demostrado que mejora la supervivencia.[1, 64]

En las últimas décadas, la *somatostatina* ha sido utilizada para el tratamiento de la hemorragia aguda por varices.[66] Se trata de un péptido de 14 aminoácidos que disminuye la presión portal y el flujo sanguíneo colateral.[67] En la práctica clínica, la somatostatina se administra mediante una inyección inicial intravenosa rápida de 250 μg/h que provoca un descenso drástico (de hasta un 50 %) en la presión portal y en el flujo sanguíneo de la vena ácigos. Debido a su vida media tan corta (1-3 minutos), este efecto no dura más de 5 minutos, por lo que la inyección intravenosa rápida se sigue de un infusión continua a una dosis de 250 mg/h durante un máximo de 5 días para evitar una recidiva hemorrágica precoz.[68] La infusión consigue un descenso menor del GPVH (6 %) y del flujo sanguíneo hepático (10 %) sin efectos persistentes en el flujo sanguíneo de la vena ácigos.[67] La administración de dosis dobles (500 mg/h) se asoció a una mayor reducción del GPVH (13 %) y del flujo sanguíneo de la vena ácigos (23 %); en un análisis *post hoc* se ha señalado que este régimen de somatostatina aumenta la eficacia clínica en el grupo de pacientes con hemorragia activa en el momento de la endoscopia de urgencias.[15] En consecuencia, esta técnica requiere más estudios que la confirmen. Raramente se producen efectos secundarios graves con la somatostatina. La somatostatina, en comparación con el placebo, mejora de forma significativa el índice de control de la hemorragia,[1, 69, 70] pero no reduce la tasa de mortalidad.[1] Este fármaco también ha sido comparado con la terlipresina; los metanálisis de estos estudios señalan que no hay ninguna diferencia entre ambos en relación con el control de la hemorragia y la tasa de mortalidad, aunque se ha demostrado que la somatostatina tiene una ligera ventaja en cuanto a seguridad.[71]

La *octreotida* es un derivado octapéptido sintético de la somatostatina que comparte cuatro aminoácidos con el compuesto natural, que son los responsables de su actividad biológica. La principal ventaja es su vida media más larga, aunque ésta no está asociada a unos efectos hemodinámicos más largos que la somatostatina.[72] En la práctica clínica la octreotida suele administrarse en forma de inyección inicial intravenosa rápida de 50 mg, seguida de una infusión de 25 o 50 mg/h[69] que se mantiene durante un máximo de 5 días para evitar una recidiva hemorrágica precoz. Los estudios que han comparado la octreotida con la vasopresina[73, 74] y con la terlipresina[75, 76] indican que se trata de un fármaco equivalente a los otros dos en cuanto a control de la hemorragia, con efectos secundarios menos frecuentes y graves, pero sin ningún efecto sobre la tasa de mortalidad.[1, 77] La octreotida, administrada como tratamiento único, no muestra ningún efecto positivo en la reducción de la recidiva hemorrágica precoz, tal vez debido al rápido desarrollo de la taquifilaxia,[72, 78] pero puede ser un valioso fármaco complementario para el tratamiento endoscópico.[1, 78, 79] Se ha especulado sobre si el efecto benéfico de la octreotida, cuando se administra conjuntamente con la endoscopia, puede estar relacionado con su capacidad para prevenir un aumento posprandial de la presión portal.[69] También se ha indicado que el tratamiento con un fármaco vasoactivo es tan eficaz como el tratamiento endoscópico, pero con significativamente menos efectos secundarios,[80] lo que despierta algunas dudas sobre el uso del tratamiento endoscópico como terapia única.

Un artículo reciente sobre el tratamiento de la hemorragia por varices[81] concluye que la terlipresina debería ser el fármaco de primera opción si está disponible, ya que es el único fármaco vasoactivo del que se ha demostrado que mejora la supervivencia.[1, 82] La somatostatina o la octreotida son fármacos de segunda opción[1, 69] y si éstos no están disponibles la vasopresina, conjuntamente con la nitroglicerina transdérmica, también es una opción aceptable.[1]

12.3.2 Tratamiento endoscópico

12.3.2.1 Escleroterapia

La escleroterapia consiste en la inyección de un agente esclerosante (por ejemplo 1-3 % de polidocanol, 5 % de oleato de etanolamina) en la luz de la variz o contigua a la misma para conseguir hemostasia mediante trombosis o compresión externa. La escleroterapia ha sido utilizada en el tratamiento de la hemorragia por varices durante más de sesenta años,[83] controla la hemorragia activa en alrededor del 90 % de los casos,[84] pero se experimenta a menudo recidiva hemorrágica[85] y se han observado complicaciones en hasta un 40 % de los casos.[86] Entre los efectos secundarios de la escleroterapia cabe destacar las úlceras mucosas con o sin recidiva hemorrágica, estenosis esofágica, necrosis y perforación.[87] Un metaanálisis de los estudios comparativos entre la escleroterapia y los tratamientos vasoactivos ha puesto de manifiesto que ambas opciones terapéuticas tienen la misma eficacia, aunque el número de acontecimientos adversos es significativamente mayor con la escleroterapia.[88]

12.3.2.2 Ligadura con banda

Debido a las limitaciones de la escleroterapia, se han desarrollado tratamientos endoscópicos alternativos. El uso de la ligadura con banda se observó por primera vez en 1989[89] y supone una técnica importante para controlar la hemorragia por varices. Consiste en la colocación de anillos de goma sobre los cordones varicosos, que son succionados hacia un cilindro hueco ligado a la punta del endoscopio. Mediante constricción física de la variz en el foco de la hemorragia se consigue la hemostasia y se interrumpe el flujo sanguíneo. Los efectos secundarios son menos frecuentes que con la escleroterapia. Desde 1996 se han ido desarrollando varios ligadores múltiples. Estos instrumentos permiten colocar entre 4 y 10 anillos a la vez sin sacar el endoscopio y sin que sea necesario un sobretubo, responsable de las complicaciones más importantes de la ligadura con banda. De todos los ensayos aleatorizados comparativos entre la ligadura con banda endoscópica y la escleroterapia, 9 han presentado resultados diferentes para los pacientes con hemorragia aguda (90-98). Un metaanálisis de estos estudios ha puesto de manifiesto que la ligadura con banda es tan eficaz como la escleroterapia en relación con el control de la hemorragia y la tasa de mortalidad.[22] La principal ventaja del tratamiento endoscópico es que permite administrar un tratamiento específico en el momento del diagnóstico. Sin embargo, la terapia endoscópica por sí sola no disminuye la presión portal y, por lo tanto, no influye sobre otras complicaciones relacionadas con la hipertensión portal y la supervivencia. Por otra parte, un estudio ha demostrado un aumento significativo del GPVH inmediatamente después de un tratamiento endoscópico, pero con la ligadura con banda la presión portal media volvía a los valores basales en 48 horas. No pasaba lo mismo con la escleroterapia, en la que la presión portal permanecía más alta durante las 120 horas del período del estudio,[99] lo que podría explicar la mayor tasa de recidiva hemorrágica con la escleroterapia. El tratamiento endoscópico se recomienda en todos los casos de hemorragia digestiva alta causados por ruptura de las varices esofágicas y deberá llevarse a cabo en el momento de la endoscopia de diagnóstico. La ligadura con banda es el tratamiento recomendado ante un episodio de hemorragia aguda por varices esofágicas, aunque la escleroterapia también puede utilizarse si es técnicamente difícil llevar a cabo la ligadura.[27]

12.3.3 Tratamiento combinado

Se han llevado a cabo varios ensayos aleatorizados y controlados con el objetivo de comparar un tratamiento combinado (fármaco vasoactivo más escleroterapia o ligadura con banda) con el tratamiento endoscópico únicamente.[79, 82, 100-103] Estos estudios han demostrado que la eficacia de un tratamiento combinado es mayor que sólo la de un tratamiento endoscópico. Un metaanálisis[104] ha señalado que los fármacos vasoactivos combinados con la endoscopia pueden conllevar un control de la hemorragia en hasta el 90 % de los casos y prevenir la recidiva hemorrágica precoz en un 80 %, pero no mejoran la tasa de mortalidad a las 6 semanas. Incluso cuando se administran inmediatamente después de la escleroterapia o la ligadura con banda,[1, 69, 105] el tratamiento con fármacos sigue mejorando los resultados del tratamiento endoscópico. Por otra parte, el tratamiento endoscópico concomitante mejora la eficacia del tratamiento con fármacos vasoactivos.[106] Todavía no existe un consenso sobre si el tratamiento combinado es capaz de reducir la tasa de mortalidad en relación con la hemorragia por varices. Varios metaanálisis señalan que no mejora la tasa de mortalidad a las 6 semanas si se compara con el tratamiento endoscópico[104] o con fármacos vasoactivos[88] únicamente. Un metaanálisis más reciente concluye que el tratamiento combinado también puede reducir la tasa de mortalidad precoz (en 5 días) y tardía.[107] Las directrices actuales[27] recomiendan el tratamiento endoscópico combinado con los fármacos vasoactivos, que deben administrarse antes de la endoscopia.[27] Uno de los puntos todavía no resueltos hace referencia a la necesidad de administrar tratamiento endoscópico a aquellos pacientes que reciben tratamiento con fármacos vasoactivos y a los que no se ha detectado hemorragia activa en el momento de la endoscopia de diagnóstico.[108]

12.4   Tratamiento específico de la hemorragia por varices gástricas

12.4.1   *Fármacos vasoactivos*

No existe información suficiente para determinar el papel que desempeñan los fármacos vasoactivos en el control de la hemorragia aguda por varices gástricas. Sin embargo, estas sustancias farmacológicas pueden utilizarse en combinación con otros tratamientos, con la misma vía de administración y dosis que la utilizada para la hemorragia aguda por varices esofágicas.

12.4.2   *Tratamiento endoscópico*

12.4.2.1   *Escleroterapia para varices gástricas*

La inyección de escleroterapia es una técnica que se ha aplicado para tratar la hemorragia activa por varices del cardias o fondo gástrico. El esclerosante ideal para las VG debería actuar de forma instantánea en la zona de la inyección y causar una trombosis con el mínimo de necrosis tisular. Hasta el momento se han utilizado el tetradecil sulfato sódico, el alcohol puro, el oleato de etanolamina, la glucosa hipertónica y la trombina. La escleroterapia de urgencias para las VG puede resultar técnicamente difícil, sobre todo en pacientes con varices del fondo gástrico, puesto que la correcta visualización de las varices es complicada por la acumulación local de sangre. Colocar al paciente en posición decúbito lateral derecha e invertir la posición de Trendelemburg puede ayudar a mejorar la visualización.

A pesar de conseguir índices buenos de hemostasia, la escleroterapia convencional para VG ha obtenido unos malos resultados para las varices del fondo gástrico, con elevadas tasas de recidiva hemorrágica y mortalidad. La recidiva hemorrágica precoz se debe principalmente a la aparición temprana de ulceraciones submucosas profundas sobre varices que no han sido eliminadas de forma completa.[109-110] Esta complicación se observa hasta en un 70 % de los casos, normalmente tras la primera o segunda sesión del tratamiento, antes de haber eliminado completamente las varices.[111, 112] En consecuencia deben aplicarse otros métodos, especialmente para las varices del fondo gástrico.

12.4.2.2 Obturación de las varices gástricas

Hoy la inyección endoscópica de resina acrílica se considera la primera opción de tratamiento para la hemorragia por varices gástricas, ya que supone una técnica mejor que la escleroterapia a la hora de conseguir la hemostasia.[113] Cuando la resina entra en contacto con la sangre, ésta se polimeriza y solidifica al instante, lo que provoca la destrucción inmediata de las varices. Varias semanas después de la inyección (entre 2 semanas y 3 meses), la mucosa que recubría la zona se desprende y la resina se asoma hacia la luz o lumen del tubo digestivo. Por ello, la ulceración sobre las varices aparece bastante más tarde en comparación con la escleroterapia, no dificulta más sesiones de obturación y reduce significativamente el riesgo de hemorragia por úlcera.

Se ha demostrado que el cianoacrilato consigue la hemostasia en > 90 % de los pacientes, con unos índices de recidiva hemorrágica precoz de 0-42 %. La eliminación de las varices puede conseguirse en una o dos sesiones y se ha señalado que el índice de erradicación se encuentra entre el 87-100 %. A pesar de que el cianoacrilato tiene un efecto hemostático agudo excelente, la recidiva hemorrágica sigue apareciendo en un número significativo de pacientes, debido principalmente a la extrusión de la resina. La mayor parte de los episodios de recidiva aparecen a los 6 meses de la inyección de resina. Sin embargo, la recidiva hemorrágica normalmente no es grave y puede controlarse mediante inyecciones de resina adicionales si el conducto varicoso todavía existe.[114]

Se han observado con frecuencia complicaciones menores, tales como la pirexia, la bacteriemia y la disfagia con o sin estenosis, al igual que con la escleroterapia para las varices esofágicas. Sin embargo, se han dado casos aislados de embolización, ictus cerebral y embolización pulmonar fatal tras la inyección. También se han notificado casos de infarto esplénico, formación de absceso retrogástrico y embolización de la vena porta. Se recomienda limitar la cantidad inyectada a menos de 2 ml para evitar estas complicaciones. También es motivo de gran preocupación un fallo del endoscopio cuando se utiliza resina de cianoacrilato. Dos precauciones útiles que deben tomarse son la de utilizar gel de silicona o lipiodol y la de evitar la succión durante 10-20 segundos después de la inyección hasta que el cianoacrilato haya polimerizado.[114, 115]

12.4.2.3 Ligadura de varices gástricas

Esta técnica tiene un buen índice de hemostasia (80-100 %) y una tasa baja de recidiva hemorrágica (que se explica por la rápida eliminación de las varices en comparación con la escleroterapia). Sin embargo, se ha demostrado que la obturación endoscópica mediante resina acrílica es más eficaz y segura que la ligadura con banda en el tratamiento de la hemorragia por varices gástricas.[116] El problema principal de limitar el uso de la ligadura es la posibilidad de sufrir una oclusión incompleta de las varices gástricas grandes en la banda y la posterior hemorragia ulcerosa. Por ello, muchos autores recomiendan la ligadura con asas de las varices que superen los 10 mm de tamaño.

12.4.2.4 Ligadura endoscópica con asas

La ligadura endoscópica con bandas que pueden retirarse se ha utilizado ocasionalmente como un procedimiento optativo en algunos casos de urgencia. Descrita por primera vez por Yoshida *et al.*,[117] esta técnica consiste en colocar bandas que después puedan retirarse. Estas bandas son ajustadas alrededor de la base de las varices mediante un dispositivo de dos conductos. A pesar de que el tamaño máximo para las bandas de goma se considera que debe ser de 2 cm, la ligadura mediante asas permite tratar las varices con un diámetro de hasta 5 cm. La experiencia preliminar hasta el momento con pequeños grupos de pacientes[118] parece esperanzadora. Se consiguió hemostasia en todos los pacientes con un índice mínimo de morbilidad y sin recidiva hemorrágica. A pesar de todo, es necesario llevar a cabo ensayos aleatorizados, prospectivos y comparativos mayores sobre esta modalidad endoscópica para el tratamiento de las VG.

12.5 Tratamientos de rescate para la hemorragia por varices gástricas y esofágicas

12.5.1 Taponamiento con balón

En caso de fuerte hemorragia puede utilizarse un tapón con balón para obtener hemostasia temporal mediante compresión directa de las varices sangrantes. Con esta técnica los expertos consiguen unos índices de control de la hemorragia de hasta un 90 %. Sin embargo, se ha observado recidiva hemorrágica en un 50 % de los pacientes en las 24 horas después de desinflarse el balón. Se han notificado algunas complicaciones graves en un 15-20 % de los pacientes, como ulceración y/o perforación esofágica y aspiración pulmonar.

Se dispone de dos tipos de balón para controlar la hemorragia por VG: el tubo de Sengstaken-Blakemore y el tubo de Linton-Nicholas. Este último, una vez en el estómago, se hincha con 600 ml de aire. El tubo está bajo tracción externa de 1 kg para comprimir el fondo gástrico.

El uso de la técnica de taponamiento con balón deberá limitarse a aquellos pacientes con fuerte hemorragia no controlada mediante terapia inicial y que se utilice como «puente» temporal, durante un máximo de 24 horas, hasta que puede iniciarse el tratamiento definitivo.[27]

12.5.2 Procedimientos radiológicos

12.5.2.1 Derivación portosistémica intrahepática transyugular

Incluso en la mejor situación, las terapias actuales de primera línea no consiguen controlar la hemorragia o evitar la recidiva precoz en alrededor de un 8-12 % de los pacientes, que deben ser tratados con terapias alternativas. La cirugía de urgencias por desviación y la derivación (*shunt*) portosistémica intrahepática transyugular (TIPS) constituyen terapias apropiadas pero, como la mayoría de esos pacientes padecen insuficiencia hepática grave, la TIPS es probablemente la mejor opción. La colocación de la TIPS reduce al instante la resistencia del flujo sanguíneo hepático, disminuye la presión portal y desvía el flujo de la vena porta desde las paredes gastroesofágicas hasta la cánula intraluminal (o *stent*).

La vía de acceso preferida es la vena yugular derecha. Antes de crear la derivación se realiza un venograma hepático para trazar la anatomía venosa hepática. A menudo se prefiere la vena hepática derecha para el *shunt* por su tamaño relativamente grande. Una vez se ha introducido un tubo en la vena hepática utilizada, debe introducirse la aguja/catéter de acceso a la vena porta por encima del alambre guía en la vena hepática. Entonces se pincha la vena hepática a 1-2 cm de la cava para alcanzar la vena porta. Cuando esto se consigue, se obtiene un gradiente portocaval inicial. Acto seguido se realiza un portograma, se introduce un alambre guía rígido en el sistema portal y el conducto intrahepático se dilata mediante angioplastia con globo de alta presión. Cuando el conducto ha sido preparado correctamente, se coloca una cánula metálica que hará de puente entre el sistema venoso portal y el hepático. Esta cánula se deja en el conducto para que los extremos se extiendan sólo alrededor de 1 cm en la vena porta principal y en la vena hepática. Se debe tener sumo cuidado en no extender la cánula en la aurícula derecha o más allá de la distancia indicada en la vena porta para evitar dificultades en un posible trasplante de hígado en el futuro.[119]

Los pacientes con varices gastroesofágicas colaterales que muestren un llenado de varices persistente tras reducir el gradiente de la presión portosistémica hasta < 12 mmHg (o alrededor de un 25-50 % de los valores iniciales) o que padezcan recidiva hemorrágica precoz tras la TIPS podrán tratarse con embolización de varices con dispositivos de acero inoxidable, con alcohol 100 % y/o con gel espuma,[120] con lo que se consigue un índice de recidiva hemorrágica significativamente menor.[121]

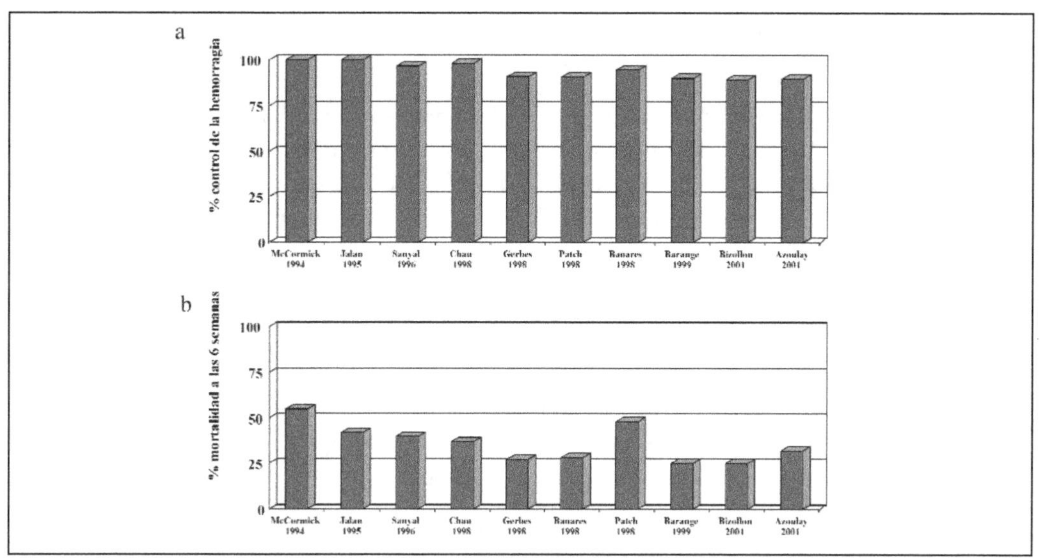

Tabla 12.2. TIPS como tratamiento de rescate en pacientes que no responden a tratamiento de primera línea 1. a) Control de la hemorragia. b) mortalidad a las 6 semanas.

Entre las contraindicaciones absolutas con la TIPS cabe destacar la insuficiencia ventricular derecha, la hipertensión arterial pulmonar, poliquistosis hepática, neoplasias hepáticas en el conducto entre la vena hepática y la vena porta, insuficiencia hepática avanzada y nefropatía intrínseca que puede provocar insuficiencia renal. Entre las contraindicaciones relativas está la septicemia sistémica y la trombosis de la vena porta. La encefalopatía hepática avanzada no se considera una contraindicación si ésta es causada por la hemorragia gastrointestinal.

La tasa de mortalidad aceptable para este procedimiento es del 1-2 %. Entre las complicaciones relacionadas con esta técnica cabe destacar la hemorragia intraperitoneal, el desplazamiento y la trombosis del *shunt*, sepsis e insuficiencia cardíaca. Las complicaciones a largo plazo incluyen estenosis del *shunt* (un 20-30 % al cabo de un año y un 50 % al cabo de dos años) y encefalopatía que en algunos casos necesita oclusión mediante balón inflable o reducción del diámetro interno del *shunt*.[119, 122]

Hasta la fecha, la TIPS se ha utilizado como tratamiento de rescate en 15 estudios,[123] que incluían a 509 pacientes, el 64 % de los cuales eran clase Child-Pugh C. En términos generales se consiguió el control inmediato de la hemorragia en un 94 % de los pacientes (oscilación entre 75-100 %). Diez estudios presentaron cifras sobre la recidiva hemorrágica, con una media del 11,4 % (oscilación entre 6-27 %) a los 7-30 días, mientras que la tasa de mortalidad a los 30 días fue del 31,9 % (oscilación 15-75 %).

El principal inconveniente de la TIPS es la disfunción del *shunt* por hiperplasia de la pseudoíntima en la cánula intraluminal. Varios estudios piloto han demostrado que las cánulas recubiertas de politetrafluoroetileno (PTFE) evitan la proliferación de la pseudoíntima y mejoran la permeabilidad de la TIPS.[124] Posteriormente se han llevado a cabo dos ensayos mayores que han demostrado que las cánulas recubiertas de PTFE mejoran el desenlace clínico[125] y la supervivencia.[126] Sin embargo, no se han realizado hasta la fecha ensayos específicos que determinen la eficacia del uso del *stent* recubierto con PTFE a la hora de prevenir la recidiva hemorrágica.

12.5.2.2 *Eliminación transvenosa retrógrada de las varices gástricas por oclusión con balón*

El *shunt* gastrorrenal suele estar presente entre las varices gástricas y la vena renal izquierda en pacientes con varices del fondo gástrico. La técnica transvenosa retrógrada para el tratamiento de la hemorragia por varices gástricas ha sido aplicada en primer lugar por los japoneses. En este procedimiento se introduce un catéter con balón dentro de un *shunt* de salida (vena cava gastrorrenal o gástrica inferior) a través de la vena yugular interna o femoral y entonces a la vena renal izquierda, en donde se ocluye el *shunt* inflando el balón e inyectando oleato de etanolamina con un medio de contraste en las varices gástricas. El flujo sanguíneo de la vena porta se desvía del *shunt* gastrorrenal hacia el sistema venoso porto-ácigos después de eliminar la derivación. Parece ser que esta técnica tiene una tasa de éxito elevada (100 %) en la eliminación de las VG y una tasa baja de recidiva. Podría suponer una alternativa viable a la TIPS para pacientes con derivaciones gastrorrenales grandes o con encefalopatía hepática, pero son necesarios más datos al respecto.[127, 128]

12.5.3 Cirugía

Para aquellos pacientes con una buena función hepática pero en los que ha fracasado el tratamiento endoscópico y médico para la hemorragia por varices, podría indicárseles la descompresión de las varices gastroesofágicas mediante cirugía con *shunt*, los procedimientos de desvascularización o el trasplante de hígado como alternativas.

La anastomosis portosistémica (anastomosis terminoterminal o laterolateral de las venas porta y cava) elimina la hipertensión portal, controla y previene eficazmente la hemorragia por varices y, a excepción de la anastomosis laterolateral, es útil para tratar la ascitis. Las desventajas de esta técnica están relacionadas con la desviación de todo el flujo sanguíneo de la vena porta, lo que conlleva un aumento en la incidencia de encefalopatía y acelera la evolución de la hepatopatía subyacente.

La anastomosis parcial crea una comunicación de tamaño limitado entre la circulación general y la portal, disminuye la presión portal y mantiene la perfusión portal hepática, con un índice menor de encefalopatía. Las opciones quirúrgicas preferidas son las anastomosis portocavas mediante injerto protésico en H de 8 mm[129] o las anastomosis esplenorrenales distales,[130, 131] ya que no suponen hilio hepático y por tanto no descartan el trasplante de hígado. Se compararon las anastomosis portocavas mediante injerto en H con la técnica TIPS y se descubrió que aquéllas eran un procedimiento más barato y eficaz que la TIPS.[132] Un estudio de análisis de decisión concluyó que las anastomosis esplenorrenales distales son mucho más rentables que la TIPS para pacientes con Child A.[133]

Bibliografía

1. D'Amico G, Pagliaro L, Bosch J. Pharmacological treatment of portal hypertension: an evidence-based approach. Semin Liver Dis 1999; 19:[4] 475-505.

2. Prediction of the first variceal hemorrhage in patients with cirrhosis of the liver and esophageal varices. A prospective multicenter study. The North Italian Endoscopic Club for the Study and Treatment of Esophageal Varices. N Engl J Med 1988; 319:[15] 983-989.

3. De Franchis R, Primignani M. Natural history of portal hypertension in patients with cirrhosis. Clin Liver Dis 2001; 5:[3] 645-663.

4. Graham DY, Smith JL. The course of patients after variceal hemorrhage. Gastroenterology 1981; 80:[4] 800-809.

5. D'Amico G, de Franchis R. Upper digestive bleeding in cirrhosis. Post-therapeutic outcome and prognostic indicators. Hepatology 2003; 38:[3] 599-612.

6. De Franchis R. Updating consensus in portal hypertension: report of the Baveno III Consensus Workshop on definitions, methodology and therapeutic strategies in portal hypertension. J Hepatol 2000; 33:[5] 846-852.

7. D'Amico G, Pagliaro L, Bosch J. The treatment of portal hypertension: a meta-analytic review. Hepatology 1995; 22:[1] 332-354.

8. D'Amico G, Luca A. Natural history. Clinical-haemodynamic correlations. Prediction of the risk of bleeding. Baillieres Clin Gastroenterol 1997; 11:[2] 243-256.

9. Chalasani N, Kahi C, Francois F, Pinto A, Marathe A, Bini EJ et al. Improved patient survival after acute variceal bleeding: a multicenter, cohort study. Am J Gastroenterol 2003; 98:[3] 653-659.

10. Carbonell N, Pauwels A, Serfaty L, Fourdan O, Levy VG, Poupon R. Improved survival after variceal bleeding in patients with cirrhosis over the past two decades. Hepatology 2004; 40:[3] 652-659.

11. McCormick PA, O'Keefe C. Improving prognosis following a first variceal haemorrhage over four decades. Gut 2001, 49:[5] 682-685.

12. Bernard B, Cadranel JF, Valla D, Escolano S, Jarlier V, Opolon P. Prognostic significance of bacterial infection in bleeding cirrhotic patients: a prospective study. Gastroenterology 1995; 108:[6] 1828-1834.

13. Goulis J, Armonis A, Patch D, Sabin C, Greenslade L, Burroughs AK. Bacterial infection is independently associated with failure to control bleeding in cirrhotic patients with gastrointestinal hemorrhage. Hepatology 1998; 27:[5] 1207-1212.

14. Vivas S, Rodríguez M, Palacio MA, Linares A, Alonso JL, Rodrigo L. Presence of bacterial infection in bleeding cirrhotic patients is independently associated with early mortality and failure to control bleeding. Dig Dis Sci 2001; 46:[12] 2752-2757.

15. Moitinho E, Planas R, Banares R, Albillos A, Ruiz-del-Árbol L, Galvez C et al. Multicenter randomized controlled trial comparing different schedules of somatostatin in the treatment of acute variceal bleeding. J Hepatol 2001; 35:[6] 712-718.

16. Ben Ari Z, Cardin F, McCormick AP, Wannamethee G, Burroughs AK. A predictive model for failure to control bleeding during acute variceal haemorrhage. J Hepatol 1999; 31:[3] 443-450.

17. García-Pagán JC, Escorsell A, Moitinho E, Bosch J. Influence of pharmacological agents on portal hemo-dynamics: basis for its use in the treatment of portal hypertension. Semin Liver Dis 1999; 19:[4] 427-438.

18. Moitinho E, Escorsell A, Bandi JC, Salmeron JM, García-Pagán JC, Rodes J et al. Prognostic value of early measurements of portal pressure in acute variceal bleeding. Gastroenterology 1999; 117:[3] 626-631.

19. Viallet A, Marleau D, Huet M, Martin F, Farley A, Villeneuve JP et al. Hemodynamic evaluation of patients with intrahepatic portal hypertension. Relation-ship between bleeding varices and the portohepatic gradient. Gastroenterology 1975; 69:[6] 1297-1300.

20. Gatta A, Merkel C, Amodio P, Bellon S, Bellumat A, Bolognesi M et al. Development and validation of a prognostic index predicting death after upper gastrointestinal bleeding in patients with liver cirrhosis: a multicenter study. Am J Gastroenterol 1994; 89:[9] 1528-1536.

21. Cardenas A, Gines P, Uriz J, Bessa X, Salmeron JM, Mas A et al. Renal failure after upper gastrointestinal bleeding in cirrhosis: incidence, clinical course, predictive factors, and short-term prognosis. Hepatology 2001; 34(4 Pt 1): 671-676.

22. De Franchis R, Primignani M. Endoscopic treaments for portal hypertension. Semin Liver Dis 1999; 19:[4] 439-455.

23. Burroughs AK. Pharmacological treatment of acute variceal bleeding. Digestion 1998; 59 Suppl 2: 28-36.

24. Elizalde JI, Moitinho E, García-Pagán JC, Cirera I, Escorsell A, Bandi JC et al. Effects of increasing blood hemoglobin levels on systemic hemodynamics of acutely anemic cirrhotic patients. J Hepatol 1998; 29:[5] 789-795.

25. Panes J, Casadevall M, Piqué JM, Bosch J, Whittle BJ, Teres J. Effects of acute normovolemic anemia on gastric mucosal blood flow in rats: role of nitric oxide. Gastroenterology 1992; 103:[2] 407-413.

26. Bauer M, Zhang JX, Bauer I, Clemens MG. ET-1 induced alterations of hepatic microcirculation: sinusoidal and extrasinusoidal sites of action. Am J Physiol 1994; 267(1 Pt 1): G143-G149.

27. De Franchis R. Evolving Consensus in Portal Hypertension Report of the Baveno IV Consensus Workshop on methodology of diagnosis and therapy in portal hypertension. J Hepatol 2005; 43:[1] 167-176.

28. Kravetz D, Bosch J, Arderiu M, Pilar PM, Rodes J. Hemodynamic effects of blood volume restitution following a hemorrhage in rats with portal hypertension due to cirrhosis of the liver: influence of the extent of portal-systemic shunting. Hepatology 1989; 9:[6] 808-814.

29. Kravetz D, Sikuler E, Groszmann RJ. Splanchnic and systemic hemodynamics in portal hypertensive rats during hemorrhage and blood volume restitution. Gastroenterology 1986; 90(5 Pt 1): 1232-1240.

30. Koshy A, Sekiyama T, Cereda JM, Hadengue A, Girod C, Lebrec D. Effects of haemorrhage and volume expansion on portal-systemic collateral vascular resistance in conscious portal hypertensive rats. Clin Sci (Lond) 1990; 78:[2] 193-197.

31. Castaneda B, Morales J, Lionetti R, Moitinho E, Andreu V, Pérez-Del-Pulgar S et al. Effects of blood volume restitution following a portal hypertensive-related bleeding in anesthetized cirrhotic rats. Hepatology 2001; 33:[4] 821-825.

32. Castaneda B, Debernardi-Venon W, Bandi JC, Andreu V, Pérez-Del-Pulgar S, Moitinho E et al. The role of portal pressure in the severity of bleeding in portal hypertensive rats. Hepatology 2000, 31:[3] 581-586.

33. Boyer JL, Chatterjee C, Iber FL, Basu AK. Effect of plasma-volume expansion on portal hypertension. N Engl J Med 1966; 275:[14] 750-755.

34. McCormick PA, Jenkins SA, McIntyre N, Burroughs AK. Why portal hypertensive varices bleed and bleed: a hypothesis. Gut 1995, 36:[1] 100-103.

35. Deschenes M, Villeneuve JP. Risk factors for the development of bacterial infections in hospitalized patients with cirrhosis. Am J Gastroenterol 1999; 94:[8] 2193-2197.

36. Borzio M, Salerno F, Piantoni L, Cazzaniga M, Angeli P, Bissoli F et al. Bacterial infection in patients with advanced cirrhosis: a multicentre prospective stu-dy. Dig Liver Dis 2001, 33:[1] 41-48.

37. Almeida D, Lopes AA, Santos-Jesus R, Paes I, Bittencourt H, Parana R. Comparative study of bacterial infection prevalence between cirrhotic patients with and without upper gastrointestinal bleeding. Braz J Infect Dis 2001, 5:[3] 136-142.

38. Poynard T, Cales P, Pasta L, Ideo G, Pascal JP, Pagliaro L et al. Beta-adrenergic-antagonist drugs in the prevention of gastrointestinal bleeding in patients with cirrhosis and esophageal varices. An analysis of data and prognostic factors in 589 patients from four randomized clinical trials. Franco-Italian Multicenter Study Group. N Engl J Med 1991; 324:[22] 1532-1538.

39. Navasa M, Rimola A, Rodes J. Bacterial infections in liver disease. Semin Liver Dis 1997; 17:[4] 323-333.

40. Pannen BH, Bauer M, Zhang JX, Robotham JL, Clemens MG. A time-dependent balance between endothelins and nitric oxide regulating portal resistance after endotoxin. Am J Physiol 1996; 271(5 Pt 2):H1953-H1961.

41. Eakes AT, Howard KM, Miller JE, Olson MS. Endothelin-1 production by hepatic endothelial cells: characterization and augmentation by endotoxin exposure. Am J Physiol 1997; 272(3 Pt 1):G605-G611.

42. Yamamoto S, Burman HP, O'Donnell CP, Cahill PA, Robotham JL. Endothelin causes portal and pulmonary hypertension in porcine endotoxemic shock. Am J Physiol 1997; 272 (3 Pt 2): H1239-H1249.

43. Guarner C, Soriano G, Tomas A, Bulbena O, Nove-lla MT, Balanzo J et al. Increased serum nitrite and nitrate levels in patients with cirrhosis: relationship to endotoxemia. Hepatology 1993; 18:[5] 1139-1143.

44. Gratton JP, Maurice MC, D'Orleans-Juste P. Cha-racterization of endothelin receptors and endothelin-converting enzyme activity in the rabbit lung. J Cardiovasc Pharmacol 1995, 26 Suppl 3:S88-S90.

45. Papatheodoridis GV, Patch D, Webster GJ, Brooker J, Barnes E, Burroughs AK. Infection and hemostasis in decompensated cirrhosis: a prospective study using thrombelastography. Hepatology 1999, 29:[4] 1085-1090.

46. Chau TN, Chan YW, Patch D, Tokunaga S, Greenslade L, Burroughs AK. Thrombelastographic changes and early rebleeding in cirrhotic patients with variceal bleeding. Gut 1998; 43:[2] 267-271.

47. Bernard B, Grange JD, Khac EN, Amiot X, Opolon P, Poynard T. Antibiotic prophylaxis for the prevention of bacterial infections in cirrhotic patients with gastrointestinal bleeding: a metaanalysis. Hepatology 1999; 29:[6] 1655-1661.

48. Soares-Weiser K, Brezis M, Tur-Kaspa R, Leibovici L. Antibiotic prophylaxis for cirrhotic patients with gastrointestinal bleeding. Cochrane Database Syst Rev 2002;[2] CD002907.

49. Rimola A, García-Tsao G, Navasa M, Piddock LJ, Planas R, Bernard B et al. Diagnosis, treatment and prophylaxis of spontaneous bacterial peritonitis: a consensus document. International Ascites Club. J Hepatol 2000; 32:[1] 142-153.

50. Tripodi A, Salerno F, Chantarangkul V, Clerici M, Cazzaniga M, Primignani M et al. Evidence of normal thrombin generation in cirrhosis despite abnormal conventional coagulation tests. Hepatology 2005; 41:[3] 553-558.

51. Fernandez J, Ruiz-del-Árbol L, Serradilla R, Gómez C, Guarner C, Durandez R et al. Randomized, multicenter, controlled trial comparing oral norfloxacin vs intravenous ceftriaxone in the prevention of bacterial infections in cirrhotics with severe liver failure and gastrointestinal bleeding. J Hepatol 2005; 42(suppl 1): 4.

52. Bosch J, Reverter JC. The coagulopathy of cirrhosis: myth or reality? Hepatology 2005; 41:[3] 434-435.

53. De Franchis R, Arcidiacono PG, Carpinelli L, Andreoni B, Cestari L, Brunati S et al. Randomized controlled trial of desmopressin plus terlipressin vs. terlipressin alone for the treatment of acute variceal hemorrhage in cirrhotic patients: a multicenter, double-blind study. New Italian Endoscopic Club. Hepatology 1993; 18:[5] 1102-1107.

54. Smith O, Hazlehurst G, Brozovic B, Rolles K, Burroughs A, Mallett S et al. Impact of aprotinin on blood transfusion requirements in liver transplantation. Transfus Med 1993; 3:[2] 97-102.

55. Bernstein DE, Jeffers L, Erhardtsen E, Reddy KR, Glazer S, Squiban P et al. Recombinant factor VIIa corrects prothrombin time in cirrhotic patients: a preliminary study. Gastroenterology 1997; 113:[6] 1930-1937.

56. Ejlersen E, Melsen T, Ingerslev J, Andreasen RB, Vilstrup H. Recombinant activated factor VII (rFVIIa) acutely normalizes prothrombin time in patients with cirrhosis during bleeding from oesophageal varices. Scand J Gastroenterol 2001; 36:[10] 1081-1085.

57. Bosch J, Thabut D, Bendtsen F, D'Amico G, Albillos A, González AJ et al. Recombinant factor VIIa for upper gastrointestinal bleeding in patients with cirrhosis: a randomized, double-blind trial. Gastroenterology 2004, 127:[4] 1123-1130.

58. Bosch J, Groszmann RJ, García-Pagán JC, Teres J, García-Tsao G, Navasa M et al. Association of transdermal nitroglycerin to vasopressin infusion in the treatment of variceal hemorrhage: a placebo-controlled clinical trial. Hepatology 1989; 10:[6] 962-968.

59. Cort JH, Albrecht I, Novakova J, Mulder JL, Jost K. Regional and systemic haemodynamic effects of some vasopressins: structural features of the hormone which prolong activity. Eur J Clin Invest 1975; 5:[2] 165-175.

60. Bosch J, Lebrec D, Jenkins SA. Development of analogues: successes and failures. Scand J Gastroenterol Suppl 1998; 226: 3-13.

61. Escorsell A, Bandi JC, Moitinho E, Feu F, García-Pagán JC, Bosch J et al. Time profile of the haemodynamic effects of terlipressin in portal hypertension. J Hepatol 1997; 26:[3] 621-627.

62. Villanueva C, Planella M, Aracil C, López-Balaguer JM, González B, Minana J et al. Hemodynamic effects of terlipressin and high somatostatin dose during acute variceal bleeding in nonresponders to the usual somatostatin dose. Am J Gastroenterol 2005; 100:[3] 624-630.

63. Escorsell A, Ruiz dA, Planas R, Albillos A, Banares R, Cales P et al. Multicenter randomized controlled trial of terlipressin versus sclerotherapy in the treatment of acute variceal bleeding: the TEST study. Hepatology 2000; 32:[3] 471-476.

64. Ioannou GN, Doust J, Rockey DC. Systematic review: terlipressin in acute oesophageal variceal haemorrhage. Aliment Pharmacol Ther 2003; 17:[1] 53-64.

65. Feu F, Ruiz dA, Banares R, Planas R, Bosch J. Double-blind randomized controlled trial comparing terlipressin and somatostatin for acute variceal hemorrhage. Variceal Bleeding Study Group. Gastroenterology 1996; 111:[5] 1291-1299.

66. Bosch J, Kravetz D, Rodes J. Effects of somatostatin on hepatic and systemic hemodynamics in patients with cirrhosis of the liver: comparison with vasopressin. Gastroenterology 1981; 80:[3] 518-525.

67. Cirera I, Feu F, Luca A, García-Pagán JC, Fernández M, Escorsell A et al. Effects of bolus injections and continuous infusions of somatostatin and placebo in patients with cirrhosis: a double-blind hemodynamic investigation. Hepatology 1995; 22:[1] 106-111.

68. Elizalde JI, Moitinho E, García-Pagán JC, Cirera I, Escorsell A, Bandi JC et al. Effects of increasing blood hemoglobin levels on systemic hemodynamics of acutely anemic cirrhotic patients. J Hepatol 1998; 29:[5] 789-795.

69. Abraldes JG, Bosch J. Somatostatin and analogues in portal hypertension. Hepatology 2002; 35:[6] 1305-1312.

70. Burroughs AK, McCormick PA, Hughes MD, Sprengers D, D'Heygere F, McIntyre N. Randomized, double-blind, placebo-controlled trial of somatostatin for variceal bleeding. Emergency control and prevention of early variceal rebleeding. Gastroen-terology 1990; 99:[5] 1388-1395.

71. De Franchis R, Dell'Era A, Iannuzzi F. Diagnosis and treatment of portal hypertension. Dig Liver Dis 2004, 36:[12] 787-798.

72. Escorsell A, Bandi JC, Andreu V, Moitinho E, García-Pagán JC, Bosch J et al. Desensitization to the effects of intravenous octreotide in cirrhotic patients with portal hypertension. Gastroenterology 2001; 120:[1] 161-169.

73. Hwang SJ, Lin HC, Chang CF, Lee FY, Lu CW, Hsia HC et al. A randomized controlled trial comparing octreotide and vasopressin in the control of acute esophageal variceal bleeding. J Hepatol 1992; 16:[3] 320-325.

74. Huang CC, Sheen IS, Chu CM, Chuah SK, Chien RN, Peng SM et al. A prospective randomized controlled trial of sandostatin and vasopressin in the management of acute bleeding esophageal varices. Changgeng Yi Xue Za Zhi 1992; 15:[2] 78-83.

75. Silvain C, Carpentier S, Sautereau D, Czernichow B, Metreau JM, Fort E et al. Terlipressin plus transdermal nitroglycerin vs. octreotide in the control of acute bleeding from esophageal varices: a multicenter randomized trial. Hepatology 1993; 18:[1] 61-65.

76. Pedretti G, Elia G, Calzetti C, Magnani G, Fiaccadori F. Octreotide versus terlypressin in acute variceal hemorrhage in liver cirrhosis. Emergency control and prevention of early rebleeding. Clin Investig 1994; 72:[9] 653-659.

77. D'Amico G, Pagliaro L, Bosch J. Pharmacological treatment of portal hypertension: an evidence-based approach. Semin Liver Dis 1999; 19:[4] 475-505.

78. Burroughs AK, International Octreotide Varices Study Group. Double blind RCT of 5 day octreotide versus placebo, associated with sclerotherapy for trial\failures. Hepatology 1996; 24: 352A.

79. Besson I, Ingrand P, Person B, Boutroux D, Heres-bach D, Bernard P et al. Sclerotherapy with or without octreotide for acute variceal bleeding. N Engl J Med 1995; 333:[9] 555-560.

80. D'Amico G, Pietrosi G, Tarantino I, Pagliaro L. Emergency sclerotherapy versus medical interventions for bleeding oesophageal varices in cirrhotic patients. Cochrane Database Syst Rev 2002:[1] CD002233.

81. Bosch J, Abraldes JG, Groszmann R. Current management of portal hypertension. J Hepatol 2003; 38 Suppl 1:S54-S68.

82. Levacher S, Letoumelin P, Pateron D, Blaise M, Lapandry C, Pourriat JL. Early administration of terlipressin plus glyceryl trinitrate to control active upper gastrointestinal bleeding in cirrhotic patients. Lancet 1995; 346:[8979] 865-868.

83. Crafoord C, Freckner P. New surgical treatment of varicose veins of the oesophagus. Acta otolaryngologica 1939; 27:422-429.

84. Westaby D, Hayes PC, Gimson AE, Polson RJ, Williams R. Controlled clinical trial of injection sclerotherapy for active variceal bleeding. Hepatology 1989; 9:[2] 274-277.

85. MacDougall BR, Westaby D, Theodossi A, Dawson JL, Williams R. Increased long-term survival in variceal haemorrhage using injection sclerotherapy. Results of a controlled trial. Lancet 1982; 1:[8264] 124-127.

86. Infante-Rivard C, Esnaola S, Villeneuve JP. Role of endoscopic variceal sclerotherapy in the long-term management of variceal bleeding: a meta-analysis. Gastroenterology 1989; 96:[4] 1087-1092.

87. de Franchis R, Primignani M. Endoscopic treatments for portal hypertension. Baillieres Clin Gastroenterol 1997; 11:[2] 289-309.

88. D'Amico G, Pietrosi G, Tarantino I, Pagliaro L. Emergency sclerotherapy versus vasoactive drugs for variceal bleeding in cirrhosis: a Cochrane meta-analysis. Gastroenterology 2003; 124:[5] 1277-1291.

89. Stiegmann GV, Goff JS, Sun JH, Davis D, Silas D. Technique and early clinical results of endoscopic variceal ligation (EVL). Surg Endosc 1989; 3:[2] 73-78.

90. Stiegmann GV, Goff JS, Michaletz-Onody PA, Korula J, Lieberman D, Saeed ZA et al. Endoscopic sclerotherapy as compared with endoscopic ligation for bleeding esophageal varices. N Engl J Med 1992; 326:[23] 1527-1532.

91. Laine L, el Newihi HM, Migikovsky B, Sloane R, García F. Endoscopic ligation compared with sclerotherapy for the treatment of bleeding esophageal varices. Ann Intern Med 1993; 119:[1] 1-7.

92. Gimson AE, Ramage JK, Panos MZ, Hayllar K, Harrison PM, Williams R et al. Randomised trial of variceal banding ligation versus injection sclerotherapy for bleeding oesophageal varices. Lancet 1993; 342:[8868] 391-394.

93. Jensen D, Kowacs T, Randall G, et al. Initial results of a randomized prospective study of emergency banding vs. sclerotherapy for bleeding gastric or oesophageal varices. Gastrointest Endosc 1993; 39:279.

94. Lo GH, Lai KH, Cheng JS, Hwu JH, Chang CF, Chen SM et al. A prospective, randomized trial of sclerotherapy versus ligation in the management of bleeding esophageal varices. Hepatology 1995; 22:[2] 466-471.

95. Hou MC, Lin HC, Kuo BI, Chen CH, Lee FY, Lee SD. Comparison of endoscopic variceal injection sclerotherapy and ligation for the treatment of esophageal variceal hemorrhage: a prospective randomized trial. Hepatology 1995; 21[6] 1517-1522.

96. Fakhry S, Omer M, Nouh A, et al. Endoscopic sclerotherapy versus endoscopic variceal ligation in the management of blee-

ding esophageal varices: a preliminary report of a prospective randomized trial. Hepatology 1995; 22: 251A.

97. Sarin SK, Goyal A, Jain A, et al. Randomized prospective trial of endoscopic sclerotherapy vs variceal ligation for bleeding esophageal varices: influence on gastropathy, gastric varices and recurrences. Gastroenterology 1995; 108: A629.

98. Lo GH, Lai KH, Cheng JS, Lin CK, Huang JS, Hsu PI et al. Emergency banding ligation versus sclerotherapy for the control of active bleeding from esophageal varices. Hepatology 1997; 25:[5] 1101-1104.

99. Avgerinos A, Armonis A, Stefanidis G, Mathou N, Vlachogiannakos J, Kougioumtzian A et al. Sustained rise of portal pressure after sclerotherapy, but not band ligation, in acute variceal bleeding in cirrhosis. Hepatology 2004; 39:[6] 1623-1630.

100. Sung JJ, Chung SC, Yung MY, Lai CW, Lau JY, Lee YT et al. Prospective randomised study of effect of octreotide on rebleeding from oesophageal varices after endoscopic ligation. Lancet 1995; 346(8991-8992): 1666-1669.

101. Brunati S, Ceriani R, Curioni R, et al. Sclerotherapy alone vs sclerotherapy plus terlipressin vs sclerotherapy plus octreotide in the treatment of acute variceal hemorrhage. Hepatology 1966; 24:207A.

102. Signorelli S, Negrini F, Paris B, Bonelli M, Girola M. Sclerotherapy with or without somatostatin or octreotide in the treatment of acute variceal hemorrhage: our experience. Gastroenterology 1996; 110(suppl): A1326.

103. Avgerinos A, Nevens F, Raptis S, Fevery J. Early administration of somatostatin and efficacy of sclerotherapy in acute oesophageal variceal bleeds: the European Acute Bleeding Oesophageal Variceal Episodes (ABOVE) randomised trial. Lancet 1997; 350:[9090] 1495-1499.

104. Banares R, Albillos A, Rincon D, Alonso S, González M, Ruiz-del-Árbol L et al. Endoscopic treatment versus endoscopic plus pharmacologic treatment for acute variceal bleeding: a meta-analysis. Hepatology 2002; 35:[3] 609-615.

105. Corley DA, Cello JP, Adkisson W, Ko WF, Kerlikowske K. Octreotide for acute esophageal variceal bleeding: a meta-analysis. Gastroenterology 2001; 120:[4] 946-954.

106. Villanueva C, Ortiz J, Sabat M, Gallego A, Torras X, Soriano G et al. Somatostatin alone or combined with emergency sclerotherapy in the treatment of acute esophageal variceal bleeding: a prospective randomized trial. Hepatology 1999; 30:[2] 384-389.

107. de Franchis R. Somatostatin, somatostatin analogues and other vasoactive drugs in the treatment of bleeding oesophageal varices. Dig Liver Dis 2004; 36 Suppl 1:S93-100.

108. Escorsell A, Bordas JM, del Arbol LR, Jaramillo JL, Planas R, Banares R et al. Randomized controlled trial of sclerotherapy versus somatostatin infusion in the prevention of early rebleeding following acute variceal hemorrhage in patients with cirrhosis. Variceal Bleeding Study Group. J Hepatol 1998; 29:[5] 779-788.

109. Trudeau W, Prindiville T. Endoscopic injection sclerosis in bleeding gastric varices. Gastrointest Endosc 1986; 32:[4] 264-268.

110. Sarin SK, Sachdev G, Nanda R, Misra SP, Broor SL. Endoscopic sclerotherapy in the treatment of gastric varices. Br J Surg 1988; 75:[8] 747-750.

111. Chang KY, Wu CS, Chen PC. Prospective, randomized trial of hypertonic glucose water and sodium tetradecyl sulfate for gas-tric variceal bleeding in patients with advanced liver cirrhosis. Endoscopy 1996; 28:[6] 481-486.

112. Sarin SK. Long-term follow-up of gastric variceal sclerotherapy: an eleven-year experience. Gastrointest Endosc 1997; 46:[1] 8-14.

113. Ogawa K, Ishikawa S, Naritaka Y, Shimakawa T, Wagatsuma Y, Katsube A et al. Clinical evaluation of endoscopic injection sclerotherapy using n-butyl-2-cyanoacrylate for gastric variceal bleeding. J Gastroenterol Hepatol 1999; 14:[3] 245-250.

114. Hsiu Huang Y, Zen Yeh H, Hum Chen G, et.al. Endoscopic treatment of bleeding gastric varices by N-butyl-cyanoacrilate (hystoacril) injection: long-term efficacy and safety. Gastrointest Endosc 2000; 52:[2] 160-167.

115. Iwase H, Maeda O, Shimada M, Tsuzuki T, Peek RM, Jr., Nishio Y et al. Endoscopic ablation with cyanoacrylate glue for isolated gastric variceal bleeding. Gastrointest Endosc 2001; 53:[6] 585-592.

116. Lo GH, Lai KH, Cheng JS, Chen MH, Chiang HT. A prospective, randomized trial of butyl cyanoacrylate injection versus band ligation in the management of bleeding gastric varices. Hepatology 2001; 33:[5] 1060-1064.

117. Yoshida T, Hayashi N, Suzumi N, Miyazaki S, Terai S, Itoh T et al. Endoscopic ligation of gastric varices using a detachable snare. Endoscopy 1994; 26:[5] 502-505.

118. Cipolletta L, Bianco MA, Rotondano G, Piscopo R, Prisco A, Garofano ML. Emergency endoscopic ligation of actively bleeding gastric varices with a detachable snare. Gastrointest Endosc 1998; 47:[5] 400-403.

119. Kamath PS, McKusick MA. Transjugular intrahepatic portosystemic shunts (TIPS). Baillieres Clin Gastroenterol 1997; 11:[2] 327-349.

120. Vangeli M, Patch D, Terreni N, Tibballs J, Watkinson A, Davies N et al. Bleeding ectopic varices-treatment with transjugular intrahepatic porto-systemic shunt (TIPS) and embolisation. J Hepatol 2004; 41:[4] 560-566.

121. Tesdal IK, Filser T, Weiss C, Holm E, Dueber C, Jaschke W. Transjugular Intrahepatic Portosystemic Shunts: Adjunctive Embolotherapy of Gastroesopha-geal Collateral Vessels in the Prevention of Variceal Rebleeding. Radiology 2005.

122. Tripathi D, Helmy A, Macbeth K, Balata S, Lui HF, Stanley AJ et al. Ten years' follow-up of 472 patients following transjugular intrahepatic portosystemic stent-shunt insertion at a single centre. Eur J Gastroenterol Hepatol 2004; 16:[1] 9-18.

123. Vangeli M, Patch D, Burroughs AK. Salvage tips for uncontrolled variceal bleeding. J Hepatol 2002; 37:[5] 703-704.

124. Otal P, Smayra T, Bureau C, Peron JM, Chabbert V, Chemla P et al. Preliminary results of a new expanded-polytetrafluoroethylene-covered stent-graft for transjugular intrahepatic portosystemic shunt procedures. AJR Am J Roentgenol 2002; 178:[1] 141-147.

125. Bureau C, García-Pagán JC, Otal P, Pomier-Layrargues G, Chabbert V, Cortez C et al. Improved clinical outcome using polytetrafluoroethylene-coated stents for TIPS: results of a randomized study. Gastroenterology 2004; 126:[2] 469-475.

126. Angermayr B, Cejna M, Koenig F, Karnel F, Hackl F, Gangl A et al. Survival in patients undergoing transjugular intrahepatic portosystemic shunt: ePTFE-covered stentgrafts versus bare stents. Hepatology 2003; 38:

Capítulo 13

Prevención de la recidiva hemorrágica en la hipertensión portal

C. Aracil, C. Villanueva

Hospital de la Santa Creu i Sant Pau
Servicio de Patología Digestiva
Barcelona

Agradecimientos

Los autores agradecen la ayuda del Instituto de Salud Carlos III (C03/02) y de l'Agencia de Gestió d'Ajuts Universitaris de Recerca (43/2002SGR).

Dirección para correspondencia
Hospital de la Santa Creu i Sant Pau, Barcelona
Dr. C. Aracil
caracil@santpau.es

13.1 Varices esofágicas

13.1.1 Introducción

La hemorragia por varices esofágicas es, sin duda, una de las complicaciones más graves de la hipertensión portal, no solo por la elevada morbimortalidad asociada al episodio agudo, sino también por el riesgo de recidiva y muerte tras dicho episodio. Los pacientes con cirrosis hepática que sobreviven a un episodio de hemorragia por varices esofágicas tienen un elevado riesgo de recidiva que se aproxima al 65 % a los dos años de seguimiento, con una mortalidad del 33 %.[1] El período de máximo riesgo se sitúa en las seis primeras semanas que siguen al episodio inicial, en el que acontecen más del 50 % de las recidivas[2]. Aunque en las últimas dos décadas ha mejorado de forma sustancial la supervivencia de estos pacientes tras un episodio de hemorragia variceal, aún hoy sigue elevada, situándose entre el 15-20 %.[3] Aunque el tratamiento farmacológico y/o endoscópico actual posee una gran eficacia, permitiendo controlar hasta el 90 % de los episodios de hemorragia varicosa, la recidiva hemorrágica no es infrecuente durante los primeros cinco días tras el episodio. La hemorragia activa en la endoscopia inicial, la presencia de insuficiencia renal y un gradiente de presión portal > 20 mmHg se han identificado como indicadores de riesgo de recidiva precoz.[2] Por tanto, y en función de estas premisas, es fundamental iniciar una estrategia terapéutica lo más precozmente posible para prevenir la recidiva hemorrágica en estos pacientes.

13.1.2 Tratamiento

Durante las últimas décadas son numerosos los estudios clínicos que han evaluado la eficacia de diferentes estrategias terapéuticas, comparando tratamientos farmacológicos y endoscópicos y combinaciones de ambos, con el ánimo de aportar la mejor de las opciones terapéuticas en estos pacientes,[4] y que se irán analizando con cierto detalle.

Aunque no existe el tratamiento ideal, se ha establecido en reuniones de consenso que los betabloqueantes y la ligadura endoscópica son, hoy en día, tratamientos de primera línea para la prevención de la recidiva hemorrágica en estos pacientes.[4] También se ha constatado que la combinación farmacológica de agentes vasoconstrictores y vasodilatadores potencia su efecto reductor sobre la presión portal, aumentando su eficacia clínica. En pacientes que, a pesar del tratamiento, presentan fracaso inicial o recidiva hemorrágica, es necesario valorar tratamientos de rescate más agresivos como el TIPS o el *shunt* quirúrgico.

13.1.2.1 Tratamiento farmacológico

Los betabloqueantes no cardioselectivos, como propranolol o nadolol, son los indicados para el tratamiento crónico de la hipertensión portal, por su capacidad para reducir la presión portal mediante la reducción del flujo sanguíneo esplácnico como consecuencia del bloqueo de los receptores b1 y b2.[5] Desde la publicación de la primera evidencia sobre la eficacia de los betabloqueantes no cardioselectivos,[6] hace veinticinco años, hasta hoy, 13 estudios han comparado su eficacia respecto a placebo o no tratamiento activo. El metaanálisis de estos estudios mostró una reducción significativa de la tasa de recidiva, del 63 % en pacientes no tratados al 42 % en pacientes que recibieron betabloqueantes, con una reducción significativa de la mortalidad.[7, 8] Según estos resultados, los betabloqueantes son el tratamiento de elección para la prevención de recidiva. A pesar de esta eficacia, hay que tener en cuenta que hasta un 15-20 % de los pacientes presenta contraindicación a los betabloqueantes, y que un 5 % adicional presenta efectos secundarios que obligan a suspenderlos y, por tanto, se hace necesario disponer de un tratamiento alternativo.[7] Respecto a los vasodilatadores en monoterapia, como 5-mononitrato de isosorbide (5-MNI), aunque se ha evaluado su efecto reductor sobre la presión portal, no hay estudios clínicos que apoyen su eficacia en la prevención de recidiva hemorrágica.

13.1.2.2 *Tratamiento endoscópico*

Durante muchos años la escleroterapia fue el tratamiento endoscópico de elección. Su eficacia respecto al no tratamiento se constató en un total de 10 estudios controlados, incluyendo un total de 1.259 pacientes. El metaanálisis de estos estudios mostró una reducción significativa de la tasa de recidiva del 57 % en el grupo no tratado al 43 % en el grupo de escleroterapia, y con una reducción significativa de la mortalidad.[9] De igual forma, la escleroterapia se ha comparado con los betabloqueantes en 10 estudios, incluyendo 862 pacientes, sin mostrar un beneficio significativo, aunque sí se asoció a una mayor incidencia de complicaciones graves y una supervivencia similar.[7, 9] Por otra parte, cabe reseñar que los bloqueadores beta reducen la incidencia de recidiva hemorrágica por gastropatía de la hipertensión portal,[10] mientras que la prevalencia de gastropatía aumenta con la escleroterapia.

Con el ánimo de reducir las complicaciones, tanto locales como sistémicas, derivadas de la escleroterapia, se introdujo hace una década la *ligadura endoscópica* como método alternativo. Es un método puramente mecánico que consiste en la colocación de bandas elásticas sobre las varices, induciendo trombosis de la luz variceal y una respuesta inflamatoria perivascular.[11] En este sentido, 13 estudios han comparado la eficacia de ambos métodos endoscópicos en la prevención de recidiva hemorrágica. El metaanálisis, con un total de 1.091 pacientes, mostró una eficacia claramente superior a favor de la ligadura, con una tasa de recidiva del 21 % *vs.* 36 %, respectivamente, y con una reducción de la mortalidad asociada a la recidiva.[12] La incidencia de complicaciones fue menor en la ligadura, así como un menor número de sesiones endoscópicas requeridas para la erradicación de las varices. Como resultado de este metaanálisis, la ligadura endoscópica ha reemplazado a la escleroterapia como método endoscópico de elección para la prevención de recidiva hemorrágica. Se estima que las sesiones de ligadura deben realizarse a intervalos de 2-3 semanas, hasta conseguir la erradicación de las varices. Y, aunque no está bien establecido, se deben realizar controles endoscópicos periódicos posterradicación cada 6-12 meses. En caso de reaparición de las varices, se practicaría nuevamente ligadura. Uno de los inconvenientes de la ligadura respecto a la esclerosis es que tiene una tasa superior de recurrencia de las varices tras su erradicación.[12] En este sentido, se ha evaluado la combinación de inyección de pequeñas cantidades de sustancias esclerosantes con ligadura endoscópica, con el ánimo de erradicar pequeñas varices no succionables con el dispositivo utilizado para la ligadura, y de obliterar las venas perforantes para evitar la reaparición de las varices, aunque dicha combinación no ha reportado ningún beneficio sustancial.[13, 14] Actualmente no se dispone de estudios que comparen la eficacia de la ligadura endoscópica con los betabloqueantes en monoterapia.

13.1.2.3 *Tratamientos combinados*

13.1.2.3.1 Tratamiento farmacológico combinado

La base racional para el uso combinado de vasoconstrictores (betabloqueantes no cardioselectivos) y vasodilatadores (nitratos) radica en su efecto reductor de la presión portal por diferentes mecanismos de acción. Desde un punto de vista fisiopatológico, los bloqueadores beta ejercerían su acción mediante una vasoconstricción esplácnica con la consiguiente disminución del flujo sanguíneo portal, mientras que los nitratos actuarían reduciendo la resistencia intrahepática, consiguiendo un mayor efecto reductor sobre la presión portal que ambos fármacos por separado.[15] Los vasoconstrictores, además de su efecto sobre la vasculatura arteriolar esplácnica, también actúan sobre la circulación portocolateral aumentando la resistencia a este nivel, hecho que amortigua su efecto reductor sobre la presión portal.[16] La combinación con agentes vasodilatadores puede permitir un mayor descenso de la presión portal al revertir el aumento de la resistencia portocolateral ocasionada por los vasoconstrictores.[17] La combinación que más interés ha suscitado es la de propranolol o nadolol y 5-MNI, y actualmente es una opción terapéutica de primera elección para la prevención de la recidiva hemorrágica por varices esofágicas.

Diferentes estudios han constatado que la eficacia clínica del tratamiento farmacológico, en términos de recidiva hemorrágica y supervivencia, está en relación con el grado de reducción del gradiente de presión portal (GPSH).[18] Así, un descenso del GPSH a < 12 mmHg, ya sea de forma espontánea o mediante tratamiento, se asocia a un riesgo nulo de recidiva durante el seguimiento,[19] si bien cuando este descenso del GPSH es > 20 %, el riesgo de recidiva es inferior al 10 %, en comparación con los pacientes que no exhiben dicha respuesta, en los que el riesgo es del 50 %.[20-22] Por tanto, el objetivo del tratamiento farmacológico debe perseguir una buena respuesta hemodinámica, definida como la reducción del GPSH > 20 % o < 12 mmHg respecto al valor basal. Estudios hemodinámicos han constatado que la adición de 5-MNI a betabloqueantes aumenta la tasa de respuesta hemodinámica.[17, 23] Los betabloqueantes en monoterapia (propranolol, nadolol) ofrecen una tasa de respuesta hemodinámica del 35 %, mientras que con la adición de 5-MNI, dicha respuesta aumenta hasta el 50 %. Esta respuesta hemodinámica es más evidente en aquellos pacientes no respondedores a betabloqueantes solos.[17] Para la prevención de recidiva, la asociación de betabloqueantes y nitratos resulta más efectiva que la de betabloqueante en monoterapia, aunque con una mayor incidencia de efectos adversos y una supervivencia similar, sin repercusión en la función renal ni en el control de la ascitis.[24]

La eficacia clínica de la combinación farmacológica con propranolol o nadolol y 5-MNI ha sido comparada con la ligadura endoscópica en 3 estudios clínicos,[22, 25, 26] mostrando una menor tasa de recidiva hemorrágica en el grupo farmacológico, aunque con una supervivencia similar.[18] También dicha combinación farmacológica se ha comparado con el tratamiento derivativo (DPPI). Este procedimiento derivativo, aunque se ha mostrado más eficaz para la prevención de recidiva, no mejora la supervivencia y presenta una mayor incidencia de encefalopatía hepática,[27] por lo que no se recomienda como tratamiento de primera elección en estos pacientes.

La dosis de los fármacos empleados en el tratamiento de la hipertensión portal se suele individualizar, ajustándola en función de distintos parámetros de fácil accesibilidad en la práctica clínica, como la tolerancia al tratamiento, la frecuencia cardíaca y la presión arterial. La dosis inicial de propranolol suele ser de 20 mg cada 12 horas, y la de nadolol, de 40 a 80 mg/día. Clásicamente, estas dosis se modifican cada 2-3 días hasta conseguir una reducción de la frecuencia cardíaca en reposo de un 25 % respecto a su valor basal, sin bajarla de 55 lat/min, y manteniendo la presión arterial sistólica por encima de 90 mmHg. Aunque actualmente la tendencia es de administrar dosis máximas toleradas o hasta la aparición de efectos indeseables, puesto que se ha constatado una mayor respuesta hemodinámica a mayores dosis de betabloqueante.[3] No existen diferencias en cuanto a la eficacia clínica de ambos fármacos. Las principales diferencias entre el nadolol y el propranolol son de orden farmacocinético ya que, a diferencia de este último, el nadolol es hidrosoluble, lo que facilita su dosificación en la hepatopatía crónica. Por otra parte, su prolongada vida media permite una sola administración diaria (mientras que para el propranolol se requieren dos), lo que facilita el cumplimiento. Se ha sugerido que, dado que el nadolol no atraviesa la barrera hematoencefálica, puede causar menos efectos indeseables sobre el sistema nervioso central que el propranolol, aunque este hecho no se ha evaluado en la cirrosis. Entre un 15-20 % de los pacientes presenta contraindicaciones a los betabloqueantes, tales como el bloqueo auriculoventricular, bradicardia sinusal extrema, asma, enfermedad pulmonar obstructiva crónica con componente broncoespástico, diabetes *mellitus* mal controlada (con episodios de hipoglucemia), vasculopatía obstructiva periférica, estenosis aórtica, algunas insuficiencias cardíacas y psicosis. Por otro lado, hasta un 15 % presenta efectos adversos, aunque por lo general son leves (como fatiga, decaimiento, sensación de disnea con el ejercicio, trastornos del sueño e impotencia) y reversibles con la adaptación o reducción de la dosis del fármaco. Pero aproximadamente entre un 5-10 % de los pacientes presenta efectos graves, como broncoespasmo o insuficiencia cardíaca, que obligan a retirar el tratamiento.[28] Una vez adecuada la dosis del betabloqueante, se añadirá el nitrato (5-MNI). Su dosificación debe ajustarse de forma cuidadosa para evitar inducir hipotensión arterial sintomática. Se inicia con una dosis única nocturna de 10 mg; posteriormente, 10 mg cada 12 horas, incrementándose 10 mg cada 2-3 días hasta una dosis máxima de 40 mg cada 12 horas. Las modificaciones posológicas se deben ajustar para evitar un descenso de la presión arterial por debajo de 90 mmHg y según la tolerancia de los pacientes. Su principal efecto indeseable es la aparición de cefalea, que suele surgir durante las primeras dosis, de carácter transitorio, y que se puede controlar con tratamiento sintomático o incluso puede premedicarse con paracetamol. En muy raras ocasiones ha de suspenderse el nitrato por cefalea intratable. A tenor de los resultados reportados, el tratamiento de elección establecido para este subgrupo de pacientes que presenta contraindicación o intolerancia a los betabloqueantes es la ligadura endoscópica, pues los nitratos en monoterapia no deben administrarse.[4] Si durante el transcurso del tratamiento endoscópico aparece de nuevo un episodio de recidiva hemorrágica debe plantearse un tratamiento derivativo, como la realización de una DPPI o de un *shunt* quirúrgico[4] (véase la figura 13.1).

13.1.2.3.2   Tratamiento farmacológico y endoscópico combinados

La asociación de tratamientos endoscópicos y farmacológicos ofrece el atractivo de combinar métodos terapéuticos que actúan por diferentes mecanismos: por un lado, reduciendo la presión portal y, por otro, erradicando las varices, con el ánimo de evitar no sólo la hemorragia variceal sino todas las relacionadas con la hipertensión portal. Sin embargo, esta asociación también puede sumar efectos indeseables, no conseguir la eficacia esperada o, lo que es más destacable, puede representar un trastorno para los pacientes (mediante la repetición de exploraciones), por lo que la validez de esta estrategia terapéutica requiere ser más evaluada.

La combinación de escleroterapia con bloqueadores beta ha resultado ser más efectiva, con menores índices de recidiva hemorrágica, que ambos tratamientos utilizados por separado, aunque no se ha detectado ninguna influencia significativa sobre la supervivencia al asociar dichos tratamientos.[7, 9]

Otra de las combinaciones interesantes es la asociación de un bloqueador beta con ligadura endoscópica. Esta asociación ha sido evaluada en un único estudio publicado hasta la fecha, en el que se comparó la asociación de ligadura, nadolol y sucralfato respecto a ligadura endoscópica en monoterapia.[29] La tasa de recidiva hemorrágica fue del 23 % en los pacientes que recibieron la triple terapia, comparada con el 47 % en los tratados con ligadura sola, y con una reducción de la mortalidad (17 % *vs.* 32 %, respectivamente). También se observó que la recurrencia de las varices poserradicación era significativamente menor en el grupo combinado.[29] Este hecho sugiere que los betabloqueantes retrasan la reaparición de las varices, muy probablemente en relación con su efecto reductor sobre la presión portal. Aunque los resultados de este estudio son muy prometedores, son necesarios más estudios que confirmen estos hallazgos. Está también por determinar el potencial de otras combinaciones terapéuticas, como es la asociación de la ligadura endoscópica al tratamiento farmacológico combinado con bloqueadores beta y nitratos.

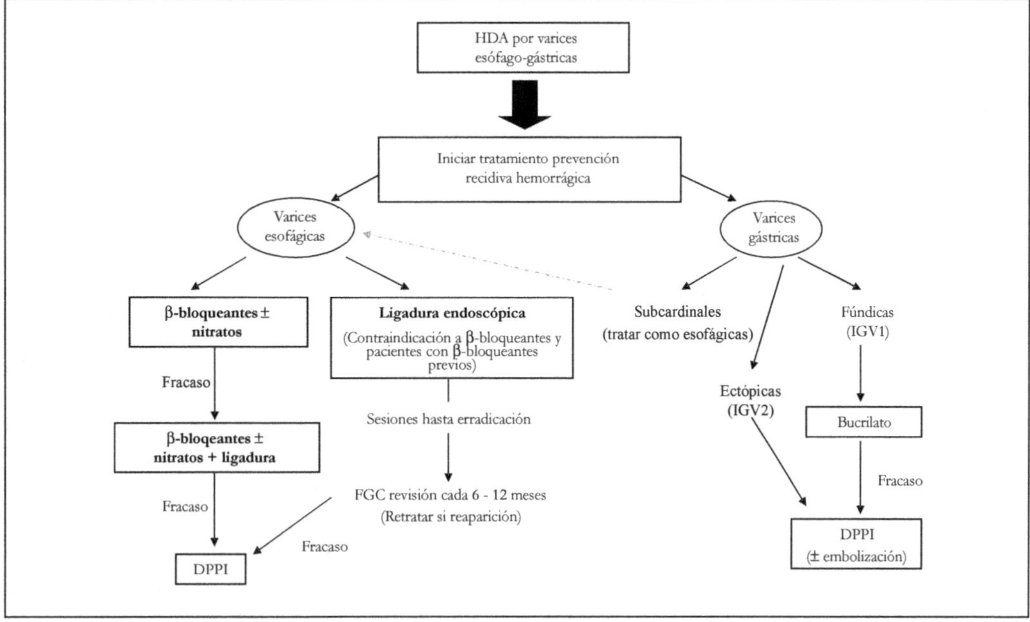

Figura 13.1. Algoritmo terapéutico para la prevención de recidiva hemorrágica en las varices esófagogástricas.

Propuesta terapéutica en función del origen del sangrado:
- Varices esofágicas: betabloqueantes asociados o no a nitratos como tratamiento de elección. En caso de recidiva hemorrágica, se puede optar por añadir la ligadura endoscópica al tratamiento previo. Si se presentase nueva recidiva, el tratamiento de rescate debería ser la colocación de una DPPI. En caso de contraindicación a los betabloqueantes, el tratamiento de elección es la ligadura. En pacientes que reciben betabloqueantes para la prevención de primera hemorragia debe asociarse la ligadura como prevención de recidiva hasta la erradicación de las varices, y realizar gastroscopias de seguimiento. Realizar nuevas sesiones si reaparecieran.
- Varices gástricas: En caso de las subcardiales (GOV1 y GOV2), pueden tratarse del mismo modo que las esofágicas. En las fúndicas aisladas (IGV1), el tratamiento de elección es la inyección de agentes adhesivos (bucrilato). En caso de nueva recidiva, debería plantearse la DPPI con embolización selectiva, si es posible. En las varices ectópicas (IGV2) el tratamiento de elección es la DPPI con embolización selectiva.

13.1.2.4 Tratamiento del fracaso terapéutico

Cuando tras un episodio de hemorragia por varices esofágicas el paciente experimenta un episodio de recidiva hemorrágica clínicamente significativo durante el seguimiento, definido como la presencia de hematemesis y/o melena que precisa de transfusión de 2 unidades más de hematíes, debe considerarse el fracaso terapéutico.[4] En estas situaciones es necesario valorar tratamientos alternativos o de rescate para prevenir ulteriores recidivas. En la actualidad los procedimientos derivativos, como la DPPI o el *shunt* quirúrgico, son los de elección, a pesar de que no existen estudios clínicos comparativos en este subgrupo de pacientes.[4]

La DPPI se ha comparado con la escleroterapia,[30] la ligadura endoscópica[31] y el tratamiento farmacológico[27] en la prevención de recidiva, mostrando una marcada reducción del riesgo de recidiva comparado con los otros tratamientos, aunque sin diferencias en la supervivencia y con una elevada incidencia de encefalopatía, por lo que su indicación es fundamentalmente de segunda línea o de rescate.[4, 32] En la actualidad debería reservarse el *shunt* quirúrgico (preferiblemente *shunt* esplenorrenal) únicamente a los pacientes con una buena función hepática o Child A, y realizarse en centros en los que se disponga de un equipo quirúrgico experimentado. En las otras situaciones el tratamiento más recomendado es la DPPI, aunque la disponibilidad actual de DPPI recubiertos, que logran disminuir de forma significativa su disfunción durante el seguimiento, los hace recomendables independientemente del grado de insuficiencia hepática[33] (véase la figura 13.1).

13.1.2.5 Monitorización hemodinámica del tratamiento

La dosis de fármacos empleada en la práctica habitual en el tratamiento de la hipertensión portal se suele individualizar en función de la respuesta clínica, como la frecuencia cardíaca y la tensión arterial, así como también el grado de tolerancia. Sin embargo, no existe correlación entre la eficacia del tratamiento y estos parámetros clínicos. Por el contrario, se ha demostrado una correlación significativa entre la monitorización de la respuesta hemodinámica al tratamiento y la evolución clínica de estos pacientes.[18] La determinación del gradiente de presión portal proporciona una información pronóstica muy relevante en los pacientes con cirrosis hepática, especialmente durante el tratamiento farmacológico continuado.[3] Se ha constatado que, cuando el gradiente de presión portal (GPSH) disminuye por debajo de 12 mmHg, ya sea como consecuencia del tratamiento o de forma espontánea, desaparece el riesgo de hemorragia y mejora la supervivencia, aunque esto sólo ocurre en menos del 20 % de los pacientes.[19] Incluso, cuando no se consigue un descenso de esta magnitud, una reducción del GPSH superior al 20 % de su valor basal disminuye el riesgo de hemorragia por varices esofágicas, que se sitúa en tasas inferiores al 10 % de casos.[20-22] Estos objetivos hemodinámicos se consiguen en aproximadamente el 30 % de los pacientes tratados con bloqueadores beta, y en cerca del 50 % de los tratados con bloqueadores beta y nitratos. Pero sin duda, la combinación farmacológica que ofrece una mayor tasa de respuesta hemodinámica es la asociación de propranolol y prazosín (bloqueante a1-adrenérgico), llegando al 85 % de los casos, aunque dicha combinación no ha sido evaluada clínicamente.[34]

Por tanto, se puede considerar que existe una adecuada respuesta hemodinámica al tratamiento cuando el GPSH disminuye por debajo de 12 mmHg o más de un 20 % respecto a su valor basal. Los respondedores hemodinámicos presentan, respecto a los que no lo son, además de una menor probabilidad de recidiva hemorrágica, una probabilidad inferior de desarrollar ascitis, síndrome hepatorrenal y peritonitis bacteriana espontánea. Igualmente, tienen menor probabilidad de requerir trasplante hepático y, lo que es más destacable, una mayor supervivencia.[35, 36] Por tanto, y en función de estos resultados, parece que la monitorización hemodinámica al tratamiento selecciona con fiabilidad a los pacientes con un alto riesgo de evolución desfavorable. Es posible que esta estrategia permita identificar adecuadamente a los candidatos a beneficiarse de opciones terapéuticas de rescate o más agresivas,[37] como la combinación de diferentes fármacos o de tratamiento endoscópico o las derivaciones portosistémicas (DPPI o *shunt* quirúrgico). Sin embargo, en la actualidad está por determinar la utilidad de esta estrategia terapéutica de rescate, es decir, la adecuación del tratamiento en función de la respuesta hemodinámica. Sin duda, el presente y el futuro próximos en el tratamiento de la prevención de la recidiva hemorrágica en los pacientes con hipertensión portal irán dirigidos en este sentido (véase la figura 13.2).

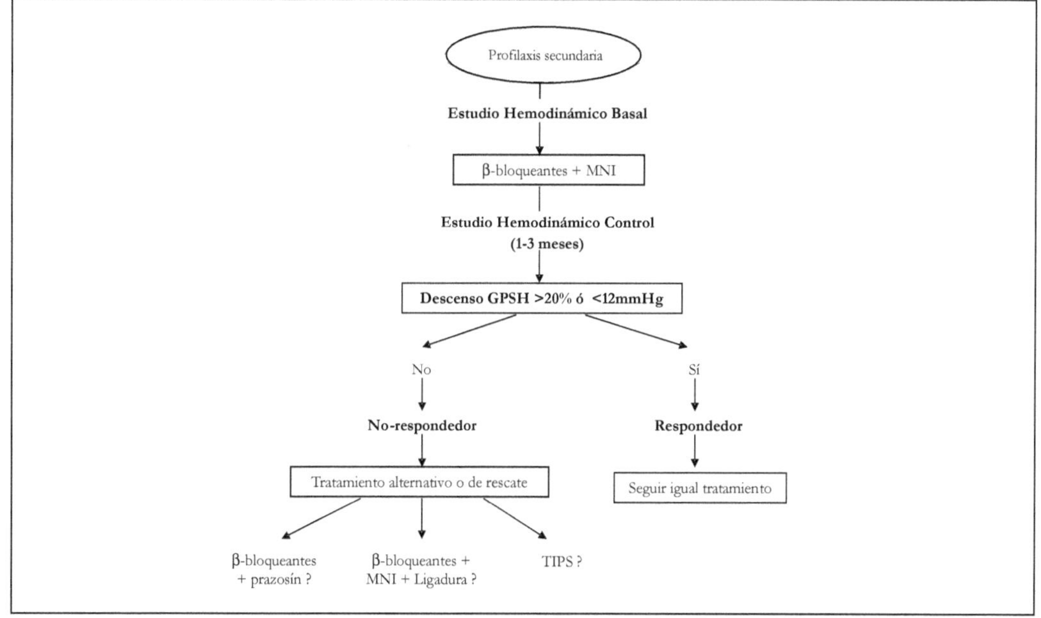

Figura 13.2. Estrategia terapéutica en función de la respuesta hemodinámica.

Este algoritmo pretende reflejar una estrategia terapéutica que se ha venido denominando como «tratamiento a la carta» de la hipertensión portal, y que consistiría en la adecuación del tratamiento en función de la respuesta hemodinámica observada, lo que permitiría una mejor selección de los pacientes y aplicar tratamientos de rescate en el subgrupo de pacientes «no respondedores», es decir, en los de mayor riesgo. A pesar de ello no hay datos sólidos en la actualidad.

13.2 Varices gástricas

13.2.1 Introducción

La hemorragia por varices gástricas constituye el 5-10 % de los episodios de hemorragia en los pacientes con cirrosis. Aunque son menos frecuentes que las varices esofágicas, se estima que la prevalencia de varices gástricas en pacientes con hipertensión portal es, aproximadamente, del 20 %, con una incidencia de primera hemorragia del 25 % a los dos años de seguimiento en pacientes no tratados.[38] El riesgo de hemorragia es diferente en función de la localización y subtipo de las varices, así como también del tamaño de las mismas y de la presencia de manchas rojas. Así, las varices fúndicas tienen un riesgo significativamente mayor (78 % en las IGV1 y 55 % en las GOV2) que las GOV1 y IGV2 (10 %)[39] (véase la figura 13.3).

Al igual que en las varices esofágicas, tras un primer episodio de hemorragia por varices gástricas es necesario establecer un tratamiento para la prevención de recidiva hemorrágica. La determinación y monitorización del gradiente de presión portal (GPSH) en los pacientes con varices esofágicas proporciona una información pronóstica importante, adquiriendo un valor predictivo tanto en el riesgo de primera hemorragia o recidiva hemorrágica, como en la evolución de estos pacientes. Por el contrario, esta correlación clínico-hemodinámica no parece ser tan evidente en el seno de las varices gástricas, ya que se ha constatado que estos pacientes pueden presentar un fenómeno hemorrágico con un gradiente de presión portal por debajo de 12 mmHg, muy probablemente en relación con una mayor prevalencia de *shunts* esplenorrenales y gastrorrenales espontáneos que tratarían de descomprimir el sistema portal, aunque no de forma efectiva.[40, 41]

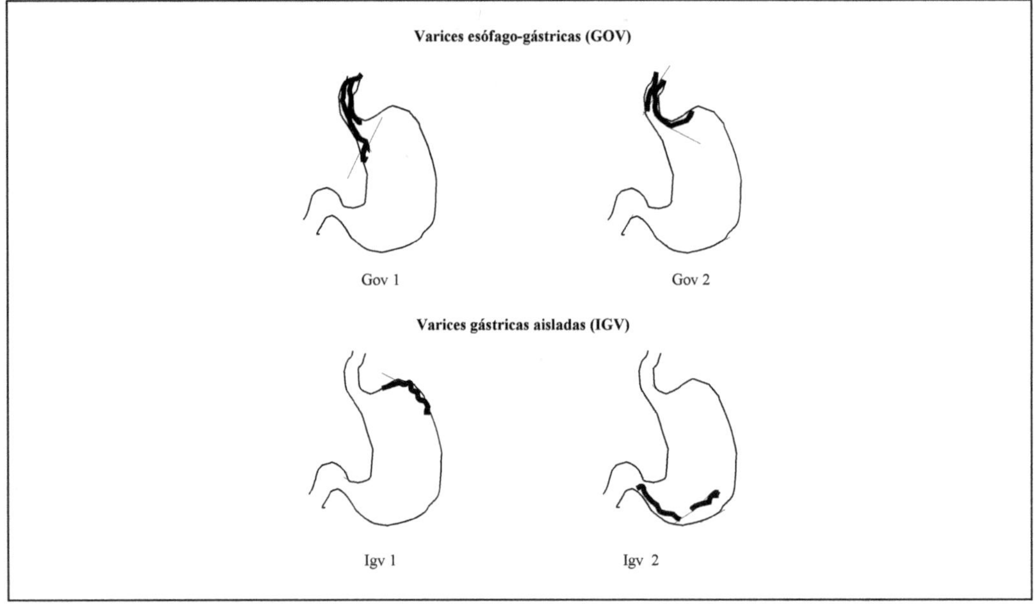

Figura 13.3. Clasificación de Sarin de las varices gástricas.

- Varices esófagogástricas (GOV): *son aquellas que se extienden a través de la unión cardioesofágica y siempre se asocian a la presencia de varices esofágicas. GOV1: aparecen como prolongación de las esofágicas hacia la curvatura menor gástrica. GOV2: aparecen como prolongación de las esofágicas hacia la región fúndica del estómago.*
- Varices gástricas (IGV): *se denominan «aisladas» cuando no se asocian a las esofágicas. IGV1: están localizadas en el fundus y cerca de la región subcardial. IGV2: incluye las varices aisladas de otra localización gástrica, como antro, píloro o duodeno.*

En comparación con las esofágicas, la historia natural de las varices gástricas no es tan bien conocida, y por lo general tienen una menor incidencia global de hemorragia, aunque cuando ésta aparece suele ser más grave y con una mayor mortalidad, y la tasa de recidiva es mayor. Todos estos hechos diferenciales, aunados a la práctica ausencia de estudios clínicos comparativos, hacen que no existan protocolos de actuación bien establecidos en el manejo de los pacientes con varices gástricas y que, en ocasiones, su control sea controvertido. Por tanto, el manejo de las varices gástricas, especialmente las de localización fúndica, difiere de las esofágicas en las que, por lo general, los tratamientos más agresivos son los que mejores resultados aportan.

13.2.2 Tratamiento

13.2.2.1 Farmacológico

La eficacia de los betabloqueantes y los nitratos, ampliamente utilizados como tratamiento de elección para la prevención de recidiva hemorrágica por varices esofágicas, no ha sido suficientemente evaluado en las varices gástricas. Hasta la actualidad, un único estudio ha evaluado esta combinación farmacológica sin observar ningún beneficio en cuanto a la tasa de recidiva o mortalidad,[42] por lo que su utilidad es muy controvertida. En este sentido, los tratamientos más utilizados para la prevención de recidiva por varices gástricas son aquellos en los que el objetivo principal es conseguir su erradicación, ya sea por métodos endoscópicos (esclerosis, ligadura y obliteración con agentes adhesivos) o derivativos (DPPI y *shunt* quirúrgico).

13.2.2.2 Endoscópico

La escleroterapia, mediante la inyección de sustancias esclerosantes (etanolamina), consigue una tasa de erradicación muy variable, que oscila entre el 20-80 % según las series. La erradicación se consigue con mayor frecuencia en las varices GOV1 (94 %) y GOV2 (70 %) que en las IGV1 (40 %), siendo la recidiva más frecuente en las IGV1 (50 %).[43] En función de estos resultados no parece un tratamiento apropiado para las varices de localización fúndica, principalmente las IGV1. Uno de los principales inconvenientes de la escleroterapia es la elevada tasa de recidiva hemorrágica observada tras las sesiones, y que se debe fundamentalmente a la aparición de úlceras posesclerosis.

La ligadura endoscópica, ampliamente utilizada en la prevención de recidiva en las varices esofágicas, parece tener una eficacia superior a la esclerosis y similar a la de los agentes adhesivos en la erradicación de las varices gástricas,[44, 45] aunque la recurrencia de las varices durante el seguimiento es más frecuente en la ligadura que en los otros métodos. Aunque son necesarios más estudios para recomendar la ligadura como método eficaz y seguro en el tratamiento de las varices gástricas, podría tener un papel en el tratamiento de las GOV1 y GOV2.[46]

La obliteración variceal mediante la inyección de agentes adhesivos quizá sea, hoy en día, la técnica endoscópica que ha reportado una mayor eficacia en el tratamiento de las varices gástricas, tanto en el episodio agudo de hemorragia (con una eficacia en el control inicial del 90 %), como en la prevención de la recidiva, por lo que es el tratamiento de primera elección en este escenario.[4, 45, 46] A grandes rasgos, esta técnica consiste en la obliteración de la variz mediante la inyección de agentes adhesivos, tales como el n-butyl-2-cianocrilato (Histoacryl), el isobutyl-2-cianocrilato (Bucrilato)[47] o la trombina. El término obliteración, más que erradicación, lo que realmente describe es el efecto inmediato causado por el adhesivo en el interior de la variz, puesto que ésta persiste visible endoscópicamente varias semanas, incluso meses, después del tratamiento. Los métodos utilizados para comprobar la obliteración de la variz incluyen la visualización radiográfica del cianocrilato, la ecoendoscopia e, incluso, palpar la consistencia dura de la variz después de la inyección. La eficacia a largo plazo en conseguir la erradicación es variable según las series (entre el 50-100 %), aunque se estima que se consigue en el 75 % de los casos y en 2-3 sesiones de promedio. Las tasas de recidiva hemorrágica se sitúan entre el 23-50 % de los pacientes.[45] A pesar de que se han descrito complicaciones graves secundarias en esta técnica, por lo general es eficaz y segura. Hay que prestar especial atención a las complicaciones trombóticas y embólicas, tales como las cerebrales y pulmonares. Estas complicaciones se han asociado principalmente a mayores volúmenes inyectados de material adhesivo –por lo que se recomienda no inyectar más de 2 ml por sesión– y a la presencia concomitante de síndrome hepatopulmonar y *shunts* gastro-rrenales grandes.

13.2.2.3 Derivativo

La realización de una DPPI es una buena opción terapéutica de rescate en aquellos pacientes con varices fúndicas en tratamiento endoscópico profiláctico y que presentan un episodio de recidiva hemorrágica. Es importante señalar que no existe una correlación tan estrecha entre el gradiente de presión portal y el riesgo de hemorragia como sucede con las varices esofágicas, por lo que las varices gástricas pueden sangrar con gradientes menores a 12 mmHg.[46]

En las varices ectópicas (duodenales, yeyunales, ileales, cólicas, estomacales, etc.), la DPPI con embolización selectiva quizá sea el tratamiento de elección para prevenir la recidiva hemorrágica[48] (véase la figura 13.1).

13.3 Gastropatía de la hipertensión portal

13.3.1 Introducción

En los últimos años, la gastropatía por hipertensión portal (GTP) se ha reconocido como otra causa potencial de sangrado en los pacientes con cirrosis e hipertensión portal. Endoscópicamente, la mucosa gástrica adopta un característico «patrón en mosaico», que clásicamente se clasifica en dos grados según su intensidad: una forma leve, cuando no existen puntos rojos, y una severa, cuando se asocia a la presencia de puntos rojos.[4] La localización más frecuente es en el *fundus* y cuerpo gástricos. En las formas severas y de localización antral se debe diferenciar de la ectasia vascular antral (GAVE), puesto que pueden adoptar un patrón denominado GAVE-like.[49] Histológicamente, la GTP se caracteriza por una dilatación de los capilares y vénulas en la mucosa y submucosa gástricas, en ausencia de signos inflamatorios, mientras que el GAVE se caracteriza por cambios de hiperplasia fibromuscular, fibrohiali-nosis y microtrombosis.

13.3.2 Generalidades

Aunque la prevalencia global de GTP puede variar desde el 51 al 98 %, en la forma leve (29-57 %) y severa (9-46 %) según las series reportadas,[2] se estima que aproximadamente el 80 % de los pacientes la presenta.[50] A pesar de que la ectasia vascular antral (GAVE) se asocia mayoritaria-mente a enfermedades autoinmunes y del tejido conectivo, en un 30 % de los casos puede asentarse en pacientes con cirrosis y resulta difícil diferenciarla de la GTP severa de predomi-nio antral. El término GAVE debe reservarse a la presencia de lesiones lineales típicas en el antro gástrico, ante la ausencia de patrón en mosaico en el resto de la mucosa gástrica circun-dante. Es importante establecer un diagnóstico preciso puesto que se trata de dos entidades distintas y con diferentes implicaciones terapéuticas.

La presencia y severidad de la GTP puede variar con el tiempo y por diversos factores, pudiendo progresar desde formas leves a severas y viceversa, o incluso desaparecer por completo. Así, la presencia de GTP varía según la duración y severidad de la enfermedad, siendo del 56 % en el momento del diagnóstico de la cirrosis, del 75 % en pacientes con cirrosis ya conocida sin antecedentes de hemorragia, y de hasta el 91 % en aquellos con antecedentes de tratamiento previo con escleroterapia.[50] La erradicación de las varices con escleroterapia[51] o ligadura[52, 53] puede agravar la severidad de la GTP ya existente y con ello incrementar el riesgo de hemorragia por esta causa. También se ha sugerido que la erradicación endoscópica de las varices favorece la aparición de GTP, aunque por lo general suele ser transitoria y menos severa.[51] A pesar de la elevada prevalencia, la incidencia global de hemorragia aguda por GTP es baja, suele ser de carácter leve y en raras ocasiones severa,[50, 54] siendo mayor el riesgo de hemorragia en las formas de GTP severa que en las formas leves (62 % *vs.* 31 %).[55] La anemia crónica es la manifestación clínica más frecuente, y se presenta en aproximadamente un 11 % de los pacientes,[50] aunque precisan politransfusiones periódicas con mayor frecuencia en el GAVE debido a la escasa respuesta al tratamiento médico habitual.

13.3.3 Tratamiento

Se ha demostrado que la somatostatina (SMT) y sus análogos reducen de forma significativa la perfusión sanguínea gástrica en pacientes con GTP[56, 57] sin embargo, son escasos y poco rigurosos los estudios en que se haya evaluado la eficacia en la hemorragia aguda por GTP. A pesar de ello siguen siendo el tratamiento de elección en la hemorragia por GTP. No existen estudios que evalúen la eficacia del tratamiento endoscópico en el manejo de la hemorragia aguda, probablemente debido a su baja incidencia, a que en la mayoría de ocasiones suele ser de carácter leve y afecta de forma difusa a la mucosa gástrica. En caso de identificar un punto sangrante, puede realizarse tratamiento esclerosante o térmico; sin embargo se dispone de escasa experiencia para evaluar la eficacia de este tratamiento.

Al igual que en la prevención de la hemorragia por varices esofágicas, se ha sugerido que el tratamiento con betabloqueantes no cardioselectivos (propranolol, nadolol) puede ser útil para la prevención de recidiva en la GTP.[58] En este sentido, en el único estudio controlado publicado[59] la probabilidad actuarial de permanecer sin recidiva fue significativamente inferior en el grupo propranolol que en el prupo placebo (52 % *vs.* 7 %) a los 30 meses de seguimiento, incluso con una mayor supervivencia (85 % *vs.* 69 %). Otras opciones terapéuticas como prednisona, estrógenos y progesterona no han demostrado ser eficaces en el tratamiento de la gastropatía, así como tampoco lo han demostrado los inhibidores de la secreción gástrica y el sucralfato. Aunque no está bien establecido si el tratamiento con betabloqueantes puede modificar la historia natural de las lesiones endoscópicas de la GTP, se ha sugerido que la combinación de propranolol y ligadura endoscópica se asocia de forma significativa con una menor incidencia de GTP y una mejoría en la severidad de las lesiones.[53]

Cuando, a pesar del tratamiento farmacológico, persisten las manifestaciones clínicas en forma de anemia crónica con necesidad de requerimientos transfusionales periódicos o bien recidiva hemorrágica, tratamientos más agresivos como la realización de una DPPI o derivación quirúrgica portosistémica han demostrado ser eficaces en el tratamiento de la GTP. A pesar de que no existe suficiente evidencia sobre la eficacia del tratamiento endoscópico en este grupo de pacientes, un estudio reciente en el que se evaluaba la eficacia del tratamiento térmico con gas argón en pacientes cirróticos sin respuesta objetiva al tratamiento farmacológico para la prevención de recidiva[60] se mostró eficaz y seguro, con una disminución significativa de los requerimientos transfusionales y la severidad de la GTP tras un seguimiento de 36 meses, sin necesidad de opciones terapéuticas más agresivas como una DPPI o cirugía (véase la figura 13.4). Los resultados de este estudio sugieren que el tratamiento endoscópico con gas argón puede ser eficaz cuando fracasa el tratamiento médico o en pacientes con contraindicación a los betabloqueantes, y que puede ser un tratamiento alternativo o de rescate para considerar antes de aplicar tratamientos más agresivos como es la DPPI o la derivación quirúrgica (véase la figura 13.5).

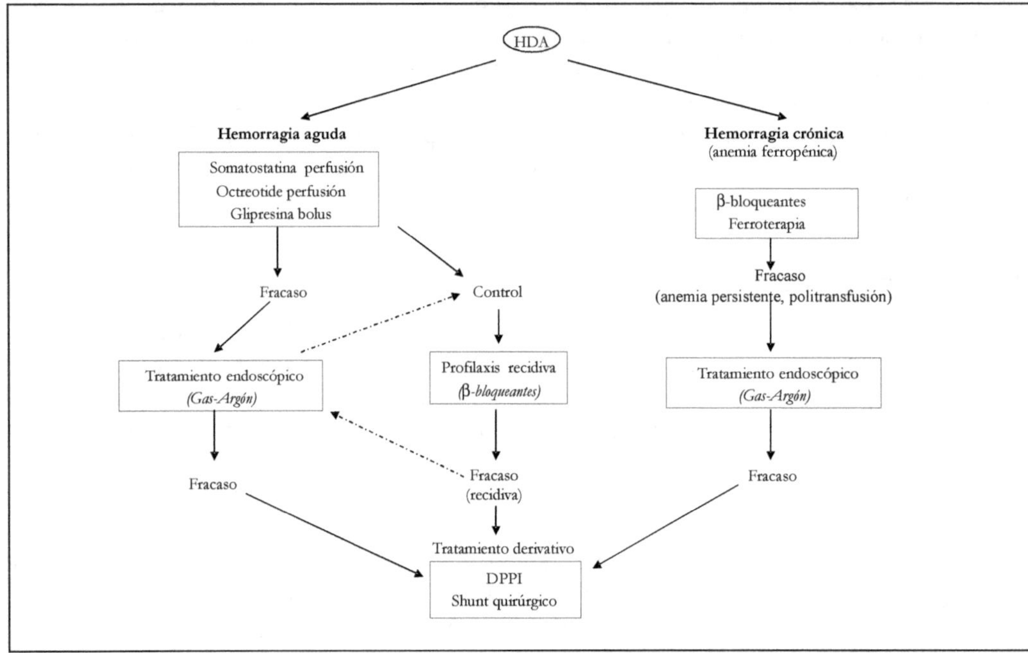

Figura 13.4. Prevención de la recidiva hemorrágica en la gastropatía por hipertensión portal.

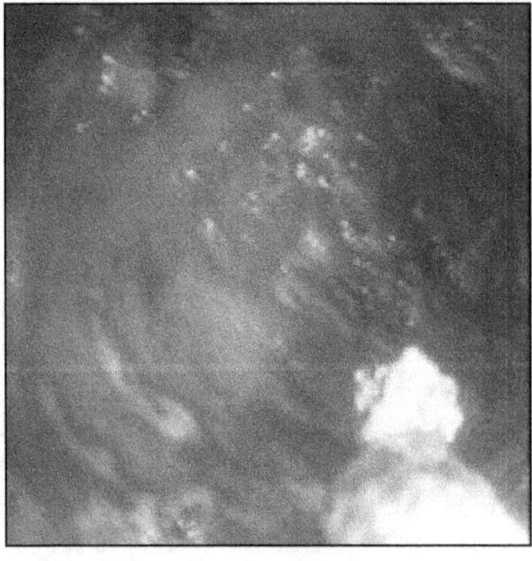

Figura 13.5. Tratamiento endoscópico con gas argón en la gastropatía por hipertensión portal.

Bibliografía

1. D´Amico G, Luca A. Natural history. Clinical-haemodynamic correlations. Prediction of the risk of bleeding. Baillieres Best Pract Res Clin Gastroenterol 1997; 11: 243-256.

2. De Franchis R, Primignani M. Natural history of portal hypertension in patients with cirrhosis. Clin Liver Dis 2001; 5: 645-663.

3. Bosch J, Abraldes JG, Groszmann R. Current management of portal hypertension. J Hepatol 2003; 38: S54-S68.

4. De Franchis R. Evolving Consensus in Portal Hypertension Report of the Baveno IV Consensus Workshop on methodology of diagnosis and therapy in portal hypertension. J Hepatol 2005; 43: 167-176.

5. Bosch J, García-Pagán JC. Complications of cirrhosis I. Portal hypertension. J Hepatol 2000; 32(Suppl 1): 141-156.

6. Lebrec D, Nouel O, Corbic M, Benhamou JP. Propranolol – a medical treatment for portal hypertension?. Lancet 1980; 2: 180-182.

7. D´Amico G, Pagliaro L, Bosch J. Pharmacological treatment of portal hypertension: an evidence-based approach. Semin Liver Dis. 1999; 19: 475-503.

8. Bernard B, Lebrec D, Mathurin P, Opolon P, Poynard T. Beta-adrenergic antagonists in the prevention of gastrointestinal rebleeding in patients with cirrhosis: a meta-analysis. Hepatology 1997; 25: 63-70.

9. De Franchis R, Primignani M. Endoscopic treatments for portal hypertension. Seminar Liver Dis. 1999; 19: 439-455.

10. Pérez-Ayuso RM, Piqué JM, Bosch J, et al. Propranolol in prevention of recurrent bleeding from severe portal hypertension gastropathy in cirrhosis. Lancet 1991; 337: 1431-1434.

11. Stiegmann GV, Goff JS, Michaletz-Onody PA, Korula J, Lieberman D, et al. Endoscopic sclerotherapy as compared with endoscopic ligation for bleeding esophageal varices. N Engl J Med 1992; 326: 1527-1532.

12. Laine L, Cook D. Endoscopic ligation compared with sclerotherapy for treatment of esophageal variceal bleeding. A meta-analysis. Ann Intern Med 1995; 123: 280-287.

13. Argonz J, Kravetz D, Suárez A, Romero G, Bidozola M, Passamonti M, et al. Variceal band ligation and variceal band ligation plus sclerotherapy in the prevention of recurrent variceal bleeding in cirrhotic patients: a randomized, prospective and controlled trial. Gastrointest Endosc 2000; 51: 157-163.

14. Cheng YS, Pan S, Lien GS, Suk FM, Wu MS, et al. Adjuvant sclerotherapy after ligation for the treatment of esophageal varices: A prospective, randomized long-term study. Gastrointest Endosc 2001; 53: 566-571.

15. Bosch J, García-Pagán JC, Feu F, Luca A, Fernández M, et al. New approaches in the pharmacologic treatment of portal hypertension. J Hepatol 1993; 17(Suppl 2): 41-45.

16. Kroeger RJ, Groszmann RJ. Increased portal venous resistence hinders portal pressure reduction during the administration of beta-adrenergic blocking agents in portal hypertensive model. Hepatology 1985; 5: 97-101.

17. García Pagán JC, Feu F, Bosch J, Rodés J. Propranolol compared with propranolol plus isosorbide-5-mononitrate for portal hypertension in cirrhosis. A randomized controlled study. Ann Intern Med 1991; 114: 869-873.

18. Groszmann RJ, García-Tsao G. Endoscopic variceal banding vs pharmacological therapy for the prevention of recurrent variceal hemorrhage: What makes the difference? Gastroenterology 2002; 123: 1388-1391.

19. Groszmann RJ, Bosch J, Grace ND, Conn HO, García-Tsao G, Navasa M, et al. Hemodynamic events in a prospective randomized trial of propranolol versus placebo in the prevention of a first variceal hemorrhage. Gastroenterology 1990; 99: 1401-1407.

20. Feu F, García-Pagán JC, Bosch J, Lala A, Terés J, et al. Relation between portal pressure response to pharmacotherapy and risk of recurrent variceal hemorrhage in patients with cirrhosis. Lancet 1995; 346: 1056-1059.

21. Villanueva C, Balanzó J, Novella M, Soriano G, Sainz S, et al. Nadolol plus isosorbide mononitrate compared with sclerotherapy for the prevention of variceal rebleeding. N Engl J Med 1996; 334: 1624-1629.

22. Villanueva C, Miñana J, Ortiz J, Gallego A, Soriano G, et al. Endoscopic ligation compared with combined treatment with nadolol plus isosorbide mononitrate to prevent recurrent variceal bleeding. N Engl J Med 2001; 345: 647-655.

23. Merkel C, Sacerdoti D, Bolognesi M, Enzo E, Marin R, et al. Hemodynamic evaluation of the addition of isosorbide-5-mononitrate to nadolol in cirrhotic patients with insuffcient response to the beta-blocker alone. Hepatology 1997; 26: 34-39.

24. Gournay J, Masliah C, Martin T, Perrin D, Galmiche JP. Isosorbide mononitrate and propranolol compared with propranolol alone form the prevention of variceal rebleeding. Hepatology 2000; 31. 1239-1245.

25. Patch D, Sabin A, Goulis J, Gerunda G, Greenslade L, et al. A randomized controlled trial of medical therapy versus endoscopic ligation for the prevention of variceal rebleeding in patients with cirrhosis. Gastroenterology 2002; 123: 1013-1019.

26. Lo GH, Chen WC, Chen MH, Hsu PI, Lin CK, et al. Banding ligation versus nadolol and isosorbide mononitrate for the prevention of esophageal variceal bleeding. Gas-troenterology 2002; 123: 728-734.

27. Escorsell A, Bañares R, García-Pagán JC, Gilabert R, Moitinho E, et al. TIPS versus drug therapy in preventing variceal reblleding in advanced cirrhosis: a randomized controlled trial. Hepatology 2002; 35: 385-392.

28. Villanueva C, Aracil C, López-Balaguer JM, Balanzó J. Tratamientos combinados de las varices esofágicas. Gastroenterol Hepatol 2003; 26: 514-523.

29 Lo GH, Lai KH, Cheng JS, Chen MH, Huang HC, et al. Endoscopic variceal ligation plus nadolol and sucralfate compared with ligation alone for the prevention of variceal rebleeding: a propective, randomized trial. Hepatology 2000; 32: 461-465.

30. Sanyal AJ, Freeman AM, Luketic VA, et al. Transjugular intrahepatic portosystemic shunts compared with endos-

copic sclerotherapy for the prevention of recurrent variceal hemorrhage. A randomized controlled trial. Ann Intern Med 1997; 126: 849-857.

31. Pomier-Layrargues G, Villeneuve JP, Deschenes M, *et al.* Transjugular intrahepatic portosystemic shunt (TIPS) versus endoscopic variceal ligation in the prevention of variceal rebleeding in patients with cirrhosis: a randomized trial. Gut 2001; 48: 390-396.

32. Hassoun Z, Pomier-Layrargues G. In: Groszmann RJ, Bosch J, eds. Portal Hypertension in the 21st Century. Dordrecht / Boston / London: Kluwer Academic Publishers, 2004; 209-217.

33. Bureau C, García-Pagán JC, Otal P, *et al.* Improved clinical outcome using polytetrafluoro-ethylene coated stents for TIPS: results of a randomized study. Gastroenterology 2004; 126: 469-475.

34. Albillos A, García-Pagán JC, Iborra J, Bandi JC, Cacho G, *et al.* Propranolol plus prazosín compared with propranolol plus isosorbide-5-mononitrate in the treatment of portal hypertension. Gastroenterology 1998; 115: 116-123.

35. Villanueva C, López-Balaguer JM, Aracil C, *et al.* Maintenance of hemodynamic response to treatment for portal hypertension and influence on complications of cirrhosis. J Hepatol 2004; 40: 757-765.

36. Abraldes JG, Tarantino I, Turnes J, García-Pagán JC, *et al.* Hemodynamic response to pharmacological treatment of portal hypertension and long-term prognosisof cirrhosis. Hepatology 2003; 37: 902-908.

37. Bureau C, Péron JM, Alric L, *et al.* «A la carte» treatment of portal hypertension: adapting therapy to hemodynamic response for the prevention of bleeding. Hepatology 2002; 36: 1361-1366.

38. Sarin SK, Lahoti D, Saxena SP, Murthi NS, *et al.* Prevalence, classification and natural history of gastric varices: a long-term follow-up study in 568 portal hypertension patients. Hepatology 1992; 16: 1343-1349.

39. Kind R, Guglielmi A, Rodella I, *et al.* Bucrylate treatment of bleeding gastric varices: 12 years´ experience. Endoscopy 2000; 32: 512-519.

40. Chau TN, Patch D, Chan YW, Nagral A, Dick R, Burroughs AK. Salvage transjugular intrahepatic portosystemic shunts: gastric fundal compared with esophageal variceal bleeding. Gastroenterology 1998; 114: 981-987.

41. Rees CJ, Nylander DL, Thompson NP, Rose JD, *et al.* Do gastric and esophageal varices bleed at different portal pressures and is TIPS an effective treatment? Liver 2000; 20: 253-256.

42. Wu CY, Yeh HZ, Chen GH. Pharmacological efficacy in gastric variceal rebleeding and survival: including multivariate analysis. J Clin Gastroenterol. 2002; 35: 127-132.

43. Sarin SK. Long term follow-up of gastric variceal sclerotherapy: an eleven year experience. Gastrointest Endosc. 1997; 46: 8-14.

44. Shiha G, El-Sayed SS. Gastric variceal ligation: a new technique. Gastrointest Endosc. 1999; 49: 437-441.

45. Ryan B, Stockbrugger R, Ryan J. A pathophysiologic, gastroenterologic, and radiologic approach to the management of gastric varices. Gastroenterology 2004; 126: 1175-1189.

46. Sarin SK. Gastric varices. In: Groszmann RJ, Bosch J, eds. Portal Hypertension in the 21st Century. Dor-drecht / Boston / London: Kluwer Academic Publishers, 2004. 277-300.

47. Soehendra N, Nam VC, Grimm H, Kempeneers I. Endoscopic obliteration of large esophagogastric varices with bucrylate. Endoscopy 1986; 18: 25-26.

48. Shibata D, Brophy DP, Gordon FD, Anastopoulos HT, *et al.* Transjugular intrahepatic portosystemic shunt for the treatment of bleeding ectopic varices with portal hypertension. Dis Colon Rectum. 1999; 42: 1581-1585.

49. Thuluvath P, Yoo H. Portal hypertensive gastropathy. Am J Gastroenterol 2002; 97: 2973-2978.

50. Primignani M, Carpinelli L, Preatoni P, *et al.*, and The New Italian Endoscopic Club for the Study and Tt of Esophageal Varices. Natural history of portal hypertensive gastropathy in patients with liver cirrhosis. Gastroenterology 2000; 119: 181-187.

51. Sarin SK, Shahi HM, Jain M, *et al.* The natural history of portal hypertensive gastropathy: Influence of variceal eradication. Am J Gastroenterol 2000; 95: 2888-2893.

52. Hou MC, Lin HC, Chen CH, *et al.* Changes in portal hypertensive gastropathy after endoscopic variceal sclerotherapy or ligation: an endoscopic observation. Gastrointest Endosc 1995; 42: 139-144.

53. Lo GH, Lai KH, Cheng JS, *et al.* The effects of endoscopic variceal ligation and propranolol on portal hypertensive gastropathy: A prospective, controlled trial. Gastrointest Endosc 2001; 53: 579-584.

54. Gostout CJ, Viggiano TR, Balm RK. Acute gastrointestinal bleeding from portal hypertensive gastropathy: prevalence and clinical features. Am J Gastroenterol 1993; 88: 2030-2033.

55. D´Amico G, Montalbano L, Traina M, *et al.* Natural history of congestive gastropathy in cirrosis. The Liver Study Group of V. Cervello Hospital. Gastroenterology 1990; 99: 1558-1564.

56. Panés J, Piqué JM, Bordas JM, *et al.* Effect of bolus injection and continuous infusion os somatostatin on gastric perfusion in cirrhotic patients with portal-hypertensive gastropathy. Hepatology 1994: 20: 336-341.

57. Kouroumalis EA, Koutroubakis IE, Manousos ON. Somatostatin for acute severe bleeding from portal hypertensive gastropathy. Eur J Gastroenterol Hepatol 1998; 10: 509-512.

58. Lebrec D, Poynard T, Hillon P, *et al.* Propranolol in the prevention of recurrent gastrointestinal bleeding in patients with cirrhosis: A controlled study. N Engl J Med 1981; 305: 1371-1374.

59. Pérez-Ayuso RM, Piqué JM, Bosch J, *et al.* Propranolol in prevention of recurrent bleeding from severe portal hypertension gastropathy in cirrhosis. Lancet 1991; 337: 1431-1434.

60. González-Suárez B, Monfort D, Piqueras M, Aracil C, *et al.* Endoscopic treatment with argon plasma coagulation for portal hypertensive gastropathy with no response to pharmacological therapy. J Hepatol 2003; 38: 59 (185A).

Capítulo 14

Hipertensión portal no cirrótica

M. Hernández-Guerra, P. Bellot, J. C. García-Pagán

Institut de Malalties Digestives
Hospital Clínic i Provincial de Barcelona
IDIBAPS
Laboratorio de Hemodinámica Hepática,
Servicio de Hepatología
Barcelona

Dirección para correspondencia
Hospital Clínic i Provincial de Barcelona
Dr. J. C. García-Pagán
jcgarcia@clinic.ub.es

El síndrome de hipertensión portal se caracteriza por la existencia de un aumento patológico de la presión hidrostática en el territorio venoso portal. Este aumento sostenido de la presión portal provoca la formación de una extensa red de vasos colaterales que intentan descomprimir el sistema derivando parte del flujo sanguíneo portal a la circulación sistémica sin pasar por el hígado. De estas colaterales, las varices esofágicas tienen especial relevancia ya que la hemorragia digestiva por rotura de las mismas es una de las principales complicaciones de la hipertensión portal y causa frecuente de muerte de estos pacientes. Todas las enfermedades que interfieren con el flujo sanguíneo, a cualquier nivel del territorio venoso portal, pueden ocasionar hipertensión portal. La cirrosis hepática constituye la causa de más del 90 % de los casos de hipertensión portal en los países occidentales. [1] El 10 % restante de casos de hipertensión portal se reparte entre trombosis del eje esplenoportal, obstrucción al flujo venoso hepático o síndrome de Budd-Chiari, hipertensión portal idiopática y una amplia miscelánea de enfermedades. En esta revisión nos centraremos únicamente en la trombosis portal no tumoral no asociada a cirrosis y en el síndrome de Budd-Chiari. Como veremos posteriormente, estas dos entidades comparten, en múltiples ocasiones, una etiología similar.

14.1 Trombosis del eje esplenoportal

En ausencia de un tumor maligno que invada o que constriña el eje esplenoportal, la trombosis en el eje esplenoportal es el mecanismo etiopatogénico que ocasiona la obstrucción venosa y ésta es la causa que se discutirá en este *sílabus*. El término trombosis venosa portal debería restringirse a cuando la trombosis afecta únicamente al tronco portal. Se prefiere el término trombosis del eje esplenoportal cuando la trombosis se extiende proximalmente a la vena esplénica, a la vena mesentérica superior o a la vena mesentérica inferior.

a) Manifestaciones clínicas

Las manifestaciones clínicas en el momento del diagnóstico, dependen del momento evolutivo en el que se encuentre la trombosis venosa portal.[2] En fases iniciales, la principal manifestación suele ser el dolor abdominal, con frecuencia irradiado a espalda. En otras ocasiones aparece fiebre sin un foco aparente e incluso síntomas dispépticos inespecíficos (náuseas, saciedad precoz).[3] Cuando el diagnóstico y tratamiento se retrasa, aparece la sintomatología característica de isquemia intestinal con retortijones, dolor y finalmente íleo intestinal. La presencia de necrosis isquémica intestinal debe sospecharse cuando el cuadro se acompaña de hematoquecia, defensa abdominal a la exploración, líquido libre intrabdominal o acidosis metabólica con insuficiencia renal o pulmonar. En el momento actual, la disponibilidad de pruebas de imagen de alta resolución para el estudio del dolor abdominal permite en la mayoría de los pacientes identificar la trombosis venosa portal en fases tempranas. No obstante, la fase inicial de la trombosis puede pasar inadvertida debido a la ausencia o inespecificidad de los síntomas y el diagnóstico de una cavernomatosis portal ser el hallazgo fortuito durante el estudio de un paciente con trombopenia, esplenomegalia o con signos de hipertensión portal e incluso por una ecografía abdominal indicada por otro motivo.

- *Hemorragia por varices esofágicas:* en nuestra experiencia las varices esofágicas, con el consiguiente riesgo de hemorragia, pueden aparecer tan precozmente como un mes después del episodio de trombosis aguda. No obstante, en aquellos pacientes en los que no existen varices esofágicas en una endoscopia precoz éstas pueden aparecer en el seguimiento. Por ello, en aquellos casos en los que se detecta el episodio agudo de trombosis nosotros recomendamos la práctica de una endoscopia precoz (a los 2-3 meses) y si ésta es negativa repetirla a los 9-12 meses. Datos preliminares sugieren que si en esta segunda endoscopia no hay varices, la posibilidad de que aparezcan en el futuro es mucho menor, en especial si los pacientes han logrado la repermeabilización parcial o completa del eje esplenoportal. Estos datos deben ser confirmados en estudios prospectivos. La hemorragia por rotura de varices esofagogástricas es la forma más frecuente de presentación y, a modo semejante como ocurre en pacientes con cirrosis hepática, el riesgo se relaciona con el tamaño de las varices esofágicas. El pronóstico de la hemorragia variceal en los pacientes con cavernomatosis portal es mejor que en los pacientes con cirrosis hepática, probablemente debido a que estos pacientes no suelen presentar deterioro de la función hepática.[4-7] La mortalidad en nuestra serie de pacientes con trombosis portal es del 0 %. En pacientes con cavernomatosis portal, en especial si está afectada la vena mesentérica superior, no es infrecuente la hemorragia por varices de localización ectópica (es decir, intestinal, rectal).[8]

- *Colangiopatía portal:* en pacientes con cavernomatosis de larga evolución, la aparición de síntomas biliares empieza a ser identificada cada vez con más frecuencia, incluso como forma de presentación. Esta complicación se debe a la compresión de la vía biliar extrahepática por colaterales[9-12] y puede manifestarse únicamente en forma de colestasis o dolor abdominal, pero en ocasiones puede dar lugar a cuadros repetidos de colangitis grave.[11-13] No es infrecuente que, debido a la dificultad de drenaje, aparezcan colelitiasis que empeoran aún más el cuadro.[14]

- *Otras complicaciones de la cavernomatosis portal:* puede presentarse encefalopatía hepática, especialmente en pacientes adultos, por lo general asociada con algún factor desencadenante y debida a la existencia de amplias comunicaciones portosistémicas. Un reciente estudio ha puesto de manifiesto que pacientes con cavernomatosis portal de larga evolución presentan datos radiológicos, psicométricos y de tolerancia a la sobrecarga de amonio compatibles con encefalopatía mínima.[15]

  La aparición de ascitis es excepcional. En nuestra serie la probabilidad de desarrollar ascitis fue del 18 % a los 2 años.

- La trombosis recurrente, delatando la existencia de una patología protrombótica subyacente, es frecuente si no se realiza un tratamiento anticoagulante y su aparición se asocia a un mal pronóstico.[5]

  Siempre existe esplenomegalia y suele haber leucopenia y trombocitopenia asociada en aquellos casos más evolucionados. Las pruebas de función hepática son normales, aunque no es infrecuente hallar un descenso en el tiempo de protrombina cuya causa no está aclarada. Estas complicaciones pueden hacer, en ocasiones, confundir el cuadro con una cirrosis.

b) Diagnóstico

El diagnóstico de trombosis aguda del eje esplenoportal debe sospecharse en todo paciente con dolor abdominal de reciente aparición. Asimismo, en todo paciente con hipertensión portal debe descartarse una cavernomatosis portal.

Son varias las pruebas de imagen disponibles para el estudio de la trombosis del eje esplenoportal. La ecografía Doppler abdominal (ECO) llevada a cabo por un facultativo con experiencia e informado sobre la sospecha del cuadro, es la técnica de elección por su alta sensibilidad y ausencia de efectos secundarios. El diagnóstico queda demostrado por la ausencia, éstasis, turbulencia, inversión del flujo o presencia de material trombótico endoluminal. Permite además valorar la existencia de vasos colaterales y esplenomegalia.[16-18] La tomografía axial computarizada (TAC) incluso puede ayudar a identificar el momento evolutivo de la trombosis, ya que en la fase aguda se objetiva una mayor densidad endoluminal previa a la administración del contraste endovenoso y la ausencia de colaterales de gran tamaño portoportales o portosistémicas.[19, 20] Por otra parte la visualización de neovasos en torno al tronco portal (cavernoma) son propios de fases avanzadas. La resonancia magnética nuclear (RMN) permite además evaluar la colangiopatía secundaria a compresión por circulación colateral[13, 21] (véase la figura 14.1). Con la utilización de forma combinada de todas estas técnicas tan sólo permanecerán sin diagnosticar una minoría de casos. La arteriografía del tronco celíaco y mesentérica superior con retorno venoso debería reservarse para evaluar la posibilidad de realizar una intervención quirúrgica derivativa. La biopsia hepática no tiene valor diagnóstico, si bien en ocasiones es útil para descartar una enfermedad hepática.

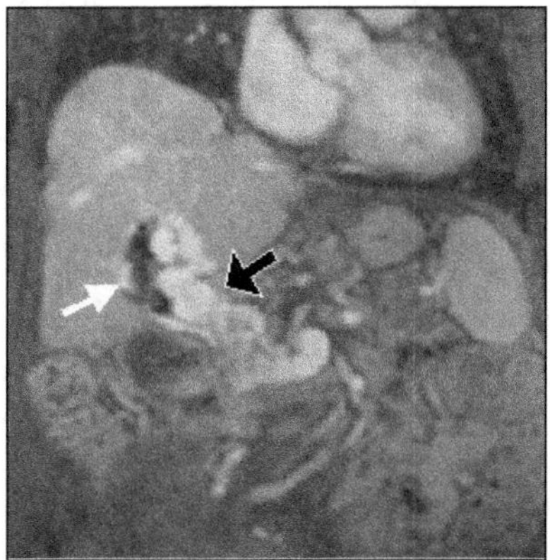

Figura 14.1. Colaterales de gran tamaño (flecha negra).

c) Tratamiento

- **Trombosis venosa portal aguda**

    En estadios iniciales, estaría indicada la anticoagulación urgente, ya que permitirá la repermeabilización de los vasos en el 75 % de los pacientes, mientras que es infrecuente la repermeabilización espontánea.[2, 22, 23] Las heparinas de bajo peso molecular son generalmente las más utilizadas por su menor riesgo de sangrado y trombocitopenia. Una vez pasado el episodio agudo, la heparina será sustituida por anticoagulantes orales. El dolor abdominal suele remitir en 1-2 semanas. La aparición de dolor abdominal tardío puede indicar la formación de una estenosis intestinal como secuela.

    Con estas medidas, incluso en pacientes con afectación trombótica extensa se puede esperar al menos una repermeabilización parcial. Por ello la indicación de terapias agresivas como la administración de fármacos trombolíticos vía sistémica o a nivel arterial mesentérico, o bien su administración *in situ* mediante acceso venoso transyugular o percutáneo transhepático, es controvertida.

Es recomendable prolongar la anticoagulación hasta 6 meses debido a que la repermeabilización puede tener lugar hasta después de 4-6 meses de tratamiento.[2] También parece razonable mantener este tratamiento de forma indefinida en pacientes con enfermedad trombofílica subyacente, con antecedentes personales o familiares de trombosis venosa profunda o con historia previa de dolor abdominal sospechoso de ser isquémico (véase la figura 14.2). En pacientes en los que no se dan estas circunstancias, la decisión de mantener la anticoagulación de forma indefinida es controvertida.

• Cavernomatosis portal

En la cavernomatosis portal establecida con presencia de varices esofagogástricas, si bien no existen estudios controlados que hayan evaluado esta actitud, se recomienda el uso de β-bloqueantes o tratamiento endoscópico para prevenir el primer episodio de sangrado. Para la profilaxis secundaria, actualmente se recomienda tratamiento endoscópico, probablemente con ligadura. No existe suficiente evidencia para recomendar betabloqueantes.[24]

Tampoco hay estudios que evalúen cuál es el mejor tratamiento para lograr el control del episodio agudo de hemorragia por varices gastroesofágicas. Parece razonable aplicar a estos pacientes las mismas recomendaciones que para enfermos cirróticos utilizando fármacos vasoconstrictores y/o tratamientos endoscópicos.[24]

En caso de fracaso del tratamiento médico o endoscópico para lograr el control de la hemorragia por varices, cuando la cavernomatosis está bien establecida, el TIPS raramente puede realizarse. La realización de anastomosis quirúrgicas derivativas de rescate deberá individualizarse.[25, 26] Para ello se debería conocer si existen vasos permeables potencialmente derivables, y si la variz responsable de la hemorragia drenaría a este vaso. Así, en nuestra experiencia con más de una tercera parte de pacientes con trombosis del eje esplenoportal no existe un vaso derivable de calibre suficiente disponible.

Dada la frecuente concurrencia de enfermedades trombofílicas, a la hora de considerar la posible realización de una anastomosis derivativa se debe de tener en cuenta el mayor riesgo de trombosis de la anastomosis.

No existen estudios que sustenten las siguientes recomendaciones de tratamiento de la colangiopatía portal. Éstas se basan en la experiencia personal y en la revisión de la escasa literatura disponible. La colangiopatía que curse de forma asintomática, excepto por colestasis, se recomienda tratar con ácido ursodeoxicólico.[13] Si la obstrucción se ve complicada con la existencia de litiasis coledocal, en ocasiones es suficiente con la práctica de una esfinterotomía y extracción del cálculo por colangiografía endoscópica retrógrada.[14] Si no hay litiasis coledocal, la esfinterotomía *per se* no suele ser resolutiva. Si existen antecedentes de colangitis deberá considerarse el tratamiento mediante derivación quirúrgica del eje-esplenoportal o con prótesis insertadas a nivel coledocal.[27] En esta última opción deberá programarse de forma periódica el recambio de la prótesis con el fin de evitar la previsible obstrucción de la misma con la consecuente recurrencia del cuadro colangítico. La derivación quirúrgica portosistémica se puede plantear en aquellos casos graves refractarios a las medidas anteriores. Se ha sugerido que el tratamiento con betabloqueantes no selectivos, al reducir el flujo portal, podría ser beneficioso. Sin embargo, este hecho no ha sido demostrado. Las derivaciones bilioentéricas se han descrito asociadas a un elevado riesgo quirúrgico y por ello no se recomiendan.[13, 28]

En la cavernomatosis portal, la anticoagulación indefinida debe considerarse cuando existe un alto riesgo de recurrencia trombótica debido a una entidad procoagulante de base, identificada a partir de un test diagnóstico específico o antecedentes personales o familiares de trombosis venosa profunda (véase la figura 14.2). En los pacientes con antecedentes de hemorragia gastrointestinal o con varices esofágicas es recomendable retrasar el inicio de la anticoagulación hasta haber instaurado tratamiento profiláctico con β-bloqueantes o tratamiento endoscópico.[29] Un estudio reciente ha puesto de manifiesto que la anticoagulación no incrementa la gravedad ni la mortalidad de los episodios de hemorragia.[13]

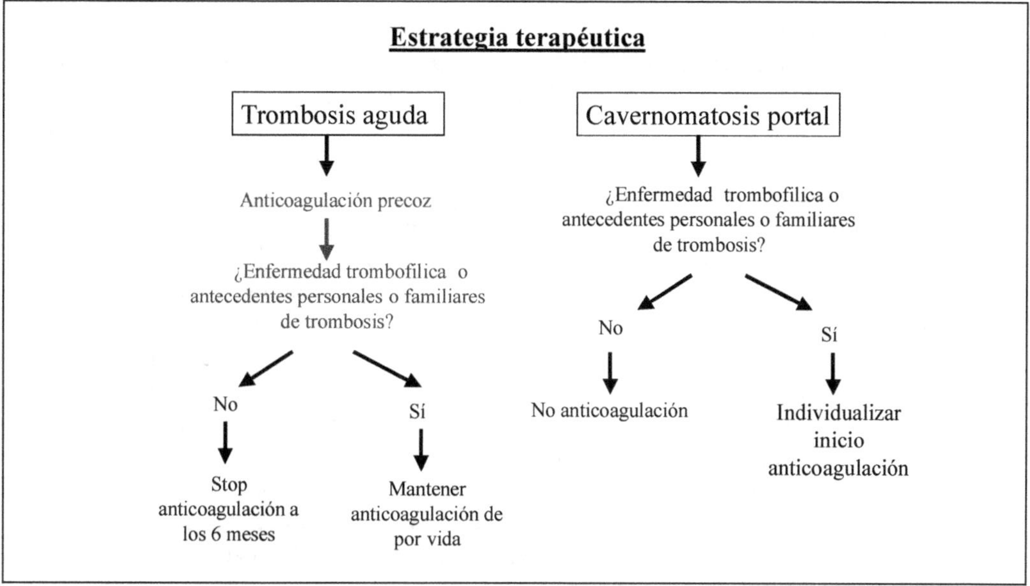

Figura 14.2. Algoritmo terapéutico anticoagulante en trombosis venosa portal según la forma de presentación.

14.2 Trombosis de la vena esplénica

La trombosis aislada de la vena esplénica causa una hipertensión portal segmentaria, limitada al territorio esplénico. Las causas que la producen son especialmente el carcinoma pancreático y la pancreatitis crónica.[30-33] En aquellos casos sintomáticos, tipicamente con hemorragia por varices gástricas, estaría indicada la esplenectomía, que suele ser curativa.[31]

14.3 Síndrome de Budd-Chiari

El síndrome de Budd-Chiari es una entidad que agrupa distintas patologías cuyo punto en común es la obstrucción del flujo venoso hepático debido a la oclusión de las venas suprahepáticas o de la vena cava inferior en su segmento suprahepático.[34] En Occidente, en la mayoría de las ocasiones la causa más frecuente es la *trombosis de las venas suprahepáticas.* En Oriente y en el sur de África el síndrome de Budd-Chiari se debe más frecuentemente a la obstrucción de la vena cava inferior a nivel suprahepático. La causa suele ser por trombosis de la misma o bien por la presencia de membranas en la luz. Estas últimas podrían ser congénitas o, más probablemente, ser la secuela de fenómenos trombóticos previos. La trombosis de las venas suprahepáticas es una enfermedad cuya gravedad viene determinada por el número de venas afectadas y la velocidad de instauración de las lesiones. La tendencia natural de la enfermedad consiste en presentar varios episodios de trombosis separados en el tiempo, cuyo daño sobre el parénquima hepático se va sumando. Dadas las diferentes implicaciones pronósticas y terapéuticas las obstrucciones del flujo venoso hepático secundarias a procesos tumorales (tumores, sobre todo hepáticos y renales, que se extienden o metastatizan a las venas suprahepáticas o a la vena cava inferior) son considerados como una entidad diferente.

a) Manifestaciones clínicas

No existe en la actualidad un consenso sobre clasificaciones basadas en la gravedad (fulminante *vs.* no-fulminante) o en la duración (aguda, subaguda y crónica) y se prefiere constatar los síntomas y la gravedad de los mismos. Es importante reconocer que el síndrome de Budd-Chiari no es siempre una enfermedad grave que requiera un tratamiento agresivo. En ocasiones los pacientes están asintomáticos y el diagnóstico se realiza en el transcurso de una exploración ecográfica por otro motivo.[35] A veces el síndrome de Budd-Chiari se puede presentar como un cuadro de dolor abdominal, vómitos, hepatomegalia dolorosa de aparición brusca, ictericia y ascitis. Si la obstrucción es completa, rápidamente se observan signos de insuficiencia hepática aguda grave, con encefalopatía y muerte.[36] En algunos casos, el cuadro se inicia con dolor abdominal agudo y *shock* por hemoperitoneo agudo, pudiéndose comprobar la rotura espontánea del hígado. En otras ocasiones estos mismos síntomas se desarrollan en el transcurso de varias semanas o incluso meses. Más frecuentemente el cuadro clínico se desarrolla de modo progresivo, estableciéndose un síndrome de hipertensión portal con todas sus posibles complicaciones: ascitis, peritonitis bacteriana espontánea, síndrome hepatorrenal y hemorragia por varices esofágicas.[37] En ocasiones se desarrolla un derrame pleural que puede ser hemorrágico. Cuando el síndrome de Budd-Chiari se asocia a trombosis de la vena cava inferior pueden aparecer, además, circulación colateral cava-cava y síndrome nefrótico (proteinuria y edema de extremidades inferiores).[38]

b) Datos de laboratorio

La bilirrubina puede estar discretamente elevada. La fosfatasa alcalina aumenta mucho, mientras que las transaminasas lo hacen de forma moderada; la tasa de protrombina y la concentración de albúmina plasmática descienden. Las proteínas del líquido ascítico suelen estar muy elevadas. El hallazgo de una cifra de plaquetas normales o discretamente elevadas en el contexto de un síndrome de Budd-Chiari, con la consiguiente hipertensión portal, debe hacer sospechar la posible existencia de un síndrome mieloproliferativo subyacente.[39]

c) Diagnóstico

El síndrome de Budd-Chiari debe sospecharse ante la aparición, más o menos repentina, de hepatomegalia dolorosa y ascitis rica en proteínas. El diagnóstico de certeza se establece mediante exploraciones complementarias de imagen que demuestran de forma inequívoca la existencia de una obstrucción al flujo venoso hepático. La ultrasonografía, habitualmente asociada al Doppler, suele establecer el diagnóstico.[40-42] Se recomienda confirmar el diagnóstico mediante otra prueba de imagen como el TAC de alta resolución o la angio-RNM[43, 44] que ayudarán además a descartar procesos neoformativos.[45] La venografía, no se considera indispensable para el diagnóstico, sin embargo su realización puede ayudar al diagnóstico.[46] Así, en manos experimentadas la imposibilidad de cateterizar las venas suprahepáticas, o en caso de lograr su cateterización la inyección de contraste y la flebografía ponen de manifiesto alteraciones características, como son el estrechamiento irregular de las venas hepáticas (con dilatación subestenótica en algunos casos) y la aparición de un patrón de vasos anormales, de disposición aracniforme (denominados *spiderwebs*) (véase la figura 14.3). Como veremos, el cateterismo de las venas suprahepáticas permite nuevas formas de tratamiento, muy eficaces en algunos casos.

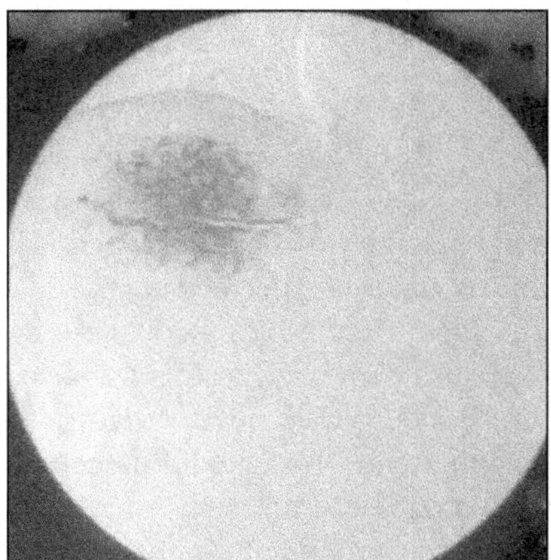

Figura 14.3. Algoritmo terapéutico anticoagulante en trombosis venosa portal según la forma de presentación.

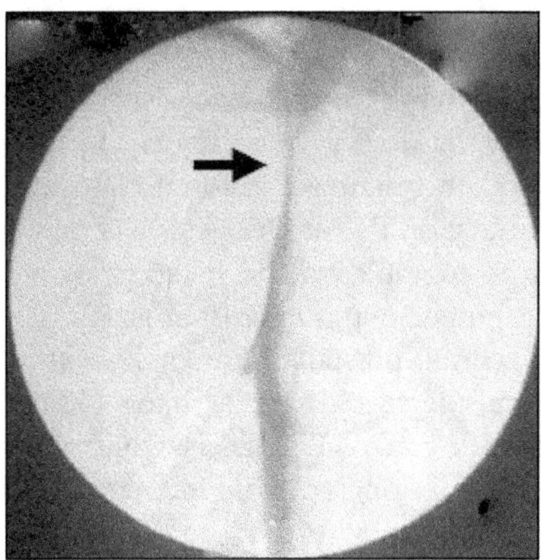

Figura 14.4. Compresión de la vena cava (flecha negra) por hiper.

El estudio de la vena cava inferior mediante cavografía y medición de presiones reviste también gran utilidad para plantear el tratamiento. Aunque la trombosis no se extienda a la vena cava, la hipertrofia del lóbulo caudado puede provocar su compresión, que se pone de manifiesto por un notable gradiente de presión a través de la zona estenótica que podría dificultar la descompresión efectiva del territorio portal mediante la realización de anastomosis portocava (véase la figura 14.4).[36, 47]

La biopsia hepática no se considera necesaria para el diagnóstico pero, en caso de practicarse revela estasis centrolobulillar, con necrosis hemorrágica de esta zona, y desarrollo de fibrosis más o menos extensa en relación con el estadio evolutivo.[48] Sin embargo, los datos histológicos de la biopsia no parecen tener valor pronóstico.[49; 50]

Las técnicas de imagen anteriormente mencionadas pueden poner de manifiesto la existencia de imágenes nodulares ocupantes de espacio, que pueden hacer creer en la existencia de procesos neoformativos, pero que en realidad son nódulos de hiperplasia regenerativa relacionados con el proceso vascular subyacente.[48] El desarrollo de un carcinoma hepatocelular es muy infrecuente.

d) Tratamiento

En la actualidad no disponemos de estudios prospectivos aleatorizados que definan factores pronósticos universalmente aceptados y que evalúen las distintas opciones terapéuticas entre sí. Por ello, las recomendaciones se basan en experiencias de pequeñas series. Los objetivos del tratamiento del SBC son reconocer y tratar la enfermedad o condición protrombótica subyacente, mantener las venas suprahepáticas permeables mediante un adecuado tratamiento anticoagulante, aliviar la congestión hepática para minimizar el impacto sobre la función hepática y la aparición de síntomas derivados del desarrollo de hipertensión portal y tratar las complicaciones derivadas del desarrollo de hipertensión portal, fundamentalmente la aparición de ascitis y la prevención primaria o secundaria de la hemorragia por varices esofágicas.[51]

Todos los pacientes han de recibir tratamiento anticoagulante tan pronto como sea posible y de modo indefinido para prevenir la aparición de nuevos fenómenos de retrombosis.[50; 52] Si el diagnóstico de síndrome de Budd-Chiari se efectúa a las pocas horas de su aparición, algunos autores sugieren el empleo de agentes trombolíticos en las primeras 72 horas, como el activador tisular del plasminógeno, urocinasa o estreptocinasa.[53] Sin embargo, la experiencia con esta técnica es mínima.

En aquellos pacientes que presentan una estenosis segmentaria parcial y corta de una vena suprahepática, la angioplastia por vía transyugular o percutánea transhepática constituye un tratamiento efectivo y relativamente sencillo que restablece el drenaje fisiológico de las venas suprahepáticas.[54] La limitación de esta técnica es el desarrollo de reestenosis que obliga a la realización de sucesivas angioplastias. Se ha sugerido que un tratamiento combinado con la colocación de protesis puede evitar la reestenosis.[55; 56]

En el resto de pacientes, cuando presentan una mala respuesta al tratamiento sintomático y anticoagulante se ha de considerar la realización de un tratamiento derivativo. Durante mucho tiempo, la intervención de elección ha sido la anastomosis portocava latero-lateral.[57; 58] La compresión de la vena cava inferior por la hipertrofia del lóbulo caudado puede dificultar la eficacia descompresiva de la anastomosis, aunque la única situación que contraindica totalmente la realización de una anastomosis portocava latero-lateral o mesocava es la obstrucción completa de la vena cava inferior. El TIPS o derivación portosistémica percutánea intrahepática ofrece la ventaja de una menor morbimortalidad, una fácil colocación y la superación de la estenosis de la cava provocada por la hipertrofia del caudado.[59] La reciente introducción de prótesis recubiertas de e-PTFE ha hecho disminuir de forma marcada el principal problema de su uso que era el desarrollo de trombosis u estenosis.[60] Por todo ello el TIPS se considera la técnica derivativa de elección. La utilidad del trasplante hepático se centra en los casos de presentación fulminante o cirrosis establecida con un deterioro severo de la función hepática.[47, 61] Aun en estas situaciones la realización previa de un TIPS podría evitar la necesidad del trasplante.[62]

14.4 Estudio etiológico de factores trombofílicos en la trombosis venosa portal y en el síndrome de Budd-Chiari

En ambas entidades es muy frecuente el hallazgo de un estado protrombótico subyacente que requiere un estudio exhaustivo.[63, 64] En el estudio etiológico hallaremos factores genéticos trombofílicos (mutación Factor V...) y factores trombofílicos adquiridos (síndrome antifosfolípido, síndromes mieloproliferativos...)[65] (véase la tabla 14.1).

Alteraciones trombofílicas sistémicas adquiridas
Síndromes mieloproliferativos primarios.
Síndrome antifosfolípido.
Hemoglobinuria paroxística nocturna.
Hiperhomocisteinemia.
Anticonceptivos orales.
Embarazo.
Enfermedad tumoral.
Enf. de Behçet.
Alteraciones trombofílicas hereditarias
Mutación del Factor V Leiden.
Mutación G20210A del gen de la protrombina.
Déficit de proteína C.
Déficit de proteína S.
Déficit de antitrombina.
Polimorfismo del C677T metiltetrahidrofolato reductasa.

Tabla 14.1. Factores etiológicos de la trombosis portal y síndrome de Budd-Chiari.

Lesiones inflamatorias locales
Onfalitis neonatal.
Diverticulitis.
Apendicitis.
Pancreatitis.
Úlcera duodenal.
Colecistitis.
Linfoadenitis tuberculosa.
Enfermedad de Crohn.
Colitis ulcerosa.
Lesiones sobre el eje venoso portal
Esplenectomía.
Colectomía.
Gastrectomía.
Cirugía derivativa portosistémica.
TIPS.

Tabla 14.2. Factores etiológicos locales en trombosis del eje esplenoportal (excluidas las neoplasias malignas).

En el caso de la trombosis del eje esplenoportal, en ocasiones hallaremos factores locales (pileflebitis, cateterización de la vena umbilical en recién nacidos, pancreatitis...) que se pueden presentar asociados a los factores trombofílicos previamente mencionados o en ocasiones ser la única causa favorecedora de la trombosis (véase la tabla 14.2). Asimismo, es relativamente frecuente hallar pacientes que combinan varios de estos factores que, interaccionando, promoverían el desarrollo de trombosis.[7, 66] Los factores trombofílicos puede ser evidentes en el momento del diagnóstico, como la policitemia *vera* o la trombocitemia esencial, u otras veces estar en forma latente y tan sólo ser diagnosticada mediante técnicas especiales, como el crecimiento espontáneo de progenitores eritropoyéticos.[39, 67] Es importante destacar que, tras una búsqueda exhaustiva, tan sólo en menos del 10 % de los casos no se halla ninguna causa protrombótica subyacente en el síndrome de Budd-Chiari y en aproximadamente un 30 % de casos de trombosis del eje esplenoportal.

Bibliografía

1. Bosch J, García-Pagán JC. Complications of cirrhosis. I. Portal hypertension. J Hepatol 2000; 32(1 Suppl): 141-156.

2. Condat B, Pessione F, Helene DM, Hillaire S, Valla D. Recent portal or mesenteric venous thrombosis: increased recognition and frequent recanalization on anticoagulant therapy. Hepatology 2000 Sep; 32(3): 466-470.

3. Cohen J, Edelman RR, Chopra S. Portal vein thrombosis: a review. Am J Med 1992 Feb; 92(2): 173-182.

4. Webb LJ, Sherlock S. The aetiology, presentation and natural history of extra-hepatic portal venous obstruction. Q J Med 1979 Oct; 48(192): 627-639.

5. Condat B, Pessione F, Hillaire S, Denninger MH, Guillin MC, Poliquin M, et al. Current outcome of portal vein thrombosis in adults: risk and benefit of anticoagulant therapy. Gastroenterology 2001 Feb; 120(2): 490-497.

6. Merkel C, Bolognesi M, Bellon S, Sacerdoti D, Bianco S, Amodio P, et al. Longterm follow-up study of adult patients with non-cirrhotic obstruction of the portal system: comparison with cirrhotic patients. J Hepatol 1992 Jul; 15(3): 299-303.

7. Janssen HL, Wijnhoud A, Haagsma EB, van Uum SH, van Nieuwkerk CM, Adang RP, et al. Extrahepatic portal vein thrombosis: aetiology and determinants of survival. Gut 2001 Nov; 49(5): 720-724.

8. Ganguly S, Sarin SK, Bhatia V, Lahoti D. The prevalence and spectrum of colonic lesions in patients with cirrhotic and noncirrhotic portal hypertension. Hepatology 1995 May; 21(5): 1226-1231.

9. Bayraktar Y, Balkanci F, Ozenc A, Arslan S, Koseoglu T, Ozdemir A, et al. The «pseudo-cholangiocarcinoma sign» in patients with cavernous transformation of the portal vein and its effect on the serum alkaline phosphatase and bilirubin levels. Am J Gastroenterol 1995 Nov; 90(11): 2015-2019.

10. Dhiman RK, Puri P, Chawla Y, Minz M, Bapuraj JR, Gupta S, et al. Biliary changes in extrahepatic portal venous obstruction: compression by collaterals or ischemic? Gastrointest Endosc 1999 Nov; 50(5): 646-652.

11. Khuroo MS, Yattoo GN, Zargar SA, Javid G, Dar MY, Khan BA, et al. Biliary abnormalities associated with extrahepatic portal venous obstruction. Hepatology 1993 May; 17(5): 807-813.

12. Malkan GH, Bhatia SJ, Bashir K, Khemani R, Abraham P, Gandhi MS, et al. Cholangiopathy associated with portal hypertension: diagnostic evaluation and clinical implications. Gastrointest Endosc 1999 Mar; 49(3 Pt 1): 344-348.

13. Condat B, Vilgrain V, Asselah T, O'Toole D, Rufat P, Zappa M, et al. Portal cavernoma-associated cholangiopathy: a clinical and MR cholangiography coupled with MR portography imaging study. Hepatology 2003 Jun; 37(6): 1302-1308.

14. Bhatia V, Jain AK, Sarin SK. Choledocholithiasis associated with portal biliopathy in patients with extrahepatic portal vein obstruction: management with endoscopic sphincterotomy. Gastrointest Endosc 1995 Aug; 42(2): 178-181.

15. Minguez B, García-Pagán JC, Turnes J, Rovira A, Alonso J, Bosch J, et al. Neurological abnormalities in non-cirrhotic portal vein thrombosis. Hepatology 40[4]. 2005. Ref Type: Abstract

16. Van GD, Avni EF, Delcour C, Engelholm L, Struyven J. Sonographic features of portal vein thrombosis. AJR Am J Roentgenol 1985 Apr; 144(4): 749-752.

17. Koslin DB, Berland LL. Duplex Doppler examination of the liver and portal venous system. J Clin Ultrasound 1987 Nov; 15(9): 675-686.

18. Ueno N, Sasaki A, Tomiyama T, Tano S, Kimura K. Color Doppler ultrasonography in the diagnosis of cavernous transformation of the portal vein. J Clin Ultra-sound 1997 Jun; 25(5): 227-233.

19. Mathieu D, Vasile N, Grenier P. Portal thrombosis: dynamic CT features and course. Radiology 1985 Mar; 154(3): 737-741.

20. Mori H, Hayashi K, Uetani M, Matsuoka Y, Iwao M, Maeda H. High-attenuation recent thrombus of the portal vein: CT demonstration and clinical significance. Radiology 1987 May; 163(2): 353-356.

21. Morrin MM, Pedrosa I, Rofsky NM. Magnetic resonance imaging for disorders of liver vasculature. Top Magn Reson Imaging 2002 Jun; 13(3): 177-190.

22. Baril N, Wren S, Radin R, Ralls P, Stain S. The role of anticoagulation in pylephlebitis. Am J Surg 1996 Nov; 172(5): 449-452.

23. Sheen CL, Lamparelli H, Milne A, Green I, Ramage JK. Clinical features, diagnosis and outcome of acute portal vein thrombosis. QJM 2000 Aug; 93(8): 531-534.

24. de Fr. Evolving Consensus In Portal Hypertension Report of the Baveno IV Consensus Workshop on methodology of diagnosis and therapy in portal hypertension. J Hepatol 2005 May 27.

25. Galloway JR, Henderson JM. Management of variceal bleeding in patients with extrahepatic portal vein thrombosis. Am J Surg 1990 Jul; 160(1): 122-127.

26. Orloff MJ, Orloff MS, Girard B, Orloff SL. Blee-ding esophagogastric varices from extrahepatic portal hypertension: 40 years' experience with portal-systemic shunt. J Am Coll Surg 2002 Jun; 194(6): 717-728.

27. Sezgin O, Oguz D, Altintas E, Saritas U, Sahin B. Endoscopic management of biliary obstruction caused by cavernous transformation of the portal vein. Gastrointest Endosc 2003 Oct; 58(4): 602-608.

28. Chaudhary A, Dhar P, Sarin SK, Sachdev A, Agarwal AK, Vij JC, et al. Bile duct obstruction due to portal biliopathy in extrahepatic portal hypertension: surgical management. Br J Surg 1998 Mar; 85(3): 326-329.

29. Valla DC, Condat B. Portal vein thrombosis in adults: pathophysiology, pathogenesis and management. J Hepatol 2000 May; 32(5): 865-871.

30. Madsen MS, Petersen TH, Sommer H. Segmental portal hypertension. Ann Surg 1986 Jul; 204(1): 72-77.

31. Evans GR, Yellin AE, Weaver FA, Stain SC. Sinistral (left-sided) portal hypertension. Am Surg 1990 Dec; 56(12): 758-763.

32. Bernades P, Baetz A, Levy P, Belghiti J, Menu Y, Fekete F. Splenic and portal venous obstruction in chronic pancreatitis. A prospective longitudinal study of a medical-surgical series of 266 patients. Dig Dis Sci 1992 Mar; 37(3): 340-346.

33. Koklu S, Yuksel O, Arhan M, Sahin C, Basar O, Yolcu OF, et al. Report of 24 left-sided portal hypertension cases: a single-center prospective cohort study. Dig Dis Sci 2005 May; 50(5): 976-982.

34. Janssen HL, García-Pagán JC, Elias E, Mentha G, Hadengue A, Valla DC. Budd-Chiari syndrome: a review by an expert panel. J Hepatol 2003 Mar; 38(3): 364-371.

35. Hadengue A, Poliquin M, Vilgrain V, Belghiti J, Degott C, Erlinger S, et al. The changing scene of hepatic vein thrombosis: recognition of asymptomatic cases. Gastroenterology 1994 Apr; 106(4): 1042-1047.

36. Valla DC. Hepatic vein thrombosis (Budd-Chiari syndrome). Semin Liver Dis 2002 Feb; 22(1): 5-14.

37. Dilawari JB, Bambery P, Chawla Y, Kaur U, Bhusnurmath SR, Malhotra HS, et al. Hepatic outflow obstruction (Budd-Chiari syndrome). Experience with 177 patients and a review of the literature. Medicine (Baltimore) 1994 Jan; 73(1): 21-36.

38. Mitchell MC, Boitnott JK, Kaufman S, Cameron JL, Maddrey WC. Budd-Chiari syndrome: etiology, diagnosis and management. Medicine (Baltimore) 1982 Jul; 61(4): 199-218.

39. Valla D, Casadevall N, Lacombe C, Varet B, Gold-was-ser E, Franco D, et al. Primary myeloproliferative disorder and hepatic vein thrombosis. A prospective study of erythroid colony formation in vitro in 20 patients with Budd-Chiari syndrome. Ann Intern Med 1985 Sep; 103(3): 329-334.

40. Gupta S, Barter S, Phillips GW, Gibson RN, Hodgson HJ. Comparison of ultrasonography, computed tomography and 99mTc liver scan in diagnosis of Budd-Chiari syndrome. Gut 1987 Mar; 28(3): 242-247.

41. Bolondi L, Gaiani S, Li BS, Zironi G, Bonino F, Brunetto M, et al. Diagnosis of Budd-Chiari syndrome by pulsed Doppler ultrasound. Gastroenterology 1991 May; 100(5 Pt 1): 1324-1331.

42. Chawla Y, Kumar S, Dhiman RK, Suri S, Dilawari JB. Duplex Doppler sonography in patients with Budd-Chiari syndrome. J Gastroenterol Hepatol 1999 Sep; 14(9): 904-907.

43. Soyer P, Rabenandrasana A, Barge J, Laissy JP, Zeitoun G, Hay JM, et al. MRI of Budd-Chiari syndrome. Abdom Imaging 1994 Jul; 19(4): 325-329.

44. Kane R, Eustace S. Diagnosis of Budd-Chiari syndrome: comparison between sonography and MR angiography. Radiology 1995 Apr; 195(1): 117-121.

45. Vilgrain V, Lewin M, Vons C, Denys A, Valla D, Flejou JF, et al. Hepatic nodules in Budd-Chiari syndrome: imaging features. Radiology 1999 Feb; 210(2): 443-450.

46. Millener P, Grant EG, Rose S, Duerinckx A, Schiller VL, Tessler FN, et al. Color Doppler imaging findings in patients with Budd-Chiari syndrome: correlation with venographic findings. AJR Am J Roentgenol 1993 Aug; 161(2): 307-312.

47. Slakey DP, Klein AS, Venbrux AC, Cameron JL. Budd-Chiari syndrome: current management options. Ann Surg 2001 Apr; 233(4): 522-527.

48. Tanaka M, Wanless IR. Pathology of the liver in Budd-Chiari syndrome: portal vein thrombosis and the histogenesis of veno-centric cirrhosis, veno-portal cirrhosis, and large regenerative nodules. Hepatology 1998 Feb; 27(2): 488-496.

49. Tang TJ, Batts KP, de Groen PC, van Hoek B, Haagsma EB, Hop WC, et al. The prognostic value of histology in the assessment of patients with Budd-Chiari syndrome. J Hepatol 2001 Sep; 35(3): 338-343.

50. Zeitoun G, Escolano S, Hadengue A, Azar N, El Younsi M, Mallet A, et al. Outcome of Budd-Chiari syndrome: a multivariate analysis of factors related to survival including surgical portosystemic shunting. Hepatology 1999 Jul; 30(1): 84-89.

51. Hernández-Guerra M, García-Pagán JC. [Recommendations for the diagnosis and treatment of patients with Budd-Chiari syndrome]. Gastroenterol Hepatol 2004 Oct; 27(8): 473-479.

52. Valla DC. The diagnosis and management of the Budd-Chiari syndrome: consensus and controversies. Hepatology 2003 Oct; 38(4): 793-803.

53. Sharma S, Texeira A, Texeira P, Elias E, Wilde J, Olliff SP. Pharmacological thrombolysis in Budd Chiari syndrome: a single centre experience and review of the literature. J Hepatol 2004 Jan; 40(1): 172-180.

54. Fisher NC, McCafferty I, Dolapci M, Wali M, Buckels JA, Olliff SP, *et al.* Managing Budd-Chiari syndrome: a retrospective review of percutaneous hepatic vein angioplasty and surgical shunting. Gut 1999 Apr; 44(4): 568-574.

55. López RR, Jr., Benner KG, Hall L, Rosch J, Pinson CW. Expandable venous stents for treatment of the Budd-Chiari syndrome. Gastroenterology 1991 May; 100(5 Pt 1): 1435-1441.

56. Bilbao JI, Pueyo JC, Longo JM, Arias M, Herrero JI, Benito A, *et al.* Interventional therapeutic techniques in Budd-Chiari syndrome. Cardiovasc Intervent Radiol 1997 Mar; 20(2): 112-119.

57. Orloff MJ, Girard B. Long term results of treatment of Budd-Chiari syndrome by side to side portacaval shunt. Surg Gynecol Obstet 1989 Jan; 168(1): 33-41.

58. Orloff MJ, Daily PO, Orloff SL, Girard B, Orloff MS. A 27-year experience with surgical treatment of Budd-Chiari syndrome. Ann Surg 2000 Sep; 232(3): 340-352.

59. Perello A, García-Pagán JC, Gilabert R, Suárez Y, Moitinho E, Cervantes F, *et al.* TIPS is a useful long-term derivative therapy for patients with Budd-Chiari syndrome uncontrolled by medical therapy. Hepatology 2002 Jan; 35(1): 132-139.

60. Hernández-Guerra M, Turnes J, Rubinstein P, Olliff S, Elias E, Bosch J, *et al.* PTFE-covered stents improve TIPS patency in Budd-Chiari syndrome. Hepatology 2004 Nov; 40(5): 1197-1202.

61. Halff G, Todo S, Tzakis AG, Gordon RD, Starzl TE. Liver transplantation for the Budd-Chiari syndrome. Ann Surg 1990 Jan; 211(1): 43-49.

62. García-Pagán JC, Turnes J. Síndrome de budd-Chiari. Pronóstico y tratamiento. GyH continuada 2003; 2(1): 5-10.